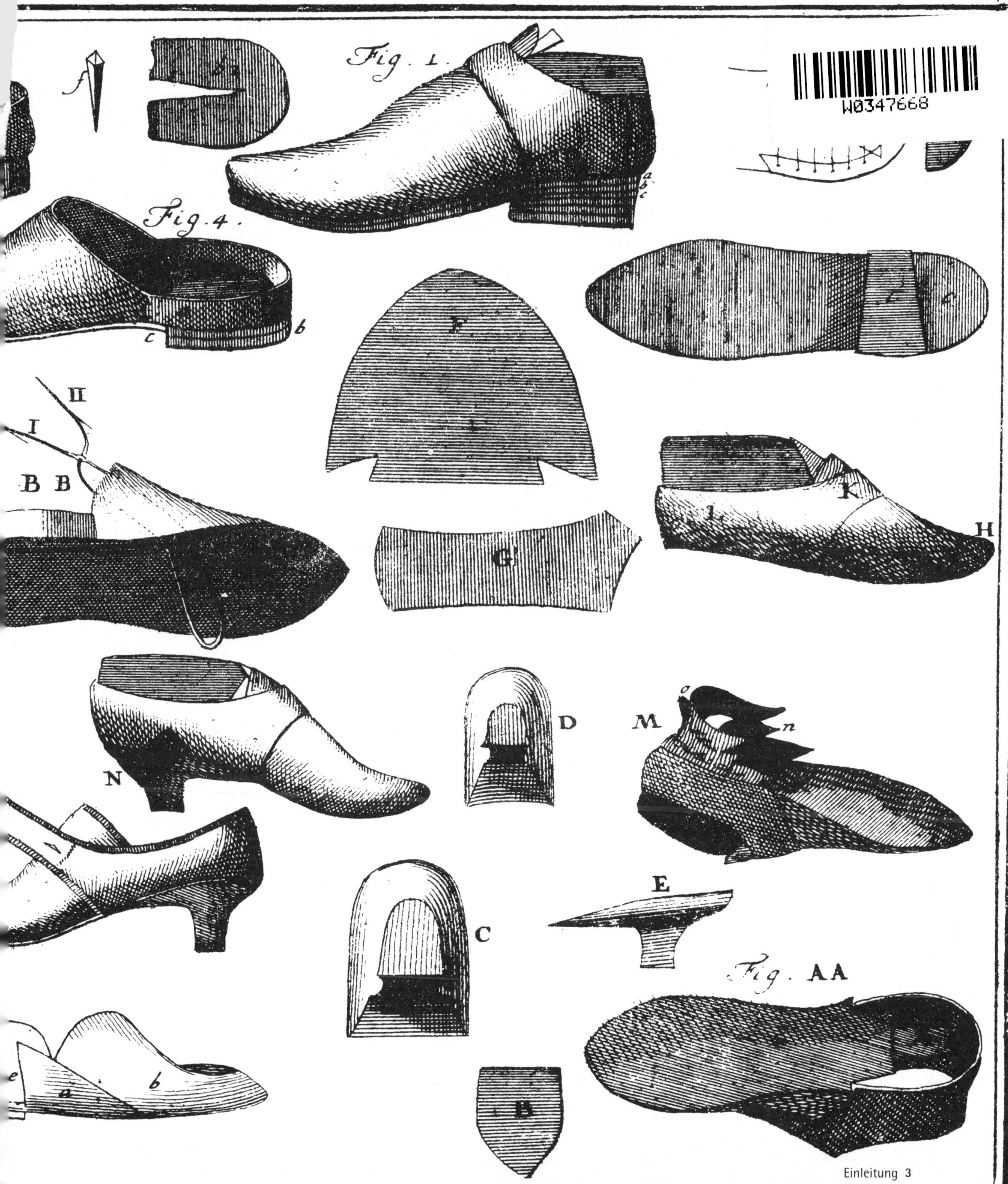
f
b
Fig. 1.
a
b
c
Fig. 4.
c
b
F
II
I
B B
K
L
H
G
D
M
o
n
N
E
C
Fig. AA
e
a
b
B

HERRENSCHUHE
handgearbeitet

Bonner Straße 126
D-50968 Köln

Art Director: Peter Feierabend

Projektleitung: Vince Books
Assistenz: Petra Bánsági, Éva Vass
Beratung: László Szöcs
Übersetzung aus dem Ungarischen: Renate Melanie Frommherz
Zeichnungen: György Olajos
Redaktion: Claudia Hammer, Kirsten E. Lehmann
Lektorat: Susanne Kolb
Layout und Satz: Gerd Türke, Malzkorn, Köln
Bildredaktion: Monika Bergmann
Herstellungsleitung: Detlev Schaper
Herstellung: Mark Voges
Reproduktionen: Omnia Scanners, Mailand
Druck und Bindung: Neue Stalling, Oldenburg

Printed in Germany
ISBN 3-89508-111-6

10 9 8 7 6 5 4 3 2

László Vass & Magda Molnár

HERRENSCHUHE
handgearbeitet

Fotografie Georg Valerius

KÖNEMANN

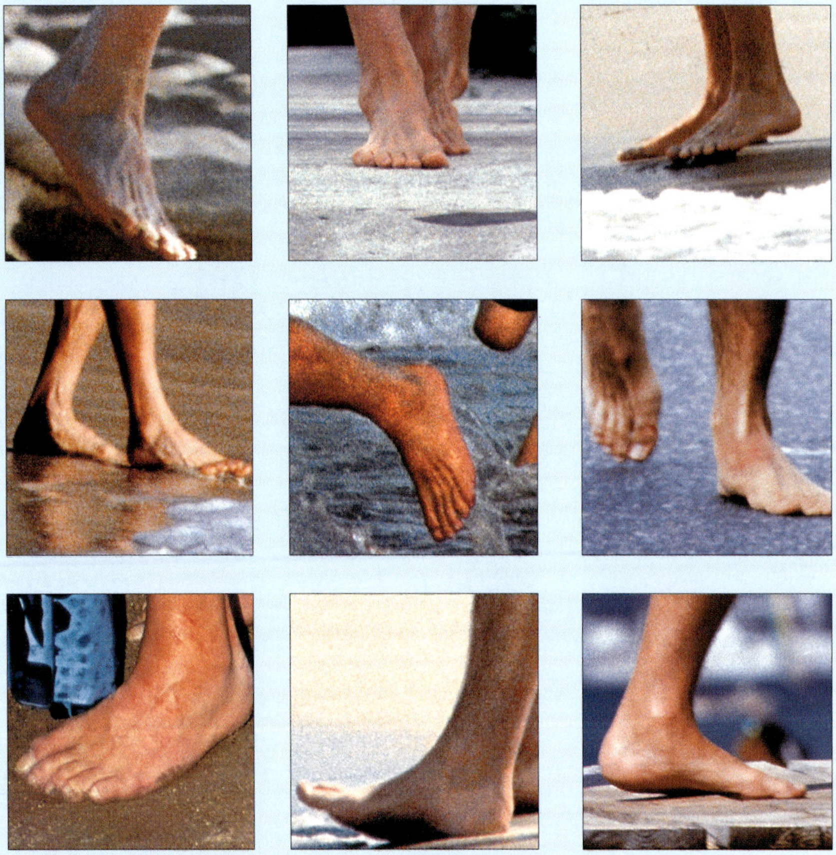

Je prominenter die Füße, desto verwöhnter? Es ist nicht erwiesen, daß all diese Herrenfüße ausschließlich maßgeschneiderte Schuhe tragen. Auch wissen wir nicht, aus welcher Werkstatt diese stammen würden, doch: Nicht selten werden die Schuhe als Visitenkarte der Persönlichkeit interpretiert.
Das der Öffentlichkeit bekannte Auftreten dieser Herren – von links oben nach rechts unten:
Bill Clinton, Clint Eastwood, Michael Hutchence, Sylvester Stallone, Tom Hanks, J.F. Kennedy jr., Mickey Rourke, Liam Neason, Jack Nickolson – bestätigt jedenfalls: Der Schuh ist das wichtigste Kleidungsstück des Mannes.

Eleganz beginnt beim Schuh

Jeder handgenähte Maßschuh stellt eine handwerklich wertvolle Schöpfung, die einerseits die besonders feingliedrige Konstruktion des menschlichen Fußes vor den verschiedensten Unannehmlichkeiten schützt und andererseits, als Teil der Kleidung, den Geschmack seines Trägers, manchmal auch seine gesellschaftliche Stellung zum Ausdruck bringt: Die Eleganz beginnt beim Schuh.

Vornehmlich aus zwei Motiven läßt der Mensch sich Schuhe anfertigen. Zum einen ist da der Wunsch nach Differenzierung und Individualität: man möchte die Form, das Modell, das Leder und seine Farbe oder die Lederkombinationen, die Stärke der Sohle, die Höhe des Absatzes, die Verzierung selbst wählen, damit der Schuh zu einem bestimmten Anzug oder einem bestimmten Anlaß paßt. Aber auch ganz im Zeichen der klassischen Traditionen läßt manch einer sich gern ein ganz neues und modernes Modell entwerfen.

Ein anderer Grund ist eher prosaischer Natur. Im allgemeinen kommen die Menschen mit gesund gebauten Füßen zur Welt, die nur dann bewahrt würden, wenn sie ein ganzes Leben lang barfuß auf sandigem, steinigem oder Waldboden laufen könnten. Doch in unserer zivilisierten Welt werden die Füße schon früh an das »Faulsein« gewöhnt, wenn bereits dem Kleinkind, das gerade zu laufen beginnt, Schuhe angezogen werden – und dieser Prozeß wird später durch Autofahren, Büroarbeit oder vor dem Fernseher verbrachte Stunden nur noch gefördert. Vor allem aber sind es die Schuhe selbst – und zwar schlechte und unbequeme Schuhe –, die den größten Schaden verursachen. Und nicht selten findet ein jahrelang geplagter Fuß in der Mitte seines Lebens Erleichterung nur noch in maßgefertigten Schuhen.

Man weiß zwar nicht genau, wann das Anfertigen von Schuhen zum Handwerk wurde, es galt aber schon vor 4000 Jahren in Ägypten als ein angesehenes Gewerbe. Die Kunstgriffe, Finessen und Kniffe dieses Handwerks verfeinerten sich über die Jahrhunderte hinweg, denn bis zum Ende des 19. Jahrhunderts – bis zur Verbreitung der industriellen Schuhproduktion – trugen die Leute handgefertigte Schuhe oder Stiefel.

Der Vorgang des Schuhanfertigens besteht auch heute noch aus genau den gleichen Phasen, wie zum Beispiel vor 100 oder 200 Jahren. Bei den Vorbereitungen hat sich heute jedoch eine gewisse Spezialisierung und Arbeitsteilung herausgebildet. Der Schuhmacher nimmt dem Auftraggeber zwar Maß, doch der Leistenbauer formt aufgrund dieser Maße den Leisten, der den Fuß für die weiteren Phasen der Herstellung ersetzt. Der Schuhmacher wählt das geeignete Leder aus, doch der Zuschneider schneidet die Einzelteile zu, und der Schaftstepper fügt die Teile zusammen – eine echte Teamarbeit. Wenn der Leisten und das zusammengestellte Oberteil in die Werkstatt gelangen, dann folgt der Aufbau des Schuhs denselben Regeln wie einst bei den Schuhmachern der Könige oder in einer kleinen Dorfwerkstatt.

Jede Anfertigung eines Paars neuer Schuhe ist eine Herausforderung an Erfahrung und Geschicklichkeit des Schuhmachers. Vom Augenblick des Maßnehmens, bis zum Moment der Übergabe des fertigen, polierten Schuhs an seinen zukünftigen Träger darf sich das Auge des Schuhmachers nicht täuschen, seine Hand nicht danebengreifen. Selbst mit der Praxis und Erfahrung von mehr als dreißig Jahren stellt sich das »Gesellen-Gefühl«, bei diesem Modell das Meisterstück anzufertigen, jedesmal wieder aufs Neue ein. Wenn das gelungen ist, bewahrheitet sich der Satz von Chuang Tse: »Wenn der Schuh paßt, vergißt man den Fuß.«

Dieses Buch stellt das kunstvolle Handwerk der Anfertigung von bequemen, schönen und den Zauber der Individualität bietenden klassischen Herrenschuhen vor. Trotz der Veränderungen, die Wissenschaft und Technik im Laufe der Jahrhunderte auch in das Schuhhandwerk und in die Herstellung menschlicher Fußbekleidung getragen haben, bekennen sich die Werkstätten, die handgemachte Schuhe herstellen – ob sie nun in London, New York, München, Wien, Rom oder in Budapest zu finden sind – nicht ohne Stolz zu ihren konservativen Traditionen. Diese umfassen die Formenwelt der Modelle ebenso wie das verwendete Material und die Ethik ihres Berufs.

Die heute als klassisch geltenden Schuhmodelle für den eleganten Herren entstanden in den letzten Jahrzehnten des 19. Jahrhunderts. Auch hinsichtlich des Materials gilt die konservative Maxime: das natürliche, echte Leder, kann durch nichts ersetzt werden – ob für das Oberteil, das Futter, die Brandsohle oder die Sohle. Für diese etwa wird ausschließlich solches Leder ausgewählt, daß gemäß einer Jahrhunderte alten Technologie mit pflanzlichen Gerbmitteln bearbeitet wurde. Auch der Nähzwirn besteht nur aus stärksten Pflanzenfasern – und für den Kleister werden ausschließlich natürliche Komponenten verwendet.

Schritt für Schritt verfolgt das Buch die über 200 Arbeitsgänge, im Laufe derer innerhalb von ungefähr zehn Wochen ein einziges Paar Schuhe entsteht: Wie kann man die genauen Maße des Fußes bestimmen? Was passiert in den zwei Jahren, in denen aus dem gefällten Baum der Maßleisten entsteht? Welches sind die charakteristischen Typen und Formenmerkmale des klassischen Herrenschuhs? Wie wird das Leder für das Oberteil gegerbt? Und für das Sohlenleder? Warum ist der Rahmen die Seele des Schuhs? Lohnt es sich, handgenähte Schuhe reparieren zu lassen? Wie können wir unsere Lieblingsschuhe mit sorgfältiger Pflege lange erhalten? Was ist es für ein Gefühl, handgenähte Schuhe zu tragen?

Die Antworten auf diese Fragen fallen wohl bei jedem Schuhmacher der Welt mehr oder weniger gleich aus – auch wenn natürlich jede Werkstatt ihre jeweils eigenen Kunstgriffe entwickelt: und so sind sie in diesem Buch zu lesen.

Meine Liebe und Ehrfurcht zum Schuhmacherhandwerk hat mir dabei geholfen, all das, was sich in meiner Werkstatt Tag für Tag ereignet, darzustellen. Mit künstlerischem Einfühlungsvermögen porträtieren die Fotos die verschiedenen Materialien, Werkzeuge und nicht zuletzt die Menschen, die dieses einzigartige Werk erschaffen.

Meinen früheren Meistern und den in meiner Werkstatt arbeitenden Meistern gebührt mein Dank – durch ihr Fachwissen konnte ich das meine erweitern. Dank an Ludwig Könemann, der mir die Möglichkeit zu diesem Buch geboten hat.

Magda Molnár schloß sich mir als Mitautorin an, um das vielfältige Material zu dem vorliegenden Buch zu formen – ihr gilt mein besonderer Dank.

László Vass

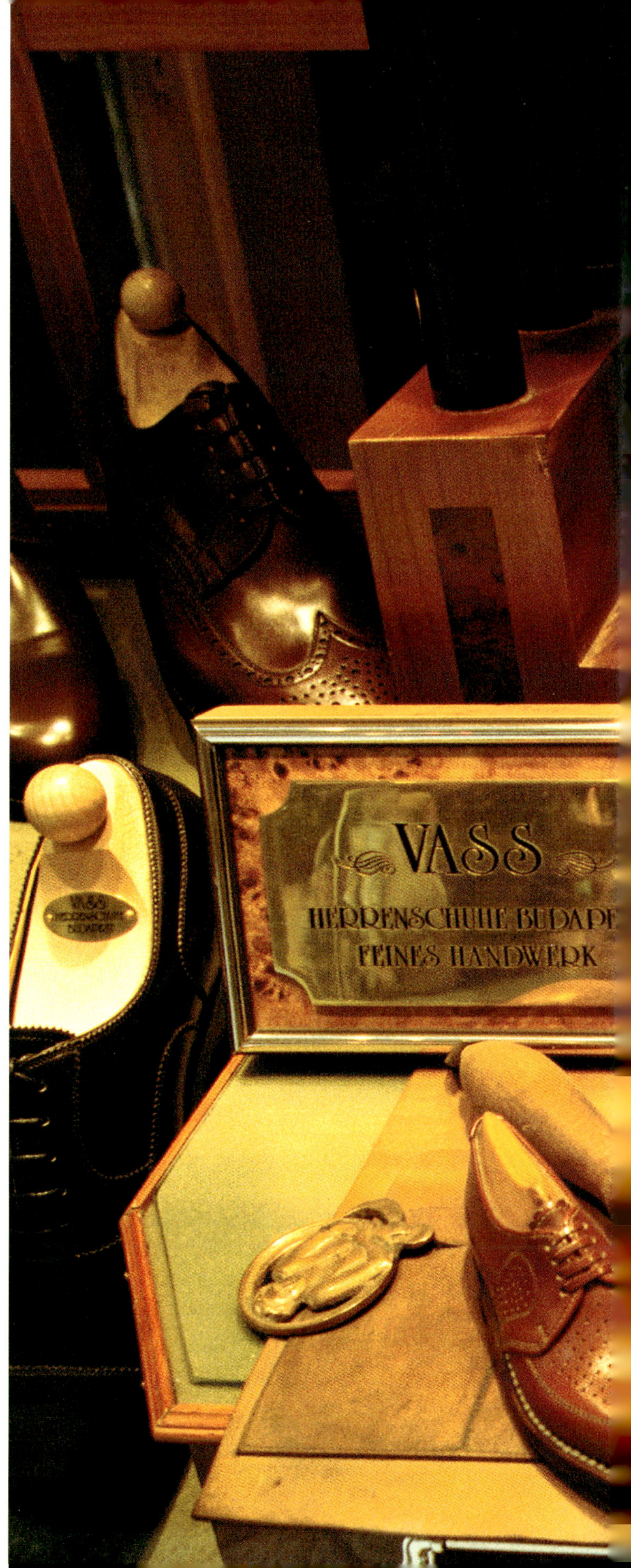

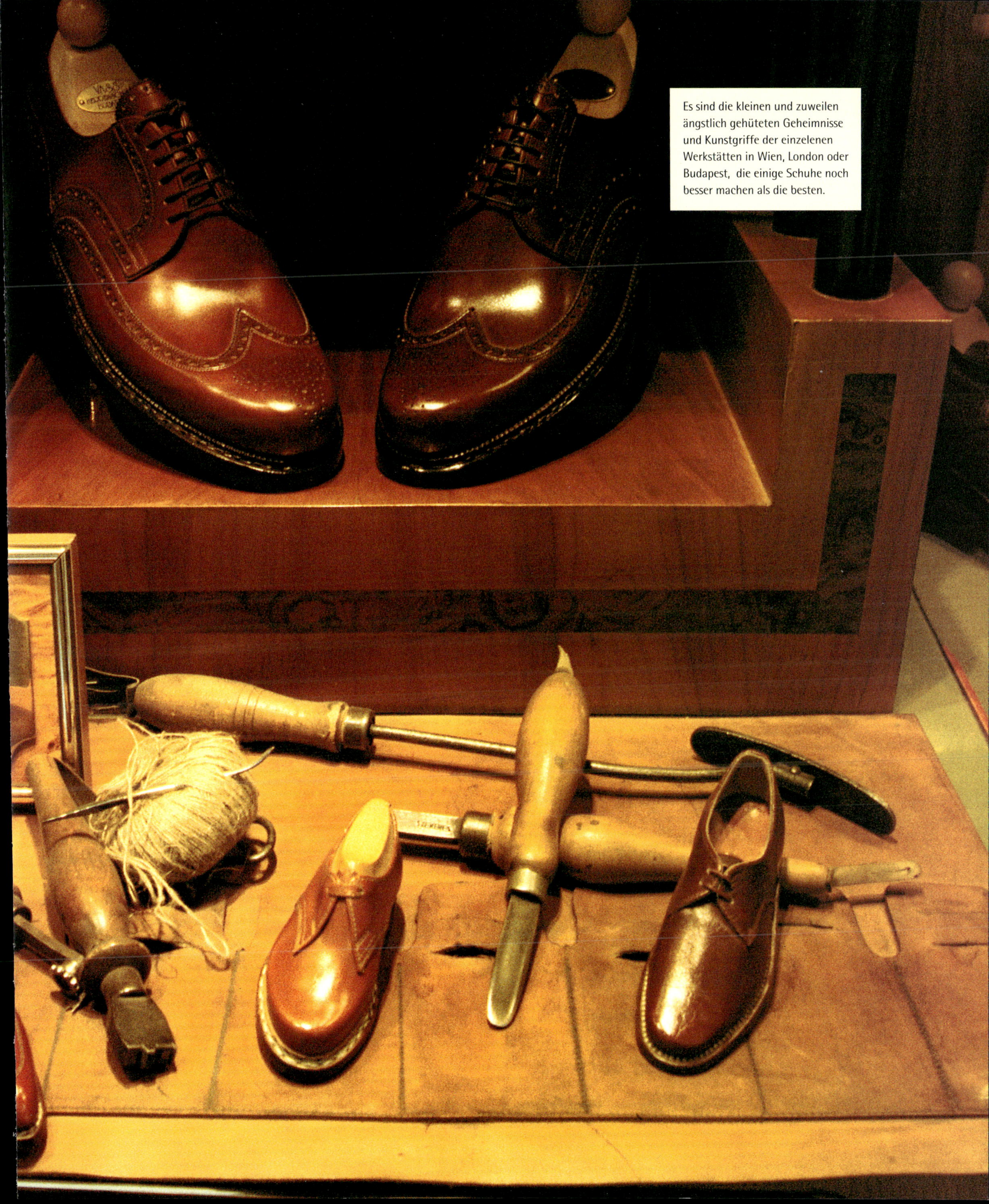

Es sind die kleinen und zuweilen ängstlich gehüteten Geheimnisse und Kunstgriffe der einzelenen Werkstätten in Wien, London oder Budapest, die einige Schuhe noch besser machen als die besten.

Einleitung 4

Die Größe 10

Das Maßnehmen 12
Der Fußumriß 14
Länge und Breite des Fußes 15
Der Fußabdruck 16
Fußansichten 17
Das Knochensystem des Fußes 18
Die Muskulatur des Fußes 20
Phasen des Gehens 22
Das Fußgewölbe 24
Häufigste Fehlformen 25
Die Schuhgröße 26
– Die französische Größe 26
– Die englische Größe 26
– Die amerikanische (USA) Größe 27
– Die metrische Größe 27
Umfangmaße 27
Die Weitennumerierung 28
Fußdokumente 29

Die Leisten 30

Wozu benötigt man den Leisten? 32
»Schuster, bleib bei deinen Leisten!« 33
Der symmetrische und der asymmetrische Leisten 34
Ausgangsmaterial des Leistens 36
Die Zerkleinerung 38
Das Dämpfen und Trocknen 39
Der Leistenbauer 40
Die manuelle Anfertigung des Maßleistens 42
Maschinelle Vorarbeiten zum Maßleisten 43
Das Grobkopieren 44
Das Feinkopieren 44
Letzte Feinarbeiten 45
Maßleisten 46
– Die Abnahme-Methode 46
– Aufsatz-Methode 46
– Korrigierte Maßleisten 47
Charakteristische Maßleisten 48
Die Bewährungsprobe des Leistens 49
Das Nachleben des Leistens 50

Das Modell 52

»Schuhe machen Leute« 54
Mode am Fuß 56
Grundtypen der klassischen Herrenschuhmodelle 58
Der Full-Brogue und Semi-Brogue 59
Der Oxford 60
Der Derby 62
Der Monk 66
Der Slipper 68
Sommermodelle 70
Boots 72
Der Modellentwurf 74
Die Grundschablone 76
Modellschablonen 77
Die Farbpalette 78
Farb- und Lederkombinationen 80
Der Golfschuh 82
Farbkontrast: Schwarz und Weiß 84

Der Schaft 86

Das Leder 88
Die Blöße 90
Die Gerbung 93
Nachgerben und Zurichten des Leders 95
Die Zuschneiderei 96
Boxcalf 98
Rindbox 99
Cordovan 100
Exotische Ledersorten 101
– Eidechsenleder 101
– Krokodilleder 101
Accessoires zu Schuhoberteilen 103
Vorbereitungen zum Zusammenfügen der Schuhoberteile 104
Das Auszacken 105
Das Lochmuster (Brogueing) 106
Verzierungen auf der Vorderkappe 108
Verstärkungen des Schaftteils 111
Das Steppen der Schaftteile 112
Das Füttern 114
Abschlußarbeiten 115

Der Schuh 116

Die Schuhmacherwerkstatt 118
Schuhmacherzünfte 120
Die Industrialisierung und ihre Folgen 122
Der Aufbau des Schuhs 124
Das ABC des Schuhs 126
Der rahmengenähte Schuh 128
Der zwiegenähte Schuh 129
Die Grubengerbung 130
Wunder der Natur 131
Das Unterleder 132
Die unteren Teile 133
Zuschneiden der unteren Schuhteile 134
Die Brandsohle 135
Der Einstechdamm 136
Die Vorbereitung des Schaftteils 137
Die Hinterkappe 138
Die Überstemme 139
Der Kleister 139
Das Zwicken 140
Das Klopfen des Schuhs 141
Der rahmengenähte Schuh 143
Der Pechdraht 144
Die Naht 145
Das Rahmennähen 146
Die Ergänzung des Rahmens: der Keder 148
Das Besohlen 150
Die Laufsohle 152
Markieren der Stiche auf der Laufsohle 153
Das Doppeln 154
Der Abschluß des Rahmennähens 155
Der zwiegenähte Schuh 157
Die Rahmennaht 158
Vorbereitungen zur zweiten Stichreihe 159
Die Zwischensohlennaht 160
Die Laufsohlennaht 160
Der Absatz 162
Das rechte Maß 163
Der zweite Keder 164
Der Aufbau des Absatzes 165
Messen und Formen des Absatzes 166
Gummiabsatzflecke 167
Der Ausputz von Sohle und Absatz 168
Verzierungen 170
Das Ausleisten 172
Abschlußarbeiten am Schuhinnern 173
Deckbrandsohlen 174
Gewölbehebende Einlagen 174
Schuhspanner 176
Der dreiteilige Schuhspanner 177
Der gefederte Schuhspanner 177
Der Ausputz des fertigen Schuhs 179
Passende Schnürsenkel 181
Das Verpacken 181

Die Pflege 182

Reinigen der Schuhe 184
Zehn goldene Regeln der Schuhpflege 185
Die Kunst des Schuhputzens 186
Schuhspannertypen 188
Der Schuhlöffel 189
»Wenn der Schuh drückt ...« 190
Die Schureparatur 191
Die Reparatur von Sohlenvorderteil und Absatz 192
Das Auswechseln von Sohle und Absatz 193

Werkstätten 194

Der König der Schuhe:
Lobb in London und Paris 196
London und Budapest begegnen sich:
Benjamin Kleman in Basthorst 198
Form follows function:
Himer & Himer in Baden-Baden 199
Ein Budapester Revival: László Vass 200
Der Name ist ein Markenzeichen: Bálint in Wien 201
Maßschuhe zeigen Stil und Erfolg: Materna in Wien 201
Vier Generationen hervorragender
Qualität: Berluti in Paris 202
Ein Wunder in Rom: Gatto 203
Eine Verpflichtung gegenüber Qualität:
E. Vogel in New York 204
These shoes are made for walking:
Oliver Moore in New York 205

Anhang

Glossar 206
Bibliografie 211
Danksagung 211
Register 212
Bildnachweis 216

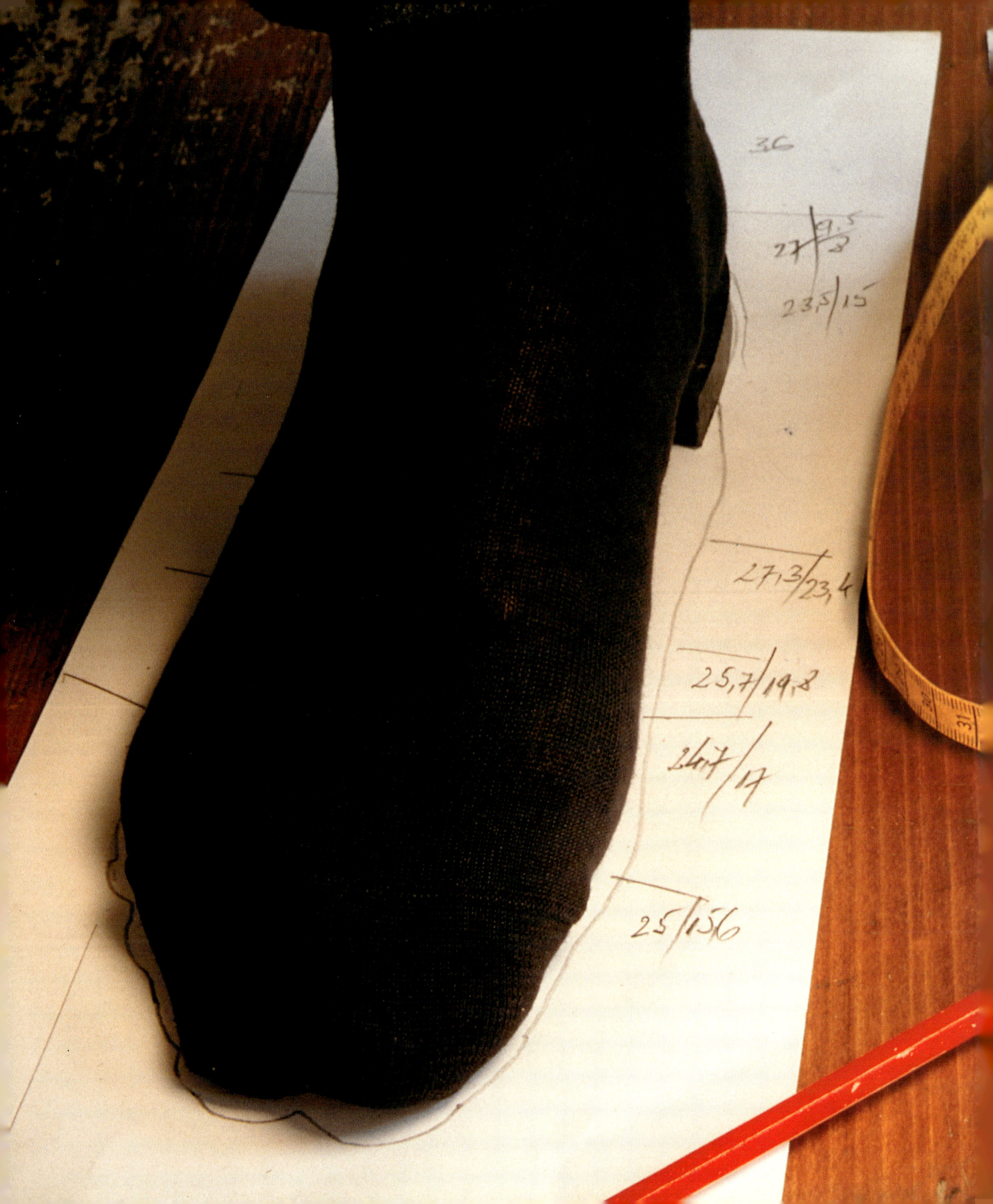
36
23,5/15
27,3/23,4
25,7/19,8
25/15,6

Die Größe

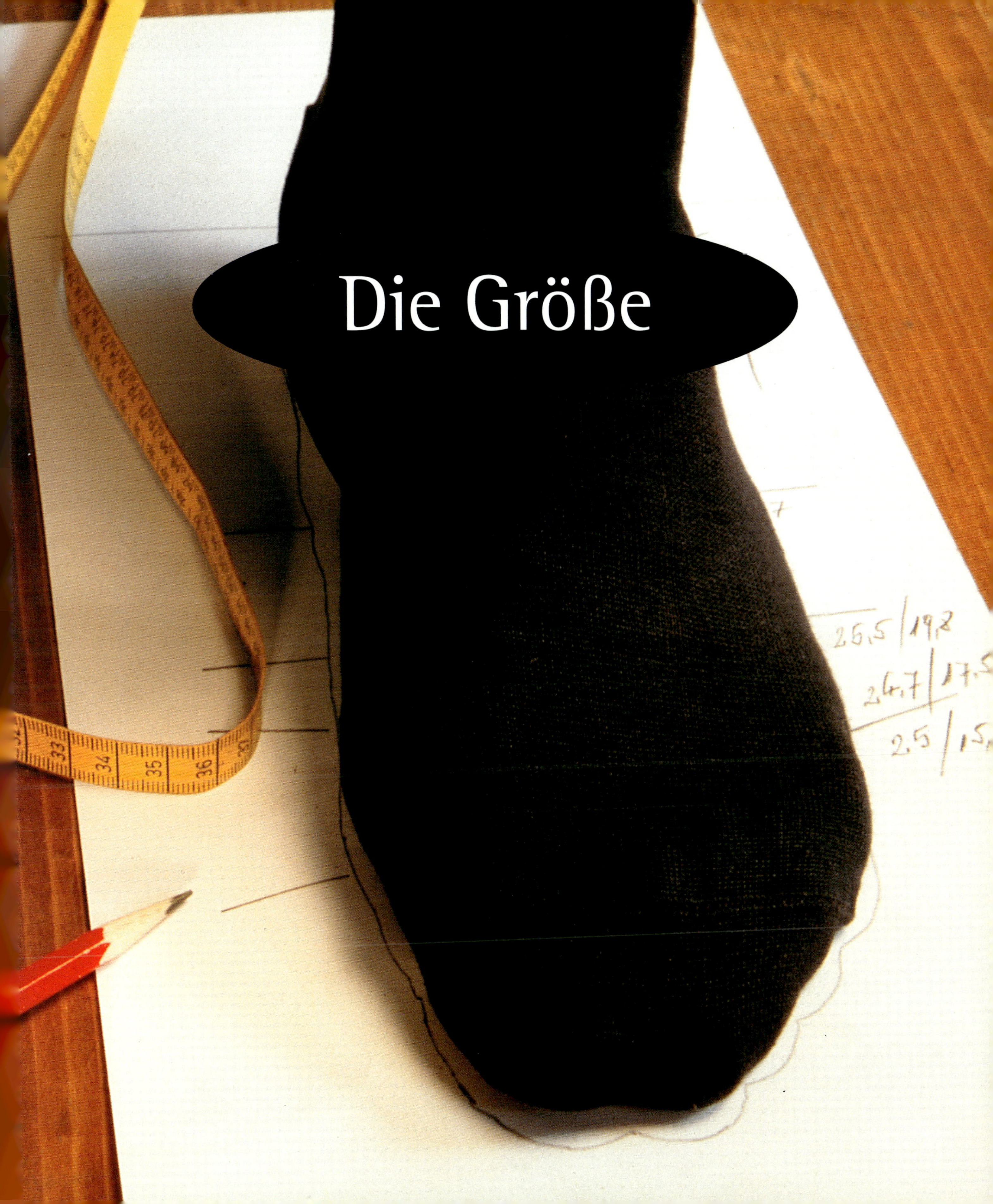

Das Maßnehmen

Zwei völlig gleiche Füße gibt es nicht. Ein Schuhmacher kann nur dann bequeme Schuhe in der entsprechenden Größe herstellen, wenn er über beide Füße des Auftraggebers so viele und so genaue Informationen wie möglich erhält. Während der Schneider im Rahmen der Anfertigung eines maßgeschneiderten Anzugs zwei oder drei Anproben empfiehlt, muß der Schuhmacher mit Hilfe des sogenannten Probeschuhs mit höchstens einer Anprobe auskommen. Dabei ist es unbedingt erforderlich, beim Maßnehmen genügend Zeit zur Verfügung zu haben – möglichst ein bis zwei Stunden. Oft erweist es sich als schwierig, den richtigen Zeitpunkt zu treffen, an dem das genaueste Ergebnis erzielt werden kann.

Unter allgemeinen Bedingungen ist die Größe des Fußes eines gesunden Menschen zu jeder Tageszeit konstant. Sie kann jedoch von der Temperatur (zum Beispiel großer Hitze) oder von einer ganztägigen Überanstrengung (stundenlangem Gehen oder intensivem Sport) beeinflußt werden. Deshalb empfehlen sich zum Maßnehmen die Morgen- oder Vormittagsstunden.

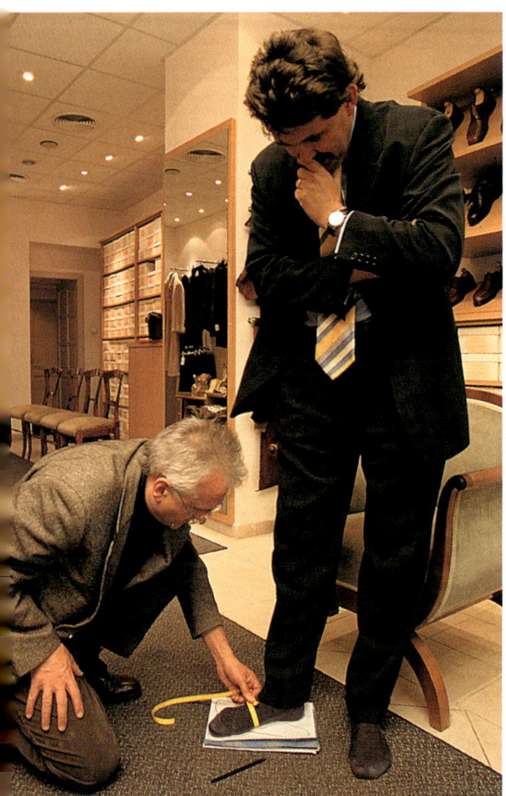

Es wird in stehender und sitzender Position Maß genommen.

Weiterhin gibt es Krankheiten, mit denen ein Anschwellen der Füße einhergeht. Wenn die Behandlung in absehbarer Zeit beendet sein wird und die Füße anschließend ihre ursprüngliche Form zurückerlangen, sollte der Kunde mit dem Maßnehmen zunächst warten. Handelt es sich allerdings um eine langwierige Krankheit, können etwas größer angefertigte Schuhe das Gehen erleichtern.

Auf spezielle Fehlformen oder krankhafte Veränderungen der Füße, wie zum Beispiel Hammerzehen oder verhornte Ballen, geht der Schuhmacher beim Bau der Schuhe nach Möglichkeit ein. Unter Umständen ist es jedoch in diesen Fällen angebracht, sich zuerst einer kleineren orthopädischen Operation zu unterziehen und dann bequeme Schuhe anfertigen zu lassen.

In jedem Fall empfiehlt es sich, einige Tage vor dem Maßnehmen die Füße zu pediküren, um Störungen, wie eingewachsene Nägel, ein entzündetes Nagelbett oder schmerzhafte Hühneraugen, zu vermeiden. Ebenso zweckmäßig ist es, dünne, anliegende Socken zu tragen, damit die Meßwerte möglichst genau werden.

Das Maßnehmen stellt im Grunde eine Art Zeremonie dar, bei der das Treffen des richtigen Zeitpunkts, die Dauer, etwaige Störfaktoren sowie jede Information des Auftraggebers von großer Bedeutung sind. Die Handgriffe des Schuhmachers folgen in gewisser Weise einem Ritual und sind in ihrer Reihenfolge festgelegt. Diese Zeremonie ist die Grundvoraussetzung, um einen Leisten anzufertigen, der den Fuß während der Herstellung der Schuhe möglichst perfekt ersetzt – und damit, um ein einmaliges Schuhkunstwerk zu schaffen.

Der Schuhmacher nimmt am Fuß die Längen-, Breiten-, Höhen- und Umfangmaße in zwei unterschiedlichen Positionen ab: zuerst unter Belastung durch das Körpergewicht und anschließend in unbelastetem Zustand. Gegenüber dem entspannten Zustand kann der Fuß beim Stehen einen halben oder sogar einen ganzen Zentimeter breiter sein, seine Wölbung senkt sich etwas, und die Sehnen und Muskeln sind gespannt. Diese Stellung spiegelt auch ungefähr den Zustand eines Fußes unter starker Belastung beim Gehen wider. Der Schuh dehnt sich allerdings beim Gehen sowie durch die Wärme und Feuchte des Fußes unvermeidlich weiter aus. Wenn nun der Schuhmacher die Maße des belasteten Zustands als »tatsächliche« Maße akzeptierte, würde sich die Freude des Besitzers der neuen Schuhe – sie sind ja bereits vom ersten Augenblick an absolut bequem – nach ein paar Tagen schnell in Enttäuschung verwandeln: Die Schuhe sind zu weit geworden und schlappen.

Bei Maßen, die dagegen im Sitzen genommen wurden, entsteht ein entgegengesetztes Bild: der unbelastete Fuß ist »kleiner«. Trotzdem werden diese Maße von vielen Schuhmachern für wichtiger gehalten, weil man aus ihnen eher auf die veränderliche Weite beim Gehen schließen und auch die voraussichtliche Dehnung des Schuhs beim Tragen besser einkalkulieren kann.

Die erste Phase des Maßnehmens ist die Inaugenscheinnahme des Fußes, um die Fußform festzustellen: Entlang einer imaginären Längsachse wird geprüft, ob sich der Fuß nach außen oder innen neigt, ob das innere Längsgewölbe hoch oder niedrig ist, ob der Knöchel tiefer sitzt, ob die Ferse kräftig oder schwach ist, wie die Ballen und der Fußrücken beschaffen sind und ob charakteristische Fehlformen (zum Beispiel Plattfuß, kräftige Ballen, hervorstehende kleine Zehe, höhere große Zehe als üblich, Hammerzehen) vorhanden sind. Dafür ist es notwendig, die Füße genau abzutasten: Der Schuhmacher erspürt die Form und den Umriß des Fußes mit seinen Händen. Er beobachtet die Gehweise des Auftraggebers, die vom Körpergewicht oder von unbewußten Gehgewohnheiten beträchtlich beeinflußt werden kann. Es gibt leichtfüßige Menschen und solche, die beim Gehen »stampfen«. Gerade deshalb studiert der Schuhmacher auch die alten, abgelegten Schuhe sehr sorgfältig, denn ihre Verformungen – wie und nach welcher Seite sich der Schuh neigt, an welcher Stelle die Sohle und der Absatz abgelaufen wurden – können für die Anfertigung der neuen Schuhe wichtige Hinweise geben.

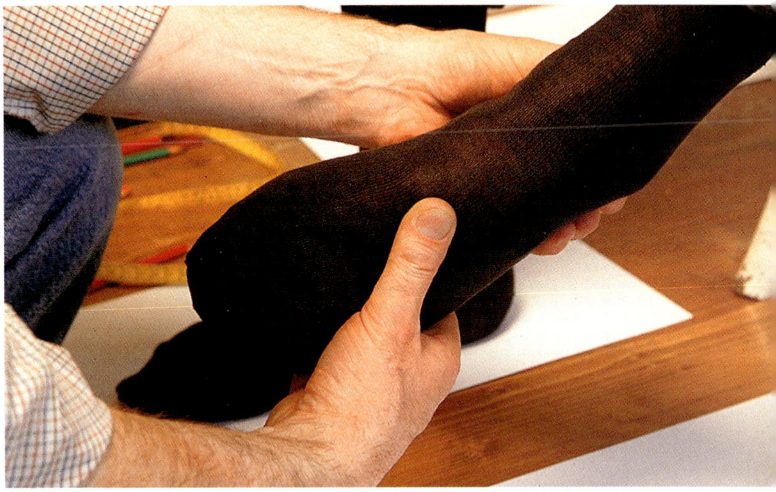

Der Schuhmacher ertastet die Fußform seines Auftraggebers.

Anschließend führt der Schuhmacher mit seinem Auftraggeber ein Gespräch. Im allgemeinen haben die meisten Menschen keine Vorstellung von der Beschaffenheit ihrer Füße, sie beschweren sich höchstens, daß »jeder Schuh an der großen Zehe drückt« oder »alle Schuhe am Fußrücken zu eng sind«. Auf diese Weise tauchen indirekt weitere Informationen auf, die für die Größe und Form der anzufertigenden Schuhe wichtig sind. So dürfen zum Beispiel Zuckerkranke oder an Arterienverengung leidende Patienten keine engen Schuhe tragen. Bei ihnen sind die Maße etwas »lockerer« zu bestimmen.

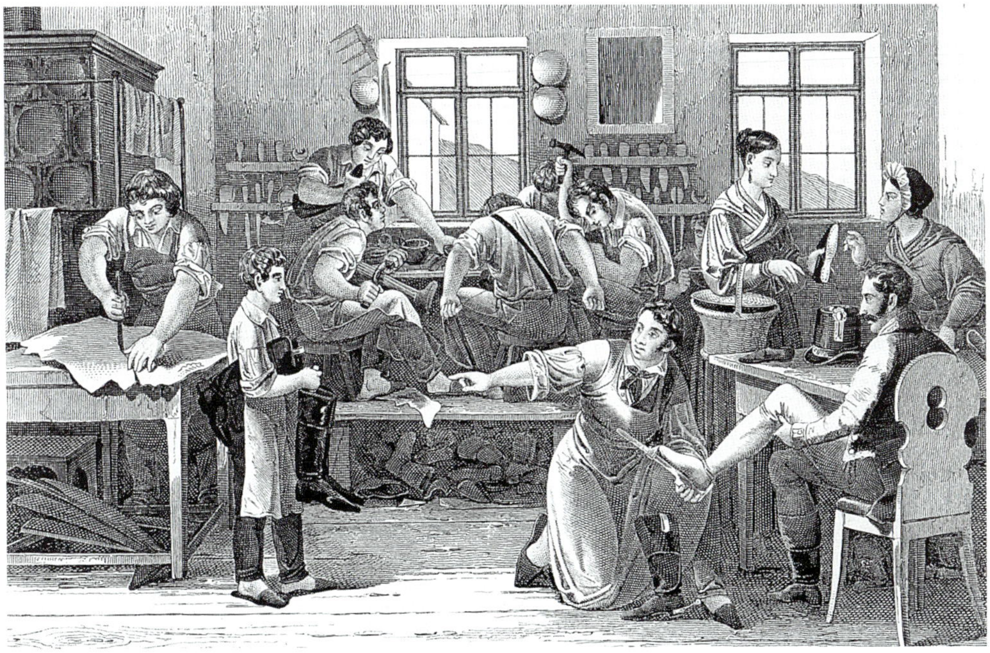

In dieser Schuhmacherwerkstatt sind die einzelnen Arbeitsschritte der Schuhherstellung erkennbar, unter anderem auch das Maßnehmen mit dem Fußmeßgerät (rechts). Der Kupferstich »Die Schuhmacherwerkstatt« ist in der Folge: »Werkstätten von Handwerkern nebst ihren hauptsächlichen Werkzeugen und Fabrikationen«, 1836 in Esslingen entstanden.

Der Fußumriß

Unter den Schuhmachern gilt eine goldene Regel: je einfacher die Meßgeräte, desto zuverlässiger die Meßergebnisse. Selbst in den anspruchsvollsten Werkstätten genügen zwei Schuhabsätze, zwei Blatt Papier, ein Schustermaßband, ein rechter Winkel und ein Bleistift, ein Gerät zum Messen der Fußlänge sowie die notwendigen Utensilien zur Anfertigung eines Fußsohlenabdrucks (Indigopapier oder Trittspurgerät).

Zur Feststellung von Länge und Breite der anzufertigenden Schuhe bedarf es einer Fußumrißzeichnung. Bei dieser schließen Bleistift und Papier einen Winkel von 90° ein. Wenn der Winkel kleiner wäre als 90° – man sagt dazu auch, der Schuhmacher »zeichnet unter« – wäre das Ergebnis ein mindestens eine Nummer kleinerer Schuh als geplant. Der Schuhmacher zieht die Linie von der Ferse aus entlang der Innenseite bis zur großen Zehe, an den Zehenkuppen vorbei und an der Außenseite des Fußes entlang zurück zur Ferse. Beim Maßnehmen werden die Zehen nach unten gedrückt, damit sie sich in ihrer gesamten Länge ausstrecken. Da der rechte und linke Fuß nie vollkommen identisch sind, muß von jedem Fuß eine Umrißzeichnung angefertigt werden.

Nach der Anfertigung des Fußumrisses markiert der Schuhmacher den Platz des ersten und fünften Zehengelenkknochens des Mittelfußes (siehe Seite 19), die hervorstehenden Punkte des äußeren und des inneren Ballens sowie des Fersenteils, um das Messen der Fußspitze und der Fersenbreite vorzubereiten.

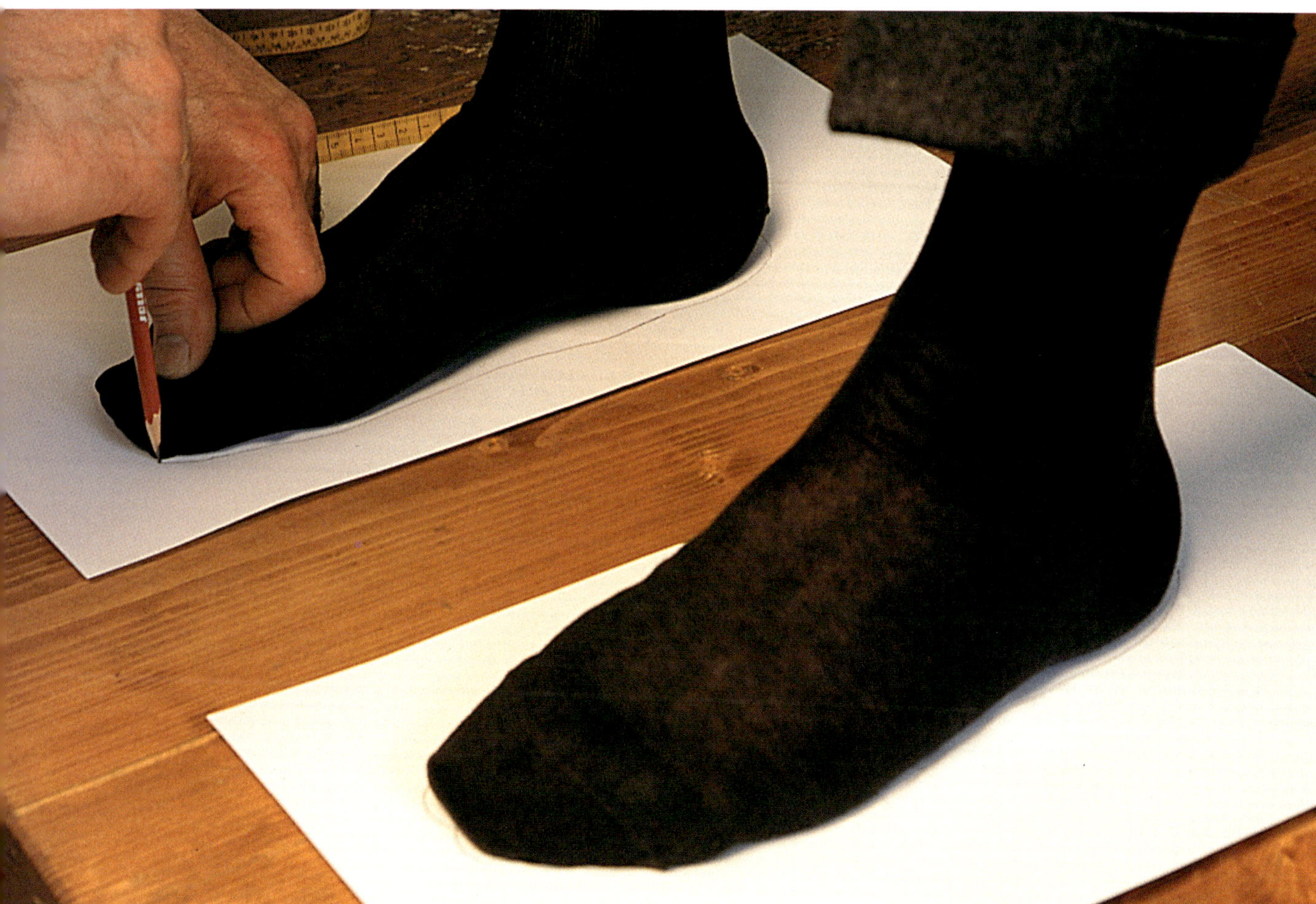

Da rechter und linker Fuß nie vollkommen identisch sind, muß von jedem Fuß eine Umrißzeichung erstellt werden.

Länge und Breite des Fußes

Anhand des Fußumrisses kann die Länge und Breite des Fußes mit dem Schustermaßband abgemessen werden. Dieses besteht aus einem formbeständigen Textilstreifen, auf dessen beiden Seiten unterschiedliche Maßeinteilungen eingezeichnet sind.

Auf der einen Seite des Schustermaßbands befindet sich die Skala der Stichanzahl, mit deren Hilfe man die Länge des Fußes abliest. Für das Maßband wurde traditionell die französische Stichzahlbezeichnung gewählt, bei der eine Einteilung 2/3 cm, das heißt 6,667 mm, beträgt. Zum Meßergebnis gibt der Schuhmacher noch anderthalb Nummern dazu. Wenn der Fuß den Messungen zufolge zum Beispiel der Schuhgröße 41 entspricht, müssen die Schuhe in der Größe 42,5 angefertigt werden, weil sich der Fuß beim Gehen meist um circa 1,5 cm verlängert. Es dient natürlich der Bequemlichkeit, wenn die Zehen beim Gehen nicht vorn anstoßen und der Fuß sollte innerhalb des vom Schuh begrenzten Raums genügend Spiel- und Bewegungsfreiheit haben.

Auf der anderen Seite des Maßbands sind die kleineren Einheiten des metrischen Systems – die Zentimeter und Millimeter – abgebildet. Mit diesen Maßeinheiten wird anhand der auf der Fußumrißzeichnung markierten Punkte die breiteste Stelle des Fußes, das heißt die Entfernung zwischen innerem und äußerem Ballen, gemessen.

Diese Messungen werden anschließend mit dem Fußmeßgerät überprüft, auf dessen Fußplatte die Skaleneinteilung für die Länge und Breite zu sehen ist. Nachdem der Fuß seinen Platz im Gerät eingenommen hat und die Ferse kräftig an die Fersenlehne gedrückt wurde, liest der Schuhmacher die Fußlänge von der Skala ab. Mittels seitlicher Schieber – von denen sich der eine horizontal, der andere vertikal in einer Schiene leicht bewegen lassen – stellt er die Breite des Fußes fest.

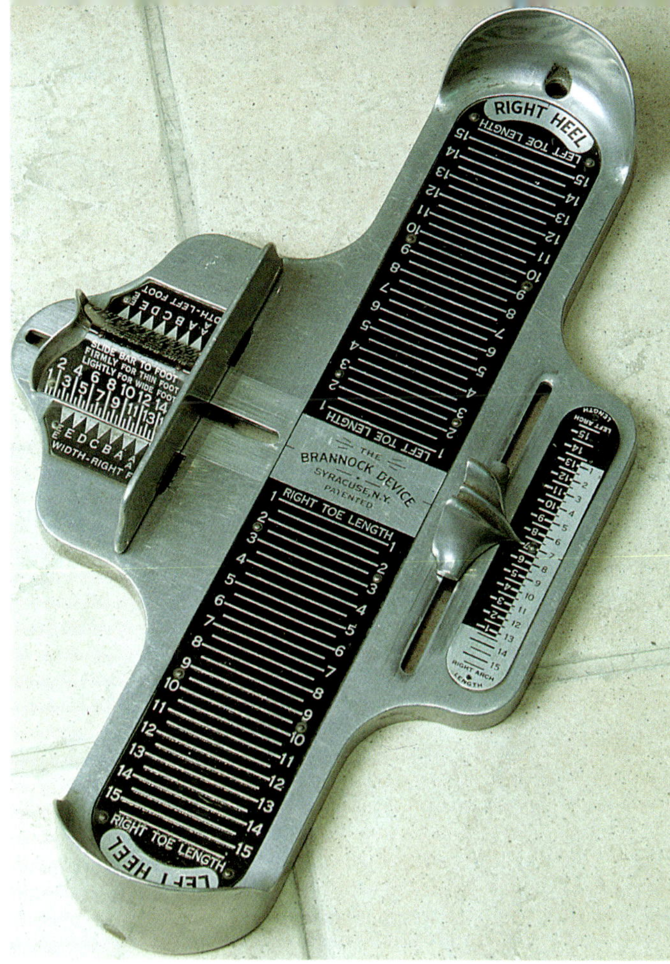

Mit Hilfe dieses Fußmeßgerätes werden Schuhgröße (siehe Seite 26) und Weitennummerierung (siehe Seite 26) kontrolliert. Die Skala hier zeigt die englische Größe an.

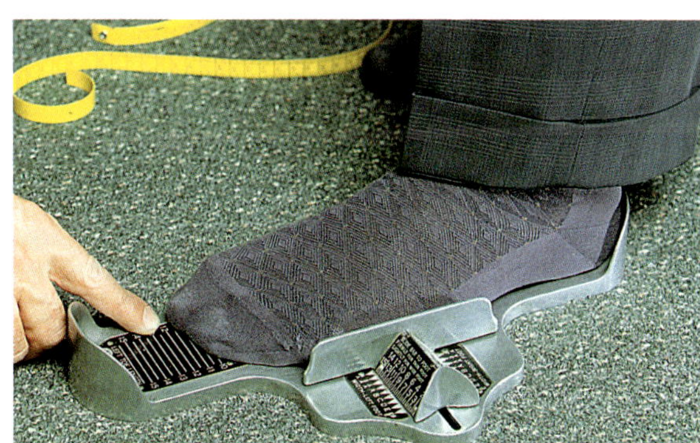

Der Fuß muß mit der Ferse am Ende des Fußmeßgeräts angelehnt sein, und die Zehen müssen sich fest auf den Boden pressen, damit die Schuhgröße korrekt abgelesen werden kann.

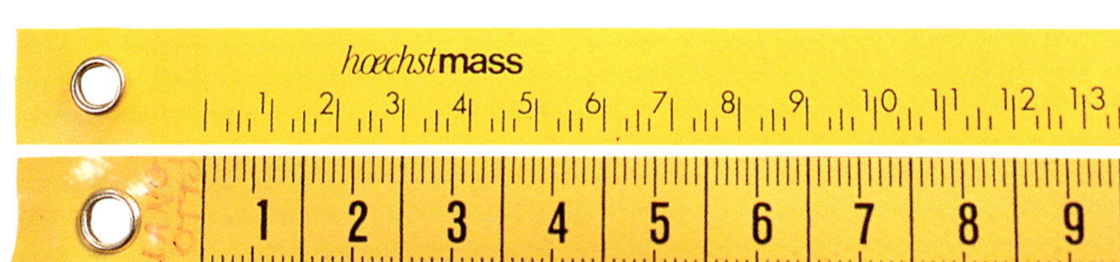

Auf dem Schustermaßband sind zwei Skalen zu sehen: Die eine gibt die Länge des Fußes in der französischen Größe (die französische Größe 1 entspricht 6,66 mm) an, die andere die Weite und den Umfang des Fußes im metrischen System, das heißt in Zentimetern und Millimetern.

Der Fußabdruck

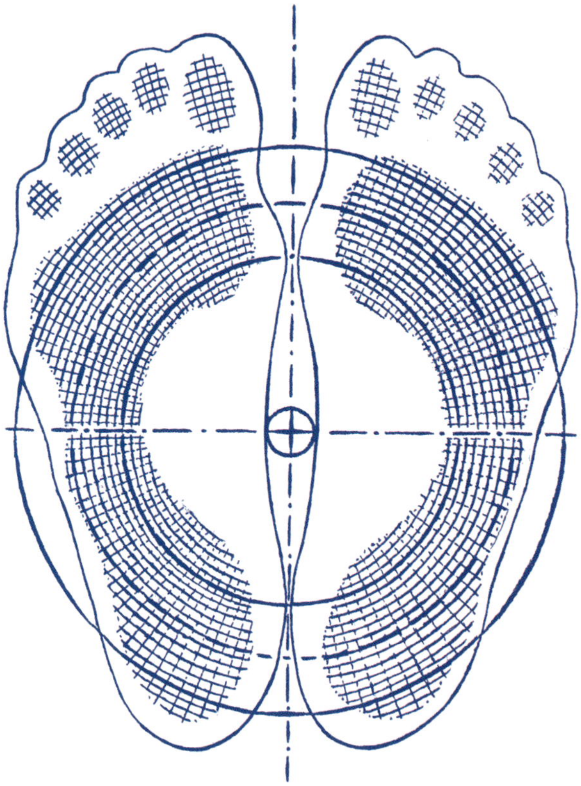

Die eng aneinandergestellten Füße bilden ein kuppelartiges Gewölbe.

Nach Anfertigung des Fußumrisses wird mit einem Trittspurgerät der Fußabdruck festgehalten. Er vermittelt ein genaues Bild vom Zustand des Fußgewölbes und läßt die Kreuzungspunkte der Gewölbebögen und die Lage der Zehen erkennen.

Eine Gummimatte mit auf der einen Seite dicht aneinander liegenden Noppen wird mit Farbe bestrichen und dann mit der Farbfläche auf ein Blatt Papier gelegt. Die Abnahme des Fußabdrucks findet im Sitzen statt. Dabei wird der jeweilige Fuß, der auf dem Trittspurgerät steht, leicht belastet. Wenn sich das Körpergewicht auf die Fußsohle verlagert, wird die Farbe auf das Blatt übertragen; dort wo die Belastung am größten ist, ist der Abdruck am dunkelsten. Bei der Herstellung des Leistens formt der Leistenbauer den dunkleren Flecken entsprechend leichte Erhebungen am Sohlenteil aus.

Ein ideales Längs- und Quergewölbe hinterläßt kaum Spuren. Zeigt die gesamte Fläche der Fußsohle Farbspuren auf, so weist dies auf eine der häufigsten Fehlformen des Fußes hin: die Senkung der Fußgewölbe.

Solchen Senkungen der Fußgewölbe kann man frühzeitig mit gewölbehebenden Einlagen und gut gefertigten, bequemen Schuhen entgegenwirken. Deshalb ist es für den Schuhmacher wichtig, sich ein genaues Bild vom Zustand der Fußgewölbe zu verschaffen.

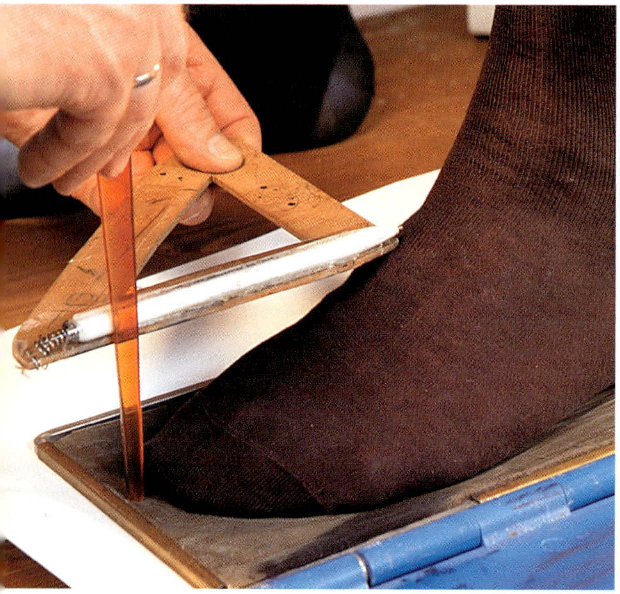

Der Fußabdruck wird mit dem Trittspurgerät erstellt.

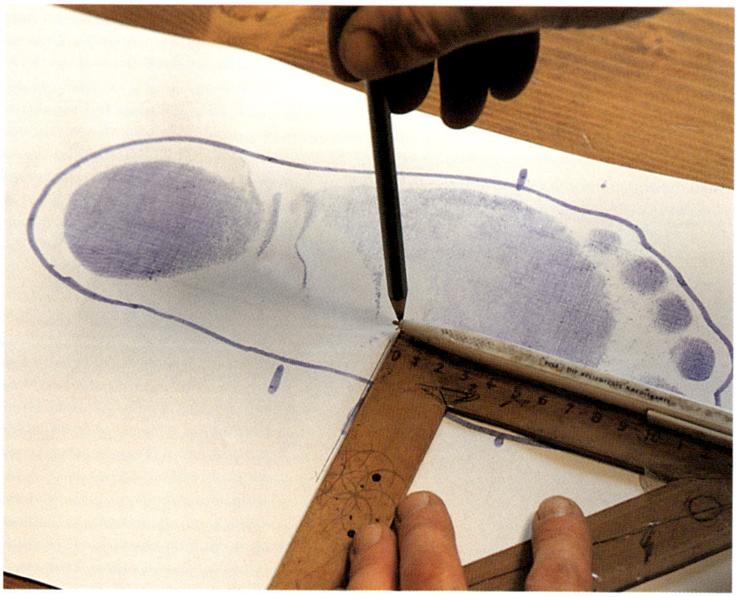

Die Linie, die den großen Zeh und die Ferse verbindet, bestimmt die tatsächliche Länge des Fußes.

Fußansichten

Wichtige Informationen über die Fußform liefert darüber hinaus der Seitenriß. Der Schuhmacher legt unter den auf dem Maßblatt stehenden Fuß einen Absatz von der Höhe, wie ihn der neue Schuh erhalten soll, um so den Fuß in die Position zu bringen, die er später in dem anzufertigenden Schuh haben soll. Neben dem Fuß wird senkrecht eine Zeichentafel aufgestellt und die Seitenansicht des Fußes auf das Papier übertragen. Diese Zeichnung demonstriert die Höhe der Zehen, die Erhebung des Fußrückens und den Bogen der Ferse. Die Fersenansicht ist ebenfalls eine wichtige Hilfe, zum Beispiel bei der Bestimmung der Absatzbreite und des Schuhtyps. Weiterhin erhält der Schuhmacher zusätzliche Informationen durch das Messen der Knöchelhöhe, die Einfluß auf die Höhe und Beschaffenheit des Schaftes hat.

In Kenntnis des Fußumrisses, des Fußabdrucks, der verschiedenen Ansichten und der kritischen Punkte des Fußes markiert der Schuhmacher auf einem vorgefertigten Leisten – dem Rohleisten, der zur Anfertigung des Maßleistens dient – die Stellen, an denen der Fuß des Auftraggebers vom Durchschnitt abweicht.

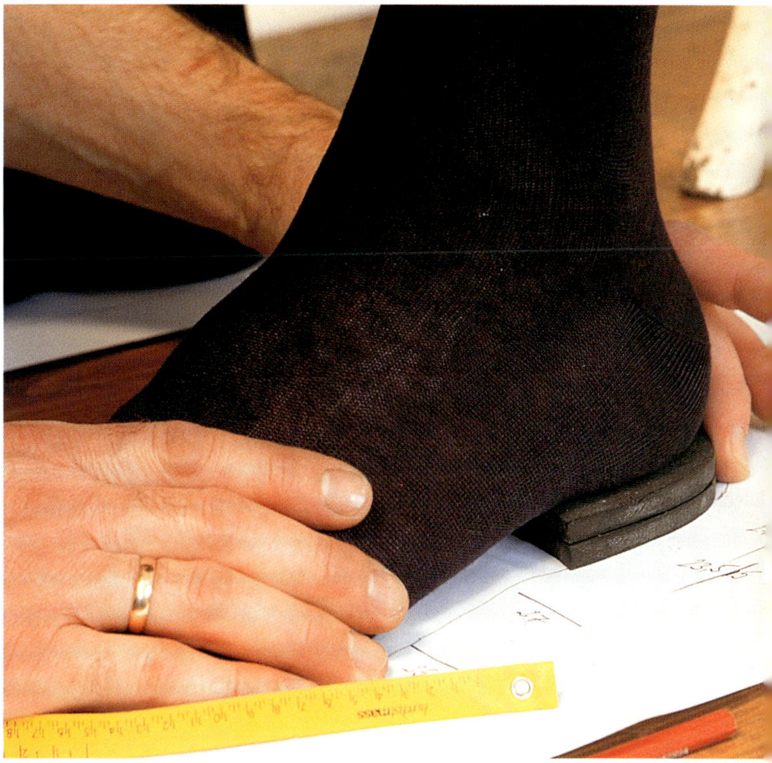

Ein Schuhabsatz wird unter die Ferse gelegt, um den Fuß in die spätere Position zu bringen.

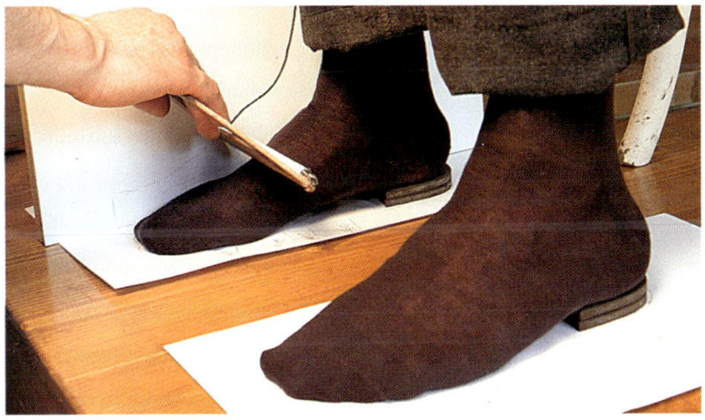

Der Seitenriß zeigt die Höhe der Zehen und des Fußrückens.

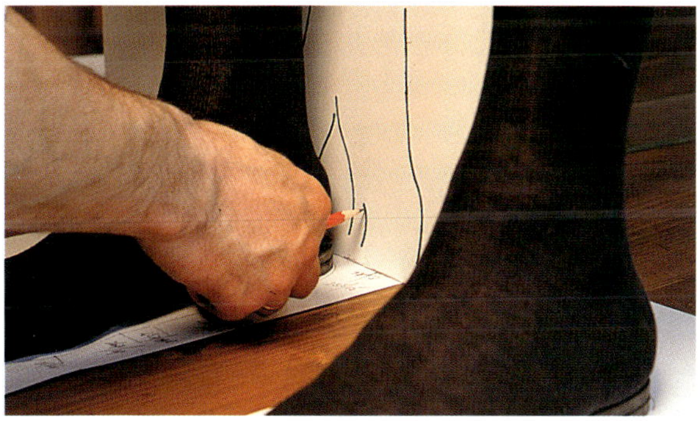

Diese Ansicht gibt eine Vorstellung von der Form der Ferse.

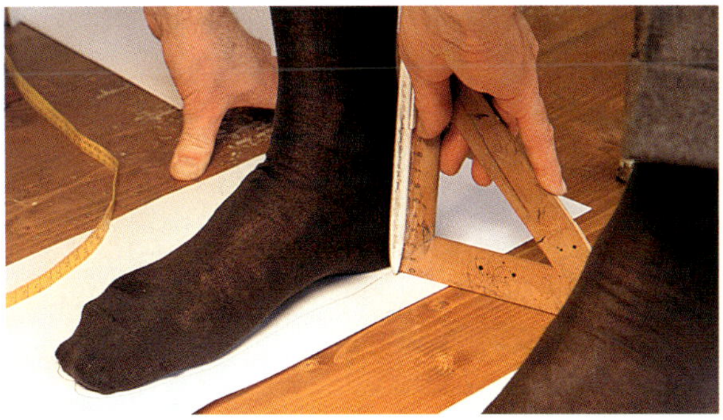

Die Knöchelhöhe ist eine wichtige Angabe für Stiefel, aber auch für Halbschuhe.

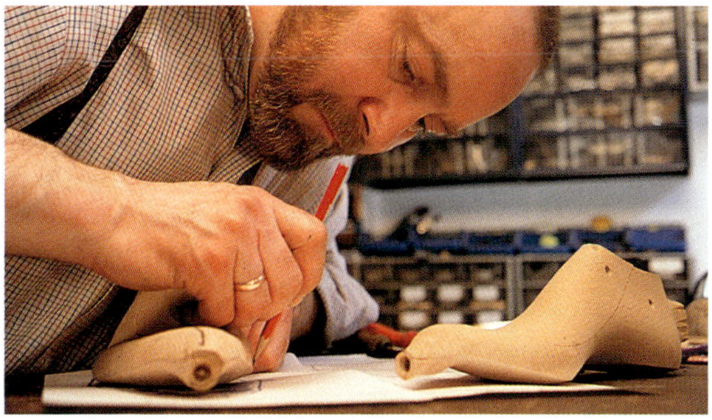

Der Schuhmacher überprüft noch einmal alle Maße (rechts: der Rohleisten).

Das Knochensystem des Fußes

Von den Ursprüngen des Schuhmacherhandwerks in der Antike bis zum Ende des 18. Jahrhunderts konzentrierten sich die Schuhmacher bei der Herstellung des Schuhwerks lediglich auf die äußere Form des Fußes, die sie mit einer entsprechenden Schutzhülle versehen wollten, und ließen Knochensystem und Muskulatur – also die »innere Form« – völlig außer acht. Erst die Meister des 19. Jahrhunderts gelangten zu der Erkenntnis, daß ein Schuhmacher ohne anatomisches Wissen nicht auskommen kann. Es entstanden zahlreiche Schusterfibeln, die das Wissenswerte des Schusterhandwerks zusammenfaßten und meist mit der Beschreibung der anatomischen Eigenheiten des Fußes begannen.

Heute gehören Kenntnisse über die Charakteristika des Knochensystems, der Muskulatur, der Gelenke und Sehnen und auch der Haut des Fußes zur Standardausbildung im Schuhmacherhandwerk. Beim Maßnehmen werden nach in der Praxis entstandenen Regeln a natomische Fixpunkte ausgewählt, die gut erkennbar und charakteristisch sind und auch bei mehreren Messungen nur geringe Abweichungen aufweisen.

Es stimmt zwar, daß es zwei völlig gleiche Füße nicht gibt, der anatomische Aufbau ist jedoch bei jedem Menschen identisch. Dieser Aufbau entstand vor circa zwei Millionen Jahren, als sich der Urahn des modernen Menschen – der Homo erectus – aus bis heute umstrittenen Gründen aufrichtete und auf zwei Beinen zu laufen begann.

Von den 208–214 Knochen des Skeletts sind die kleinsten an den beweglichsten Körperteilen – den Händen und Füßen – zu finden. Die Knochen, Gelenke, Muskeln und Sehnen des Fußes bilden gemeinsam die komplexeste mechanische Konstruktion des menschlichen Körpers. Dabei hat die kaum 300 cm^2 große Fläche der Fußsohlen im Stehen eine durchschnittliche Körperlast (bei Männern) von 70–120 kg stabil zu tragen, beim Gehen paßt sie sich den Unebenheiten der Gehfläche flexibel an. Mit feinen, inneren Verschiebungen machen die Fußsohlen es uns möglich, barfuß im weichen, unbeständigen Sand am Meeresstrand oder auf unebenen, steinigen Wegen zu gehen.

Der Fuß ist damit eine außerordentlich belastbare Konstruktion und zu überraschenden Leistungen fähig. So geht ein Mitteleuropäer – laut einer englischen Studie – in seinem Leben durchschnittlich immerhin 150 000 km zu Fuß.

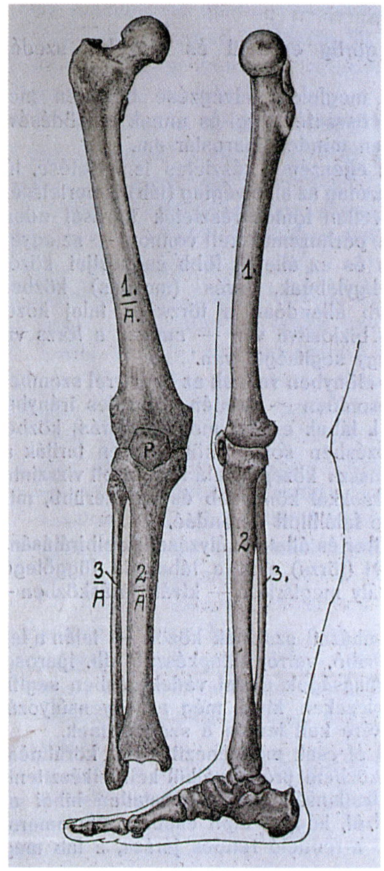

Der 1920 in Budapest herausgegebenen Schusterfibeln von Bodh József wurden, dem Niveau der Zeit entsprechende, anatomische Abbildungen beigefügt.

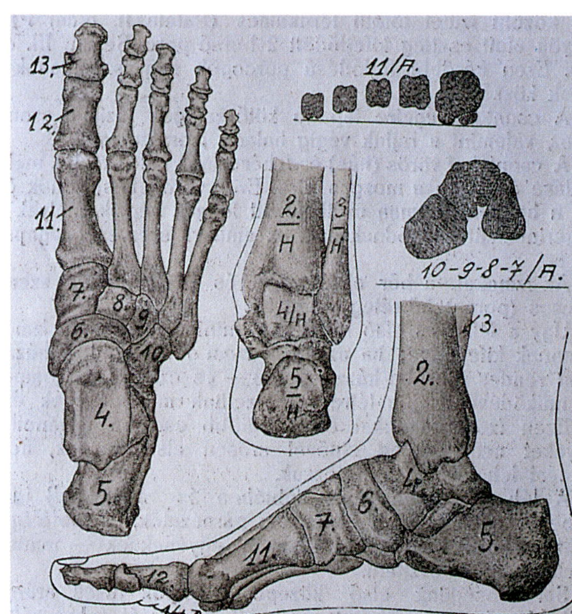

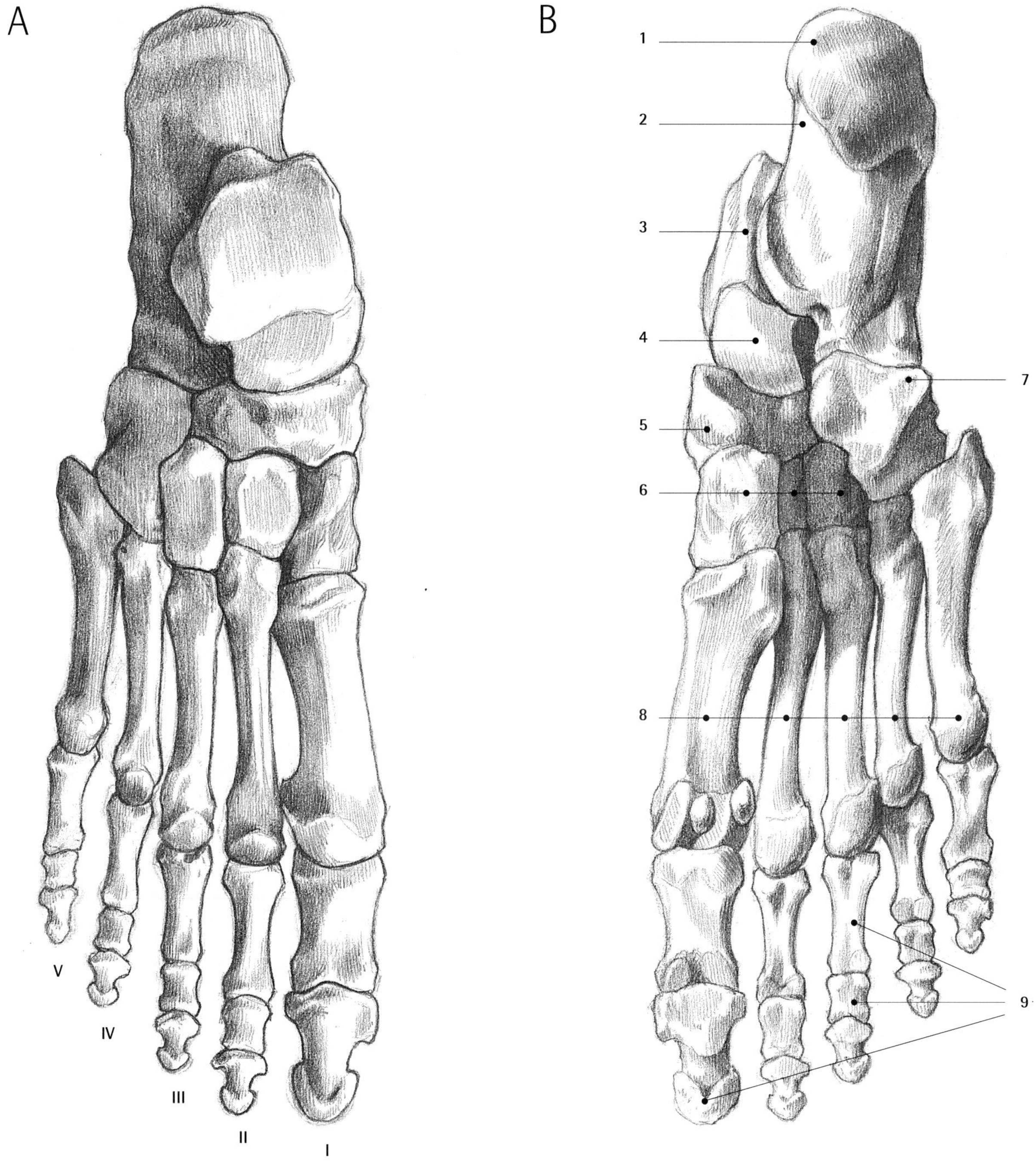

Die Ansicht der 26 Fußknochen – vom Fußrücken (A) und der Fußsohle (B) aus gesehen – zeigt, daß die sieben Fußwurzelknochen (Positionen 1–7) am stärksten entwickelt sind, weil auf ihnen der größte Teil des Körpergewichts lastet. Auf Abbildung A ist zu erkennen, daß die Länge des Fußes von der Entfernung zwischen Fersenbeinende und Großzehenspitze, die Breite des Fußes von den fünf Mittelfußknochen (8) bestimmt wird. Von den Mittelfußknochen ist der Großzehenknochen am stärksten, der Knochen der II. Zehe am längsten und der Mittelfußknochen der kleinen Zehe (V) am kürzesten. Die Zehen II–V bestehen aus drei Zehengliedern, die längste und breiteste Fußzehe (I) – die große Zehe – nur aus zwei Gliedern.

1. Fersenbeinhöcker (tuber calcanei)
2. Fersenbein (calcaneus)
3. Sprungbein (talus)
4. Sprungbeinkopf (caput tali)
5. Kahnbein (os navikulare)
6. Keilbeine (ossa cuneiformia)
7. Würfelbein (os cuboideum)
8. Mittelfußknochen (ossa metatarsalia)
9. Zehenknochen (digiti pedis)

Die Muskulatur des Fußes

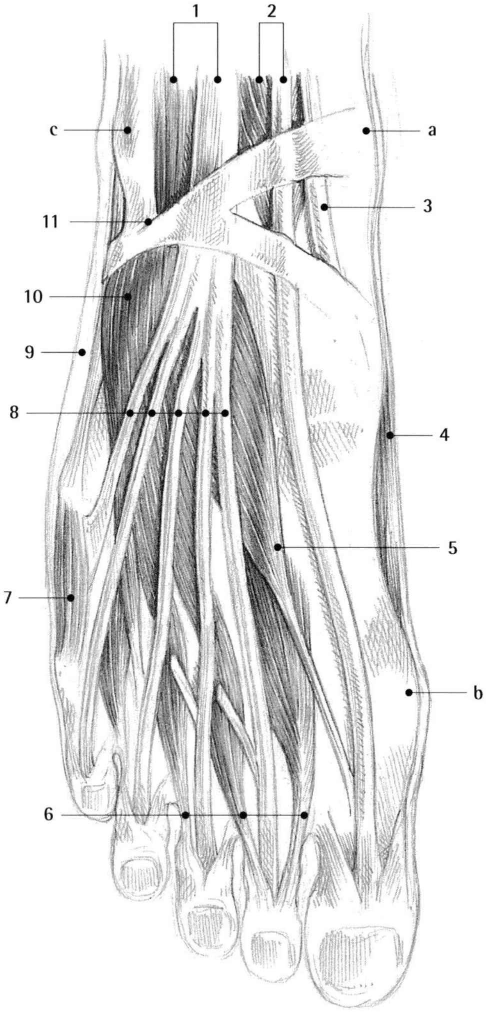

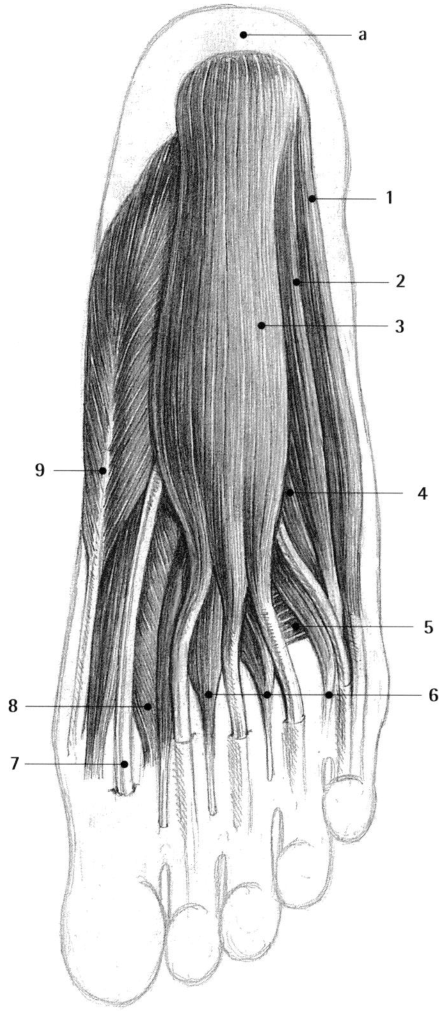

Die Fußmuskulatur dorsal (vom Fußrücken) gesehen

1. Langer Zehenstrecker (m. extensor digitorum longus)
2. Langer Großzehenstrecker (m. extensor digiti I longus)
3. Sehne des vorderen Schienbeinmuskels (tendo m. tibialis anterior)
4. Großzehenspreizer (m. abductor digiti I)
5. Kurzer Großzehenstrecker (m. extensor digiti I brevis)
6. Zwischenknochenmuskeln des Fußrückens (drei) (mm. interossei dorsales)
7. Kleiner Zehenspreizer (m. abductor digiti V)
8. Sehnen des langen Zehenstreckers (tendo m. extensor digitorum longus)
9. Sehne des Wadenbeinmuskels (m. peroneus tertius)
10. Kurzer Zehenstrecker (m. extensor digitorum brevis)
11. Sehnenfixierende vordere quere Fußwurzelbänder (ligamentum cuboideonaviculare dorsale)

a Innerer Fußknöchel (malleolus medialis)
b Glied des proximalen Gelenks der großen Zehe (articulatio metarso phalangea)
c Äußerer Fußknöchel (malleolus medialis)

Die Fußmuskulatur plantar (von der Fußsohle) gesehen

1. Kleinzehenspreizer (m. abductor digiti V)
2. Kleinzehenbeuger (m. flexor digiti V)
3. Kurzer Zehenbeuger (m. flexores digitorum brevis)
4. Zwischenknochenmuskeln der Fußsohle (vier) (m. interossei plantares)
5. Großzehenanzieher, querer Kopf (m. adductor digiti I, querer Kopf)
6. »Regenwurmmuskeln« der Zehen II-V (mm. lumbricales digitorum II-V)
7. Sehne des langen Großzehenbeugers (tendo m. adductor digiti I)
8. Kurzer Großzehenbeuger (m. flexor digiti I brevis)
9. Großzehenspreizer (m. abductor digiti I)

a Fersenbein (calcaneus)

Die Knochen bilden das Tragegerüst des Fußes, die Muskeln, die durch Sehnen an die Knochen gebunden werden, gewährleisten die Bewegungen. Muskeln arbeiten im allgemeinen nicht einzeln, sondern in Gruppen. An der Durchführung einer Körperbewegung (zum Beispiel eines Schritts nach vorn) sind zahlreiche Muskeln beteiligt, die teilweise in die eine, teilweise in die entgegengesetzte Richtung wirken. Sämtliche Fußmuskeln sind kurze, kleine Muskeln, die durch ihre Funktion die Unterschenkelmuskulatur unterstützen, das heißt, es sind teils Beuge-, teils Streckmuskeln. Die Zwischenräume der Mittelfußknochen werden von kleinen Muskeln – den Zwischenknochenmuskeln – ausgefüllt, die die Zehen zueinander hin oder voneinander weg bewegen. Im Vergleich zu den Fingern sind die Bewegungen der Zehen allerdings viel eingeschränkter. Die kleinen Muskeln der Fußsohle spielen bei der Aufrechterhaltung des Fußgewölbes eine wichtige Rolle. Unter der dicken Haut der Fußsohle und dem darunter liegenden Fettgewebe befindet sich zusätzlich eine starke Muskelbinde, die dem Schutz der Gefäße und Nerven in der Sohle dient.

Der Fuß verfügt über ein außerordentlich großes und weit verzweigtes Gefäß- und Nervennetz. Die Nervenfasern übertragen den auslösenden Impuls zur Muskelkontraktion. Sie geben einerseits kontinuierlich Informationen über die Position der Gliedmaßen und die Körperhaltung an das Gehirn weiter, andererseits übertragen sie jede Form von Schmerzgefühl.

Die Fußsohlenhaut spielt eine sowohl schützende, wie reizaufnehmende Rolle. Sie ist gegenüber elastischer, mechanischer Beanspruchung (zum Beispiel Druck) widerstandsfähig, und das chemisch saure Sekret ihrer Drüsen bildet eine Schutzhülle gegen das Eindringen krankheitserregender Stoffe. In der Fußsohlenhaut sind Schweißdrüsen in besonders hoher Anzahl zu finden: Auf einer Fläche von 1 cm^2 befinden sich circa 360 Schweißdrüsen. Die von ihnen produzierte Schweißmenge kann beträchtlich sein. Bei starker Schweißproduktion sollte man daher bei der Auswahl des Schuhmaterials darauf achten, nur atmungsaktives Leder zu benutzen und Kunststoff zu meiden. Dies wirkt vorbeugend gegen Pilzerkrankungen und bakterielle Beschwerden.

Die Muskulatur des rechten Fußes medial (von der Körpermitte) gesehen

1. Achillessehne (tendo calcaneus)
2. Gemeinsamer Zehenbeuger (m. flexor digitorum brevis)
3. Abzieher der großen Zehe (m. abductor digiti I)
4. Kurzer Großzehenbeuger (m. flexor digiti I brevis)

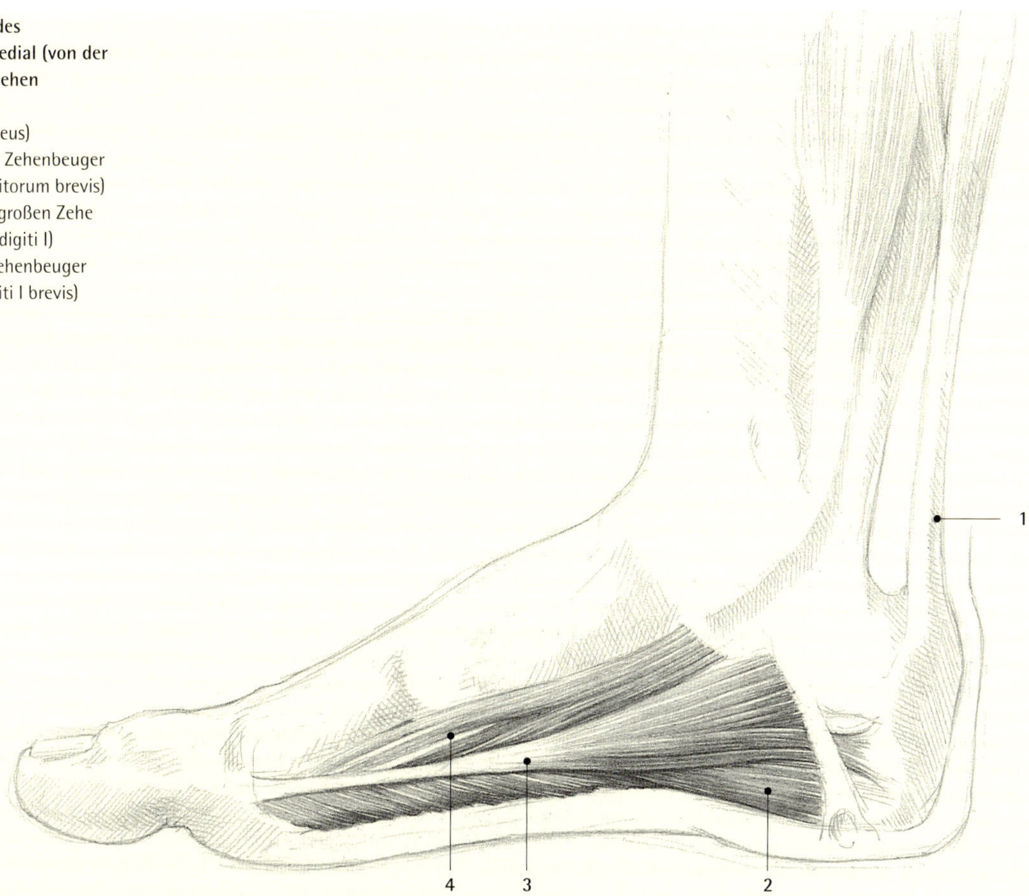

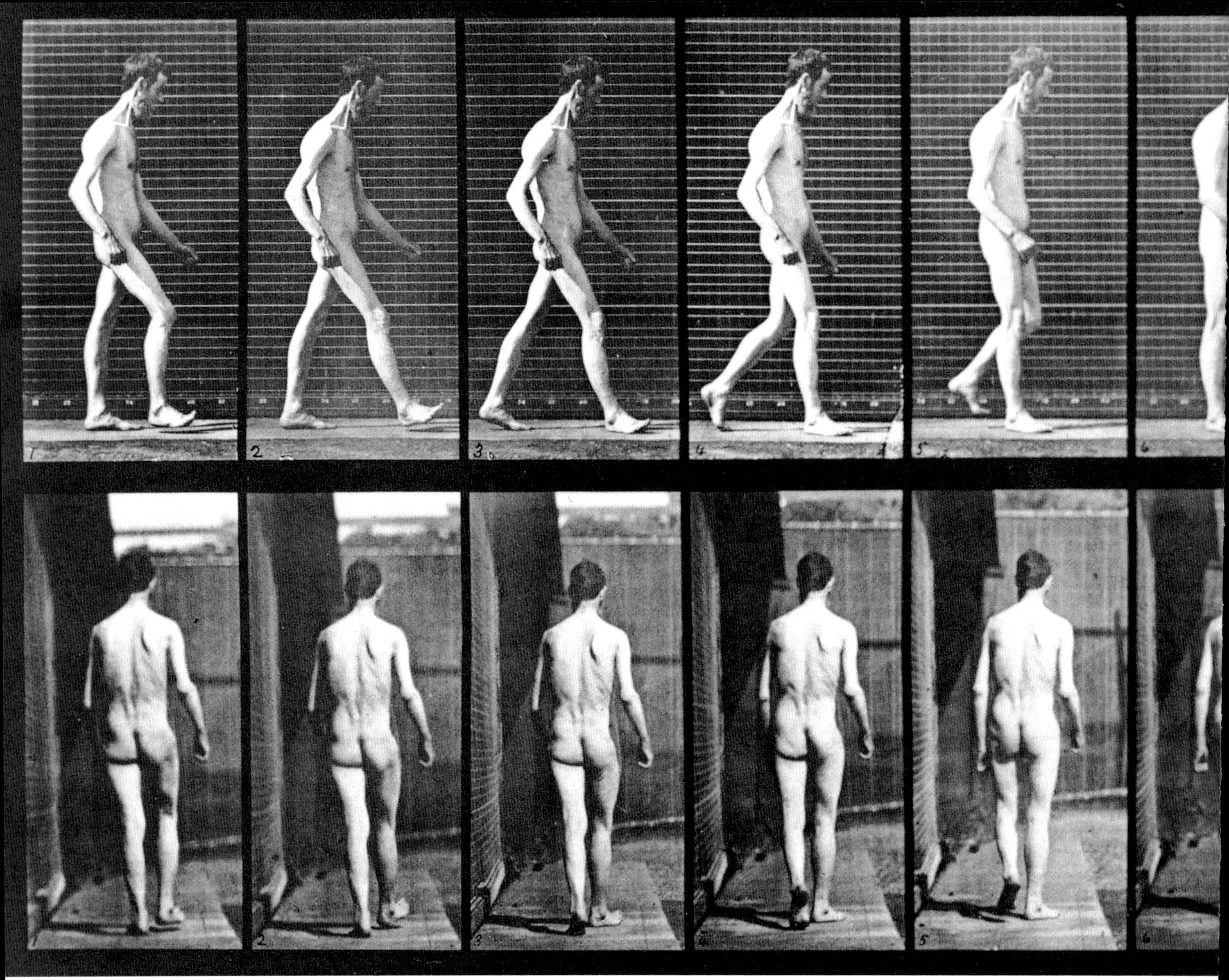

Phasen des Gehens

Während des Gehens plazieren wir unsere Fußsohlen abwechselnd auf dem Boden, wobei der Schwerpunkt unseres Körpergewichts verlagert oder unterstützt wird. Bei jedem Schritt weicht unser Körper in senkrechter Richtung ab, das heißt, er hebt und senkt sich. Gleichzeitig beschreibt er aber auch schräge und horizontale Bewegungen, wenn sich der Schwerpunkt des Körpers von der Seite des Stützbeins auf die Seite des anderen Beins verlagert, damit der Körper das Gleichgewicht halten kann. Beim Gehen hebt sich erst die Ferse des rechten Fußes, die Fußsohle und die Zehen werden in der Höhe des äußeren und inneren Ballens stark gegen den Boden gedrückt. Der Fuß stößt sich mit Hilfe der Zehen vom Boden ab. Dieser Fuß ist noch in der Luft, wenn der linke Fuß dieselbe Bewegungsreihe einleitet. Der rechte Fuß tritt erneut auf den Boden auf, wobei das gesamte Körpergewicht zuerst auf der rechten Ferse ruht. Bei gleichmäßigem Gehen hat der Fuß große Druckunterschiede zu ertragen: Entweder lastet auf ihm das gesamte Körpergewicht, oder er schwebt »schwerelos« in der Luft.

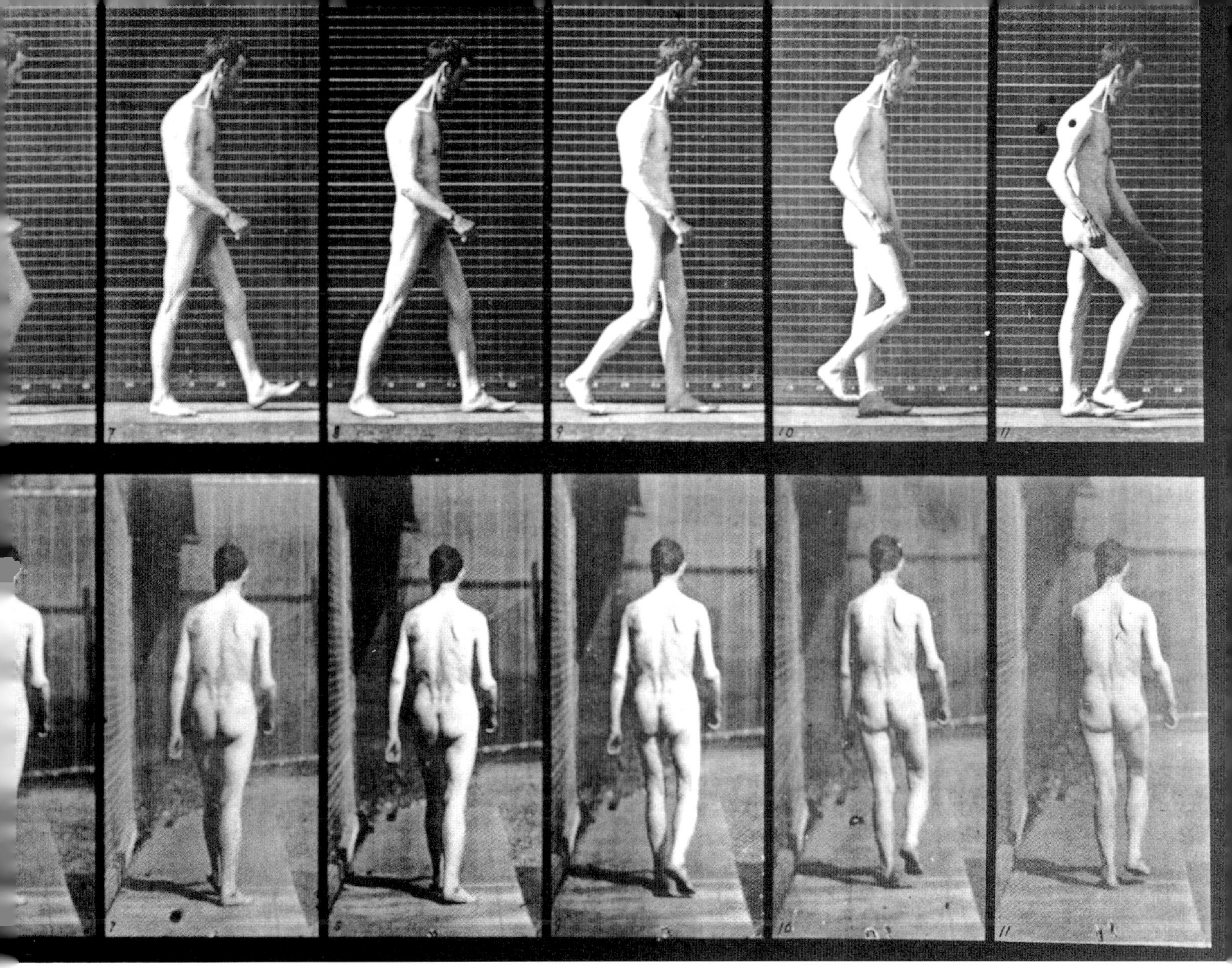

1901 stellte Eadweard Muybridge 196 Photoplatten her, die über 4700 individuelle Aufnahmen menschlicher Bewegung zeigen. Er verwendete dazu für jede Bewegungsphase eine Kamera (bei den hier gezeigten Bewegungsphasen jeweils 11 Kameras). Er schoß jede Aufnahme in 1/6000 Sekunden auf eine 10 x 13 cm große Glasplatte. Aus: Eadweard Muybridge, The Human Figure in Motion, Dover Publication, 1955, New York.

Laufen ist eigentlich beschleunigtes Gehen, jedoch gibt es hier ein unterscheidendes Moment: den Augenblick, in dem keiner der beiden Füße den Boden berührt. Beim Gehen, Laufen und Springen passen sich die Fußknochen, die Muskulatur sowie das Adern- und Nervennetz stets der Belastung in den einzelnen Bewegungsphasen an.

Der englische Photograph Eadweard Muybridge (1830–1904) erlangte Ende des 19. Jahrhunderts in den Vereinigten Staaten großen Ruhm. Er erfand eine spezielle Methode, Bewegungsphasen festzuhalten. Zusammen mit dem Maler Meissonier – der daraufhin sogar die Beinstellung der Pferde auf zweien seiner Gemälde korrigierte – und dem Physiologen Marey konzipierte er eine gemeinsame Publikation. Er gab schließlich ein einzigartiges Lexikon heraus, das circa 100 000 Negative enthält, auf denen Bewegungsphasen des Menschen festgehalten sind. Dieser Idee folgend, machen Schuhmacher heutzutage häufig Videoaufnahmen vom barfüßigen Kunden, um aus seinem individuellen Gang wichtige Informationen für die Konzeption des neuen Schuhs zu ziehen.

Das Fußgewölbe

Der Fuß schmiegt sich nicht mit der ganzen Fußsohle an den Boden an, sondern ruht aufgrund der Form der Fußknochen und der sie verbindenden Sehnen und Muskeln auf einem doppelten – längs- und quergerichteten – Gewölbe. Der äußere längsgerichtete Bogen des Gewölbes verbindet das Fersenbein mit der kleinen Zehe, der innere längsgerichtete Bogen das Fersenbein mit der großen Zehe, und schließlich verbindet das Quergewölbe die große und die kleine Zehe miteinander. Beim Stehen oder Gehen lastet das gesamte Körpergewicht auf den drei Kreuzungspunkten der jeweiligen Gewölbebögen.

In der Bewegung verändert sich das Fußgewölbe entsprechend. So senkt sich beispielsweise seine Wölbung bei Belastung durch das Körpergewicht bis zu 5 mm, und der Fuß wird länger. Sobald die Druckbelastung nicht mehr besteht, gewinnt der Fuß seine ursprüngliche Form zurück. Die Gewölbekonstruktion hat die Funktion einer Federung: Sie dämpft die Erschütterungen auf Kopf und Wirbelsäule, die während des Gehens entstehen, und verhilft so unserem Gang zu einem gleichmäßigen Bewegungsablauf. Auch die Zehen spielen beim Stützen des Körpers eine wichtige Rolle. Sie verhalten sich ebenfalls wie eine Federung und ermöglichen beim Anheben der Ferse ein flexibles Abheben des Fußes vom Boden.

Das Fußgewölbe entwickelt sich in der Kindheit und ist ein Ergebnis richtiger oder falscher Fortbewegung. Für den Fuß stellt das Barfußgehen die geeignetste Art der Fortbewegung dar, denn die Fußmuskulatur paßt sich auf selbstregulierende Weise den Unebenheiten des Bodens an. Die pausenlose Muskelarbeit stimuliert kontinuierlich die Muskulatur und hält sie in guter Kondition. All dies gewährleistet die perfekte Funktion des Fußgewölbes. Ein schlechter Schuh hindert den Fuß an seiner natürlichen Bewegung, und eine schlechte Fußhaltung verursacht früher oder später statische Störungen.

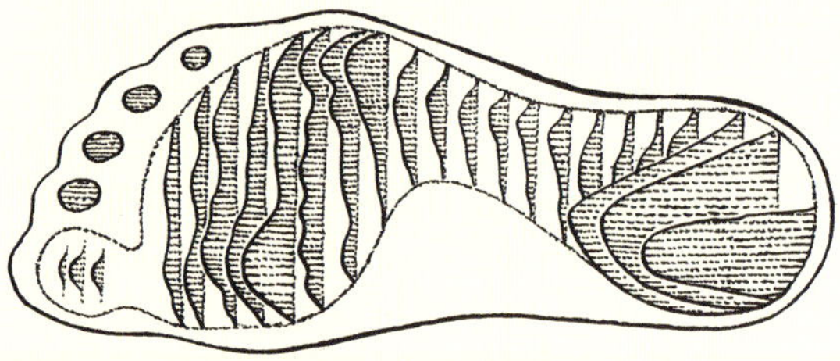

Bei einem gesunden Längsgewölbe ist der Bogen der Knochen ideal, das Körpergewicht lastet auf der Ferse, den inneren und äußeren Ballen, dem äußeren Fußsohlenrand und den Zehen.

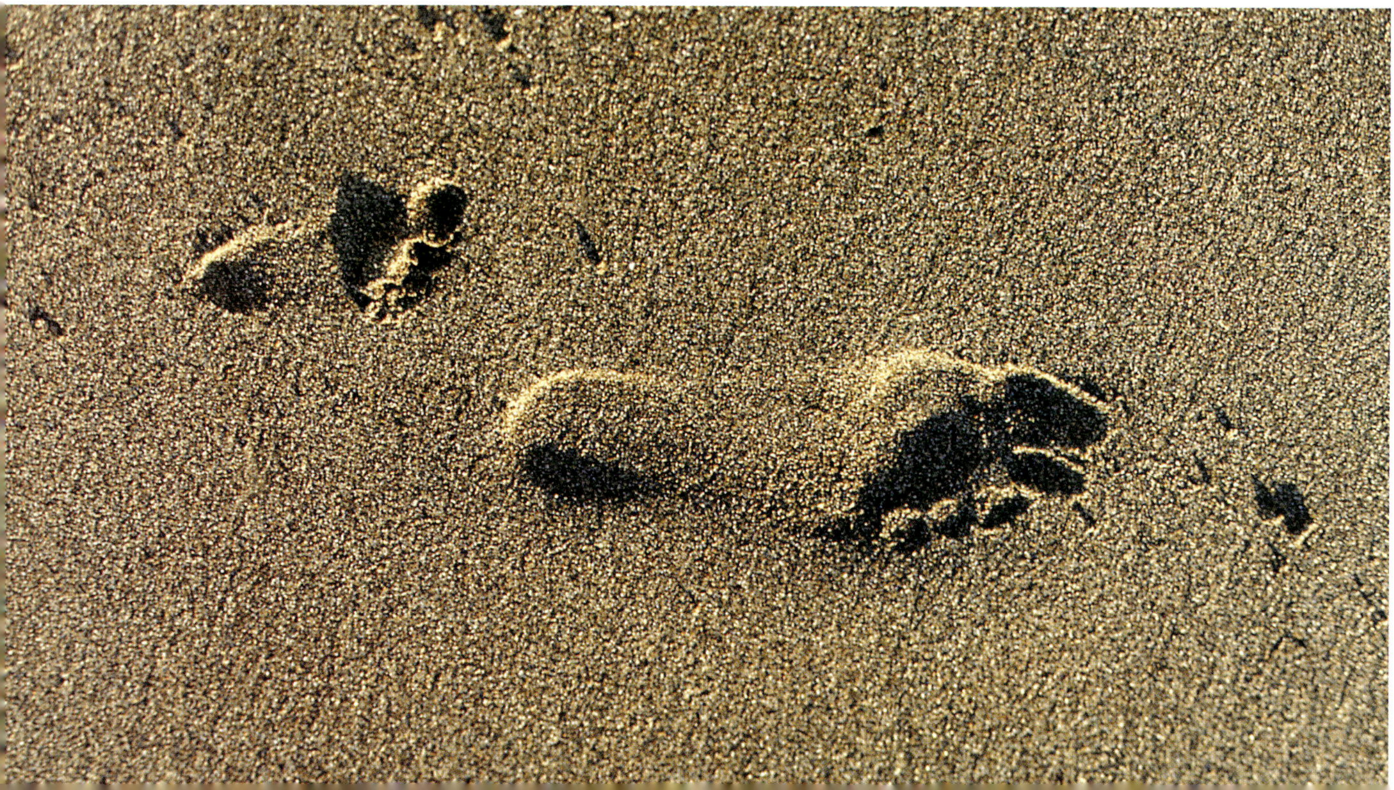

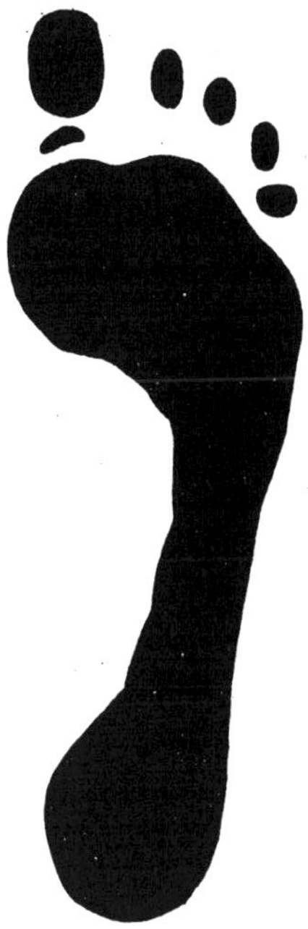

Gesunder Fuß

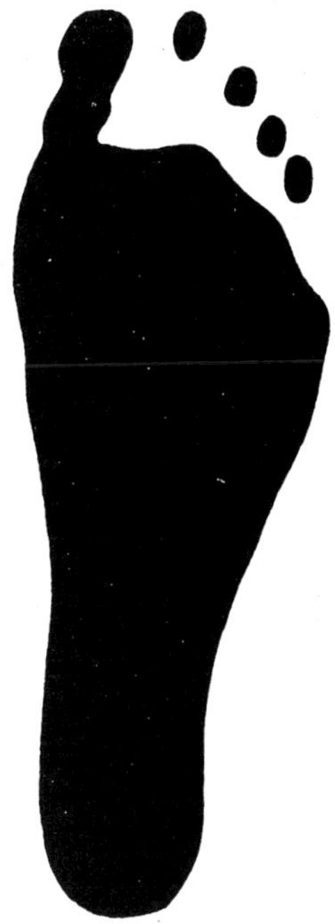

Plattfuß

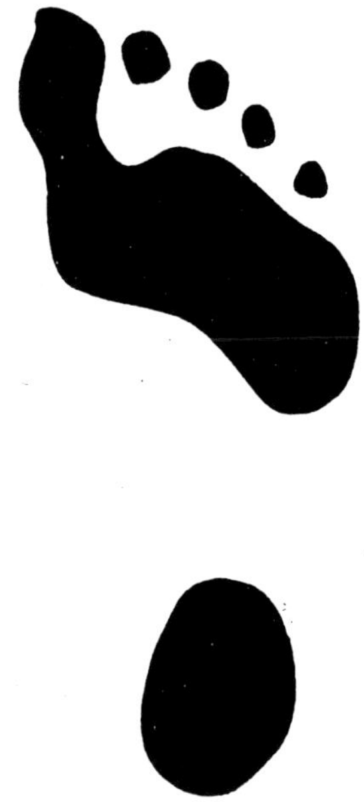

Hohlfuß

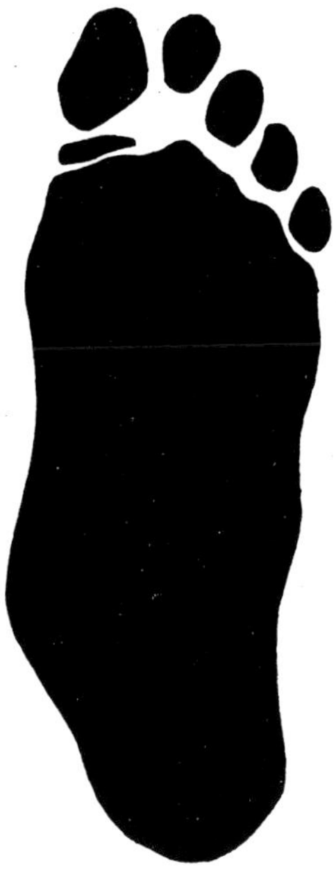

Knickplattfuß

Häufigste Fehlformen

Der »normale« Fuß ist von durchschnittlicher Größe (42 oder 43 bei den Männern) und anatomisch proportional, das heißt: je größer der Mensch, desto größer sein Fuß. Sein Gewölbe ist intakt, die Muskulatur straff, die Fußsohle gepolstert, die Hautoberfläche glatt und das Maß der Schweißabsonderung den jeweiligen Umständen entsprechend. Wer solch ideale Füße besitzt, kann sich glücklich schätzen. Doch die meisten Menschen haben dieses Glück nicht.

Weichen die Fußproportionen vom Durchschnitt ab, so liegt das zum Teil an anatomischen Gegebenheiten, teilweise ist es ein Resultat funktioneller Ursachen. Die Füße von Männern mit größerem Körpergewicht sind im allgemeinen breiter, die von Schlankeren schmaler. Zu einem breiten Fuß gehört meistens ein hoher Spann, jedoch gibt es auch sehr schmale Füße mit hohem Fußrücken. Die Proportionen der Füße können sich im Laufe der Zeit verändern: Als Folge aktiven Sports (Laufen, Fechten, Fußball, Tennis und ähnlich bewegungsreich Sportarten) wird im allgemeinen die Muskulatur stärker, der Fuß breiter und auch der Spann kräftiger.

Die häufigsten funktionellen Abweichungen sind die verschieden ausgeprägten Senkungen der Fußgewölbe. Hierbei treten vorerst nur Funktionsstörungen auf, so zum Beispiel eine Mehrbelastung der Sehnen und Bänder. Doch mit der Zeit entwickeln sich daraus unweigerlich Plattfüße. Nicht mehr der untere Teil des Fersenbeins bildet einen Stützpfeiler, sondern der vordere Teil übernimmt diese Funktion, indem er sich in Richtung Fußsohle senkt. Ihm folgt die gesamte Gewölbekonstruktion des Fußes. Plattfüße ziehen weitere Fehlformen nach sich: Es entstehen Reiterzehen (die Zehen geraten übereinander, sie »reiten« aufeinander) oder Hammerzehen (die Zehenwurzeln erheben sich stark und krümmen sich in einem mehr oder weniger großen Winkel), oder die Ballen deformieren sich (der von der großen Zehe und dem dazugehörigen Mittelknochen eingeschlossene Winkel verringert sich stark). Begleiterscheinungen all dieser Veränderungen sind Hautverhärtungen und Hühneraugen.

Ein sorgfältig ausgemessener und angefertigter Schuh kann zwar an solchen Fehlentwicklungen nichts ändern, aber die Beschwerden verringern oder sogar beseitigen.

Die Schuhgröße

Seit dem 18. Jahrhundert existiert in der Schuhbranche ein Einheitsmaß: das Stichmaß. So wurden Pariser, Berliner, Wiener und andere Stiche verwendet, die die Meister der verschiedenen Regionen aufgrund gegenseitiger Übereinkünfte zur Bezeichnung der Länge festgelegt hatten. Eine die Länge des Schuhs bezeichnende Schuhgröße war allerdings bis zum Ende des 19. Jahrhunderts, das heißt bis zur Herausbildung der Massenschuhproduktion, von noch nicht allzu großer Bedeutung.

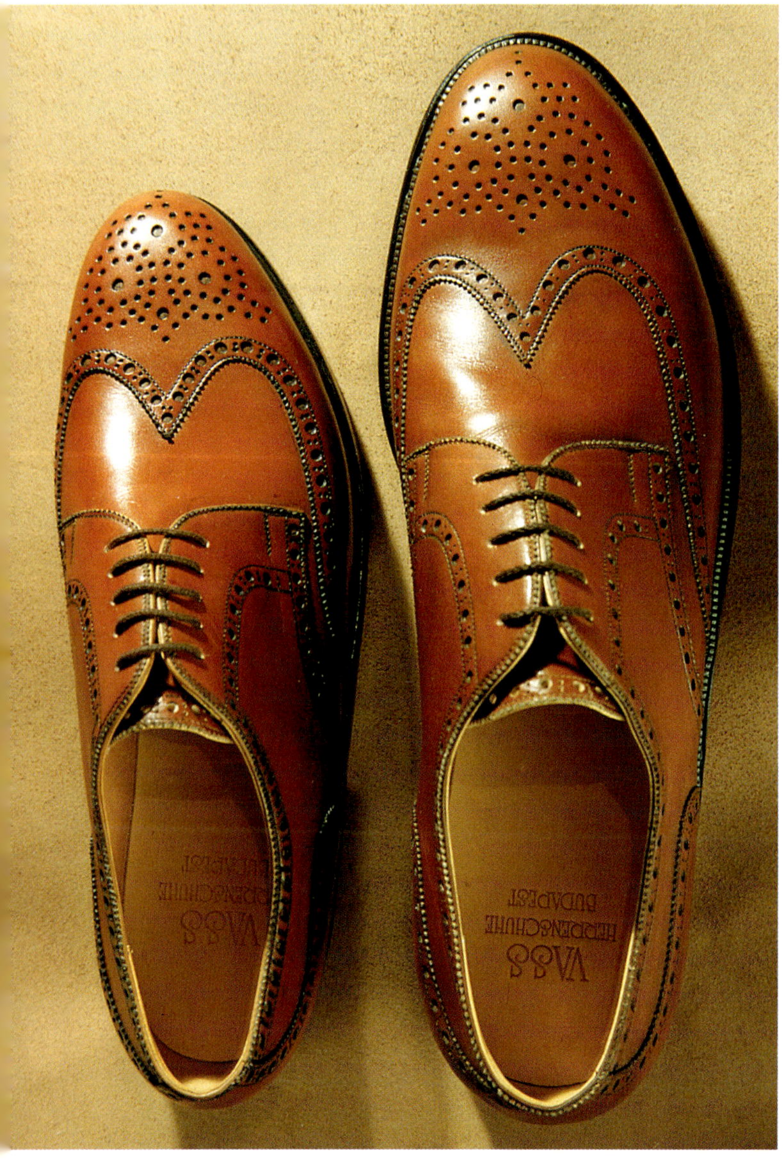

Die französische Größe

In Europa hat sich zur Zeit Napoleons (Anfang 19. Jahrhundert) der Gebrauch des Pariser Stichs verbreitet, der 2/3 cm, das heißt 6,667 mm, beträgt. Da sich dieser Maßabstand nach kurzer Zeit als zu grob erwiesen hatte, wurden in einigen Ländern auch halbe Größen eingeführt: Die Größe 40,5 entspricht zum Beispiel rund 27 cm.

Die englische Größe

Das englische Längenmaßsystem wurde 1324 festgelegt, und zwar auf Anordnung des englischen Königs Edward II. Er legte fest, daß drei nebeneinander gelegte Gerstenkörner ein Inch (1 Inch = 2,54 cm) und 12 Inch ein Foot sind (1 Foot = 30,48 cm). Das Einheitsmaß der englischen Schuhgrößen (Size) entspricht also der Länge eines Gerstenkorns, das heißt 1/3 Inch, das sind 0,846 cm. Auch hier stellte sich die Maßeinheit als zu grob heraus, und man verwendete zusätzlich halbe Größen: 1/2 Size = 0,423 cm.

Die englische Größenbezeichnung beginnt bei Schuhen für Erwachsene mit einer Länge von circa 22 cm, der Size 1 (sie entspricht der französischen Größe 33). Zu diesen 22 cm, oder 8,66 Inch, rechnet man nun die erforderlichen 1/3 Inch pro Size jeweils hinzu. Die französische Größe 42 zum Beispiel entspricht in etwa der metrischen Größe 28 sowie der englischen Größe 8 (22 cm + (8 x 0,846) = 28,77 cm). Die gängigen Größen beim Herrenschuh bewegen sich zwischen Size 5,5 (entspricht der französischen Größe 39) und 11 (entspricht der französischen Größe 46).

Der kleinere Schuh auf dem Foto hat die französische Größe 39. Dies entspricht der englischen oder der amerikanischen Größe 6 und der metrischen Größe 26. Der größere Schuh hat die französische Größe 46, was der englischen Größe 11, der amerikanischen Größe 11,5 oder der metrischen Größe 30 cm entspricht.

Die amerikanische (USA) Größe

Diese Maßeinheit gleicht grundsätzlich der englischen: 1 Size. Der Unterschied liegt jedoch in der Wahl des Ausgangspunkts: Im amerikanischen System beginnt die Skala um 2,116 mm früher, das bedeutet, daß jede folgende amerikanische Schuhgröße im Vergleich zur englischen etwas früher ansetzt.

Die metrische Größe

Die metrische Größe eignet sich ebenfalls zum Messen der Länge eines Fußes oder eines Schuhs, und es existiert auch solch eine Meßskala. In der Praxis hat sie sich zur Bezeichnung der Schuhgröße allerdings nicht durchgesetzt.

Metric	22	23	24	25	26	27	28	29	30	31	32	33	34	35	36						
French Size	33	34	35	36	37	38	39	40	41	42	43	44	45	46	47	48	49	50	51	52	53	54
English Size	1	2	3	4	5	6	7	8	9	10	11	12	13	14	15	16	17					
	1 1/2	2 1/2	3 1/2	4 1/2	5 1/2	6 1/2	7 1/2	8 1/2	9 1/2	10 1/2	11 1/2	12 1/2	13 1/2	14 1/2	15 1/2	16 1/2	17 1/2					
USA Size	1	2	3	4	5	6	7	8	9	10	11	12	13	14	15	16	17	18				
	1 1/2	2 1/2	3 1/2	4 1/2	5 1/2	6 1/2	7 1/2	8 1/2	9 1/2	10 1/2	11 1/2	12 1/2	13 1/2	14 1/2	15 1/2	16 1/2	17 1/2					

Diese Tabelle verdeutlicht das Verhältnis der verschiedenen Größen zueinander.

Umfangmaße

Bei jeder Umfangsmessung wird die metrische Seite des Maßbands verwendet. Für die Abnahme der Ballenweite zieht der Schuhmacher an den hervorstehenden Punkten der inneren und äußeren Ballen das Maßband, das er etwas schräg am Fuß hält, unter der Fußsohle hindurch. Circa 5–6 cm weiter in Richtung des Fußknöchels mißt er den Umfang des Spanns. Als nächstes folgt das Messen des Fersenumfangs. Hierzu wird das Maßband auf dem Knöchelknochen liegend um die Ferse geführt. Zur Anfertigung von Stiefeln oder Schaftstiefeln benötigt der Schuhmacher zusätzlich den Knöchelumfang; er legt dabei das Maßband unterhalb des Knöchels um das Bein.

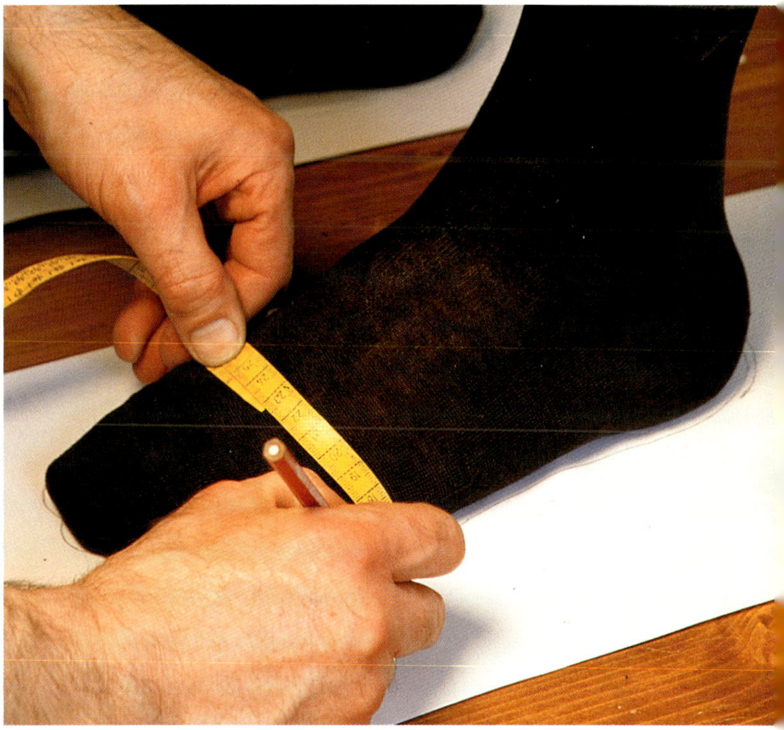

Sämtliche Fußumfangmaße werden in Zentimeter festgehalten – wie hier beim Messen des Ballenumfangs.

Die Weitennumerierung

In Abhängigkeit von Knochenbau und Muskulatur können die Umfangmaße (Weiten) gleich langer Füße trotzdem sehr verschieden sein. Sowohl für die Schuhmacher als auch für die Leistenbauer stellte es sich daher als sehr zweckmäßig heraus, diese verschiedenen Weiten festzulegen und zu tabellarisieren. So entstand die Weitennumerierung: Die Weitennummer 5 (E) bezeichnet in dieser Skala den schmaleren, 6 (F) den durchschnittlichen, 7 (G) den breiten und die Weitennummer 8 (H) den noch stärkeren Fuß.

Da die Relationen der Maße eines durchschnittlichen Fußes generell konstant sind, gehören zu bestimmten Längen auch bestimmte Umfangmaße. Aus der die Länge bezeichnenden Schuhgröße und der dazugehörigen Weitennummer kann mittels entsprechender Formeln die Weite von Ballen, Spann, Ferse und Knöchel errechnet werden: zum Beispiel werden Schuhgröße und Weitennummer addiert und anschließend halbiert, um die Ballenweite zu erhalten. Bei Schuhgröße 42 und einer durchschnittlichen Weitennummer 6 ergibt sich damit eine Ballenweite von 24 cm. (Die Formel zur Errechnung der Ballenweite gehört zu den einfacheren, auf die anderen wird aufgrund ihrer Komplexität in dieser Darstellung verzichtet.)

Länge in Size*	Ballenweite in cm									
	A (1)	B (2)	C (3)	D (4)	E (5)	F (6)	G (7)	H (8)	I (9)	
5	19,50	20,00	20,50	21,00	21,50	22,00	22,50	23,00	23,50	von Weite zu Weite 0,5 cm Zuwachs
6	20,10	20,60	21,10	21,60	22,10	22,60	23,10	23,60	24,10	
7	20,65	21,15	21,65	22,15	22,65	23,15	23,65	24,15	24,65	
8	21,20	21,70	22,20	22,70	23,20	23,70	24,20	24,70	25,20	
9	21,70	22,20	22,70	23,20	23,70	24,20	24,70	25,20	25,70	
10	22,25	22,75	23,25	23,75	24,25	24,75	25,25	25,75	26,25	
11	22,75	23,25	23,75	24,25	24,75	25,25	25,75	26,25	26,75	
12	23,30	23,80	24,30	24,80	25,30	25,80	26,30	26,80	27,30	

*von Länge zu Länge unterschiedlicher Weitenzuwachs

Französische Größe	Größe	Ballenweite	Fußrückenweite	Fersenweite	Knöchelweite
	in cm				
39	26	22,5	23,3	32	22
40	26,7	23	24	32,7	22,5
41	27,3	23,5	24,5	33,3	23
42	28	24	25	34	23,5
43	28,7	24,5	25,5	34,7	24
44	29,3	25	26	35,3	24,5
45	30	25,5	26,5	36	25

Mit Hilfe eines Maßbands und dieser Größentabelle kann jeder mit durchschnittlich großen Füßen und der Weitennummer 6 (E) seine exakte Schuhgröße herausfinden. Derjenige, bei dem die entsprechenden Maße genau übereinstimmen oder lediglich eine Abweichung von 0,2–0,3 cm aufweisen, wird unter den fertigen Schuhen problemlos bequeme Modelle finden. Bei größeren Abweichungen empfiehlt es sich, Schuhe anfertigen zu lassen, um ein Modell zu erhalten, das dem eigenen Fuß tatsächlich gerecht wird.

Fußdokumente

Zu den zur Identifikation einer Person dienenden Dokumenten – wie zum Beispiel den Fingerabdrücken oder der Patientenkartei in der Zahnarztpraxis – könnten auch die beim Schuhmacher angelegte Maßkartei und der Fußabdruck gehören, denn die charakteristischen Daten unserer Füße sind ebenso verräterisch und individuell wie die Biegungen der Hautlinien unserer Fingerspitzen.

Im Laufe des Maßnehmens gelangen auf das Maßblatt für den rechten und linken Fuß immer mehr Angaben. Nach der Anfertigung des Fußumrisses werden die Umfangmaße eingetragen und die vom Durchschnitt abweichenden Eigenheiten und kritischen Punkte markiert; außerdem faßt der Schuhmacher dort sämtliche Informationen zusammen, die er während des Gesprächs mit dem Auftraggeber, beim Abtasten des Fußes, bei der Beobachtung der Gangweise und dem Begutachten der alten Schuhe gesammelt hat. Trägt der Kunde Einlagen zum Stützen des Fußgewölbes, so mißt der Schuhmacher ihre Stärke, Länge und Höhe ab und trägt die Werte ebenfalls auf den Maßblättern ein, denn in Abhängigkeit von diesen Angaben muß er die Schuhe unbedingt weiter und das Seitenteil höher ansetzen. Weiterhin ist es von Vorteil, wenn der Schuhmacher Informationen über innere Beschwerden des Auftraggebers erhält, wie zum Beispiel Kreislaufstörungen, rheumatische Beschwerden oder Zuckerkrankheit. In diesen Fällen sind legerere Modelle mit Schnürsenkeln anzuraten, um krankheitsbedingte Folgeschäden wie zum Beispiel den diabetischen Fuß oder entzündliche Druckstellen zu vermeiden.

Unter Berücksichtigung der erwähnten Einzelheiten wird nun das Modell, das Oberleder und die Farbe des Schuhs ausgewählt – diese Auswahl wird ebenfalls in der Maßkartei festgehalten. Die Maßkartei, der Fußabdruck, die Rißzeichnungen und der mit den Markierungen versehene Leisten bilden nun die Grundlage, um einen entsprechenden Maßleisten anzufertigen. Da sich die Fußmaße im Laufe der Jahre nicht verändern – mit Ausnahme von besonderen Umständen wie drastische Gewichtszunahme –, kann der Maßleisten über eine längere Zeit hinaus ohne erneutes Maßnehmen verwendet werden. Es empfiehlt sich jedoch, die Maße des Leistens alle zwei bis drei Jahre zu überprüfen.

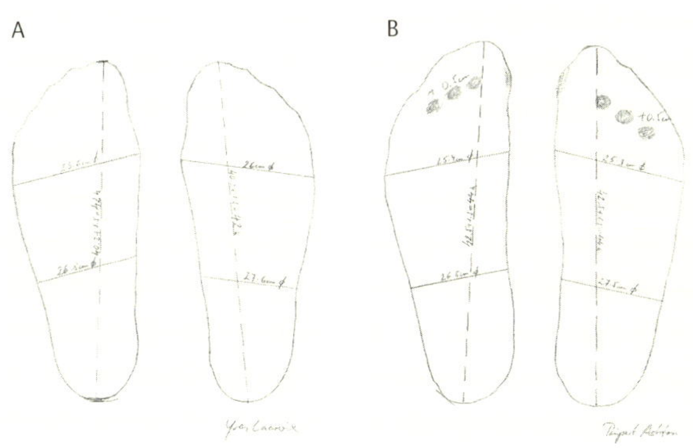

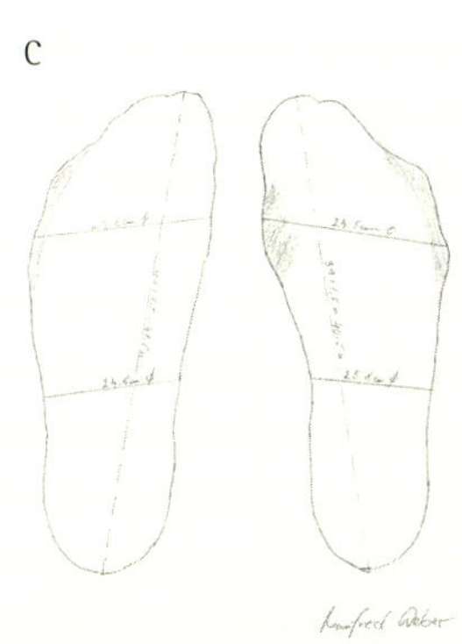

Linien, Numerierungen und Schattierungen der Fußumrißzeichnungen zeigen, wie individuell Füße sind. So sind bei A die Weiten der Füße überdurchschnittlich, und der rechte Fuß ist größer als der linke. Bei B markieren die schwarzen Kreise Hammerzehen, wobei C einen rechten Fuß mit der Schuhgröße 40,5 und einen linken mit 41,5 besitzt. Die schwarzen Schattierungen kennzeichnen eine starke Ballenbildung.

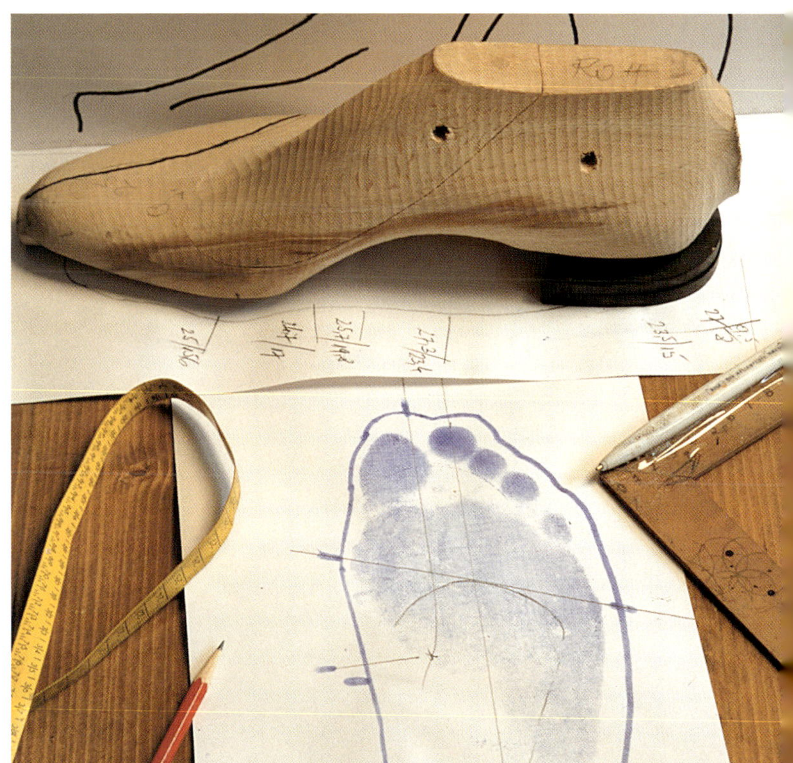

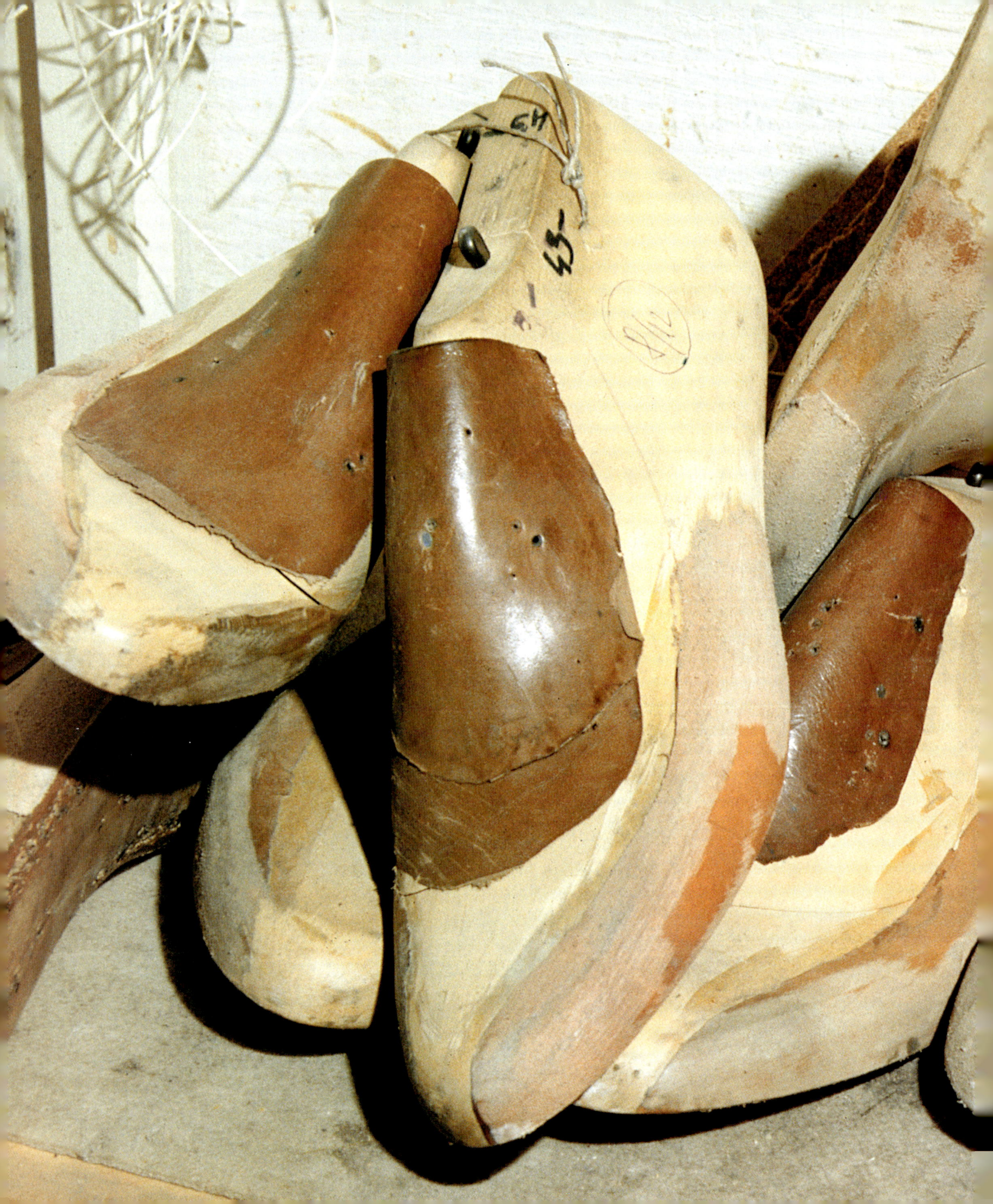

Die Leisten

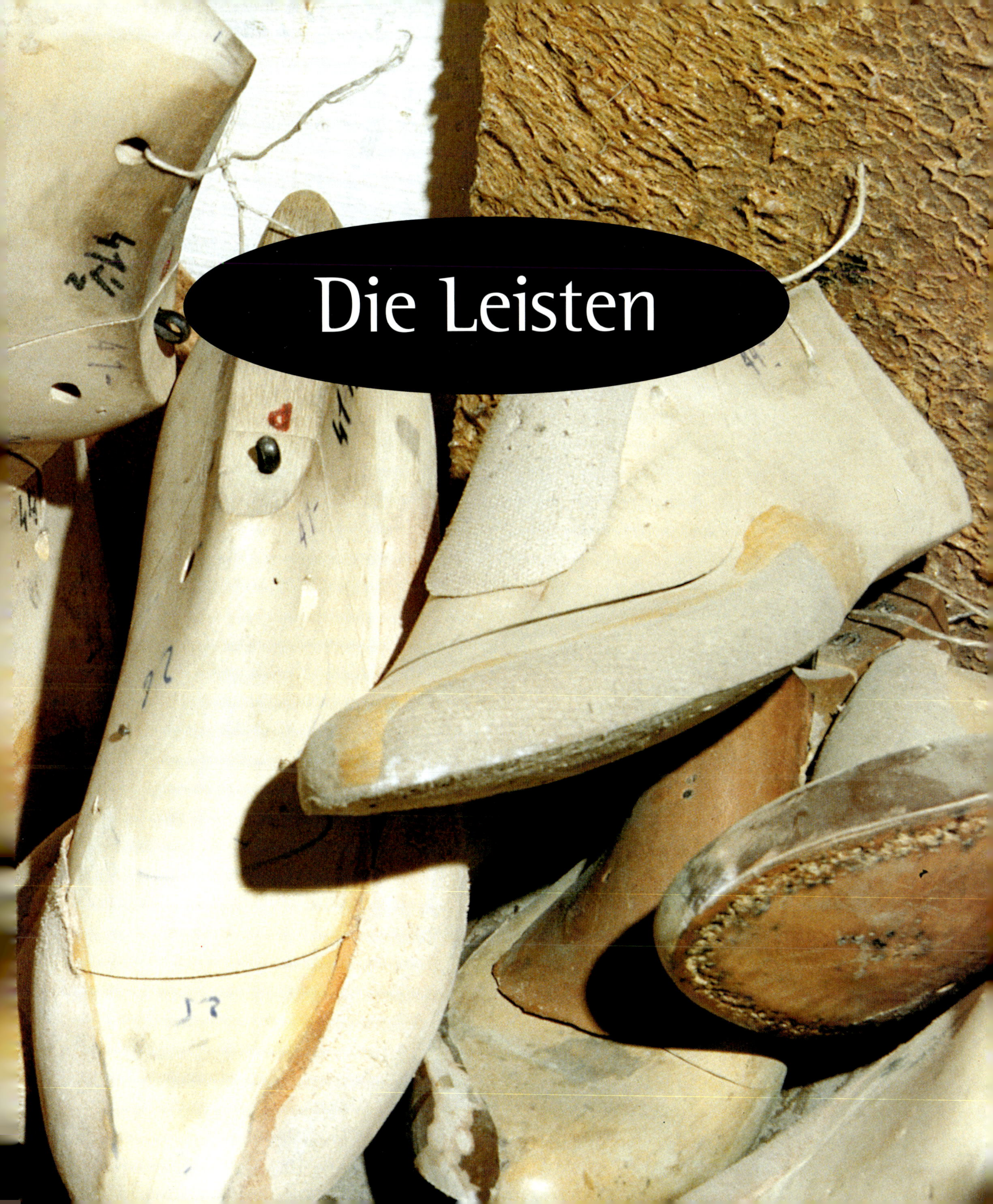

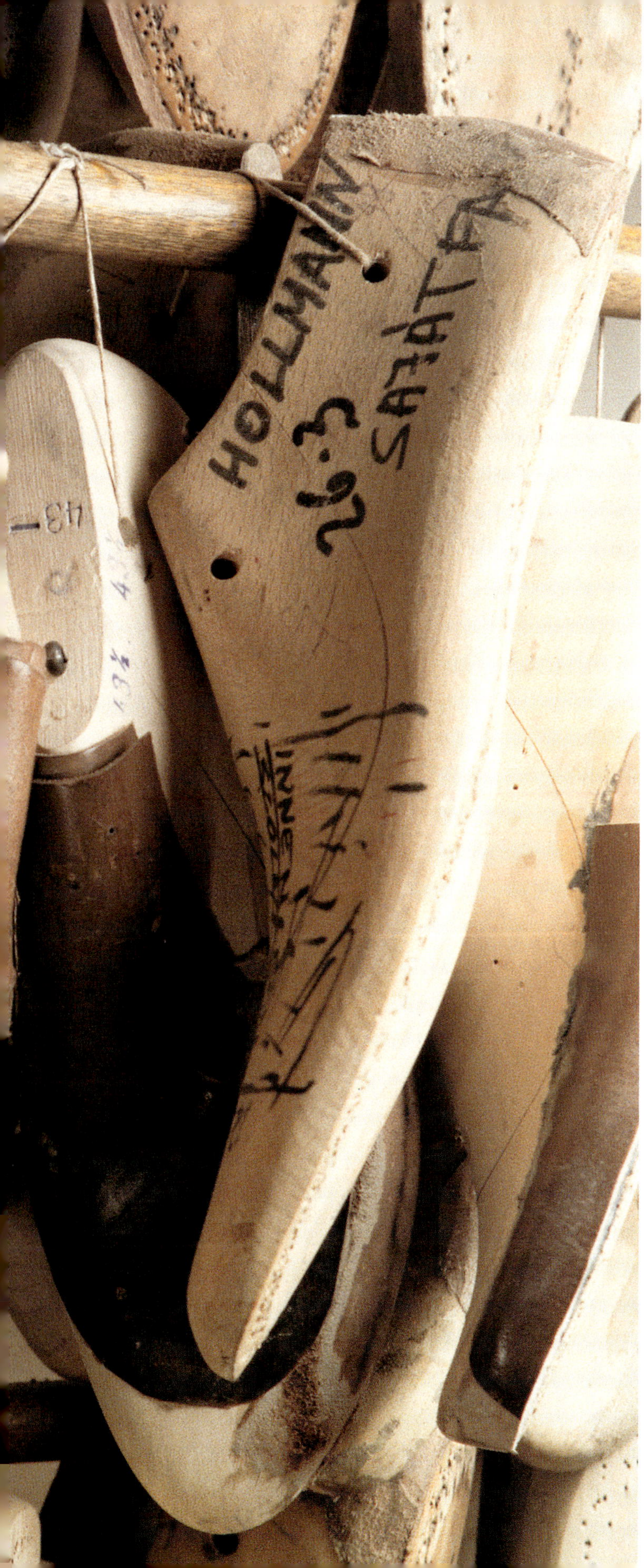

Wozu benötigt man Leisten?

Der Leisten ist eine abstrakte Holzkopie des menschlichen Fußes. Eine seiner Funktionen ist es, bei den Fertigungsphasen des Schuhs als Ersatz für den Fuß eine Arbeitsfläche zu bieten, auf der den ebenflächigen Lederbestandteilen eine plastische Form gegeben werden kann.

Die zweite wichtige Funktion besteht darin, daß der Leisten der jeweiligen Moderichtung und den ästhetischen Anforderungen entspricht, also eine ebenso perfekte Form aufweist wie das ausgewählte Schuhmodell. In der Herrenschuhmode konnten in den letzten 100 Jahren in dieser Hinsicht keine extremen Veränderungen beobachtet werden; es gibt einige Grundmodelle, die sich hauptsächlich in der Form der Vorderkappe, im Schnittmuster des Oberteils und in den Verzierungselementen unterscheiden. Dementsprechend haben sich Leistentypen entwickelt, die meist nach den charakteristischen Modellen benannt wurden, wie zum Beispiel der Leistentyp Budapest mit einer hohen Vorderkappe.

Der die inneren Maße und die äußere Form des Schuhwerks bestimmende Leisten wird aufgrund der abgenommenen Fußmaße angefertigt, und zwar immer paarweise. Im vorherigen Kapitel wurde bereits erwähnt, daß der rechte Fuß nicht das perfekte Spiegelbild des linken ist, sondern daß bezüglich Form und Größe kleinere oder manchmal auch größere Unterschiede vorkommen können. Ein guter Leistenbauer liest die kleinsten Abweichungen von den Maßblättern ab und setzt sie um.

Es gibt kaum noch Leistenbauer auf der Welt, die auf reiner Handarbeit bestehen und die Vorteile der maschinellen Bearbeitung nur gelegentlich zur Erleichterung ihrer mühsamen Arbeit nutzen. In diesem Kapitel werden die sorgfältigen Arbeitsgänge der Leistenanfertigung anhand einer einzigartigen Werkstatt dargestellt, die man noch heute traditionelle Werkzeuge verwendet und in gewissenhafter Arbeit jene perfekten Leistenformen schafft, ohne die handgefertigte Schuhkunstwerke nach Maß nicht entstehen könnten.

Der Maßleisten ist eine abstrakte Form aus Holz, die aufgrund der Daten entsteht, die sich aus dem Maßnehmen ergeben. Auf der einen Seite ersetzt der Maßleisten den Fuß des Kunden während des Schuhaufbaus, auf der anderen Seite besitzt er bereits die charakteristischen Merkmale des ausgewählten Schuhmodells.

»Schuster, bleib bei deinen Leisten!«

Das wichtigste Werkzeug und zugleich Symbol der Schuhmacherkunst ist der Leisten. Seine Ursprünge liegen beinahe ebenso lange zurück wie die Anfänge des Handwerks selbst.

Erste konkrete Belege für den Gebrauch des Leistens bei der Schuhherstellung finden sich in der griechischen und römischen Antike. Der griechische Philosoph Platon (427–347 v.Chr.) erzählt im »Symposion«, wie Zeus, als er den Menschen schuf, diesen aus zwei Teilen zusammenfügte und ihn dort, wo der Nabel sitzt, zusammennähte. Die Runzeln glättete er aus, fügte die Brust entsprechend ein und machte »beides [...] mit einem solchen Werkzeuge, womit der Schuster über dem Leisten die Falten aus dem Leder ausglättet«.

Auch der lateinische Schriftsteller Plinius d. Ä. (23–79 n.Chr.) greift eine amüsante Anekdote über die Auseinandersetzung des Künstlers Apelles mit einem Schuhmacher auf: Apelles, der wohl berühmteste griechische Maler des Altertums (Schaffensperiode 340–300 v.Chr.; leider ist keines seiner Werke überliefert) stellte für gewöhnlich seine gerade erst vollendeten Werke im Vorbau seines Hauses auf, um dann, hinter einer Tafel verborgen, der Kritik des einfachen Volkes zu lauschen, das er für einen sorgfältigeren Richter als sich selbst hielt. Bei solch einer Gelegenheit bemerkte ein »sutor« (dt. Schuster), daß an der Innenseite eines Schuhs eine Öse fehle. Der Maler behob lächelnd seinen Fehler. Als der Schuhmacher, dadurch ermutigt, weitere Kritik am Bein der dargestellten Figur übte, fauchte Apelles ihn an: »Ne supra crepidam sutor iudicet!« (Der Schuster soll nicht über die Sandale hinaus urteilen!) Daraus entstand die uns heute geläufige Wendung: »Schuster, bleib bei deinen Leisten!«

Die griechischen Schuhmacher benutzten den Leisten zum Aufsatz des Riemenwerks ihrer Sandalen, die römischen Schuhmacher nähten auf ihm den inzwischen geschlossenen Schuh.

Sie unterschieden je nach Schuhtyp und Größe zwischen verschiedenen Leistenformen für die Sandale und den geschlossenen Schuh. Auch war ihnen bereits der asymmetrische Leisten, das heißt die Rechts- und Linksunterscheidung beim Fuß, ein Begriff. Sie fertigten für jeden Fuß einen eigenen Leisten an, für die Stiefelherstellung wurden sogar teilbare Leisten hergestellt.

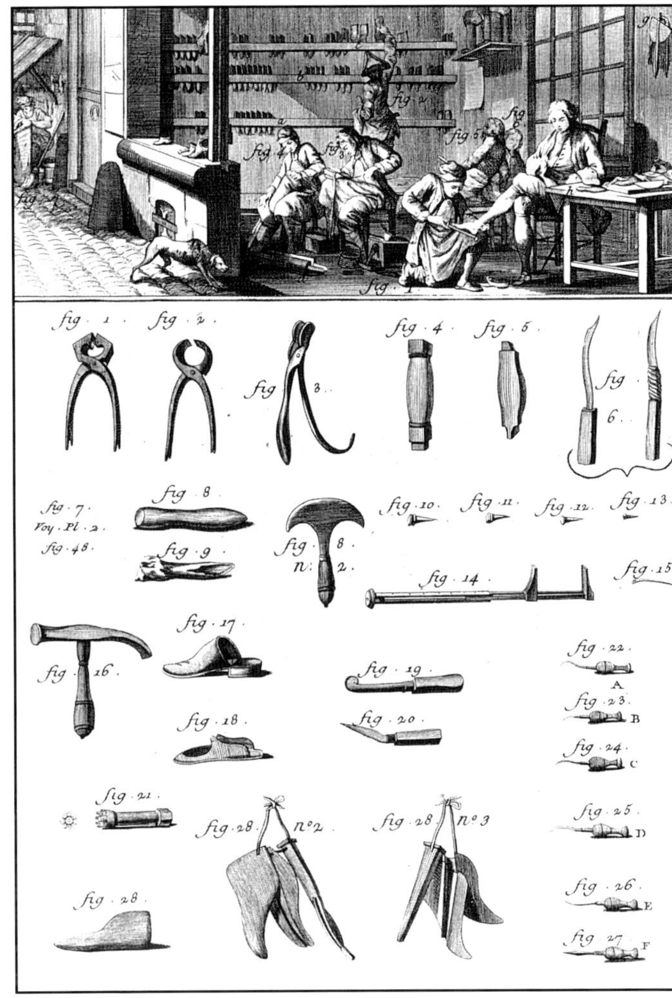

Der Leisten ist das wichtigste Werkzeug des Schuhmachers. Hier ein illustrierender Kupferstich von Robert Benard zu: D. Diderot u. J. B. D'Alembert, Encyclopedie ou Dictionaire raisonne des Sciences, des Arts et des Metiers (1751–1781).

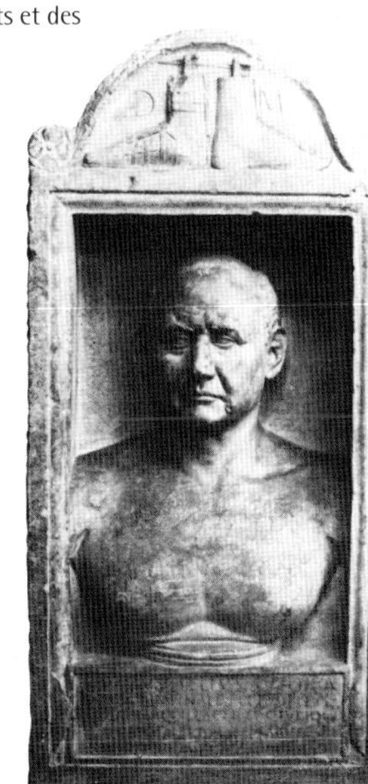

Im Giebelfeld der Grabstele des Schuhmachers C. Julius Helius (1. Hälfte 2. Jahrhundert n.Chr.) befinden sich zwei Leisten: Auf dem linken ist eine Riemensandale aufgebaut (Kapotolinisches Museum, Rom).

Der symmetrische Leisten und der asymmetrische Leisten

Die Kenntnisse der Leistenherstellung gingen, wie viele andere auch, auf dem Weg zum Mittelalter gänzlich verloren. Mit großer Wahrscheinlichkeit wurden in dieser Zeit in den nördlicheren Gebieten Europas keinerlei Hilfsmittel zur Herstellung des Schuhwerks verwendet. Die Schuhmacher nähten die nötigen Lederstücke einigermaßen formgerecht zusammen. Erst vom 16. Jahrhundert an zeugen zahlreiche Stiche, Zeichnungen und Gemälde wieder von benutzten Werkzeugen und vor allem von Leisten. Der Schuhmacher verfügte, wie schon in der Antike, über einen gewissen Fundus an Leisten – individuelle Stücke fertigte man damals wie heute nur für ausgewählte Kundschaft oder auf besonderen Wunsch an. Zunächst verwendete man sogar lediglich eine dicke Holzplatte in der Form einer Fußsohle als Hilfsmittel. Die Töpfgen, kleine Holzaufsätze, erleichterten zudem die Herausnahme dieser Platte aus dem fertigen Schuh (siehe Zeichnung). Während für den schmalen und im Ausschnitt eng gefaßten Schnabelschuh der Gebrauch eines geteilten und asymmetrischen Leistens erforderlich gewesen sein muß, arbeitete der Schuhmacher im ausgehenden Mittelalter, zur Zeit des breiten, gleichförmigen und weit ausgeschnittenen Kuhmaulschuhs (siehe Seite 56/57), nur noch mit ungeteilten, symmetrischen Leisten: Er nahm von einem Fuß Maß für beide Leisten, was, wie man sich vorstellen kann, für den Träger erhebliche

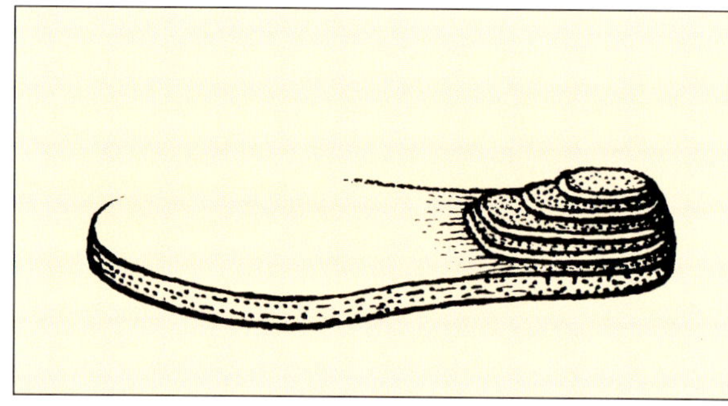

Leisten mit Töpfgen

Unannehmlichkeiten beim Einlaufen der Schuhe bedeutete (Es ist daher nicht verwunderlich, daß Adlige häufig ihre Schuhe von ihren Kammerdienern sechs Monate lang einlaufen ließen, um sie zu »brechen«.).

Der asymmetrische Leisten wurde zu Beginn des 19. Jahrhunderts »wiederentdeckt«. Ausgangspunkt war die im Zuge der Aufklärung (Ende 17. Jahrhundert bis hinein ins 19. Jahrhundert) populäre Orientierung am ursprünglichen Menschen, nach dem Motto: »Zurück zur Natur«. Die Vernunft sollte, so Philosophen und Wissenschaftler wie Locke, Rousseau, Hume oder Pestalozzi, das Handeln und Denken des Menschen bestimmen. Im Zuge dessen entwickelte sich in der Gesellschaft ein natürlicheres und gesünderes Körperbewußtsein, was sich auch in der Mode niederschlug: Konkrete Bemühungen dahingehend bestrafen zuerst das Schuhwerk der Soldaten, das für deren Anforderungen bequemer gestaltet werden sollte. Der Schuhmacher begann, sich am natürlichen Fuß zu orientieren und seine Anatomie zu studieren – ein wichtiger Bestandteil der Ausbildung eines Schuhmachers bis heute, vor allem, nachdem sich der asymmetrische Leisten Anfang des 20. Jahrhunderts endgültig etabliert hatte.

Der Bedarf an gut passenden Schuhen stieg seit dem 19. Jahrhundert stetig an. Eine Massenproduktion entwickelte sich, die eine neue Arbeitsaufteilung sowie eine stärkere Trennung der einzelnen sich zuarbeitenden Gewerbe nach sich zog. Als Folge der in der zweiten Hälfte des 19. Jahrhunderts einsetzenden Industrialisierung in der Schuhherstellung gehört der manuelle Leistenbau heute zu den eher besonderen und seltenen Gewerben.

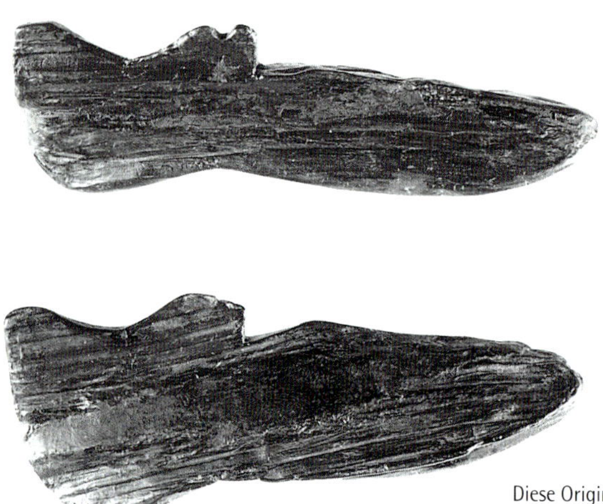

Diese Originalleisten (5./6. Jahrhundert n.Chr.) stammen aus Gräbern bei Oberflacht, Deutschland und dienten als Totenbeigaben (Württembergisches Landesmuseum, Stuttgart).

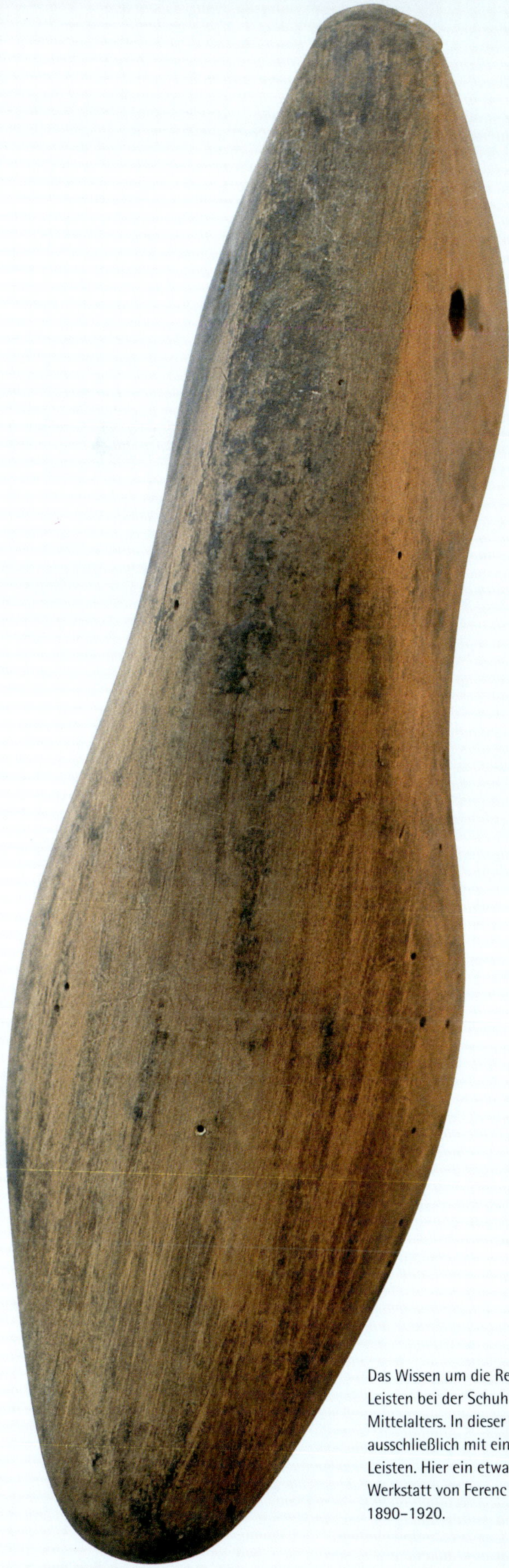

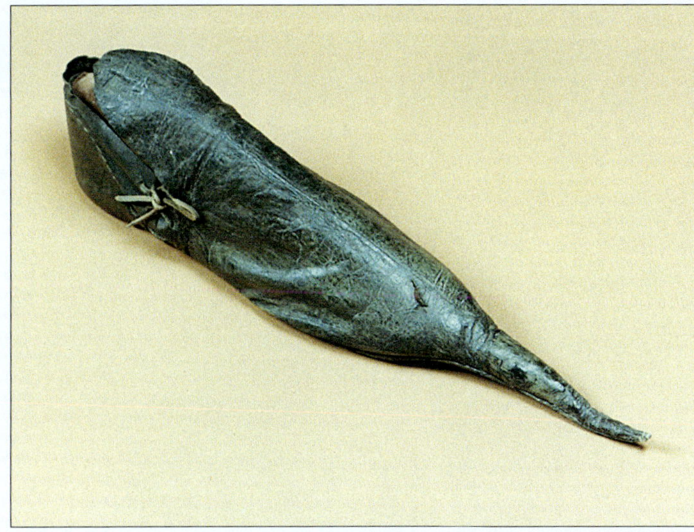

In dem Schnabelschuh gotischer Art aus Leder, seitlich geschnürt, um 1420, befindet sich ein originaler, asymmetrischer und teilbarer Leisten (Bally Schuhmuseum, Schönenwerd).

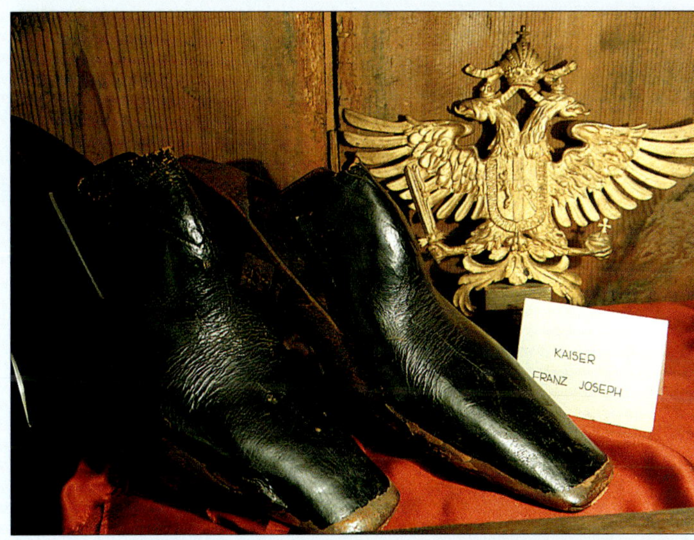

Der traditionell angefertigte Leisten von Kaiser Franz Joseph I. von Österreich (1848–1916) wird sorgfältig von der Schuhmacherwerkstatt Scheer (Wien) aufbewahrt.

Das Wissen um die Rechts-Links-Unterscheidung der Leisten bei der Schuhherstellung ging während des Mittelalters. In dieser Zeit arbeitete der Schuhmacher ausschließlich mit einem einzelnen symmetrischen Leisten. Hier ein etwas jüngeres Exemplar aus der Werkstatt von Ferenc Felbert tätig in Kőszeg, Ungarn, 1890–1920.

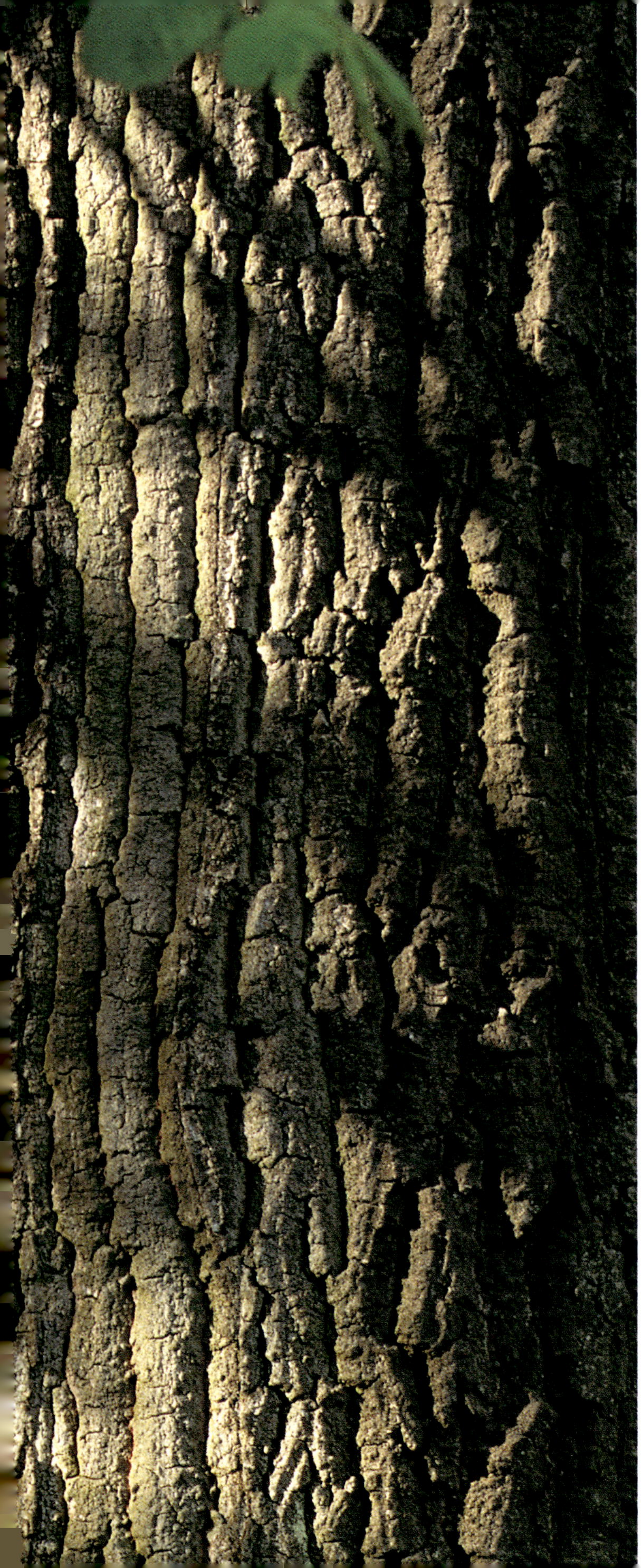

Ausgangsmaterial des Leistens

Der Leisten erfüllt seine Funktion nur dann optimal, das heißt, es können nur dann Schuhe von guter Qualität auf ihm hergestellt werden, wenn er aus bestem Holzmaterial gefertigt ist. Einige Teile des Schuhs – wie die Formen der Vorder- oder Hinterkappe – können tatsächlich nur auf einem Leisten aus hartem, jedoch trotzdem ausreichend federndem Holz perfekt bearbeitet werden. Als Ausgangsmaterial für diesen Leisten kommt ausschließlich Holz in Frage, das widerstandsfähig gegen schwankende Luftfeuchtigkeit und Temperaturunterschiede, gegen starken Druck, Hammerschläge und das Eintreiben von Nägeln ist. Diese Bedingungen erfüllen neben anderen der Ahorn, die Buche, die Eiche, die Ulme und der Walnußbaum, doch lediglich die Rotbuche und die Hainbuche sind wirklich optimal und damit am rentabelsten für die Leistenherstellung.

Das Holz für die Leisten wird vom Leistenbauer im Wald ausgewählt. Er weiß, daß das Holz von Bäumen, die in einem felsigen Gebiet wachsen, immer härter ist als das derer, die auf einer Wiese oder in der Nähe von Wasser stehen. Er beobachtet die Entwicklung der Bäume jahrelang, um ihre Wachstumsfehler zu erkennen, denn das Holz eines schief gewachsenen, vom Holzwurm oder von Pilzen befallenen Baums sollte nicht verwertet werden. Es lohnt sich, Bäume auszuwählen, deren Stamm mindestens 30–40 cm dick ist. Da die Hainbuche sehr langsam wächst, muß sie circa 80–100 Jahre alt sein, bis ihr Stamm einen derartigen Umfang hat, daß daraus entsprechend große Leisten von guter Qualität hergestellt werden können. Der auserwählte Baum wird gefällt, wenn sein Flüssigkeitskreislauf am langsamsten ist: in Europa in der Zeit zwischen November und Februar. Das Holz eines zu dieser Zeit gefällten Baumes trocknet schneller und ist in seiner Härte beständiger.

Die Buche (Fagus silvatica): Der wichtigste Laubbaum Europas ist in den Bergzonen bis 800 m heimisch. Es gibt viele Arten, wie die Rotbuche, Hain- und Weißbuche, Blutbuche, Steinbuche, Hängebuche, Hopfenbuche und Trauerbuche. Ihre Rinde ist von graugrüner Farbe, ihr Holz blaßgelb oder von rötlichem Ton; es läßt sich gut bearbeiten, polieren, dämpfen und langsam trocknen.

Die Hainbuche/Weißbuche (Carpinus betulus), eine Baumart des Hügel- und Berglands, verträgt Schatten und ist gegenüber extremen klimatischen Bedingungen weniger empfindlich. Ihre Rinde ist dünn, glatt, von mattgrauer Farbe mit auffallenden breiten und hellen Längsstreifen. Ihre Splitter und ihr Kernholz sind weiß, nehmen jedoch an der Luft eine gelbliche Farbe an. Der Stamm der Hainbuche ist hoch, fast zylinderförmig und deshalb auch sehr wirtschaftlich zu verarbeiten.

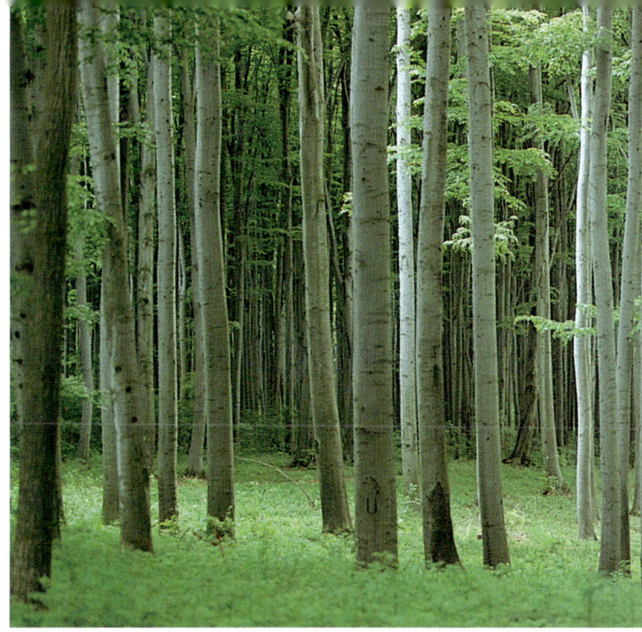

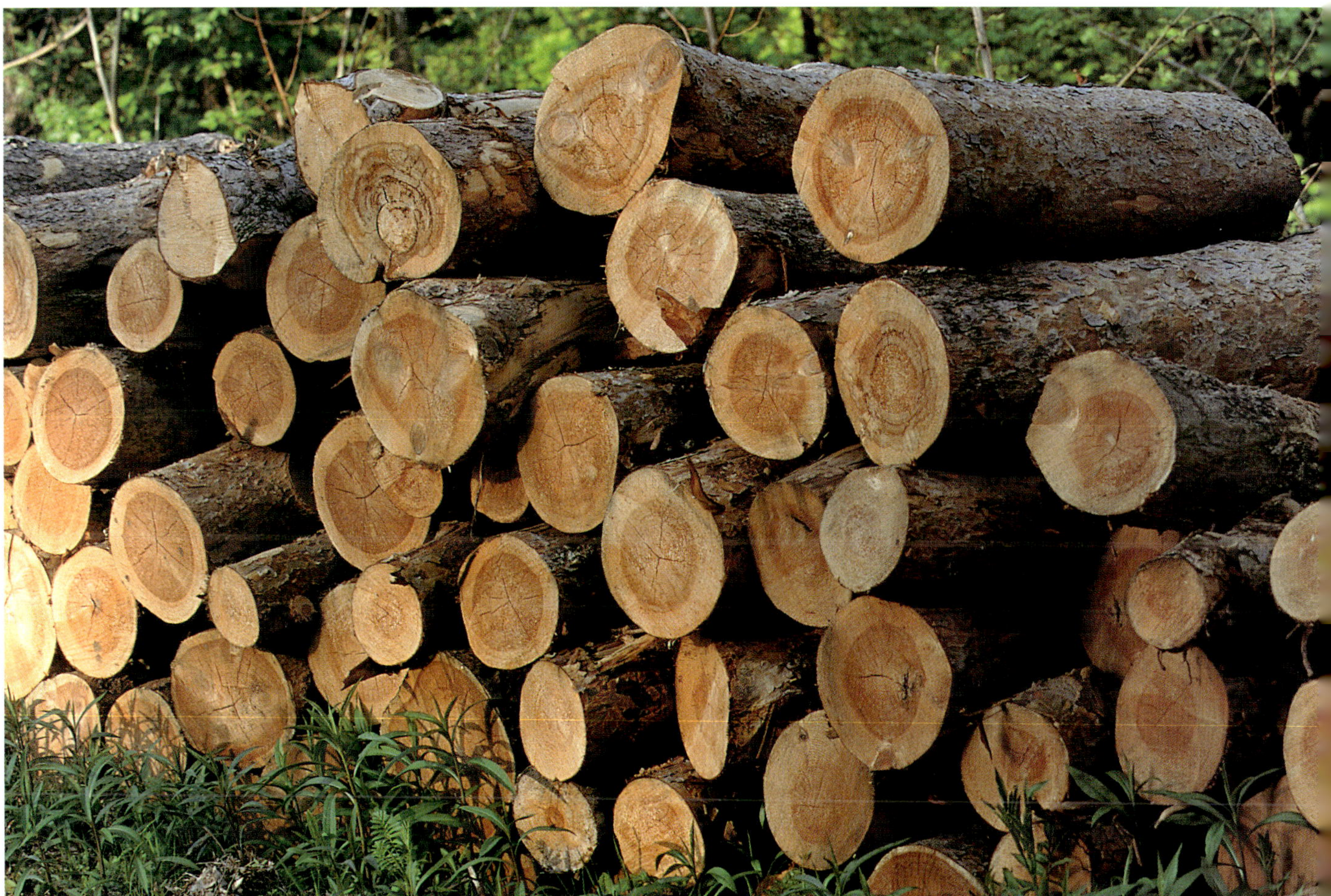

Der Leistenbauer bestellt sein ausgewähltes Holz zwei oder auch drei Jahre vor der Verwendung. Der im Winter gefällte Baum wird in 2 m lange Stücke zersägt, übereinandergelegt und mehrere Monate lang im Freien gelagert. Während das Holz ruht, beginnt es langsam zu trocknen, und sein Feuchtigkeitsgehalt sinkt von 50–60% auf 25–30%.
Rohholz ist außerordentlich empfindlich und verändert aufgrund von Schwankungen des Feuchtigkeitsgehalts der Luft oder der Temperatur schnell sein Volumen. Deshalb muß der Zeitpunkt und die Dauer des natürlichen Trocknungsvorgangs sorgfältig erwogen werden. Bei großer Hitze oder in der prallen Sonne beispielsweise kann das Holz zu sehr austrocknen, wobei es sich verhärtet und in der Folge durch den kleinsten Schlag wie Glas zerbricht.

Die Zerkleinerung

In der Werkstatt werden, abhängig vom Alter und damit vom Durchmesser des Baums, aus einem 30–32 cm langen Holzblock vier bis sechs Holzblöcke von gleicher Größe gesägt und aus diesen vier bis sechs Leisten gefertigt. Die Längsrichtung der Leisten muß mit der Längsrichtung der Baumfasern übereinstimmen.

Beim Zerkleinern ist die Wirtschaftlichkeit ein wichtiger Gesichtspunkt: Aus den dickeren Bäumen werden die größeren Leisten, aus den Bäumen mit kleinerem Durchmesser die kleineren Leisten gefertigt. Nach dem Zerkleinern werden die Holzblöcke sorgfältig überprüft und sortiert. Nur völlig gesundes Holz widersteht den bei der Herstellung der Schuhe auftretenden Einwirkungen durch Hämmern, Nageln und Feuchtigkeit. Die ökonomische Dicke eines Stamms beträgt generell 30–40 cm. Der mittlere Teil ist das Herzstück oder Mark – bei jüngeren eine noch weiche, schwammige Substanz, um die herum sich die Jahresringe, aus der später die Leisten gefertigt werden, bilden.

Der Leistenbauer hat die im Holz versteckte Leistenform praktisch bereits fertig vor seinen Augen. Er verläßt sich auf sein Augenmaß und seine langjährige Erfahrung, wenn er mit einer Sägemaschine oder in traditioneller Weise mit der Baumhippe aus dem Holzblock jenes Segment formt, aus dem im Laufe der weiteren Arbeitsgänge der Leisten entsteht.

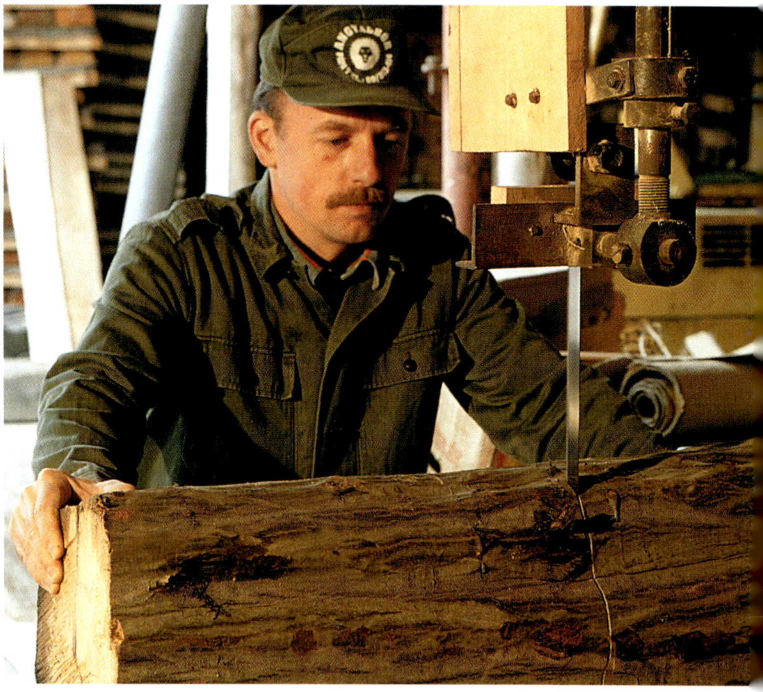

Der 2 m lange Holzstamm wird in circa 32 cm lange Stücke zersägt. Die Rinde muß nicht entfernt werden, da sie bei der weiteren Verarbeitung abfällt.

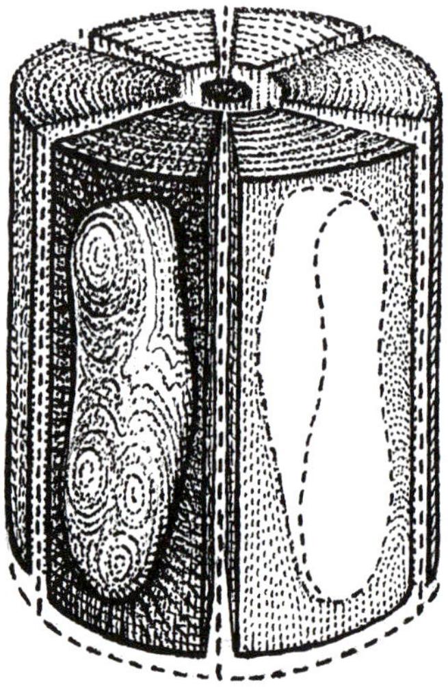

Die ökonomische Dicke eines Stamms beträgt 30–40 cm. Aus ihm können vier bis sechs Leisten hergestellt werden.

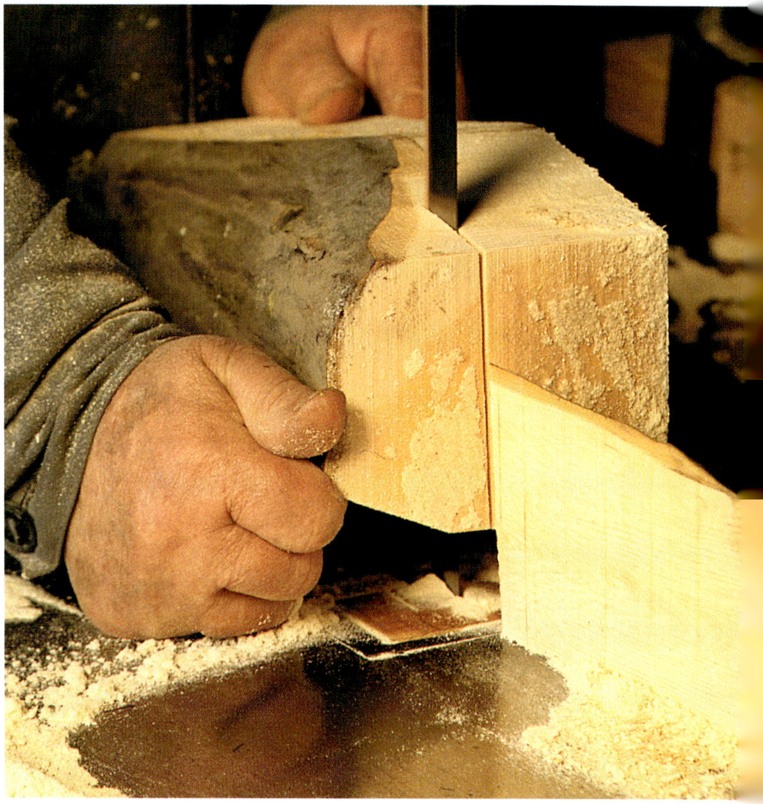

Das Ergebnis des zerkleinerten Stammes ist ein Holzblock aus dem harten Kernholz des Baumes. Er dient als Basis für den individuellen Maßleisten.

Das Dämpfen und Trocknen

Die Blöcke aus der grob bearbeiteten Hain- oder Rotbuche werden in eine zylinderförmige Kammer gelegt und bei einem Druck von zwei bis drei Atmosphären und einer Temperatur von 120°C gedämpft, um die ungebändigten Flüssigkeiten, Säuren und Pilze zu vernichten und das Holz gleichzeitig unempfindlich gegen Feuchtigkeit und Temperaturunterschiede zu machen. Aus einem 0,5 kg schweren Block verdampft circa 200 g Wasser. Die Holzfasern werden dichter und gleichzeitig auch elastischer. Schlägt man in ein gedämpftes Stück Holz einen Nagel ein, werden die Holzfasern zusammengedrückt; zieht man ihn wieder heraus, kehren die Fasern an ihren alten Platz zurück.

Nach dem Dämpfen werden beide Enden der Blöcke mit Wachs abgedeckt, damit die Flüssigkeit im Holz bei weiterem Trocknen an den Seitenflächen verdunstet und die Enden keine Risse bekommen. Nun beginnt die circa zwei Jahre dauernde Zeit des natürlichen Trocknens. Obwohl der Feuchtigkeitsgehalt des Holzes innerhalb dieser Zeit auf 16–18% sinkt, ist zur Weiterverarbeitung ein noch niedrigerer Feuchtigkeitsgehalt von 10–12% erforderlich. Das künstliche Trocknen in der Trockenkammer dauert circa drei Wochen, wobei die Holzblöcke allmählich mit heißer Luft überströmt werden, die zuerst eine Temperatur von 20°C, dann 30–40°C und schließlich 50°C hat. Der Feuchtigkeitsgehalt des Holzes wird kontinuierlich überprüft.

Weder das künstliche noch das natürliche Trocknen (durch Lagerhaltung in einem Schuppen) darf beschleunigt werden. Gelangen die Holzblöcke zum Beispiel zu früh in den Trockner, bekommen die meisten von ihnen Risse oder Deformierungen und verlieren die gute Eigenschaft, aufgrund derer sie für die Leistenherstellung ausgewählt wurden – ihre Elastizität. Nach Beendigung einer mehrjährigen Vorbereitungszeit ist der Holzblock für die Fertigung des Maßleistens geeignet und wird in die Werkstatt des Leistenbauers geliefert.

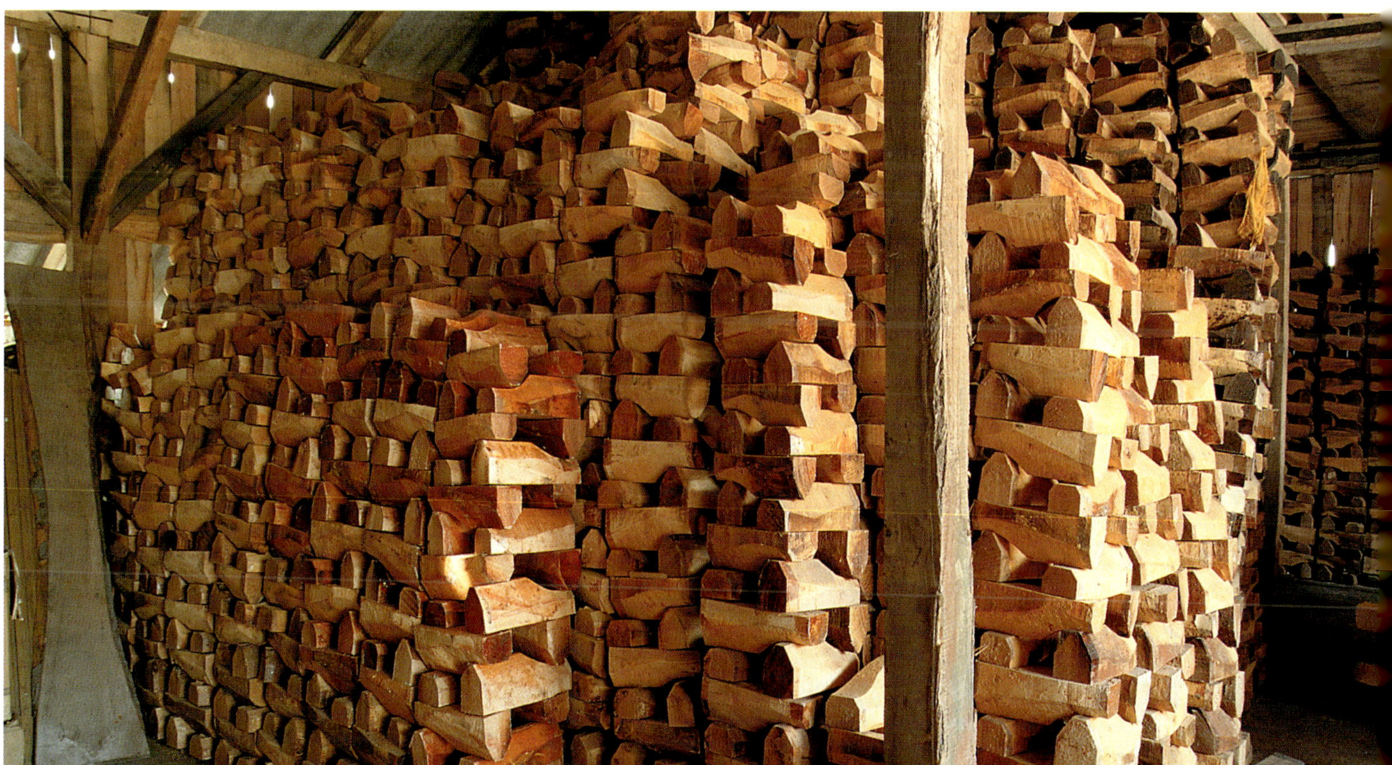

Die wachsüberzogenen Holzblöcke werden für die Zeit des natürlichen Trocknens und Ruhens in einem überdachten Schuppen untergebracht und so übereinander gelegt, daß von allen Seiten eine ausreichende Luftzufuhr mit einem durchschnittlichen Feuchtigkeitsgehalt von 16–18% gewährleistet ist. Während der langsamen Trocknungsperiode wird der Feuchtigkeitsgehalt des Holzes auf diesen Wert absinken.

Der Leistenbauer

Die 1870 in Pápa, Ungarn gegründete und in ihrem Land einzigartige Leistenbauerwerkstatt Berta beliefert die erstklassigen Schuhmacherwerkstätten in England, Österreich, Deutschland, den Niederlanden und Italien mit Leisten und Schuhspannern. Der 78jährige Kálmán Berta gehört in Europa zu den wenigen wahren Meistern seines Fachs: »Bereits mein Vater und mein Großvater waren Leistenbauer. Der größte Teil unserer Werkzeuge wurde vom Vater auf den Sohn vererbt, genauso wie die Liebe zu diesem Handwerk. Mein Großvater Márton reiste 1867 nach Deutschland, um dort das Anfertigen von Leisten zu erlernen. Er war in mehreren Orten, bis er auf der letzten Station seiner Wanderschaft – der Stadt Pirmasens – einen Leistenbauer gefunden hatte, der sich bereit erklärte, ihn in die Geheimnisse des handwerklichen Leistenbaus einzuweihen. Dort arbeitete er über zwei Jahre. Pirmasens zählte im 19. Jahrhundert zu den Hochburgen des Schuhhandwerks. Auf dem Schloßplatz stand auf einem Brunnen die Statue eines Handwerkers, des Schusters Joss, der in der einen Hand einen Leisten und in der anderen einen Schusterhammer hielt.

Mein Großvater schnitzte noch aufgrund einer Papierschablone symmetrische Leisten. Als er das den Zunftmitgliedern vorzuführende Meisterstück fertiggestellt und die Prüfung bestanden hatte, kehrte er nach Ungarn zurück. Hier legte er dann vor 125 Jahren den Grundstein für seine Werkstatt. Er konstruierte eine Maschine mit Seilantrieb, mit der er die schwere Schnitzarbeit etwas erleichtern konnte. Diese Maschine benutzte er noch bis 1911, bis er in Wien eine für die damalige Zeit moderne Kopiermaschine und eine Hobelmaschine kaufte.

Ich erinnere mich, daß die in den 30er Jahren in unserer kleinen Werkstatt hergestellten Leisten von der Familie selbst verkauft wurden. Außer in den Wintermonaten war im Komitat, der größten ungarischen Verwaltungseinheit, alle ein bis zwei Wochen Markt, auf dem Schuhe, Leisten, Kleidung und andere Dinge für das tägliche Leben erhältlich waren. An diesen Tagen luden wir die Leisten bereits vor dem Morgengrauen auf den Pferdewagen und boten sie auf dem Markt den Schuhmachern feil.

Die Kunstgriffe des Handwerks habe ich schon während meiner Kindheit von meinem Vater und Großvater gelernt. Ein guter Leistenbauer ›spürt‹ das Holz mit seinen Fingerspitzen und Handflächen, er weiß, wie die Fasern in dessen Innern verlaufen und wo und wie er Säge und Messer ansetzen muß, damit er wirklich nur das überflüssige Holz abnimmt. Ein guter Leistenbauer hat ein Gefühl dafür, wie er aus dem Stammholz einen guten Leisten schafft. Seine Handarbeit formt die ›Seele‹ des Leistens.

Der Schuhmacher und der Leistenbauer sprechen dieselbe Sprache, denn jeder ist mit der Arbeit des anderen vertraut. Der Schuhmacher weiß, daß schöne und bequeme Schuhe nur auf einem gut geformten Leisten gefertigt werden können. Der Leistenbauer wiederum muß das Modell im Kopf haben, das auf dem Leisten gefertigt werden soll. Noch nach sechzig Jahren schlägt mein Herz höher, wenn ich mich an die große Baumhippe stelle, um ein neues Leistenmodell zu schaffen.«

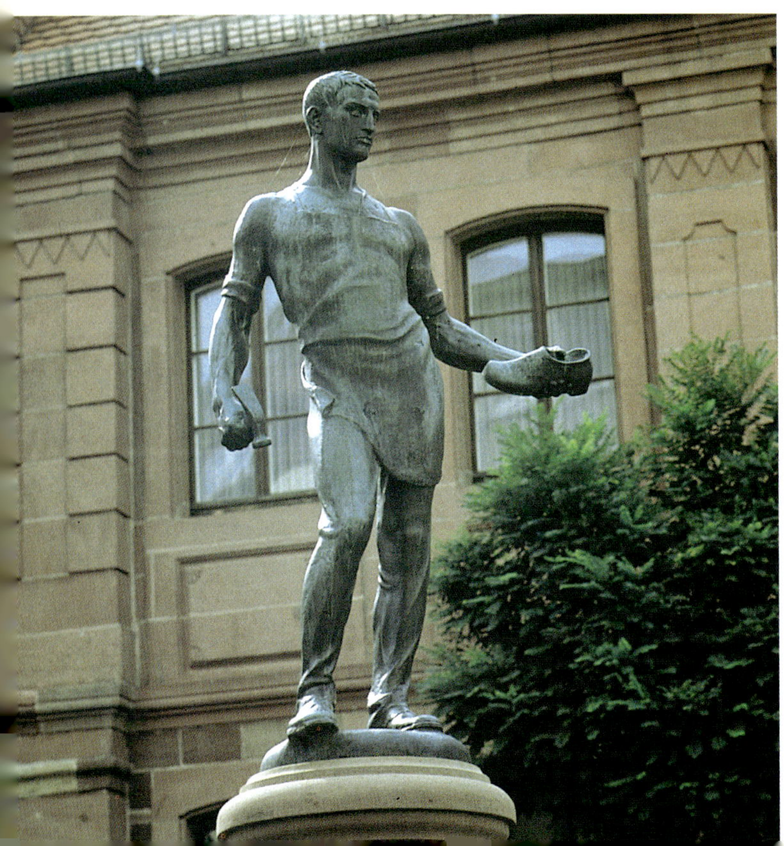

Der Schuster Joss gilt als einer der Urväter der Schuhindustrie in Pirmasens. Seine Statue mit dem Leisten als Symbol seines Handwerks in der linken Hand und dem Schusterhammer in der rechten steht heute in der Fußgängerzone von Pirmasens und ist ein Wahrzeichen der Stadt.

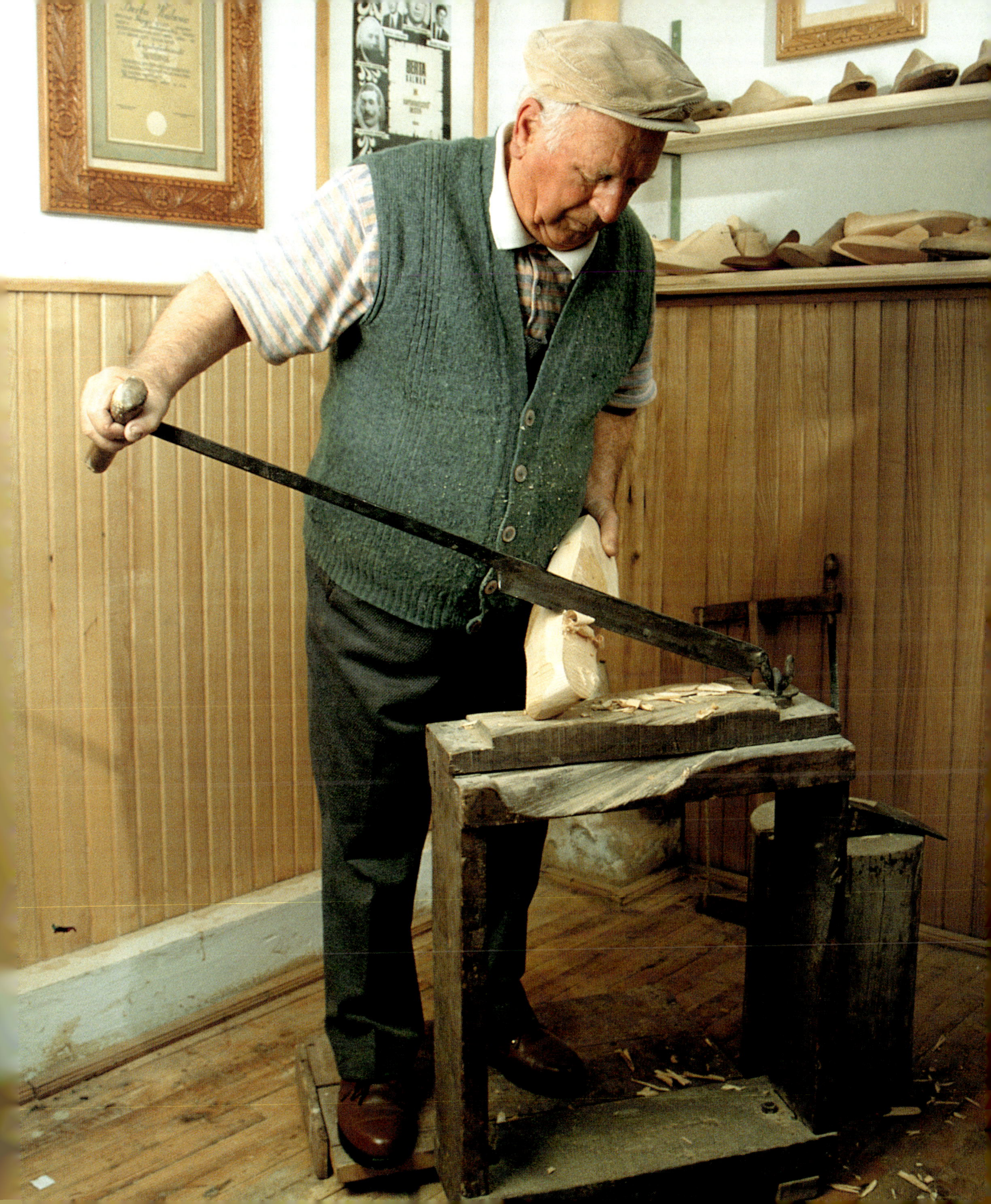

Die manuelle Anfertigung des Maßleistens

In der Werkstatt eines Leistenbauers finden sich häufig noch Werkzeuge, die seit über hundert Jahren in Gebrauch sind; zwei von ihnen aus Kálmán Bertas Werkstatt besitzen heute Museumswert. Eines davon ist eine langschneidige Hippe (oder auch Baumhippe) zur groben Bearbeitung des Holzblocks: Sie wird mit einem Ende am Arbeitstisch eingehakt und ist in senkrechter und waagerechter Richtung gut bewegbar.

Auf die eine Seite des mit der Hippe abgesägten Holzblocks wird die mit Hilfe des Fußumrisses geformte Futtersohle gezeichnet. Anschließend sägt der Leistenbauer die wachsüberzogenen Enden des Holzblocks ab und beginnt, mit dem Beil die Form herauszubilden.

Der Holzblock wird auf den Arbeitstisch gelegt und immer in diejenige Richtung gedreht, von welcher er mit dem Messer der Hippe am besten zu erreichen ist. Der Leistenbauer setzt die Hippe in einem geeigneten Winkel an, drückt sie am Griff kräftig nach unten und entfernt so mehr oder weniger dicke Späne von den entsprechenden Stellen. Bereits bei diesem Arbeitsgang richtet er sich nach den auf der Maßkartei angegebenen Daten in bezug auf Länge und Umfang sowie den Typ des anzufertigenden Modells.

Mit dem gekrümmten Schnitzmesser und einer Raspel werden die feineren Wölbungen und Vertiefungen herausgearbeitet, ihre Form mit einer Raspel verfeinert und entfernt gleichzeitig die Spuren der bisher verwendeten Werkzeuge sowie auf der Holzoberfläche vorhandene Unebenheiten entfernt. Nach den letzten Messungen arbeitet der Leistenbauer, zuerst mit grobem und dann mit immer feinerem Schleifpapier, die endgültige Form mit einer vollkommen glatten Oberfläche heraus.

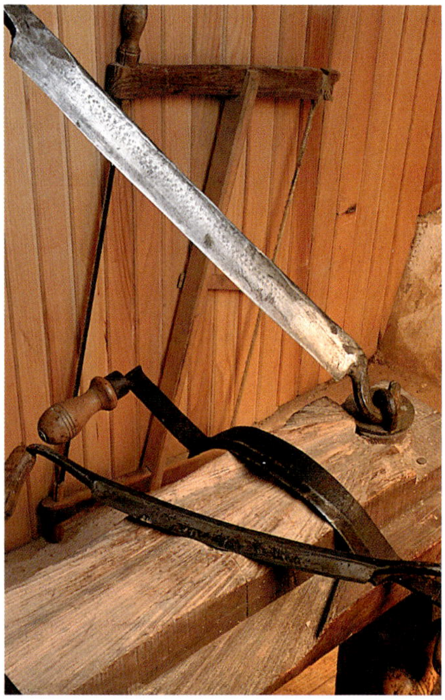
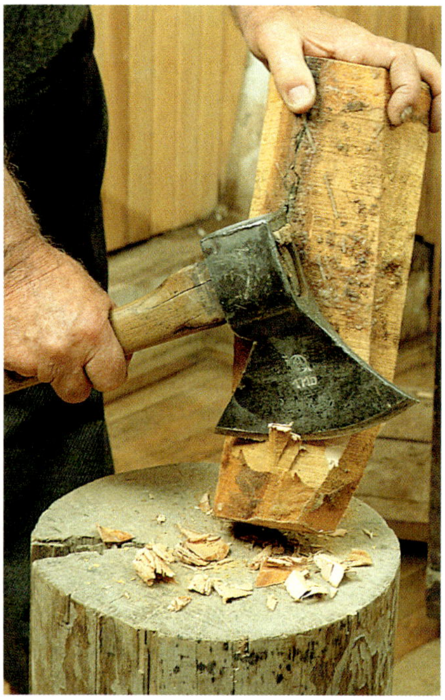
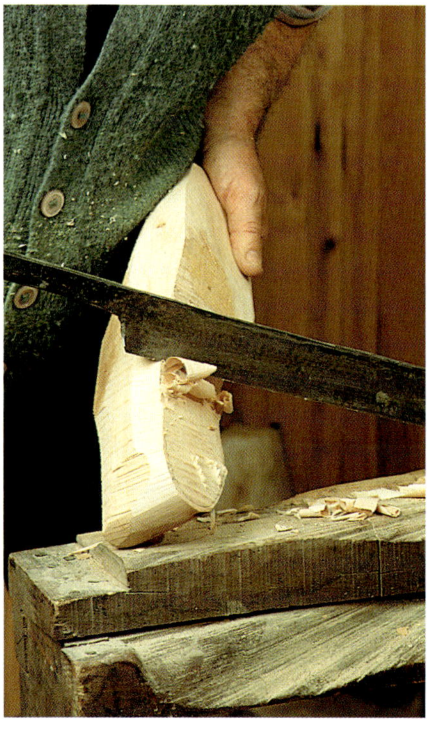
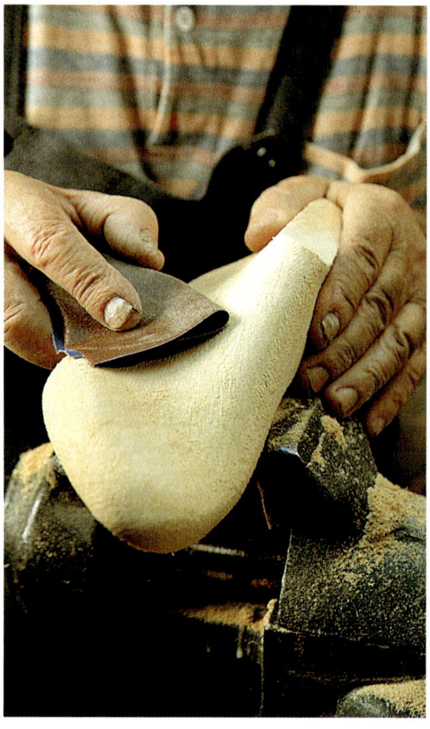

Maschinelle Vorarbeiten zum Maßleisten

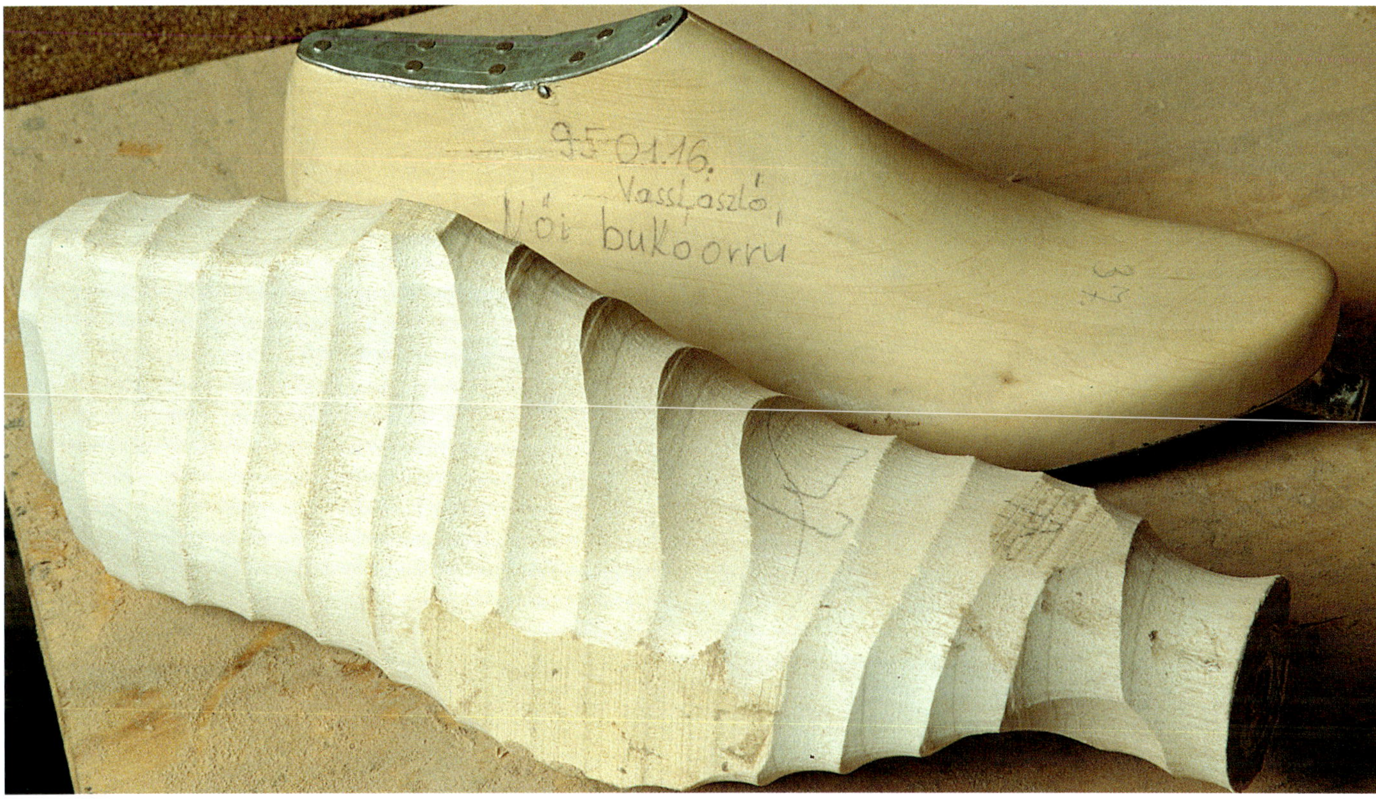

Der Leistenbauer fräst mit Hilfe einer Schablone (hinten) beim Grobkopieren aus dem Holzklotz den erwünschten Leisten (vorne).

Das manuelle Formen des Leistens stellt einen außerordentlichen Zeitaufwand dar und ist eine sehr mühsame Arbeit, deshalb werden heute weltweit die Vorteile der sogenannten Kopiermaschinen genutzt. Der Amerikaner Thomas Blanchard hat diese Drehbank, mit der man auch unregelmäßige Formen aus Holz – wie zum Beispiel Gewehrkolben oder auch Leisten – produzieren kann, 1819 in Massachusetts, USA patentieren lassen. Seine Erfindung war die Grundlage für die Maschinen, auf denen man zuerst symmetrische und später asymmetrische Leisten herstellte. In den 1920ern kam dann der Vorfahr der heute gebräuchlichen Kopiermaschinen auf den Markt, der die rechten und linken Leisten gleichzeitig bearbeiten konnte. Die heutigen Maschinen stellen ein Paar Leisten in nur fünf bis sechs Minuten her.

Weisen zum Beispiel auf dem Maßblatt einige Fußmaße des Auftraggebers darauf hin, daß laut Längenangabe die Größe 42 und aufgrund des Ballenumfangs eine mittlere Weite erforderlich ist, jedoch beide Fußrücken kräftiger als der Durchschnitt sind, so wird eine Leistenschablone der Größe 43 mit der Weite 7 ausgewählt. Sind die Fußlängen unterschiedlich, das heißt, hat der linke Fuß zum Beispiel die Größe 42 und der rechte Fuß die Größe 42,5, dann wird für den linken Fuß eine Leistenschablone der Größe 42 und für den rechten eine Schablone der Größe 43 gewählt. Im ersten Fall wird von der in die Kopiermaschine eingespannten Leistenschablone der rechte und linke Leisten gleichzeitig kopiert. Im zweiten Fall wird zuerst ein linker Rohleisten der Größe 42 und dann ein rechter der Größe 43 angefertigt.

Das Grobkopieren

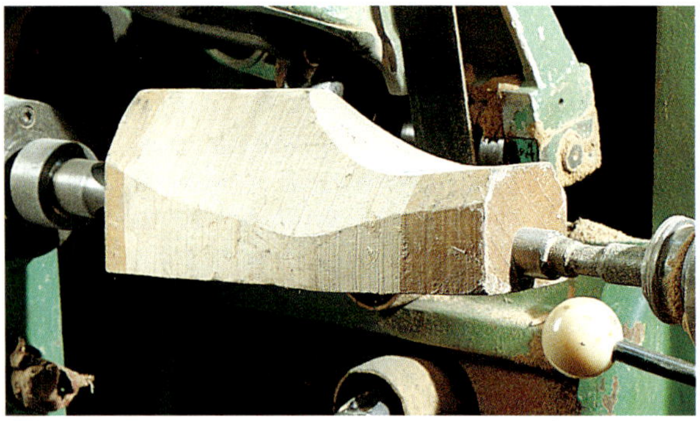

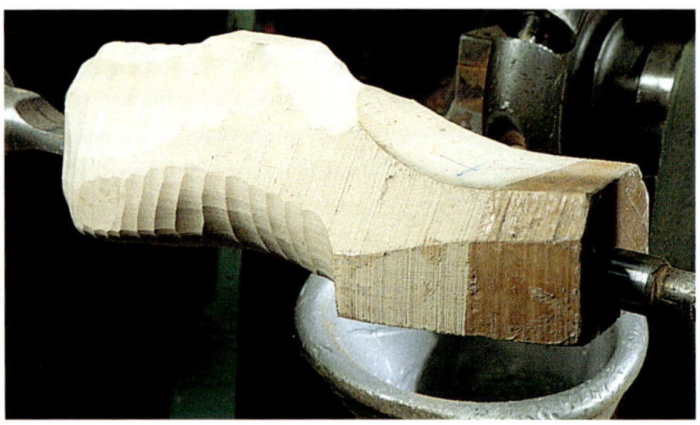

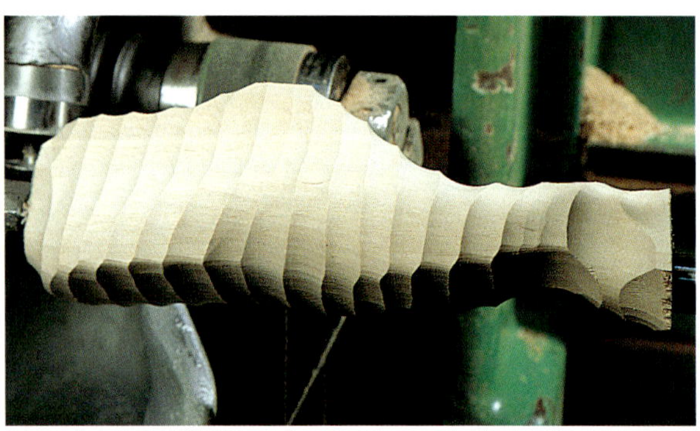

In die Kopiermaschine werden zwei gedämpfte und wachsbedeckte Holzblöcke eingespannt und gemäß der Leistenschablone die Rohleisten für beide Füße gleichzeitig hergestellt. Ein Abtastsystem folgt automatisch der Form der Leistenschablone und lenkt die scharfkantigen Messerköpfe. Die zwei Holzblöcke drehen sich unter den Messerköpfen in entgegengesetzter Richtung, wodurch die Formen des rechten beziehungsweise des linken Leistens gleichzeitig herausgearbeitet werden. Die Maschine führt hier das Grobkopieren durch.

Das Feinkopieren

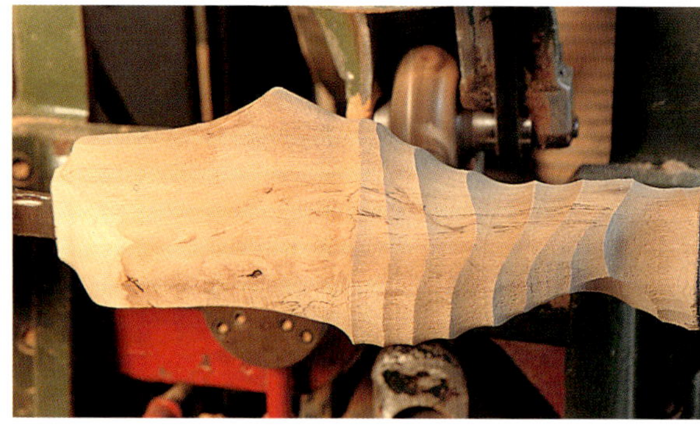

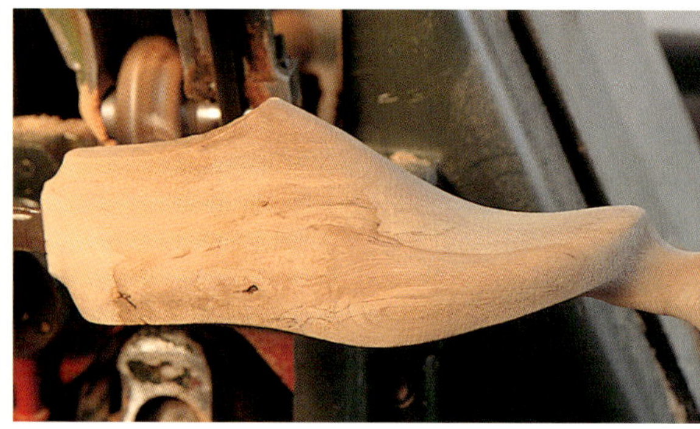

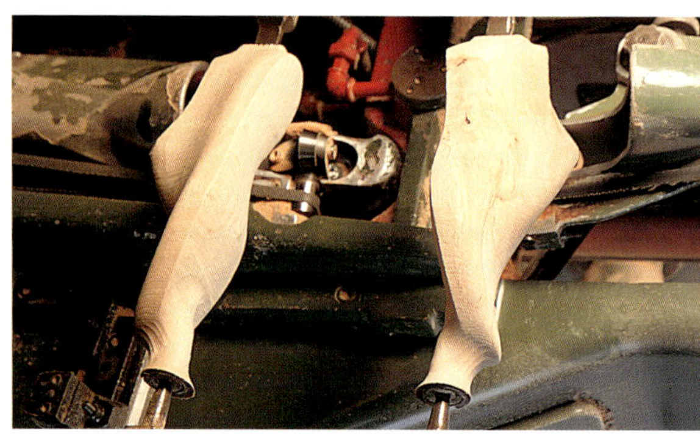

Wenn der Leistenbauer die Maschine auf die Feinarbeiten einstellt, wird die Formgebung mit Millimetergenauigkeit fortgesetzt. Den Platz der Messerköpfe nehmen jetzt Schleifscheiben ein, die zuerst die Ränder der von den Messerköpfen verursachten Rillen beseitigen und dann von der Ferse zur Spitze und wieder zurück dünne Schichten des überflüssigen Holzes so lange entfernen, bis die der Schablone entsprechende Form und Größe erreicht ist. Die modernen Kopiermaschinen können hauchdünne Höhenunterschiede wahrnehmen.

Letzte Feinarbeiten

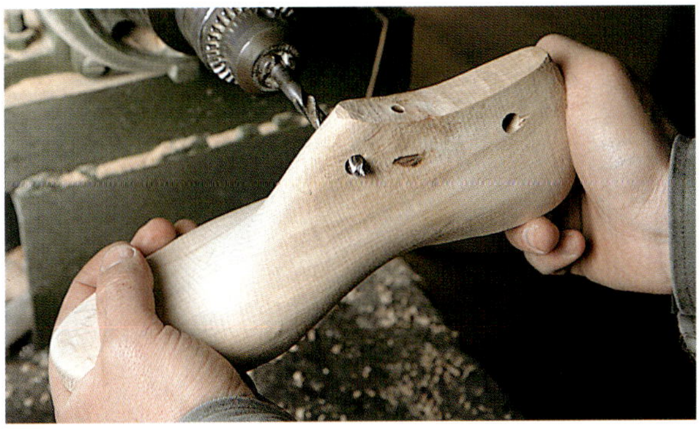

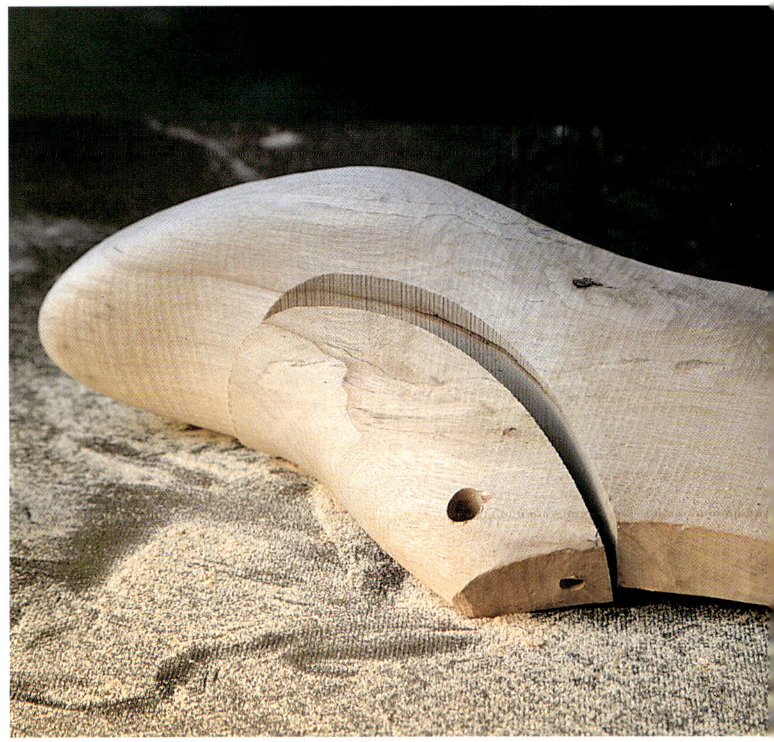

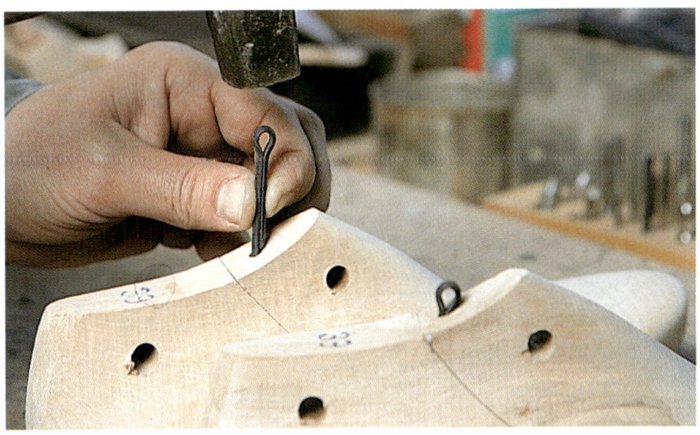

Der Leistenbauer sägt die Einspannstutzen sowohl am Vorderkappenteil als auch am Fersenteil ab. Anschließend bohrt er am oberen Drittel des Leistens je ein waagerechtes Loch (Bild links oben), damit er ihn später, wenn er seine Funktion erfüllt hat und der Schuh fertig ist, leichter herausziehen kann. Einen ähnlichen Zweck hat auch der nächste Arbeitsgang: Da der Leisten nicht in einem Stück entfernt werden kann, wird zusätzlich ein fein gebogener Keil aus ihm herausgesägt (Bild rechts oben). Während der Anfertigung des Schuhs darf dieser Keil nicht aus dem Leisten hervorstehen, deshalb durchbohrt der Leistenbauer die beiden aufeinandergelegten Teile senkrecht, legt in das Bohrloch einen Fixierbolzen und schraubt diesen zusammen (Bild links unten).

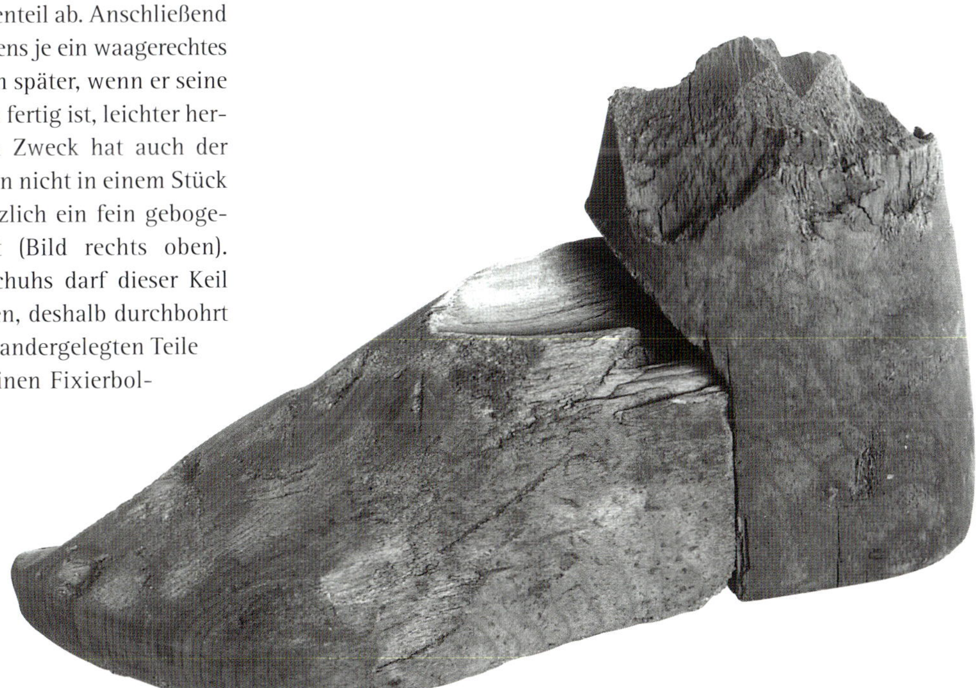

Für die Herstellung eines geschlossenen Schuhs verwendete der Schuhmacher bereits im antiken Rom teilbare Leisten, um sie nach Fertigstellung der Schuhe problemlos herausnehmen zu können. Hier ein Exemplar (circa 2. Jahrhundert n.Chr.) aus Rottweil, Deutschland (Württembergisches Landesmuseum, Stuttgart).

Maßleisten

Die Abnahme-Methode

Aus den Rohleisten werden generell mittels zweier charakteristischer Methoden die Maßleisten geformt: Bei der einen Methode erhält der Leisten seine individuelle Form durch Abnahme, bei der anderen durch Aufsatz. Die fertigen Rohleisten – sie sind stets etwas größer als erforderlich – gelangen schließlich in die Werkstatt des Schuhmachers. Ist der Fuß schmaler oder der Spann flacher als im Durchschnitt, formt der Schuhmacher aufgrund der Maßkartei mit der Raspel und verschiedenen Sorten von Schleifpapier die zu den passenden Schuhen gehörende endgültige Leistenform, den Maßleisten – er nimmt also Material ab.

Der fertige Leisten wird anschließend mit feinem Schleifpapier abgerieben, damit die verschiedenen Ledersorten bei der Anfertigung des Schuhs nicht auf der Oberfläche hin und her rutschen.

Die Aufsatz-Methode

Diese Methode der Maßleistenanfertigung erinnert an älteste Traditionen. Die Korrektur erfolgt auch hier anhand der Maßblätter und unter Beachtung der kritischen Punkte. Die charakteristischen Stellen, an denen der Leistenbauer meistens eine Korrektur durchführen muß, sind der äußere Sohlenrand, der Ballenteil, die große Zehe, Spann und Ferse. In den seltensten Fällen ist der Fuß an diesen Stellen kleiner als der Durchschnitt. Viel häufiger kommt es vor, daß zum Beispiel der Fuß breiter, der Spann und die große Zehe höher oder die Ferse kräftiger ausfallen. Der Leisten wird bei der Aufsatz-Methode mittels der Befestigung verschiedener Lederauflagen entsprechender Stärke in die gewünschte Form gebracht. Ist die Abweichung vom Durchschnitt sehr groß, können auch mehrere Lederschichten aufeinander gelegt werden.

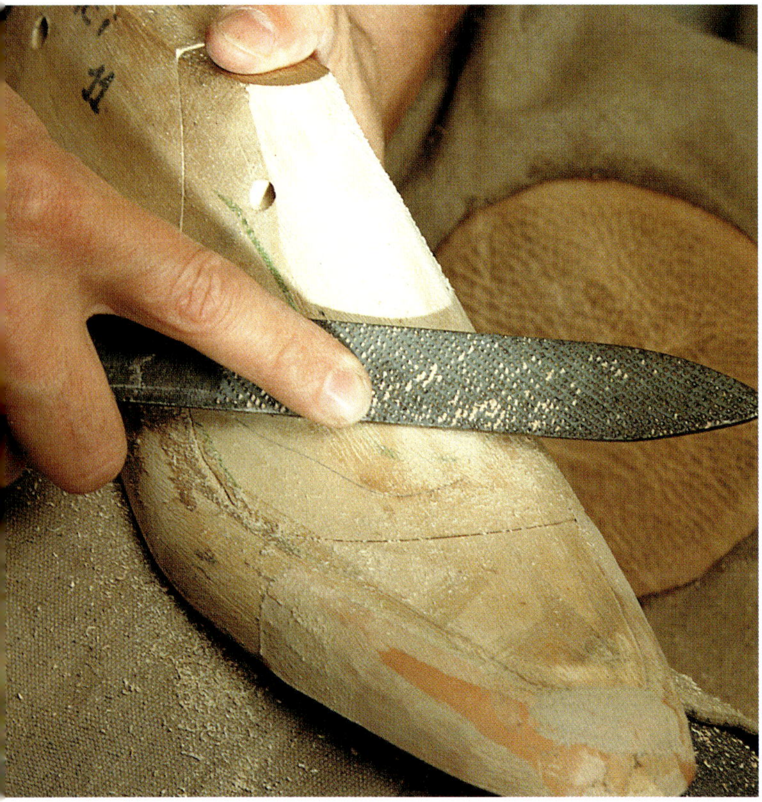

Der Leistenbauer schleift erst mit groben, dann mit feinen Raspeln nach der »Abnahme«-Methode das restliche, überflüssige Holz vom Leisten ab.

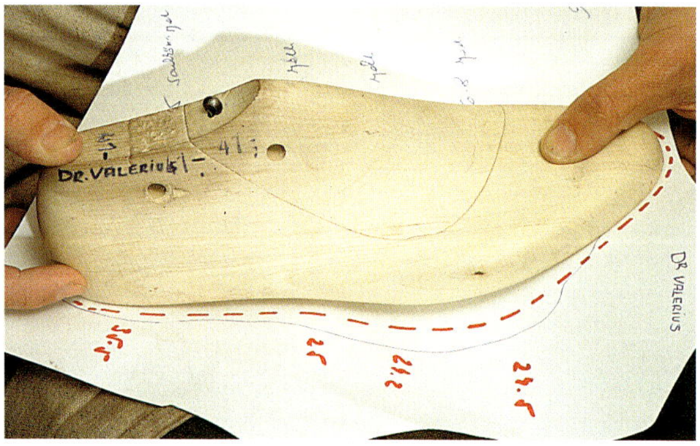

Aufgrund der Maßkartei wird die Länge des Leistens überprüft.

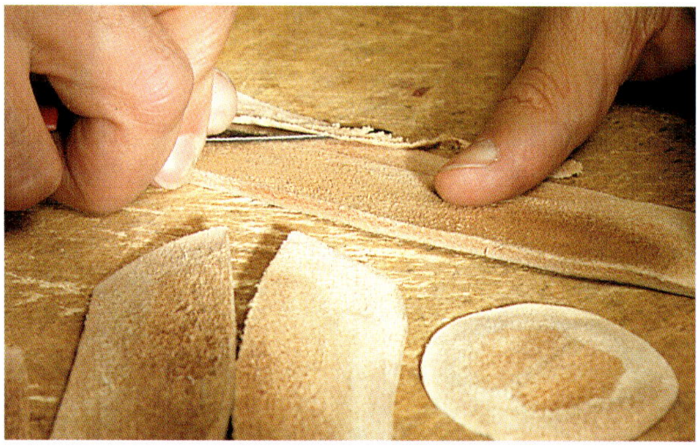

Die Ränder der Lederauflagen werden verjüngt.

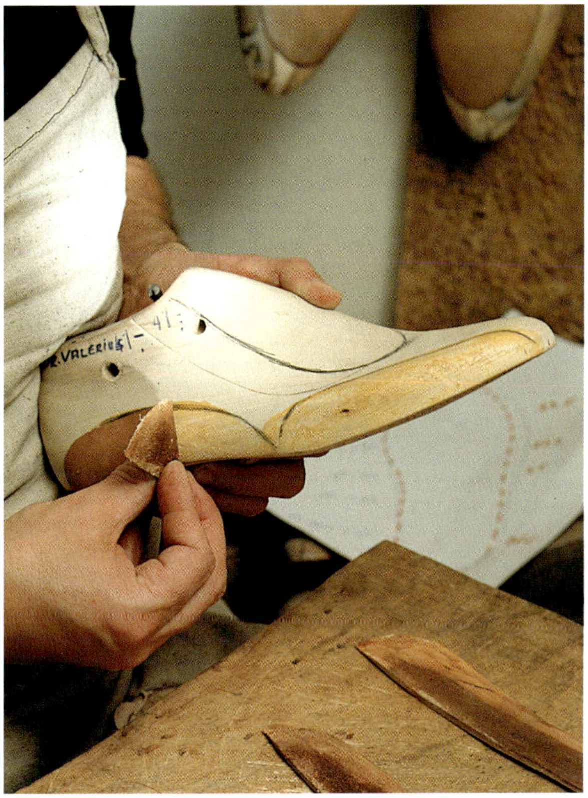

Die Ergänzungen werden auf die entsprechenden Stellen geklebt.

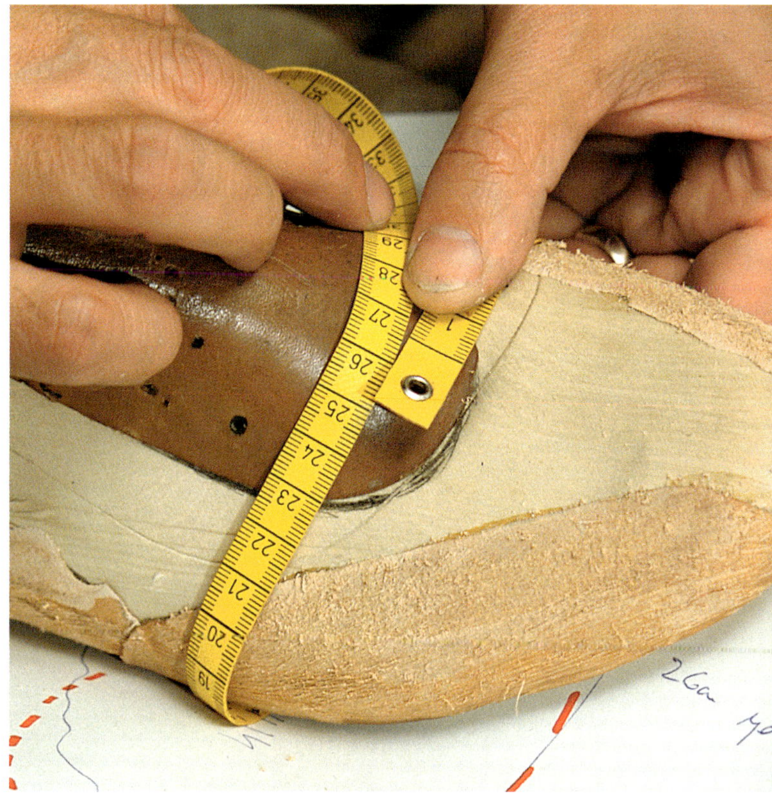

Die Maße werden mit häufigen Messungen überprüft.

Korrigierte Maßleisten

Der Schuhmacher kann problemlos ein Paar Schuhe auf einem Leisten aufbauen, der nach der Aufsatz-Methode, das heißt mit aufgeklebten Lederstückchen, in die gewünschte Form gebracht wurde. Die Lederstückchen können jedoch bei der Bearbeitung abfallen oder sich verformen. Daher ist es sicherer, wenn der Kunde auf der Basis dieses Leistens mehrere Schuhe herstellen lassen möchte, den beklebten Leisten als Schablone für einen endgültigen Maßleisten zu verwenden.

Die mit Lederauflagen korrigierten linken und rechten Leisten werden in die Werkstatt des Leistenbauers zurückgeschickt, wo sie als Leistenschablonen zur Anfertigung des Maßleistens dienen. Unter die Schleifscheiben kommt ein bereits vorgefertigter – jedoch etwas größerer – Leisten. Durch Feinkopieren entstehen dann innerhalb von einigen Minuten die zum ausgewählten Schuhmodell passenden Maßleisten.

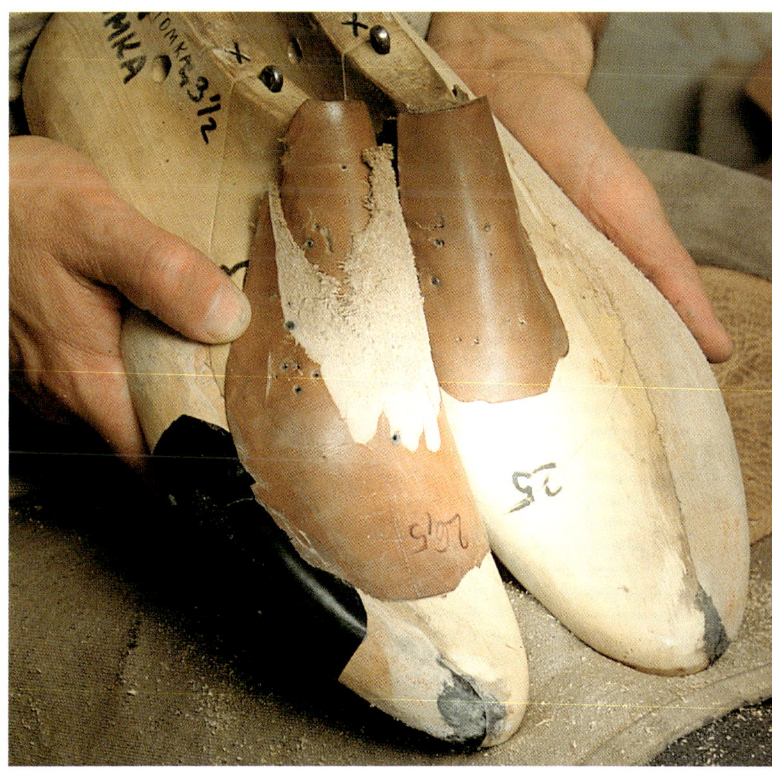

Die mit Lederstückchen beklebten Leisten dienen als Schablonen für die endgültigen Maßleisten, die die Füße des Kunden mit all ihren charakteristischen Merkmalen verkörpern.

Charakteristische Maßleisten

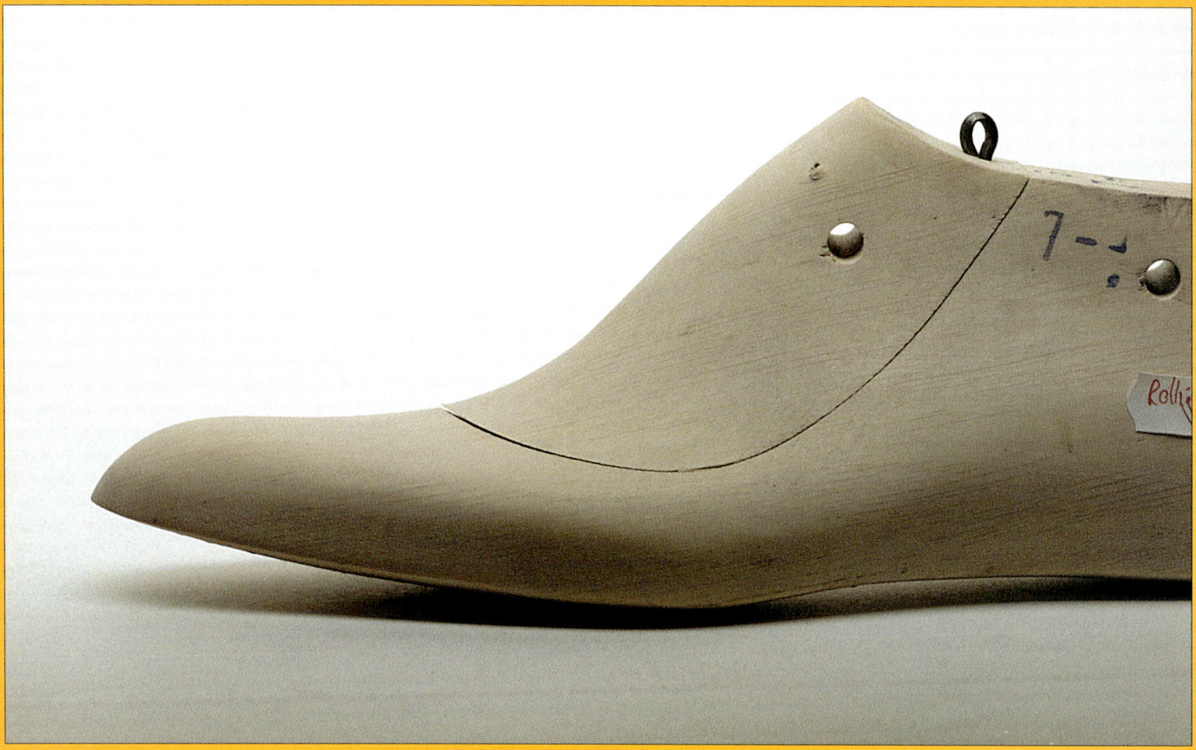

Der Deutsche Typ ist durch einen hohen Spann gekennzeichnet.

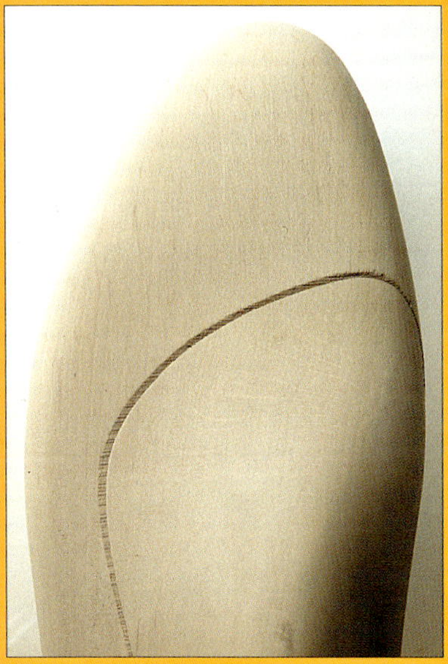

Der Deutsche Typ besitzt zusätzliche eine ovale Vorderkappe.

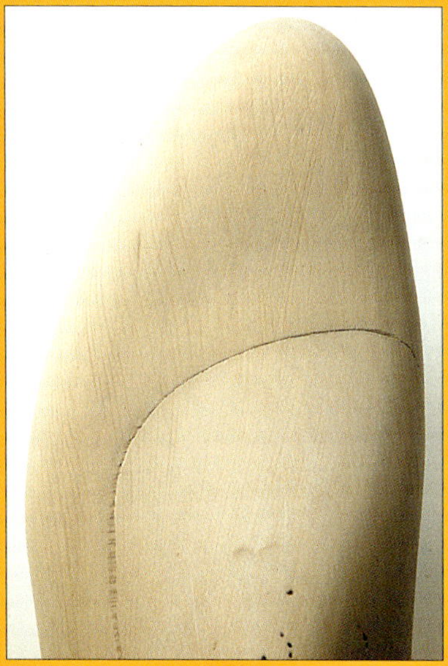

Der bananenförmige Wiener Typ hat ein gesenktes Quergewölbe.

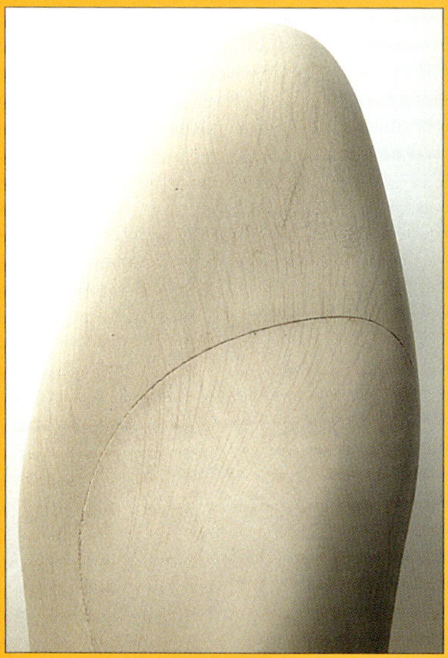

Beim offenen Italienischen Typ fällt die flache Vorderkappe auf.

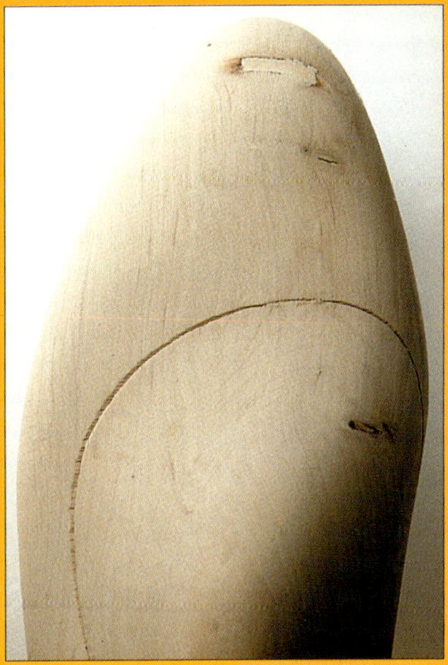

Den Österreichischen Typ kennzeichnet eine Mittelwelleneinstellung.

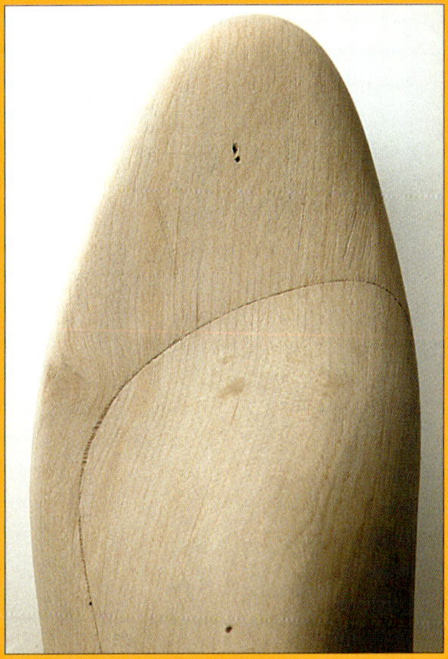

Der Typ Budapest hat eine hoher Vorderkappe.

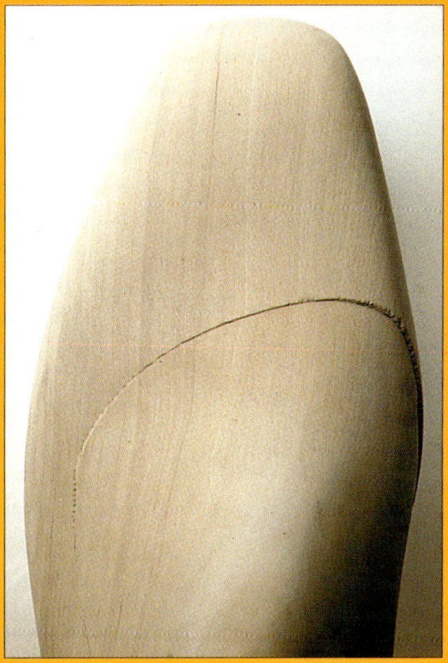

Der Englische Typ ist durch die leicht eckige Vorderkappe gekennzeichnet.

Die Bewährungsprobe des Leistens

Es liegt in der Verantwortung des Schuhmachers seinem Kunden den passenden Leistentyp auszusuchen. Obwohl auf jedem Leistentyp jedes Schuhmodell aufgebaut werden kann, paßt gemäß den Traditionen in der Schuhherstellung ein Derby-Modell eher auf einen Deutschen oder Budapester Leisten und ein Oxford-Modell auf einen englischen Leisten. Der Maßleisten muß alle charakteristischen Merkmale des Leistentyps, des individuellen Fußes und des ausgewählten Modells besitzen.

Perfekte Schuhe können nur auf perfekten Leisten gefertigt werden. Die meisten Werkstätten bestehen deshalb auf dem Anfertigen von Probeschuhen – einer kostspieligen Zusatzarbeit –, damit sie das Risiko senken können, dem Auftraggeber mit nicht passenden Schuhen eine Enttäuschung zu bereiten und zusätzlich teure Ledersorten von ausgezeichneter Qualität und aufgewendete Arbeitszeit zu vergeuden. Zur Anprobe fertigt der Schuhmacher Schuhe aus einem Leder mittlerer Qualität, wobei er die in den noch folgenden Kapiteln beschriebenen Arbeitsgänge der Schuhanfertigung vereinfacht durchführt. Wenn die Schuhe sich als bequem erweisen, zeugt das von guter Arbeit der Leistenbauers. Sollte der Probeschuh an einigen Stellen nicht passen, so können noch Korrekturen am Leisten durchgeführt werden. In diesem Fall markiert der Schuhmacher am Leisten die Stellen, an denen erweitert oder verengt werden muß. Nach dieser Überprüfung hat der Probeschuh seine Funktion erfüllt und wird nicht mehr gebraucht.

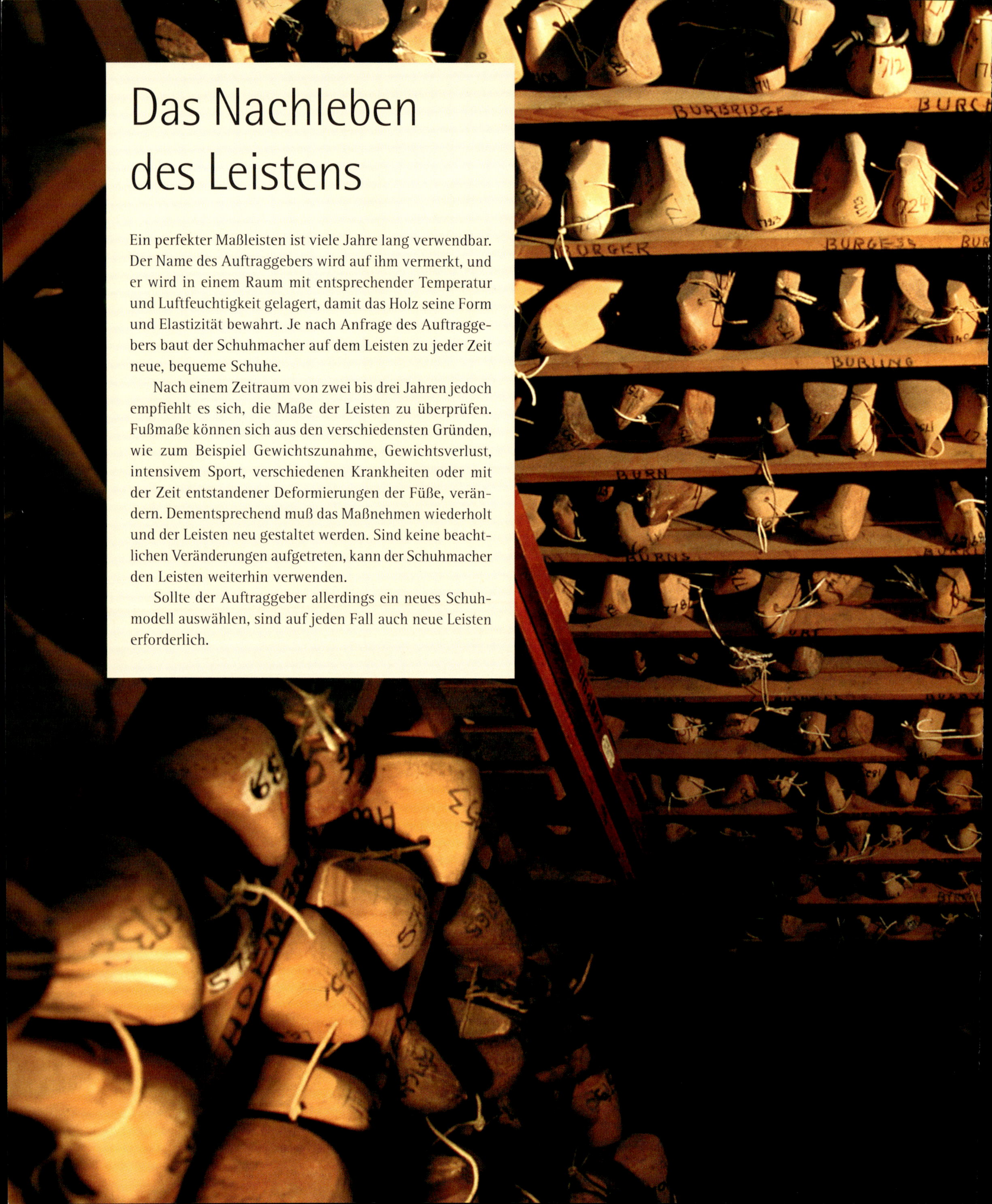

Das Nachleben des Leistens

Ein perfekter Maßleisten ist viele Jahre lang verwendbar. Der Name des Auftraggebers wird auf ihm vermerkt, und er wird in einem Raum mit entsprechender Temperatur und Luftfeuchtigkeit gelagert, damit das Holz seine Form und Elastizität bewahrt. Je nach Anfrage des Auftraggebers baut der Schuhmacher auf dem Leisten zu jeder Zeit neue, bequeme Schuhe.

Nach einem Zeitraum von zwei bis drei Jahren jedoch empfiehlt es sich, die Maße der Leisten zu überprüfen. Fußmaße können sich aus den verschiedensten Gründen, wie zum Beispiel Gewichtszunahme, Gewichtsverlust, intensivem Sport, verschiedenen Krankheiten oder mit der Zeit entstandener Deformierungen der Füße, verändern. Dementsprechend muß das Maßnehmen wiederholt und der Leisten neu gestaltet werden. Sind keine beachtlichen Veränderungen aufgetreten, kann der Schuhmacher den Leisten weiterhin verwenden.

Sollte der Auftraggeber allerdings ein neues Schuhmodell auswählen, sind auf jeden Fall auch neue Leisten erforderlich.

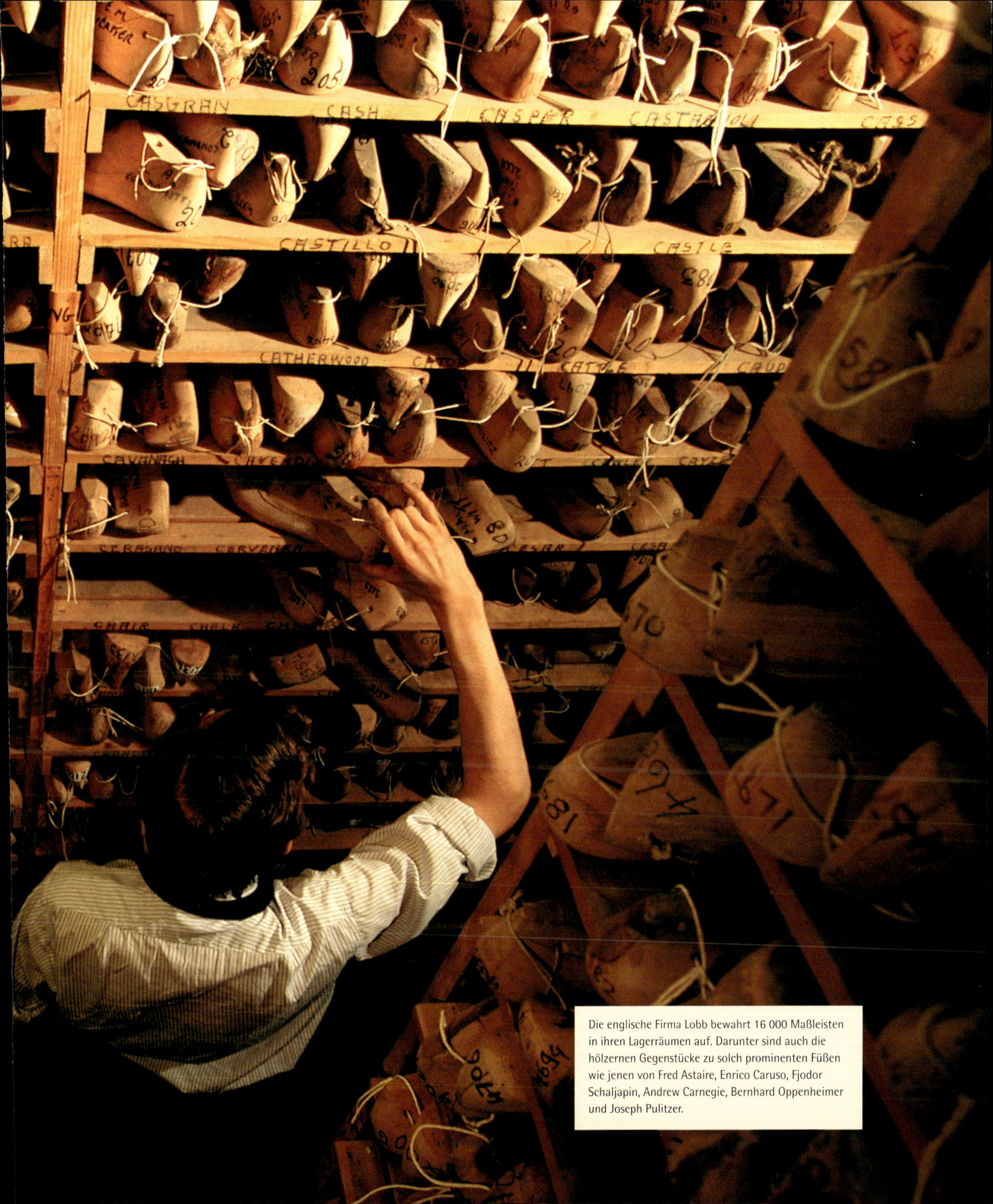

Die englische Firma Lobb bewahrt 16 000 Maßleisten in ihren Lagerräumen auf. Darunter sind auch die hölzernen Gegenstücke zu solch prominenten Füßen wie jenen von Fred Astaire, Enrico Caruso, Fjodor Schaljapin, Andrew Carnegie, Bernhard Oppenheimer und Joseph Pulitzer.

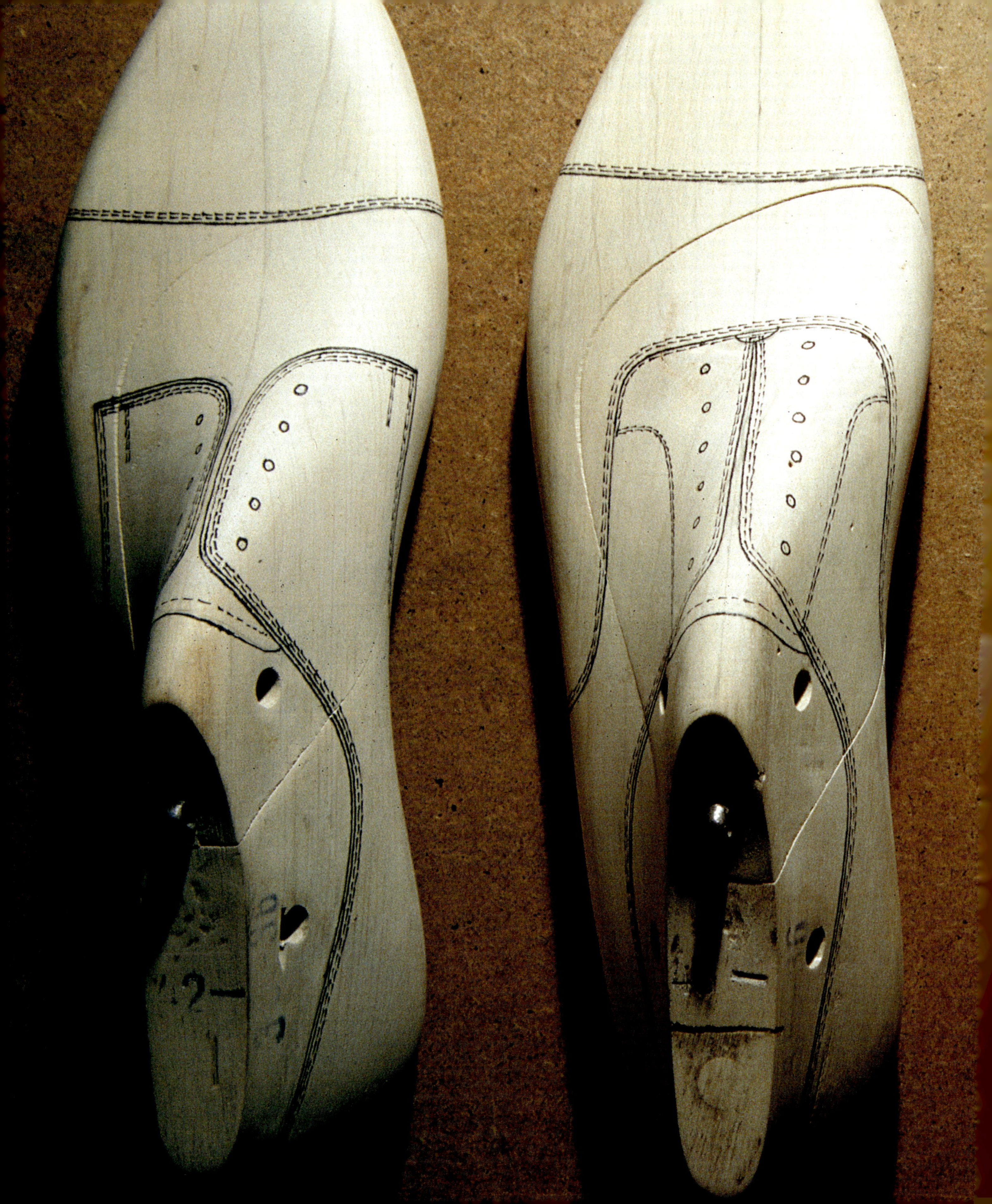

Das Modell

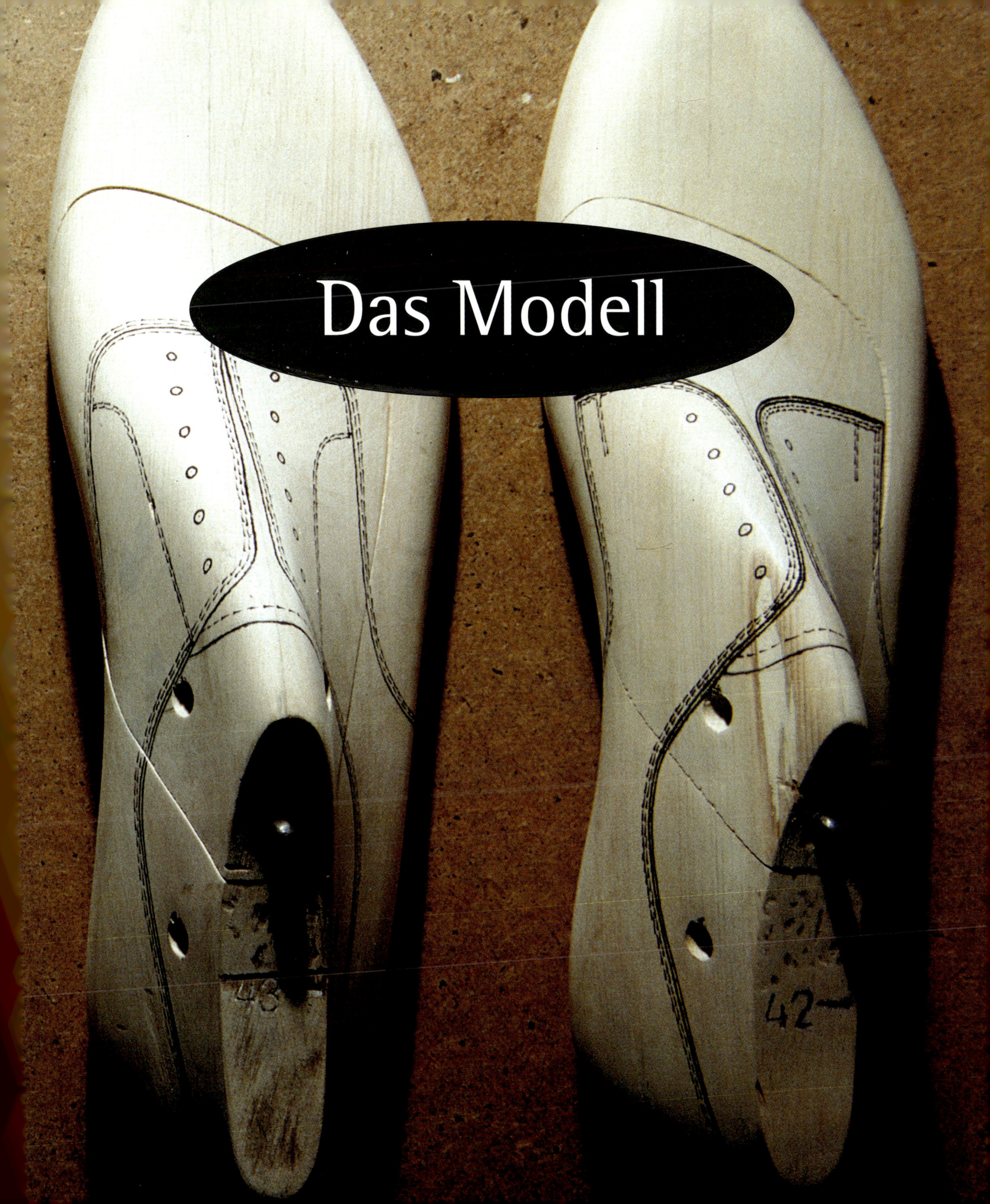

»Schuhe machen Leute«

Der Mensch entwickelte früh, so bezeugen Wandmalereien in Spanien aus der Zeit zwischen 15 000 und 12 000 v.Chr., das Bedürfnis, seinen Fuß vor Wettereinwirkungen zu schützen. Erste Grundformen des Schuhs stellen einfache Fußumhüllungen aus Tierhaut und die primitive Sandale aus Bast, Palmenblättern oder später aus Holz dar.

Aus diesem Schutzbedürfnis heraus entwickelte sich bald das Verlangen, anhand des Schuhwerks Individualität und Bedeutung zu signalisieren: je bedeutender der Träger, desto prunkvoller und individueller waren seine Schuhe. Die Zugehörigkeit zu einer Gesellschaftsgruppe zeigte sich häufig durch bestimmte Schuhmodelle (festgelegter Schuhtyp, festgelegte Verzierung), und auf diese Weise wurde gewissermaßen erste Schuhmode kreiert.

Das Tragen silberner oder edelsteinverzierter Sandalen stand im alten Ägypten den Oberpriestern und dem Herrscher zu. Mit diesem Bekleidungsprivileg war ein wichtiges Amt am Hof des Pharao verbunden: Bereits in der I. Dynastie (2850–2660 v.Chr.) wachte der Sandalenträger an den heiligen Orten, die man nur barfuß betreten durfte, über die wertvollen Sandalen der Würdenträger oder trug sie während bestimmter Zeremonien auf einem Kissen hinter ihnen her. Dieses Amt bewahrte sich bis in die Neuzeit.

Julius Cäsar wählte bei offiziellen Anlässen goldene Stiefel, Nero bevorzugte silberne Sandalen. Karl der Große trug bei Feierlichkeiten mit Edelsteinen reich besetzte Schuhe, während sein Sohn Ludwig I., der Fromme, goldene Stiefel als seiner würdig ansah. Bis ins 19. Jahrhundert hinein waren aufwendig verzierte Schuhe – und da gab es selbstverständlich strenge Vorschriften, je nach Stellung des Trägers innerhalb der Gesellschaft – der wohlhabenden Bevölkerungsschicht vorbehalten. Die mittlere Schicht (niederer Adel und reiche Kaufleute) trug wesentlich einfachere Modelle, arme Leute besaßen nur Bund- oder Holzschuhe oder liefen sogar barfuß.

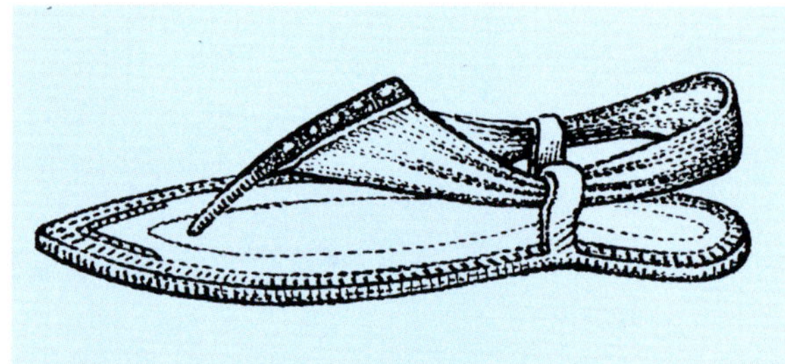

Die Palmenblättersandale (Theben, Oberägypten, 1400–1250 v.Chr.) erfüllt die Grundbedingungen des Schuhwerks: Eine Sohle, die mit Riemen am Fuß gehalten wird, schützt diesen beim Gehen auf Sand oder Steinen.

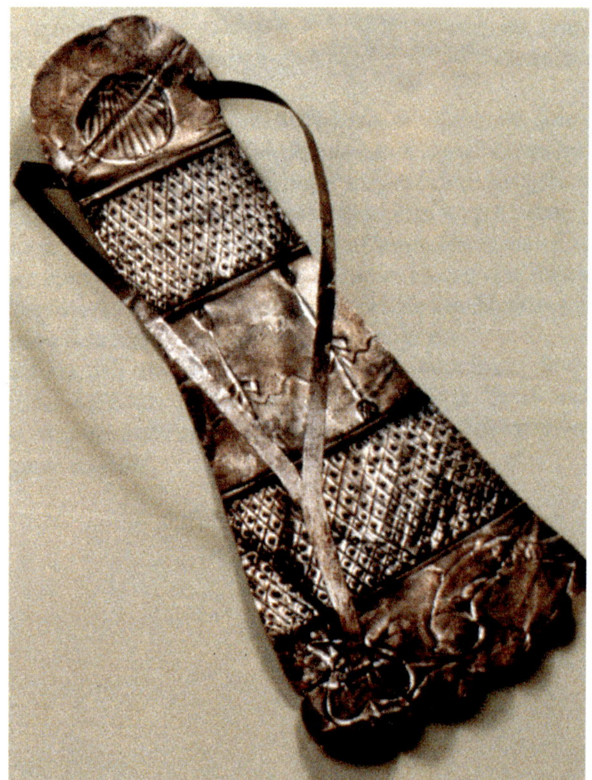

Die Silbersandale aus byzantinischer Zeit, die in einem ägyptischen Grab gefunden wurde, ähnelt der aus Palmenblättern. Das kostbare Material und die reichen Verzierungen der ansonsten einfachen Form zeigen, daß das Schuhwerk bereits im 6. Jahrhundert v.Chr. ein Symbol für Reichtum und sozialen Status war (Bally Schuhmuseum, Schönenwerd).

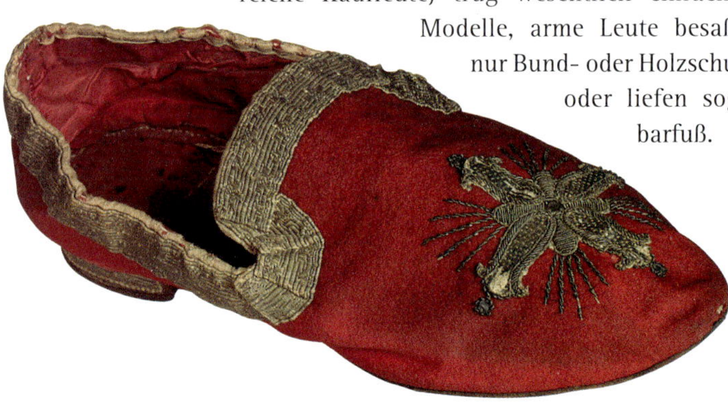

Die rote Farbe und das in Goldfaden gestickte griechische Kreuz zeichnen diesen Pantoffel als kirchlichen Schuh aus: »Portatur a sss Patre Pius VI. to« – die Beschriftung auf der Innensohle kennzeichnet ihn als Eigentum Papst Pius VI. (1775-1779) (Bayerisches Nationalmuseum, München).

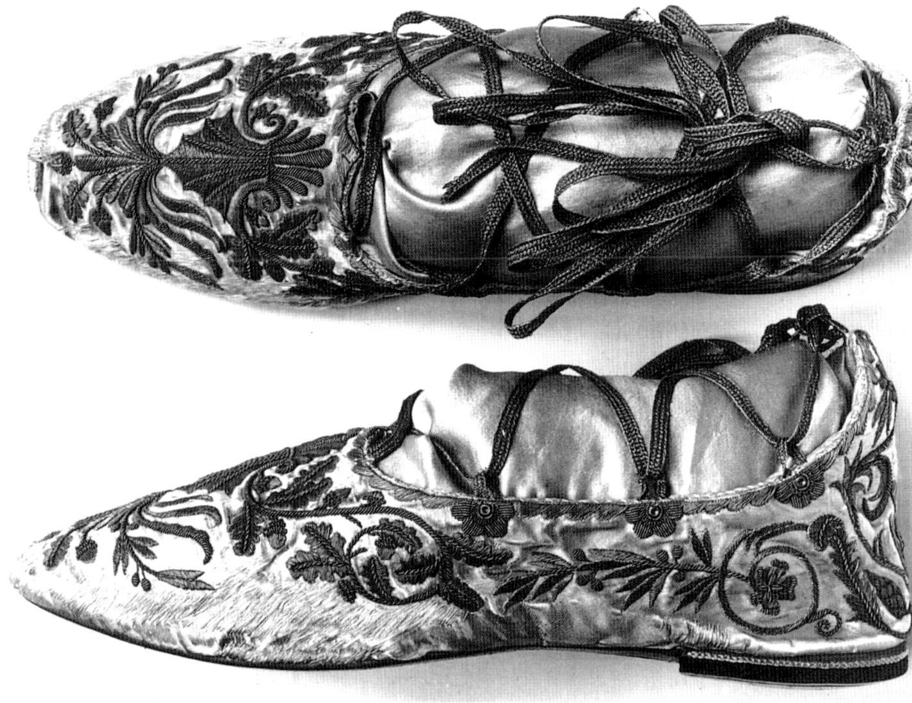

Der Schuh Napoleons I. (1769–1821), den er 1804 während seiner Krönung trug, ist ein einfaches Escarpin-Modell mit niedrigen Absätzen. Napoleon zeigte seine Überlegenheit gegenüber dem Papst, indem er ihm, der Überlieferung zufolge, die Krone aus den Händen nahm und sich selbst auf den Kopf setzte – sich also selbst krönte. Ein weiteres Zeichen seiner Überlegenheit könnte man darin sehen, daß seine Schuhe wesentlich reicher verziert waren als die des Kirchenoberhaupts (ehemals Rüstkammer der Sächsischen Landesbibliothek, Dresden, Kriegsverlust).

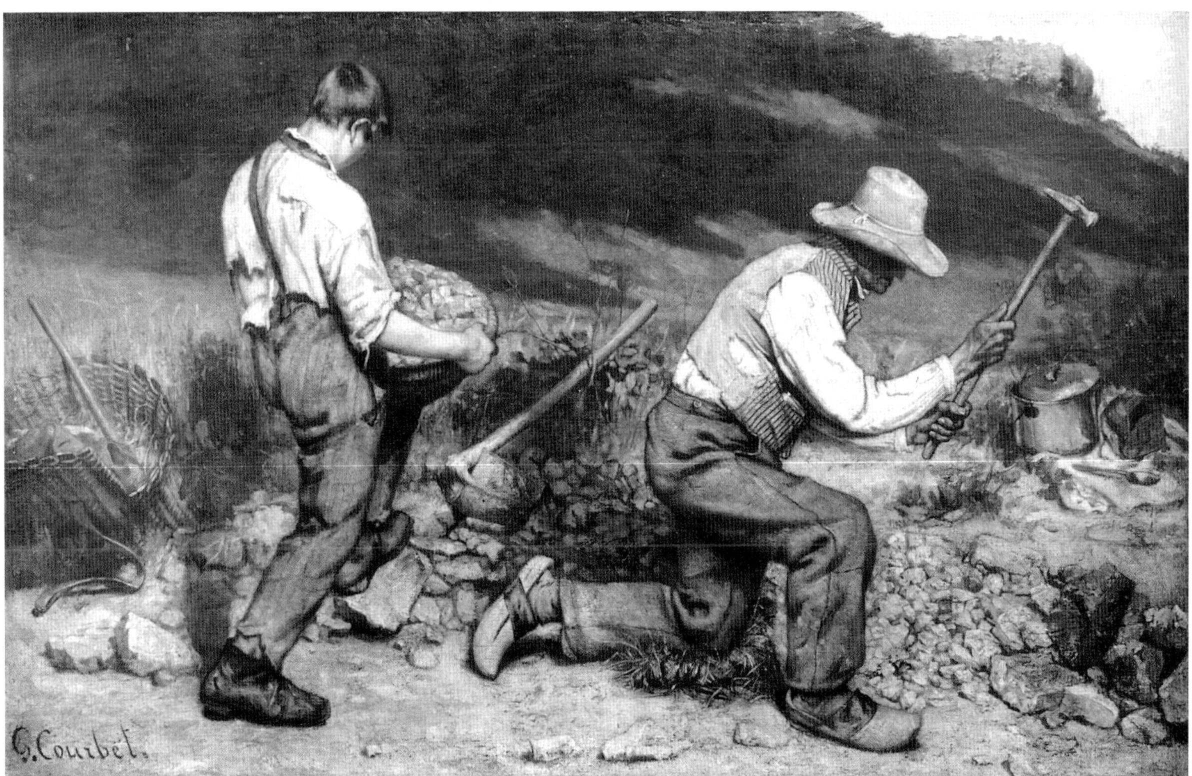

Arbeiter suchten ebenfalls den besten Schutz für ihre Füße. Sie fertigten Schuhe aus hartem und robusten Material, ohne jegliche Verzierung. Das Gemälde Die Steinklopfer (1849) von Gustave Courbet hält dieses Zeugnis eines seiner Zeit harten Alltags detailgetreu fest (ehemals Gemäldegalerie Dresden, Kriegsverlust).

Mode am Fuß

In der Herrenschuhmode dominierte von Anfang an der Stiefel, der als besonders männliches Schuhwerk galt, doch tauchen je nach Zeitgeist auch Halbschuhe in verschiedenen Formen auf. Diese unterlagen, ähnlich wie die Damenschuhmode, häufig unberechenbaren, ja stürmischen Veränderungen.

Die erste Modewelle schwappte im 12. und 13. Jahrhundert über Europa. Kreuzritter führten die modernere Variante der einstigen Schnabelschuhe der Assyrer und später der Etrusker ein: den Poulaine, eine extreme Verlängerung des bereits seit der Spätantike (5./6. Jahrhundert n.Chr.) bekannten Spitzschuhs. Zu seiner Verstärkung diente die Trippe, eine extra anzubringende Holzsohle, die es ermöglichte, trokkenen Fußes über die Straße zu gehen. Kein Schuh hat jemals solch einen Wirbel verursacht! Mit der Zeit wuchs die Schuhspitze des Schnabelschuhs, der vorwiegend Höflingen und reichen Kaufleuten vorbehalten war, ins Unermeßliche, da jeder Träger damit seine gesellschaftliche Stellung demonstrieren wollte. Natürlich enthielt diese Schuhspitze in ihren Auswüchsen auch eine stark phallische Konnotation. Schließlich sollte ein päpstliches Edikt die Länge der Schuhspitze auf ein akzeptables Maß reduzieren. Der französische König Philipp IV., der Schöne, erließ dazu im 14. Jahrhundert eine Verordnung, daß Herzöge Schuhspitzen tragen dürfen, die zweieinhalbmal so lang sind wie ihre Füße, Hochadlige zweimal so lange und Ritter anderthalbmal so lange.

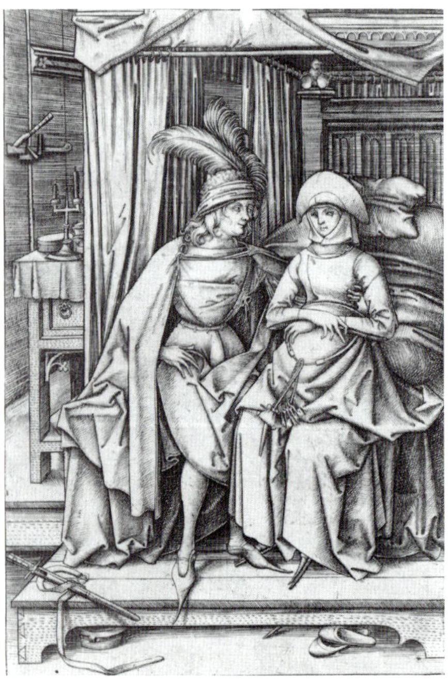

Eine unmißverständlich sexuelle Botschaft vermittelt der Schnabelschuh in dem Kupferstich von Israhel von Meckenems aus dem 15. Jahrhundert (Staatliche Graphische Sammlung, München).

König Edward IV. von England legte 1436 in einem Gesetz fest: »Kein Herr unter dem Rang eines Lords darf Schuhe oder Stiefel irgendwelcher Art benutzen oder tragen, deren Spitze länger als zwei Zoll ist; andernfalls hat er dem König für jede Übertretung eine Strafe von drei Schilling und vier Pence zu zahlen«.

Um 1500 kam im Zuge der Renaissance und des Aufblühens des städtischen Bürgertums eine sehr breite und einfache Schuhform in Mode, diesmal als Grundmodell für alle Gesellschaftsschichten. Diese Gegenbewegung zum höfischen, spitzen Schuh fiel konsequenterweise ebenso extrem aus. Die Schuhe des reichen Bürgers waren ausgesprochen breit und rund und wurden darum als Bärenfüße, Kalbs- oder Kuhmäuler verspottet. Trotz ihrer fast rechteckigen Form waren sie im Vergleich zum Schnabelschuh jedoch eher unbequem: Zunächst einmal paßte sich die Form des Schuhs nicht mehr dem Fuß an; auch wurde der Kuhmaulschuh aus sehr festem und mehrschichtigen Ledermaterial gefertigt, im Extremfall mit zwei hornähnlichen Ausbuchtungen an der Schuhspitze – daher auch der Name Hornschuh –, so daß er nur sehr schwer den Bewegungen des Fußes nachgab. Ein auffälliges Charakteristikum dieses Renaissanceschuhs war die Schlitzung des Oberleders, um den weißen Strumpf bis zu den Zehen hin sichtbar werden zu lassen.

Ab 1565 eroberte der farbenfreudige spanische Schuh Europa und sorgte durch sein weiches Material wieder für etwas mehr Bequemlichkeit.

Im Barock bevorzugten die Männer Modelle aus feinstem Material (Leder oder Stoffe wie Brokat) mit hohen Absätzen (siehe Seite 162) und ausgefallenen Verzierungen wie Bandschleifen, großen Schnallen, Stickereien und Edelsteinen. Das Rokoko, das unter Ludwig XV. (1715–1774) in Frankreich aufkam, löste den pompösen Barock mit eleganteren und zierlicheren Schuhen ab.

Zwar war die Epoche in Kunst und Mode noch an höfische Traditionen gebunden, jedoch ließ sie vereinzelt bereits neue, bürgerliche Elemente erkennen.

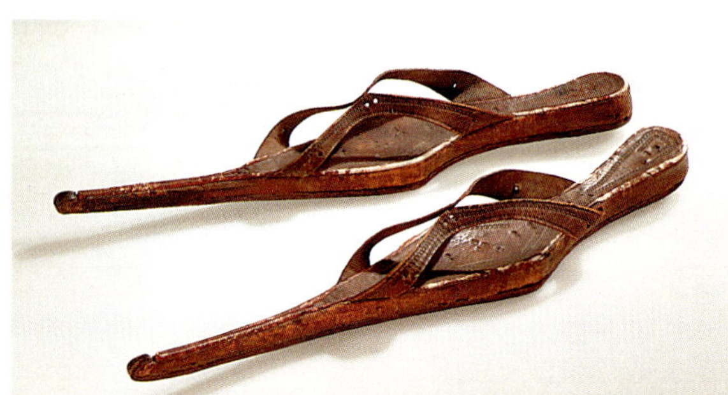

Die Trippe (15. Jahrhundert) sollte dem Schnabelschuh beim Gehen Halt geben und vor Dreck schützen (Bayerisches Nationalmuseum, München).

Die kriegerischen Auseinandersetzungen, die das 18. Jahrhundert prägten (Spanischer Erbfolgekrieg, Türkenkrieg, Freiheitskrieg der nordamerikanischen Kolonien, Französische Revolution, um nur einige zu nennen) gaben dem Stiefel eine neue Bedeutung. Neben bislang sehr engen, eleganten, aus weichem Leder geschaffenen Modellen der Hofgesellschaften (man mußte erst die Füße ins Wasser tauchen, um die Stiefel mit Hilfe eines Kammerdieners überhaupt anziehen zu können) hielten starke Stiefel mit hohen Schäften ihren Einzug und blieben im Rahmen des Kriegsdienstes bis zum Ende des 18. Jahrhunderts in Gebrauch.

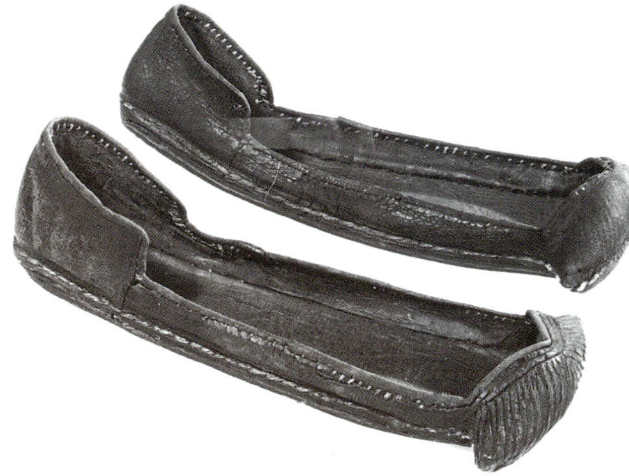

Der Hornschuh mit hornähnlichen Ausbuchtungen an der Schuhspitze gab nur schwer den Bewegungen des Fußes nach (Bayerisches Nationalmuseum, München).

Das geistige Vorbild der heutigen Herrenmode entwickelte sich zur Zeit der Französischen Revolution (1789–1799) im Zuge der Emanzipation des Bürgertums. Die bürgerliche Mode spiegelte den Leitgedanken der Revolution wider: Gleichheit und Brüderlichkeit. Von jetzt an verzichteten die Herren auf auffällige Verzierungen: Farben und Formen wurden diskreter, der Absatz verschwand. Hippolyte Taine (1828–1893), französischer Historiker und Philosoph, stellte die These auf, daß die Erfindung der den Knöchel bedeckenden Hose das größte Ereignis in der Geschichte Europas gewesen sei, da sie den zivilisierten Mann geschaffen habe. Man darf hinzufügen, daß sie damit auch den Vorgänger des heute für klassisch befundenen Halbschuhs ins Leben gerufen hat, der besser zu einer derartigen Hosenmode paßte.

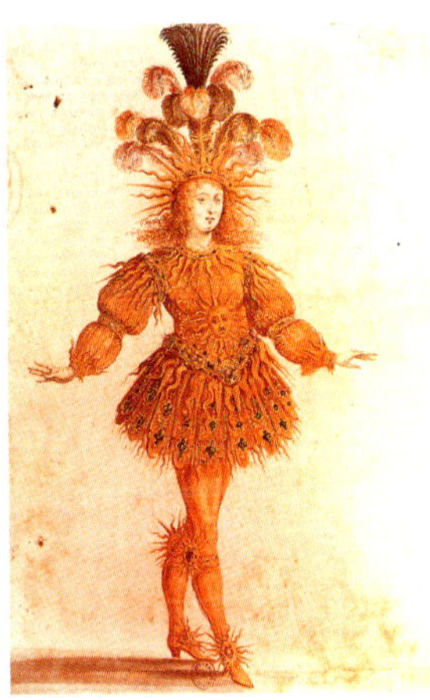

Ludwig XIV. (1638–1715) trägt als Sonnenkönig reich verzierte Schuhe (Bibliothèque Nationale, Paris).

Zur Zeit des Biedermeier und der Romantik am Anfang des 19. Jahrhunderts hatten die mit Bändern und ähnlich nostalgischen Verzierungen versehenen Schuhformen ein kurzes Comeback, doch seit Mitte des 19. Jahrhunderts unterliegt die Herrenschuhmode nur noch gelegentlich extremen modischen Veränderungen und wird vorwiegend vom klassischen Halbschuh dominiert.

Neue Schuh- und Stiefelformen finden ihren Platz in der Modeszene, hauptsächlich durch stilprägende gesellschaftliche Persönlichkeiten oder das Militär (zum Beispiel der Wellington-Stiefel und der Blücher oder Derby, siehe Seite 62). Zunächst beherrschte der Halbstiefel wieder die Schuhmode, wobei in diesem Zusammenhang ein Modeschöpfer besonders hervorzuheben ist: Der Brite George Bryan Brummel (1781–1840), besser bekannt unter dem Namen Beau Brummel, bevorzugte gedeckte Farben und legte großen Wert auf exakte Schnitte. Zu enganliegenden Hosen trug er geschnürte Halbstiefeletten. Darin folgte ihm die Männerwelt in Großbritannien, auf dem Kontinent und in Übersee bis weit ins 20. Jahrhundert (unter ihnen als Freunde und Bewunderer der Prinz von Wales und König George IV. von England).

Die bis in die Gegenwart als traditionell klassisch geltenden Modelle entstanden im Zeichen der Bequemlichkeit und Eleganz. Zur Etablierung dieser konservativen Mode trugen vor allen Dingen die Meister aus London, München, Paris, Wien und Budapest bei.

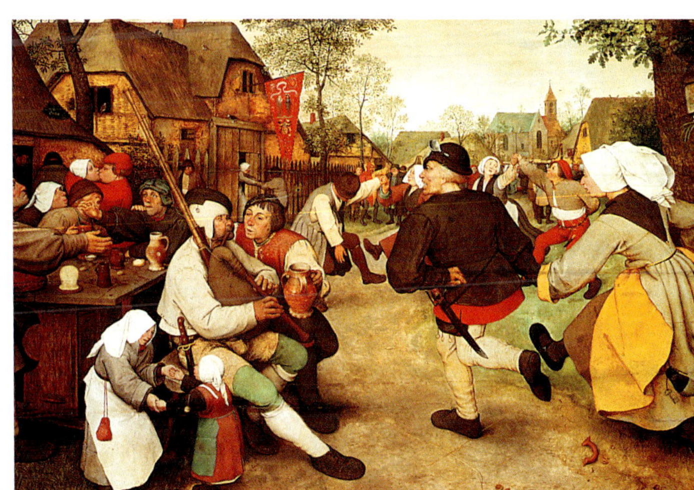

Der Musikant im Bauerntanz von Pieter Brueghel d. Ä. (entstanden um 1568) trägt die zeitgemäß breiten (Kuhmaul-) Schuhe und dazu weiße Strümpfe (Kunsthistorisches Museum, Wien).

Grundtypen der klassischen Herrenschuhmodelle

Die Grundtypen der heute als klassisch geltenden Herrenschuhmodelle entstanden als Ergebnis einer Art Wettbewerb unter den europäischen Schuhmachermeistern in den Jahren 1880–1889. Die Londoner, Pariser, Münchner, Wiener und Budapester Werkstätten erlangten weltweite Berühmtheit durch ihre Kunstfertigkeit und Individualität.

Ein Schuhmodell wird vor allem von der Machart seines Aufbaus bestimmt. Dabei gibt es einige Grundkategorien. Ein Schuhtyp wird zunächst anhand seiner Verschlußmethode definiert: Schnürschuh (geschlossen oder offen), Schnallenschuh oder Slipper. Bei einem geschlossenen Schnürschuh, zum Beispiel dem Oxford, sind die Seitenteile unter das Vorderblatt genäht und schließen sich über eine angenähte Zunge. Im Falle einer offenen Schnürung – diese liegt beim Derby vor – liegen die Seitenteile auf dem Vorderblatt auf, das wiederum in eine Zunge übergeht. Ein weiteres Charakteristikum ist die Anzahl der Bestandteile des Schuhoberteils. Bei der einfachsten Variante, dem Slipper, besteht das Oberteil aus einem einzigen Stück Leder. Modelle wie der Budapester sind aus Vorderblatt, Seitenteilen und äußerer Hinterkappe zusammengesetzt. Das Vorderblatt kann zusätzlich von einer geraden oder geflügelten Vorderkappe oder verschiedenen Vorderblatteinlagen geteilt sein. Als drittes Unterscheidungsmerkmal sind vorhandene oder nicht vorhandene Lochmuster (Brogueings) zu nennen, die seit Ende des Jahrhunderts die Herrenschuhmode mitprägen.

Die weniger als ein Dutzend klassischen Grundtypen bieten vielseitige Variationsmöglichkeiten beim Anfertigen einzelner Modelle. Der Modelldesigner stützt sich bei der Auswahl des Grundtyps seines zu kreierenden Schuhs stets auf das traditionelle Grundsortiment. Das Ausarbeiten der Oberteilvarianten jedoch ist Terrain seiner Kreativität: Wie soll die Linienführung verlaufen, wie fügen sich die einzelnen Teile harmonisch aneinander? Welche Verzierungsmotive (Brogueings, Steppereien, Zacken oder Einlagen), Farben und Oberflächen eignen sich, und welche Kombinationen sind möglich?

Während die Benennung der Grundtypen einer weltweiten Übereinkunft der Schuhmacher folgt, erhalten die zahllosen Modellvarianten der einzelnen Werkstätten jeweils individuelle Namen. Auf den Seiten 60–85 wird eine Auswahl derartiger Modelle aus berühmten Werkstätten vorgestellt.

Das ABC des Oxford und Derby

Plain Oxford

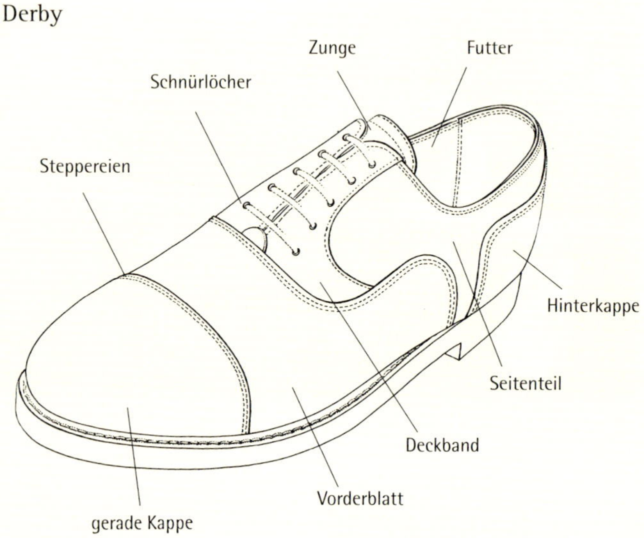

Full-Brogue Derby

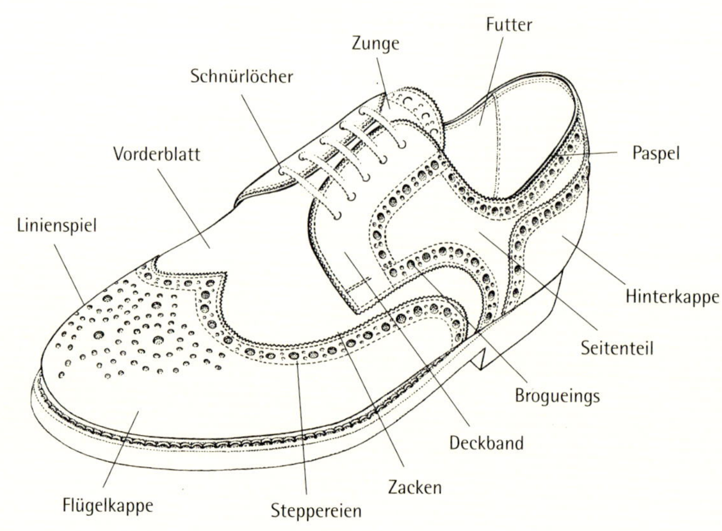

Der Full-Brogue und Semi-Brogue

Die einfachste Version des Oxford und Derby trug keinerlei Verzierung. Doch schon bald begannen die Schuhmacher, die einfachen klassischen Herrenschuhe mit derartigen Spielereien zu versehen. Der mit Lochmustern verzierte Schuh aber ist die Erfindung irischer Bauern: Um das Innere ihrer auf dem feuchten Sumpfboden aufgeweichten Schuhe leichter trocknen zu können, versahen sie die Vorder- und Seitenteile ihrer starken Lederschuhe mit Löchern.

Dieser Schuhtyp machte sich in England zuerst bei Förstern und Wildhütern und später im Kreis der mit ihnen zur Jagd gehenden Aristokraten beliebt. Nachdem der Schuh in die Garderobe der Hochadeligen aufgestiegen war, traten am Brogue wesentliche Veränderungen auf: Man begann, ihn aus immer weicherem und dünnerem Leder anzufertigen, und seine Linienführung wurde zusehends eleganter. Die ursprüngliche Funktion der Löcher (Brogueings) ging verloren, sie dienten jetzt als Zierde des Schuhs. Das Lochmuster an der Schuhspitze wurde in höchstem Maße veredelt, die Grenzlinien von Vorderblatt und Seitenteilen und des oberen Rands der Seitenteile mit in Steppnähte eingefaßten Lochmusterreihen verziert. So entstanden der Full-Brogue und der Semi-Brogue (auch unter der Bezeichnung Half-Brogue geläufig). Der Unterschied zwischen Full- und Semi-Brogue liegt allein in der Form der Vorderkappe: Beim Full-Brogue ist sie geflügelt, beim Semi-Brogue gerade. (Zur Herstellung dieser Lochmuster und anderer Musterarten siehe Seite 106 ff.)

Schuhe des Typs Full-Brogue waren bereits um die Jahrhundertwende in England auf den Golfplätzen zu sehen – sie galten als eine Art Sportschuh. Zu ihrem eigentlichen Welterfolg kamen sie erst, als in den 30er Jahren der als europaweit elegantester Mann geltende Prinz von Wales die Gesellschaft verblüffte, indem er in Full-Brogue-Schuhen zum Golfspiel erschien. Ihm gefielen diese Schuhe so gut, daß er eine elegantere Variante später auch gern zu gesellschaftlichen Anlässen trug.

Trotz des Vorbilds des Prinzen von Wales wird ein Semi- oder Full-Brogue bis heute jedoch nicht nach 18 Uhr getragen.

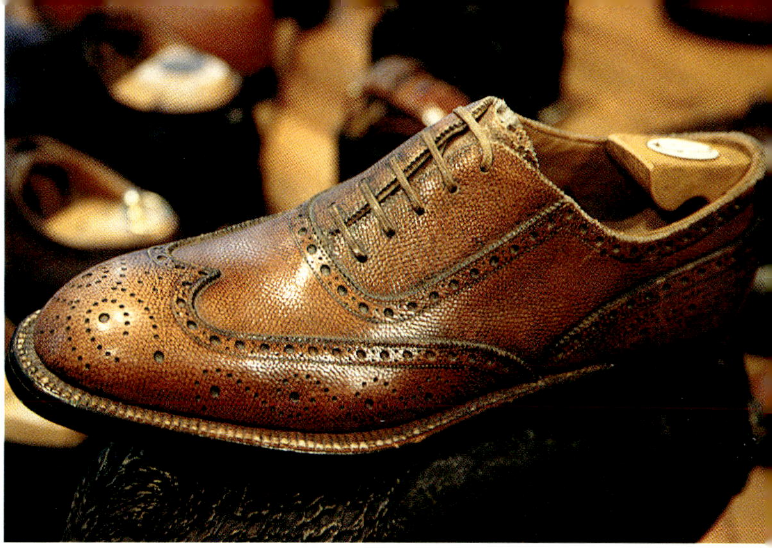

Der puritanischen Version des Oxford steht der reich verzierte Full-Brogue Oxford gegenüber – hier ein vollkommenes Beispiel aus der Werkstatt Oliver Moore, New York.

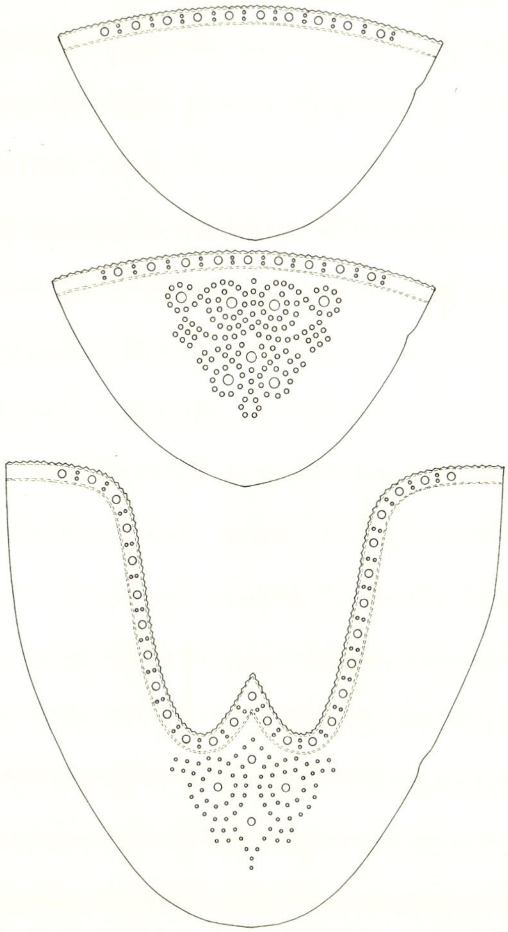

Drei Varianten der Vorderkappe. Oben: einfach (Plain); Mitte: gerade mit Linienspiel (Semi-Brogue); unten: geflügelt mit Linienspiel (Full- Brogue).

Der Oxford

Das wohl eleganteste, englische Herrenschuhmodell: der Oxford. Typisch ist die geschlossene Schnürung. Die durch die fünf Paar Schnürlöcher gefädelten Schnürsenkel verschließen die Schuhöffnung so ideal, daß von der Zunge nur der obere Rand zu sehen ist. Dieser Schuhtyp sieht an schmalen Füßen mit niedrigem Spann besonders gut aus.

Da der Schuh durch die Hose fortgesetzt wird, muß in erster Linie auf die Harmonie der beiden geachtet werden. Zusammen mit einem schwarzen Anzug garantiert der schwarze Oxford seinem Träger zu feierlichen Anlässen eine vornehme Erscheinung. Mit einer einfarbigen Hose kombiniert, beweist er einen ausgewählten Geschmack im Alltag, wie hier bei Fred Astaire während einer außergewöhnlichen Autogrammstunde.

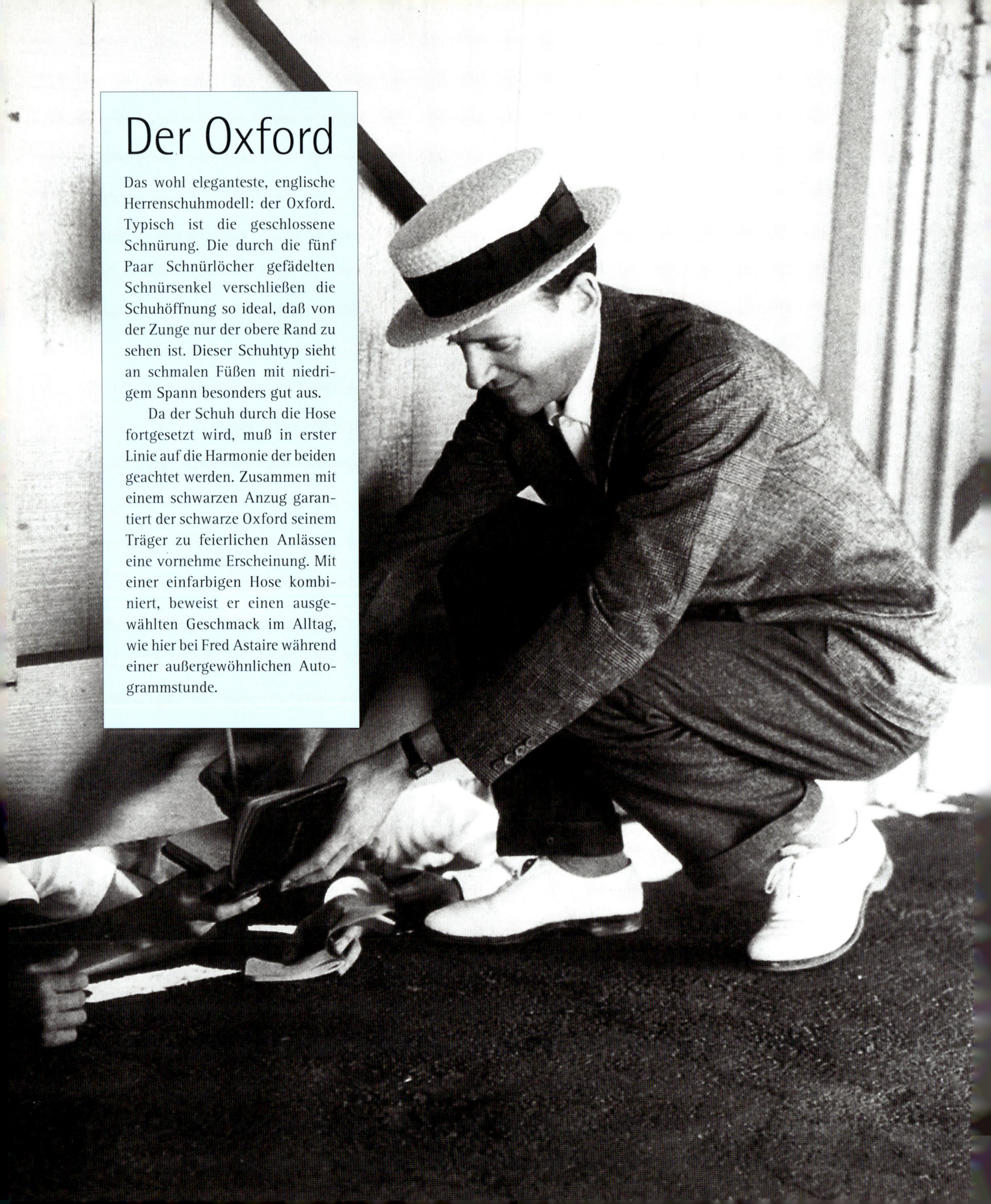

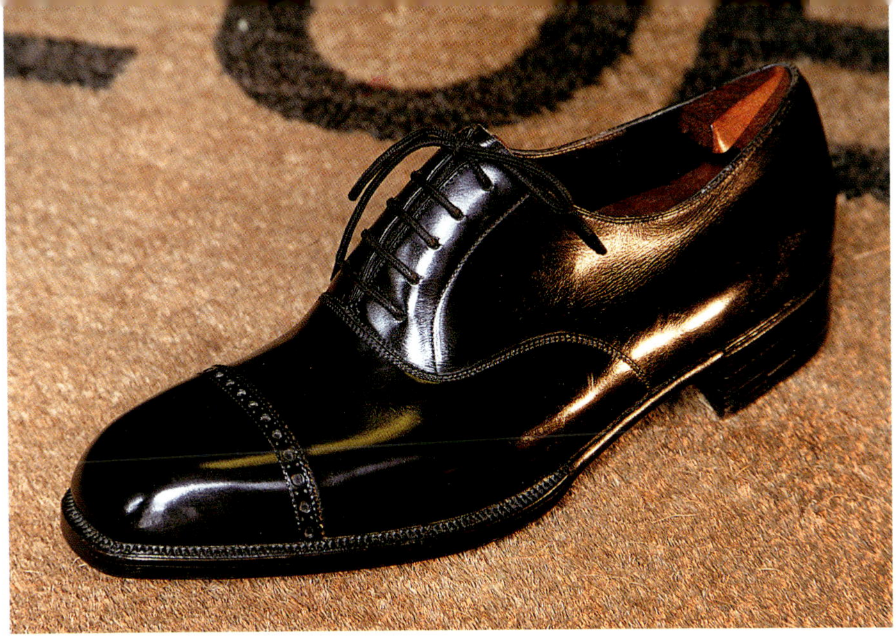

Er gilt als charakteristisch englischer Schuh – Modelle dieses Typs wurden bereits 1830 in England angefertigt, kamen allerdings erst um 1880 in Mode und sind seitdem unter dem Namen Oxford bekannt und geläufig. Der Prototyp dieses Modells der Werkstatt John Lobb in London wurde vor etwa 100 Jahren angefertigt. Er wird bis heute als das eleganteste Herrenschuh-Modell gehandelt.

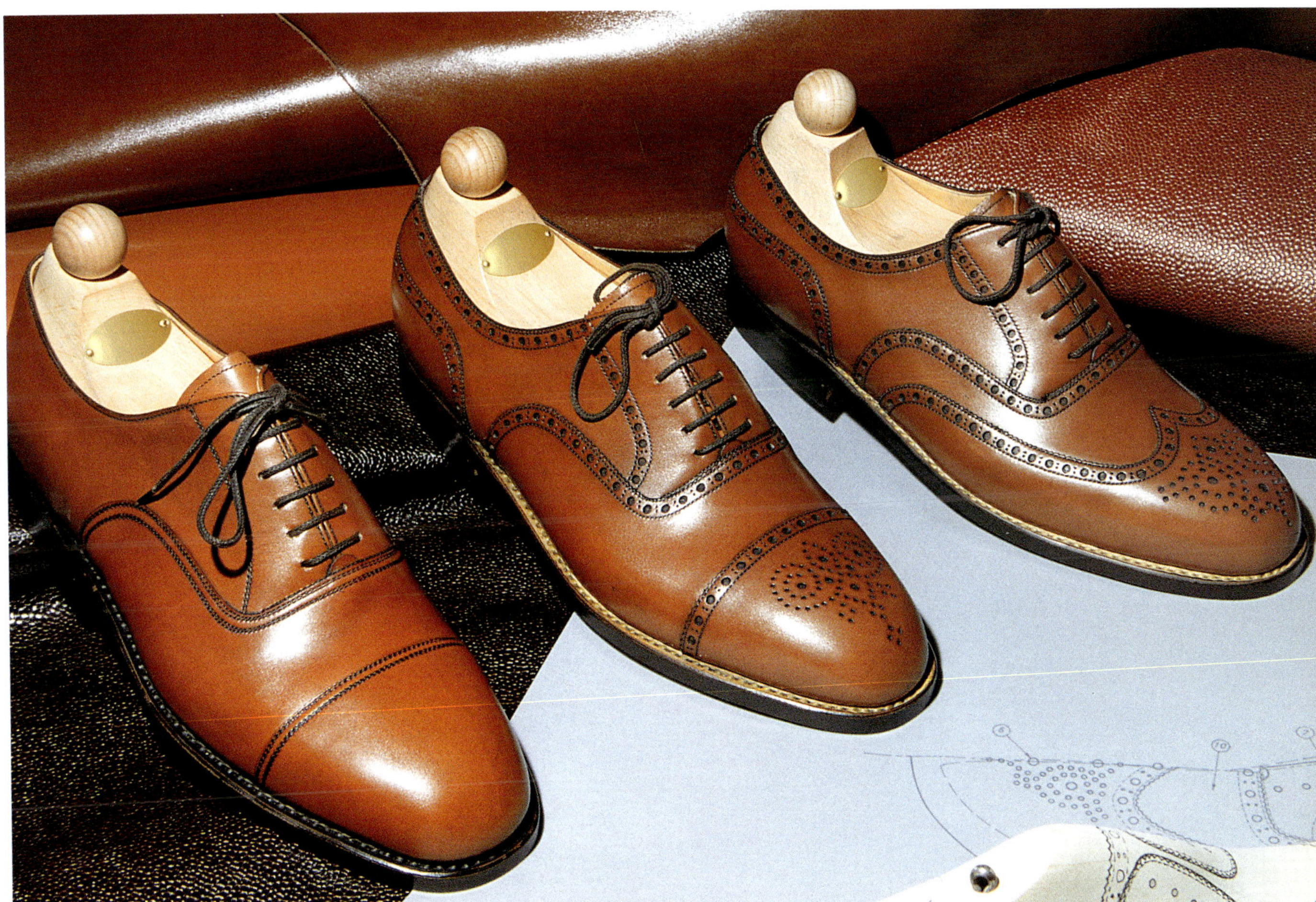

Kleine Oxford-Parade: links die glatte Oxford-Variante (Plain). Die einzige Verzierung dieses geradezu asketisch-eleganten Schuhs besteht in der doppelten Steppreihe entlang der geraden Vorderkappe und der Grenze von Vorderblatt und Seitenteilen; in der Mitte ein Semi-Brogue: Die gerade Vorderkappe, die Grenzlinien von Vorderblatt und Seitenteilen sowie Seitenteilen und Hinterkappe, die Deckbandlinie und der obere Rand der Seitenteile sind mit Lochmustern verziert; rechts ein typischer Full-Brogue mit reich verzierter Flügelkappe.
(Alle Modelle dieses Kapitels ohne nähere Angaben stammen aus der Werkstatt von L. Vass, Budapest.)

Der Derby

Der Derby ist ein auf dem europäischen Kontinent verbreiteter Schuhtyp mit offener Schnürung. Schuhe mit solchen Schnürungen sind auch unter dem Namen »blucher« bekannt, nach dem preußischen Generalfeldmarschall und Herzog von Wahlstadt, Gebhard Leberecht von Blücher (1742–1819; er schlug mit Wellington 1815 Napoleon in der Schlacht von Waterloo), der derartige Schnürschuhe für seine Soldaten anfertigen ließ.

Der Derby-Typ bietet den Schuhfreunden, die einen breiteren Fuß oder einen überdurchschnittlich hohen Spann haben, absolute Bequemlichkeit. Gleichzeitig mildern die Verzierungen den robusten Charakter des Schuhs, der von den Außennähten (beim Zwiegenähten) und der doppelten Sohle hervorgerufen wird. Aufgrund der offenen Schnürung ist es einfacher, in diesen Schuh hineinzuschlüpfen als in einen Oxford, und der Abstand zwischen den beiden Seitenteilen kann effektiver geregelt werden. Einen Derbytyp gibt es in verschiedenen Versionen: Plain, Semi-Brogue, Full-Brogue.

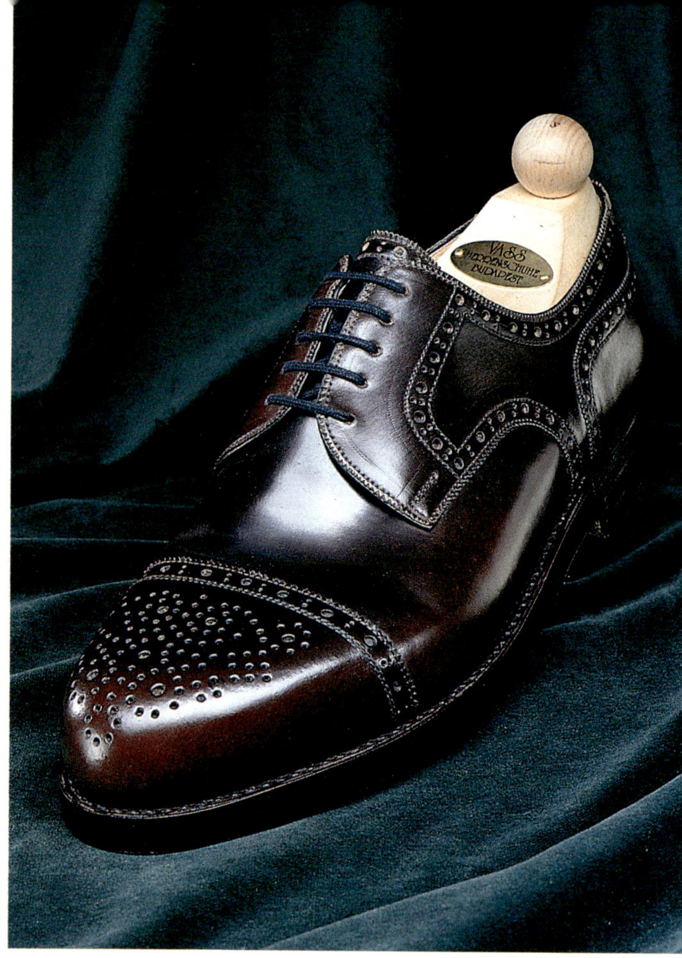

Dieser Schuhtyp ist seit der Jahrhundertwende vor allem in Wien sehr beliebt. Charakteristisch für ihn ist, daß er vom Schnitt her ein Derby-Typ und von seiner Verzierung her ein Semi-Brogue ist. Das Vorderblatt wird 7–8 cm von der Schuhspitze entfernt von einer geraden Vorderkappe geteilt, auf der sich zwischen zwei Steppnähten Löcher aneinanderreihen: zwischen zwei größeren Löchern jeweils zwei kleinere übereinander. Im Linienspiel auf der Schuhspitze dominieren größere Löcher in einem Hof von kleineren. Die Lochverzierung innerhalb der zwei Steppnähte wiederholt sich an den Nähten von Vorderblatt, Seitenteilen und Hinterkappe.

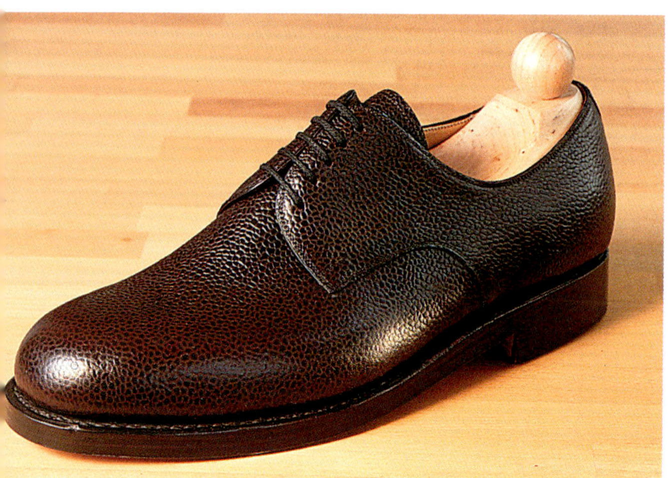

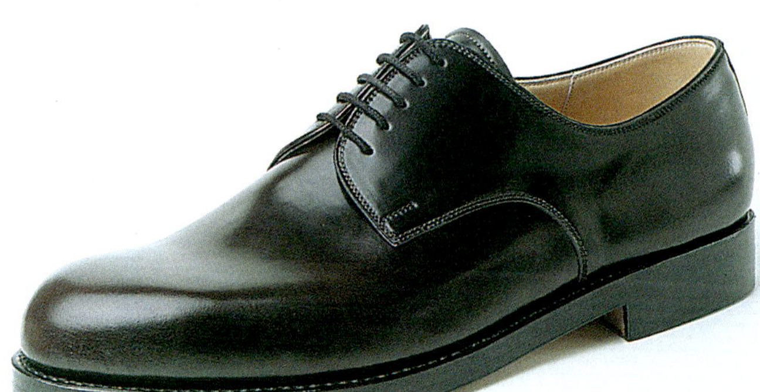

Ein Plain Derby wirkt fast puritanisch: Sein Vorderblatt ist nicht geteilt, das Seitenteil zieht sich in einem einzigen glatten Bogen bis hin zur Sohle. Viele Schuhliebhaber ziehen diese einfache Version dem Semi- oder Full-Brogue vor, aus – unbegründeter – Angst, eine gerade oder geflügelte Vorderkappe könne den Fuß beengen und schmerzen. Das Scotchgrain-Leder (links) betont den sportlich legeren Charakter des Schuhs.

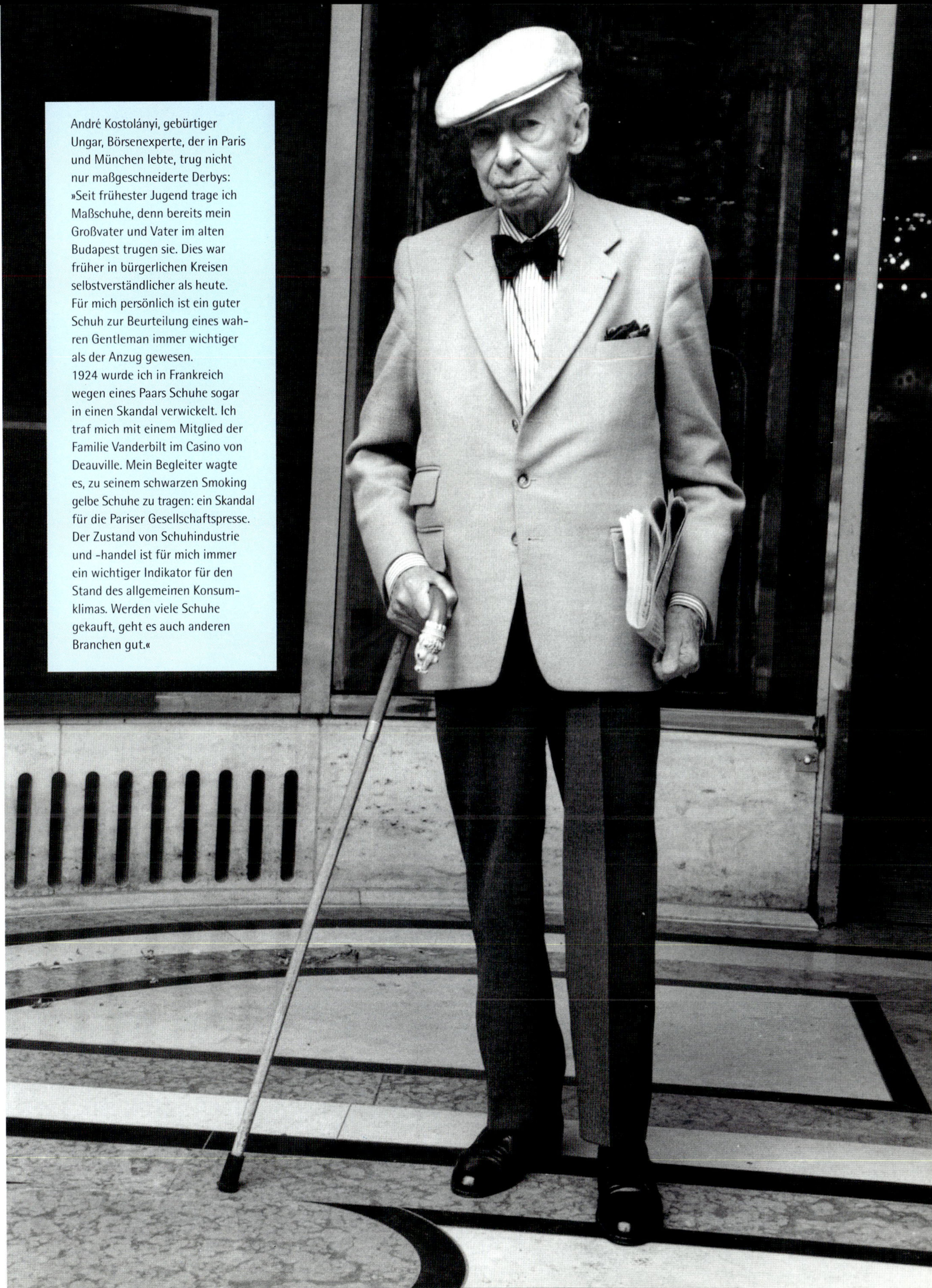

André Kostolányi, gebürtiger Ungar, Börsenexperte, der in Paris und München lebte, trug nicht nur maßgeschneiderte Derbys: »Seit frühester Jugend trage ich Maßschuhe, denn bereits mein Großvater und Vater im alten Budapest trugen sie. Dies war früher in bürgerlichen Kreisen selbstverständlicher als heute. Für mich persönlich ist ein guter Schuh zur Beurteilung eines wahren Gentleman immer wichtiger als der Anzug gewesen.
1924 wurde ich in Frankreich wegen eines Paars Schuhe sogar in einen Skandal verwickelt. Ich traf mich mit einem Mitglied der Familie Vanderbilt im Casino von Deauville. Mein Begleiter wagte es, zu seinem schwarzen Smoking gelbe Schuhe zu tragen: ein Skandal für die Pariser Gesellschaftspresse. Der Zustand von Schuhindustrie und -handel ist für mich immer ein wichtiger Indikator für den Stand des allgemeinen Konsumklimas. Werden viele Schuhe gekauft, geht es auch anderen Branchen gut.«

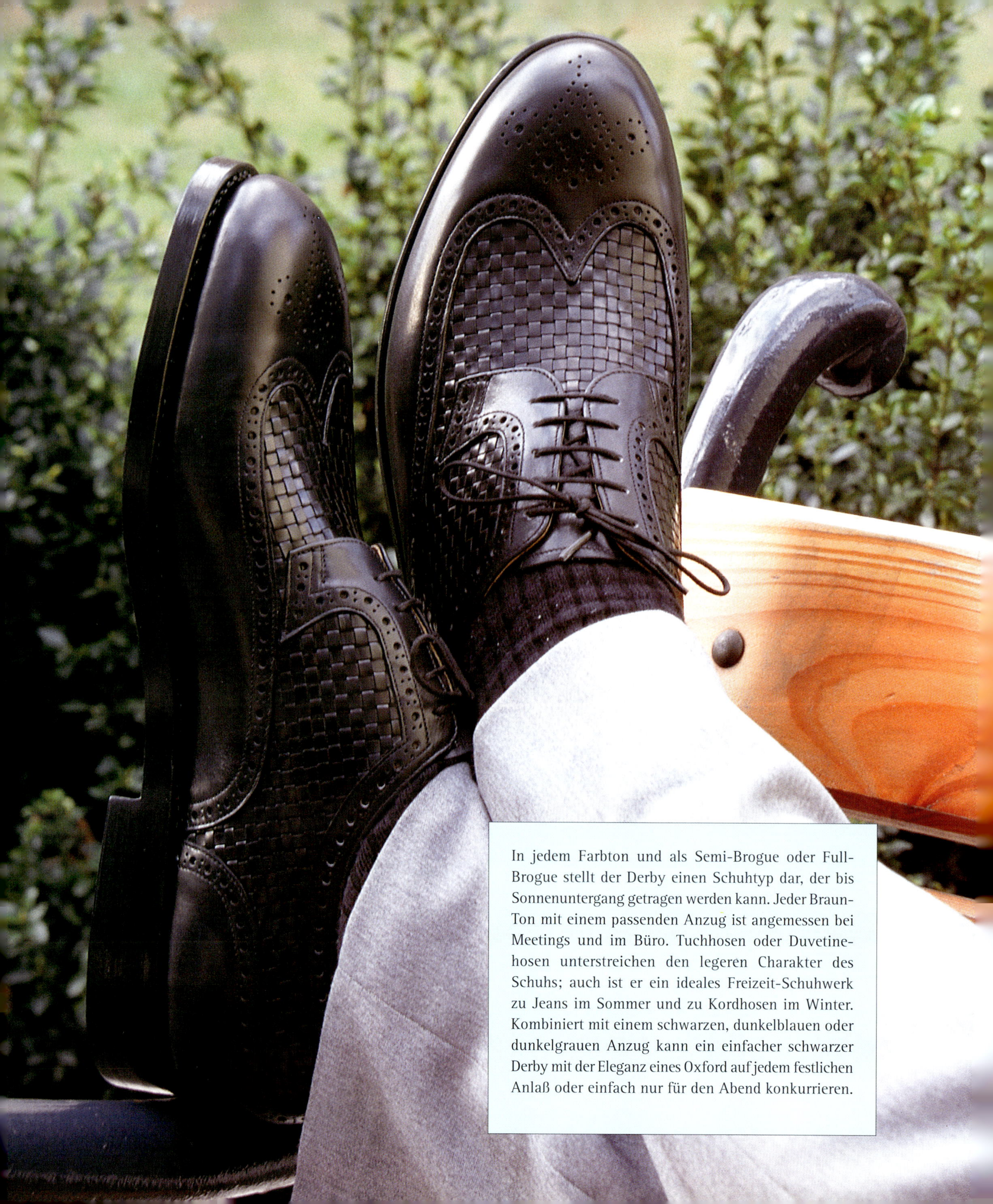

In jedem Farbton und als Semi-Brogue oder Full-Brogue stellt der Derby einen Schuhtyp dar, der bis Sonnenuntergang getragen werden kann. Jeder Braun-Ton mit einem passenden Anzug ist angemessen bei Meetings und im Büro. Tuchhosen oder Duvetinehosen unterstreichen den legeren Charakter des Schuhs; auch ist er ein ideales Freizeit-Schuhwerk zu Jeans im Sommer und zu Kordhosen im Winter. Kombiniert mit einem schwarzen, dunkelblauen oder dunkelgrauen Anzug kann ein einfacher schwarzer Derby mit der Eleganz eines Oxford auf jedem festlichen Anlaß oder einfach nur für den Abend konkurrieren.

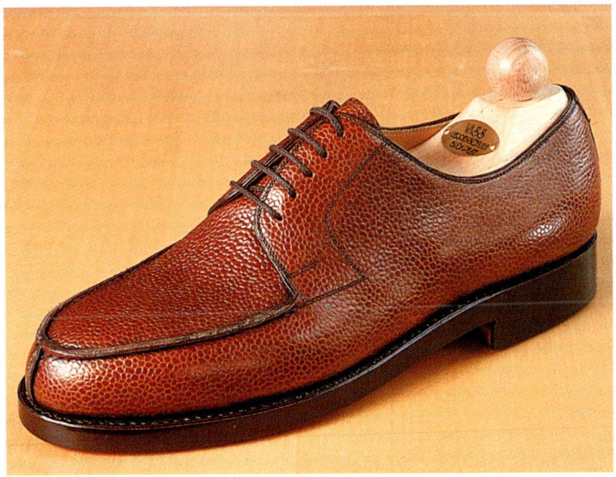

Ein Modell, das widersprüchliche Emotionen auslöst: Entweder man mag es, und es darf in der eigenen Schuhkollektion auf keinen Fall fehlen, oder man freundet sich niemals damit an – der Norweger, eine Variante des Grundtyps Derby. Er zeichnet sich durch eine außergewöhnliche Teilung des Vorderblatts sowie der Handnähte am Oberteil aus. Eine Naht verläuft in einer Höhe von ungefähr 2,5 cm parallel zum Sohlenrand, die andere an der Schuhspitze senkrecht zur Sohle. Die nach außen gewendeten Lederränder der Nähte werden in präziser und sorgfältiger Handarbeit zusammengenäht. Im Vergleich zu den klassischen Schuhmodellen wirkt der Norweger in seiner elegantesten Ausführung noch sportlich. Im allgemeinen wird der rustikale Charakter dieses Schuhs durch die Materialauswahl noch betont: Mit Vorliebe ist er aus genarbtem Leder gefertigt. Seine Farbgebung ist kontrastiv und manchmal sehr verblüffend. Ein extravagantes Modell, das eine jugendliche Herausforderung darstellt.

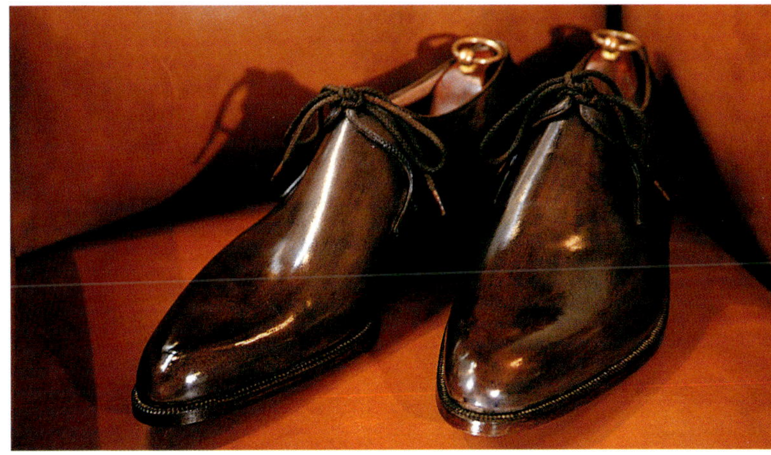

Dieses Derby-Modell ist ein Beispiel für moderne Designerschöpfung sowie raffiniertes Understatement. Anders, als man es vom Bogen am Derby-Typ kennt, legen sich die Seitenteile auf das glatte Vorderblatt, und die traditionellen vier bis sechs Paar Schnürlöcher sind durch ein einziges Paar ersetzt worden. Das Schuhoberteil strahlt insgesamt eine perfekte Harmonie aus: ein Modell der Werkstatt Berluti in Paris.

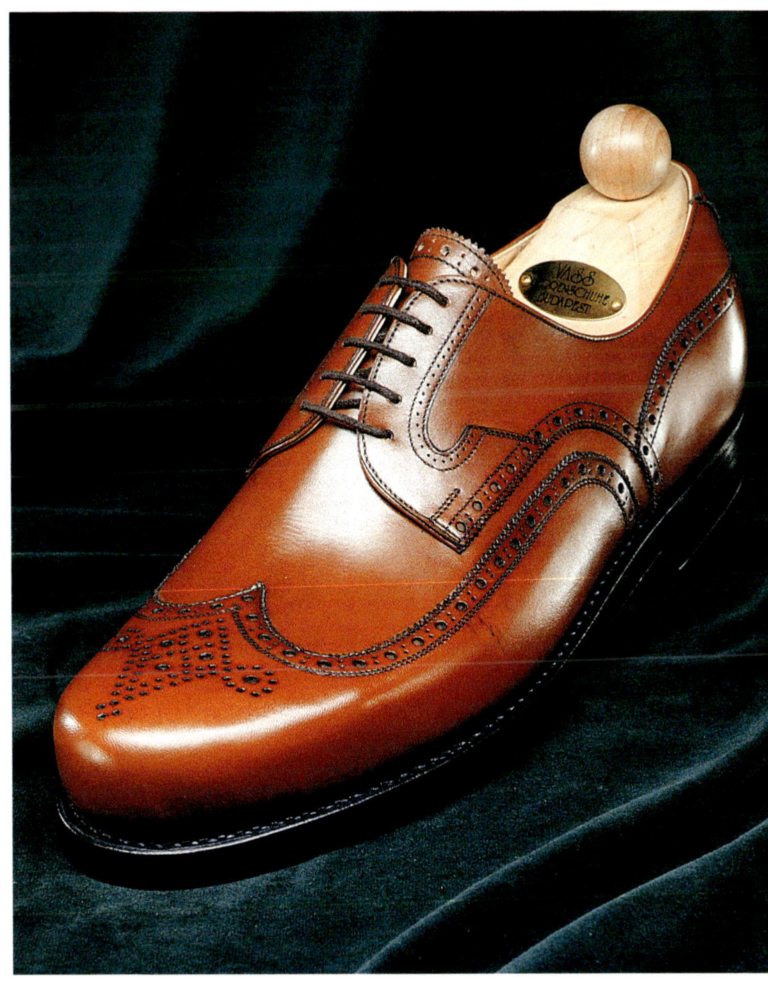

Die Österreichisch-Ungarische Monarchie hatte bis zum Ende des Ersten Weltkriegs zwei Hauptstädte: Wien und Budapest. Nicht nur die Architektur, Literatur und das Musikleben der beiden Städte wiesen viele Ähnlichkeiten auf, sondern auch das ausgesprochen weit entwickelte Handwerk. So wie auf kulturellem Gebiet zahlreiche Meisterwerke ihr Bestehen dem edlen Wettbewerb der zwei Hauptstädte verdanken, wollten auch die Handwerker, etwa die Schuhmacher, nicht zurückstehen: Fast gleichzeitig mit dem in Wien sehr beliebten Semi-Brogue Derby erschien das Modell Budapester. Beide weisen bis heute durchaus Ähnlichkeiten auf, besitzen jedoch wichtige Unterscheidungsmerkmale in Form und Verzierung: Die Spitze des Budapesters ist ausgesprochen hoch gearbeitet und seine Vorderkappe nicht gerade, sondern herzförmig. Die elegante Wellenlinie dieser Flügelkappe erstreckt sich entlang des Vorderblatts bis fast zur Hinterkappe. Diese geschmackvolle Linienführung bewirkt eine ausdrückliche Betonung der sie begleitenden Lochmuster. Der herzförmige Bogen wiederholt sich an den Grenzlinien Vorderblatt-Seitenteil und Seitenteil-Hinterkappe und ist ebenfalls durch eine Lochmusterreihe hervorgehoben. Ein zierliches, geometrisches Linienspiel schmückt die Vorderkappe.

Der Monk

Der Monk (dt. Mönch; so genannt, weil er an die Sandalen der Mönche erinnert) ist ein eigenständiger Grundtyp. Er besteht aus Vorderblatt und Seitenteilen, wie die Typen Oxford und Derby, unterscheidet sich jedoch von ihnen in auffallender Weise dadurch, daß die zwei Seitenteile mit einer auffälligen Schnalle zusammengehalten werden.

Die Schnalle wird an einem der Seitenteile befestigt, das andere endet in einer Lederspange, die durch die Schnalle gefädelt wird. Mit ihr reguliert man den Abstand der Seitenteile über dem Spann. Am häufigsten findet man beim Monk das ungeteilte glatte Vorderblatt, auf dem Schnalle und Spange hervorragend zur Geltung kommen. Die Schnallen selbst können sehr unterschiedlich sein: silber- oder goldfarben, eckig oder rund, mit glatter oder gemusterter Oberfläche. Der Vorteil des Monks ist sein einfacher Schnallen-Verschluß – im Gegensatz zum Derby etwa mit seiner komplizierteren Schnürung, bei der die Schnürsenkelenden auf dem Schuh liegen.

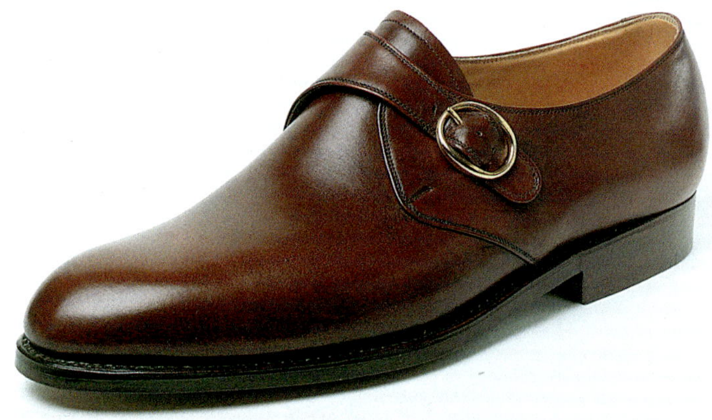

Dieser Plain Monk ähnelt sehr dem Plain Derby. Der einzige Unterschied besteht in der Schnalle, die statt der zwei bis drei Schnürlöcher die Seitenteile zusammenhält. Die Eleganz des Schuhs liegt in seinem langen Vorderblatt.

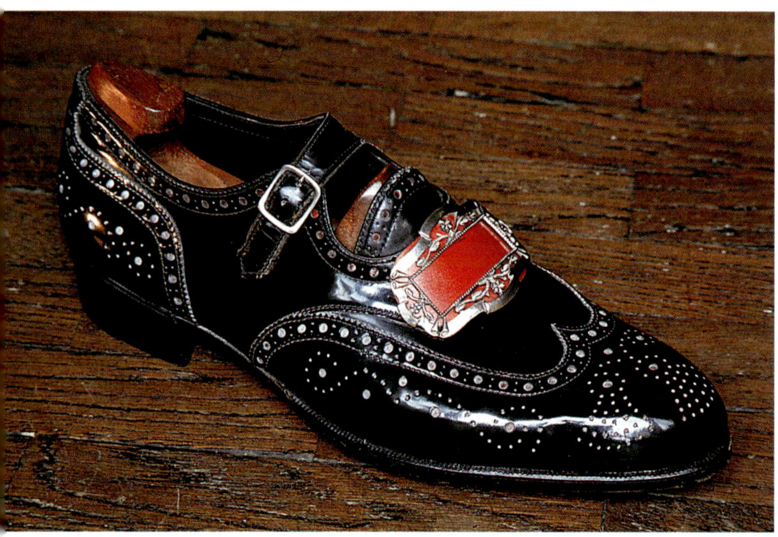

Ein Kuriosum und eine Augenweide stellt dieses circa 100 Jahre alte Modell dar: Es wurde zur schottischen Tracht, als Tanzschuh zum Kilt entworfen. Während der Monk grundsätzlich von eher puritanischer Schlichtheit geprägt ist, wurde der hier gezeigte Schuh aus der Werkstatt John Lobb in London mit reichen Verzierungen versehen. Das Modell stellt gleichzeitig eine besondere Variante des Full-Brogue dar: Nicht nur die Spitze des von einer Flügelkappe geteilten Vorderblatts, sondern auch die Seiten und sogar die Hinterkappe sind mit üppigen Lochmustern bedeckt. Auffällig ist die Teilung des Vorderblatts: Vorderblatteinlage und Seitenteile bestehen aus einem einzigen Stück. Die charakteristische Schnalle spielt nur eine untergeordnete Rolle.

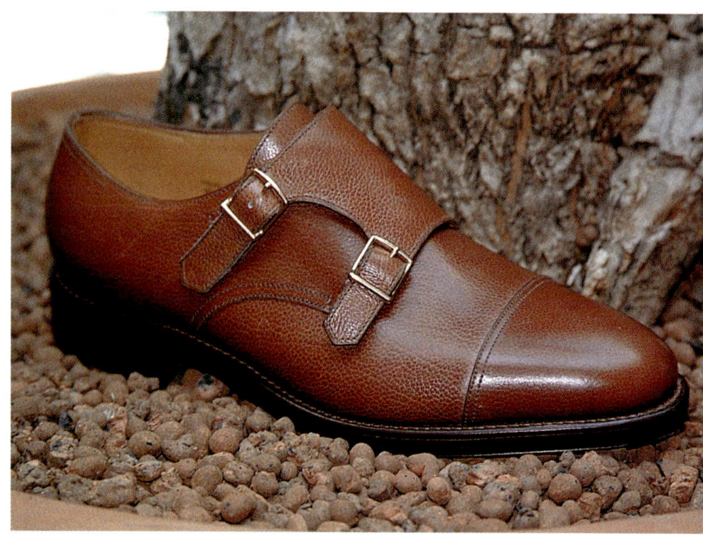

Sehr beliebt ist bei ausgesprochenen Monk-Liebhabern die Variante mit zwei Schnallen. An dem hier abgebildeten Modell wird das Vorderblatt von einer geraden Vorderkappe geteilt; seine tatsächliche Zierde bilden jedoch die zwei dekorativen Schnallen sowie das in zwei Spangen endende Seitenteil, das den Spann über der Zunge fast völlig bedeckt.
Das Modell entstand in der Werkstatt John Lobb in Paris.

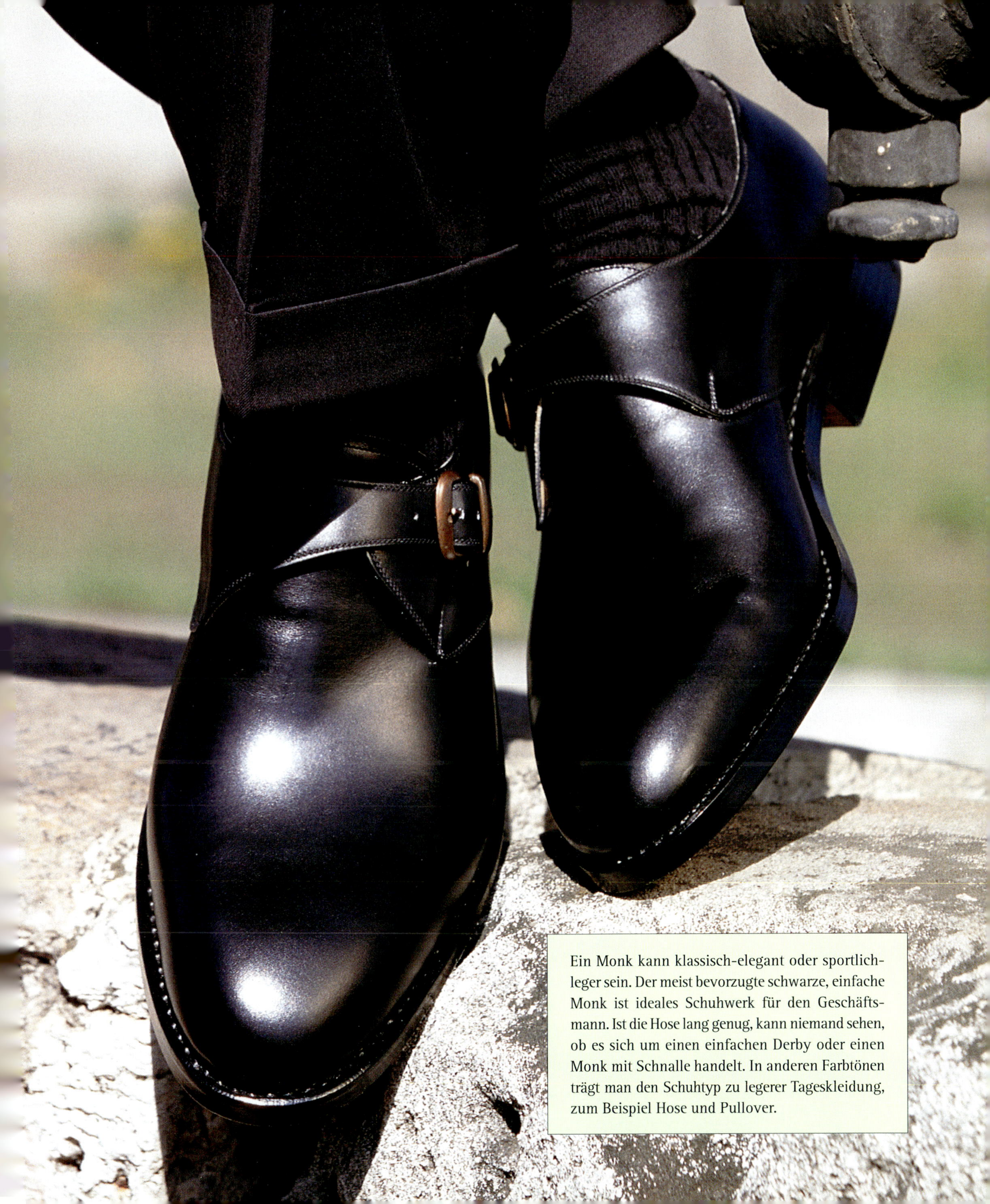

Ein Monk kann klassisch-elegant oder sportlich-leger sein. Der meist bevorzugte schwarze, einfache Monk ist ideales Schuhwerk für den Geschäftsmann. Ist die Hose lang genug, kann niemand sehen, ob es sich um einen einfachen Derby oder einen Monk mit Schnalle handelt. In anderen Farbtönen trägt man den Schuhtyp zu legerer Tageskleidung, zum Beispiel Hose und Pullover.

Der Slipper

Der Slipper, ein leichter und flexibler Schuh aus weichem Leder und mit dünner Sohle, ist so bequem, daß ihn sein Träger kaum am Fuß spürt. Zu leichter Garderobe ist er der richtige Begleiter. Den Slipper (auch Loafer genannt) gibt es neben seiner einfachen Urform heute auch in rahmengenähter Version. Die Vorteile des Slippers verfielen in ihr Extrem, als Diego Della Valle 1979 seinen ersten J.P. Tod's auf den Markt brachte. Sein Schuh mit den Noppen ist ein richtiger Mokassin: Er befreite Sohle und Innenteile von jeglichem harten Leder und fertigte Sohle und Schaftteil aus einem einzigen Stück Leder, wobei die Handnähte auffallend hervortreten.

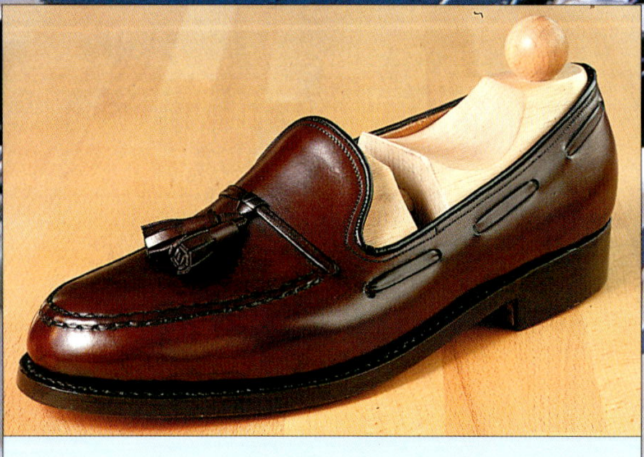

Der Mokassin der Indianer ist der Vorfahre dieses Schuhmodells, bei dem Vorderblatt, Seitenteile und Zunge aus einem einzigen Stück bestehen, keine Schnürsenkel oder Schnallen existieren, und in das man mit dem Fuß nur hineinschlüpfen muß (engl. to slip): der Slipper. Während jedoch die Sohle des Mokassins aus sehr dünnem und flexiblem Leder und ohne Absatz gefertigt wird, ähnelt der Slipper hinsichtlich seines sonstigen Aufbaus den bereits vorgestellten, klassischen Schuhtypen. Ein charakteristisches Verzierungselement für den Slipper ist die von Hand eingenähte Vorderblatteinlage sowie die auf der Zunge angebrachten Lederanhängsel (Troddeln).

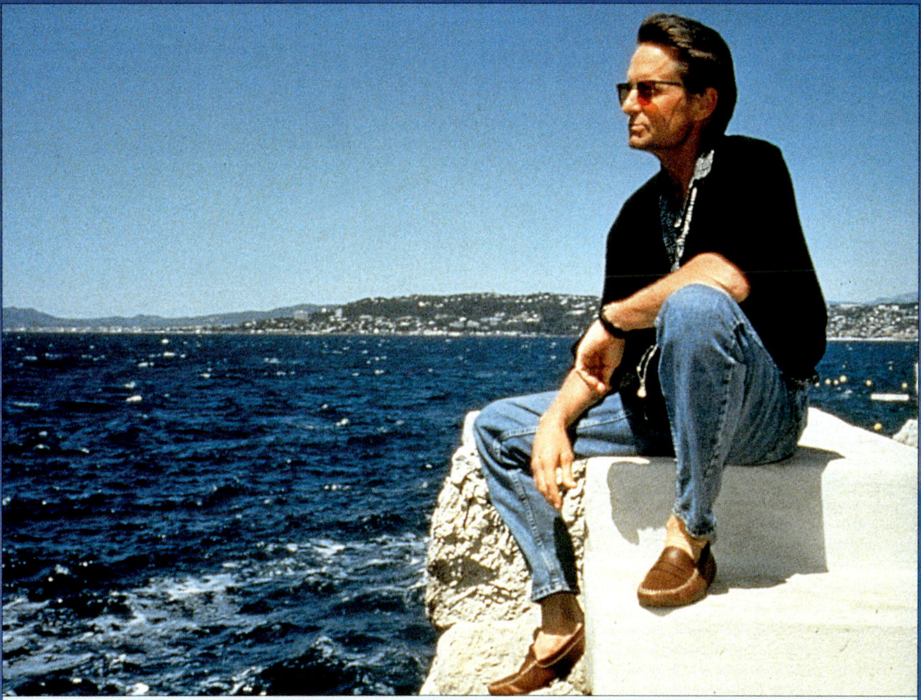

»Hand made in Italy« sind diese Mokassins der Marke Tod's. Der amerikanische Filmschauspieler Michael Douglas trägt dieses Modell, den Vorfahre des klassischen Slippers, in angemessener Umgebung: leger, am Strand.

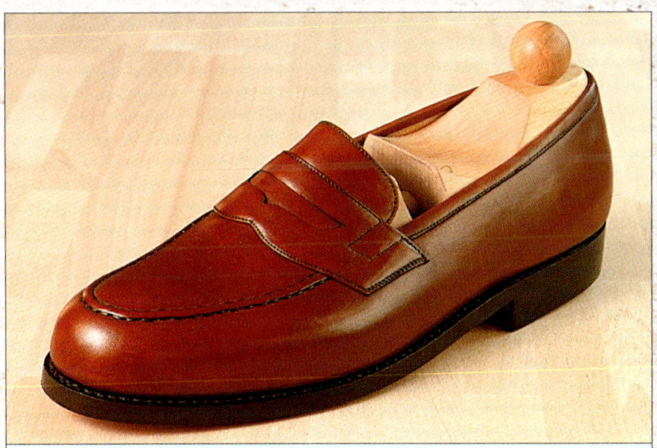

Der Penny Loafer entspricht in seiner Form dem Grundtyp des Slippers. Seine Besonderheit liegt in einer über die Zunge gesetzten Lederspangenverzierung, auf der mittig ursprünglich ein Ein-Penny-Stück eingesetzt wurde, daher der Name des Modells. Die Bögen der Lederspange sowie der Einsatz können beliebig variiert werden.

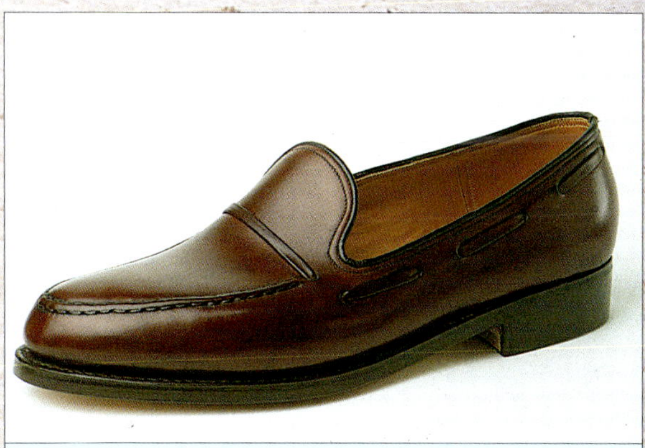

Die üblichen Troddeln aus Leder haben den Nachteil, daß sie sich schnell im Hosensaum verfangen. Aus diesem Grund bestellen viele Kunden ihren maßgefertigten Slipper ohne Troddeln.

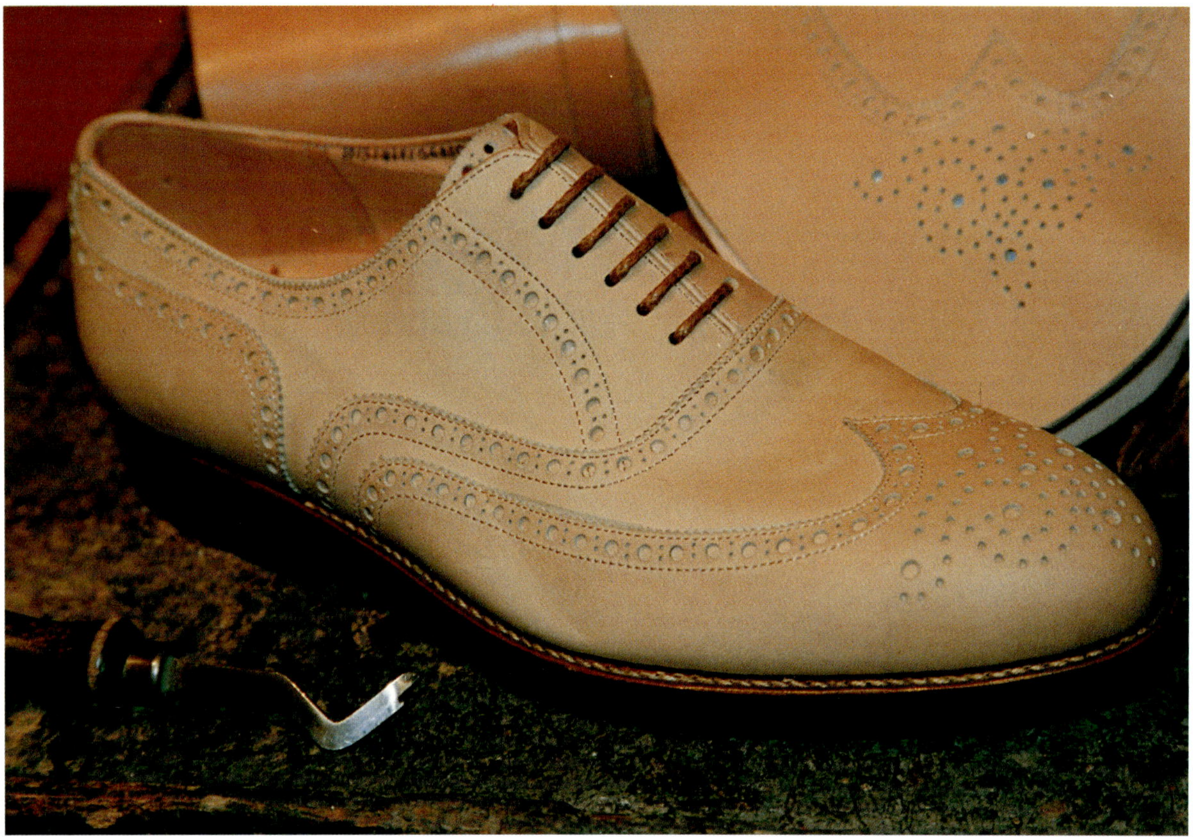

Dieser Oxford mit klassischer Linienführung wurde allein durch das verwendete Ledermaterial zu einem Sommerschuh: Im Auftrag der Schuhmacherwerkstatt Bálint, Wien wurde das Leder besonders weich zugerichtet und nach der Gerbung nicht gefärbt, sondern in seiner Naturfarbe belassen.

Sommermodelle

Jedes beliebige, klassische Modell eignet sich im Grunde als luftdurchlässiger Sommerschuh, wenn der Schuhmacher dünneres Leder auswählt oder, zum Beispiel an bestimmten Teilen des Schuhoberteils, geflochtenes Leder einsetzt. Ein Sommerschuh, der nach den strengen Regeln klassischen Schuhwerks gefertigt wurde, ist dabei keineswegs nur für eine Saison gedacht. Im europäischen Klima hält er es weit länger als ein maschinell gefertigtes Paar aus, das allzuoft nur wenige Monate getragen werden kann.

Überraschenderweise sind beim Sommerschuhwerk dunkle Farbtöne beliebter als helle. Ein schwarzer oder dunkelblauer Derby mit geflochtenem Vorderblatt kann seinen Träger die Hitze auf einer Hochzeitsfeier vergessen lassen. Allerdings wären ein Derby mit großen Löchern oder eine Sandale absolut unpassend für diesen Anlaß. Beide bieten dagegen Komfort an heißen Sommertagen oder bei einer familiären Gartenparty.

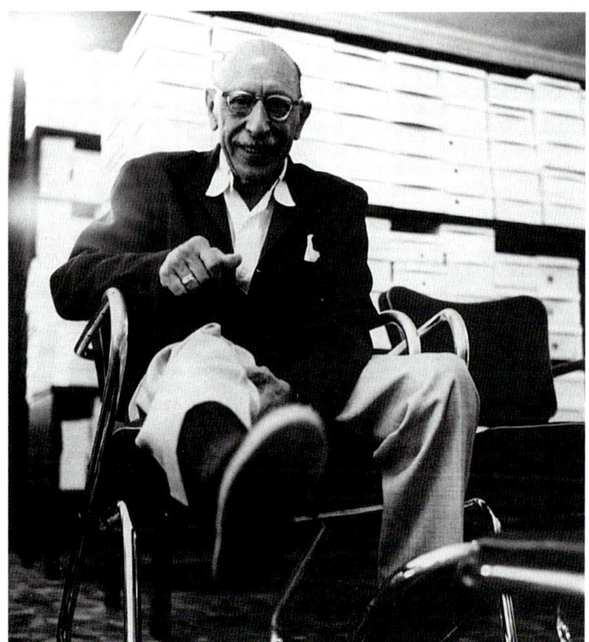

Der russische Komponist Igor Strawinsky (hier 1951 in Venedig) liebte die Improvisation – jedoch nicht, wenn es um Schuhe ging. Da bestand er auf Tradition.

Die Verzierung dieses klassischen Derby-Modells besteht aus einem geflochtenen Vorderblatt, das in auffälligem Kontrast zu den glatten Seitenteilen steht. Geflochtenes Leder ist wesentlich luftdurchlässiger als das dünnste, ganzflächige Leder. Das Ausgangsmaterial wird in 3–5 mm breite Streifen geschnitten und ein Teil der Lederstreifen parallel zueinander an einer webstuhlartigen Konstruktion aufgehängt; im rechten Winkel dazu fädelt der Schuhmacher dann die übrigen Lederstreifen einzeln durch – immer abwechselnd einmal unter und einmal über dem anderen Lederstreifen (er webt praktisch das Leder). So entsteht eine geflochtene Lederfläche im Quadratmuster – je schmaler die Streifen sind um so schöner.

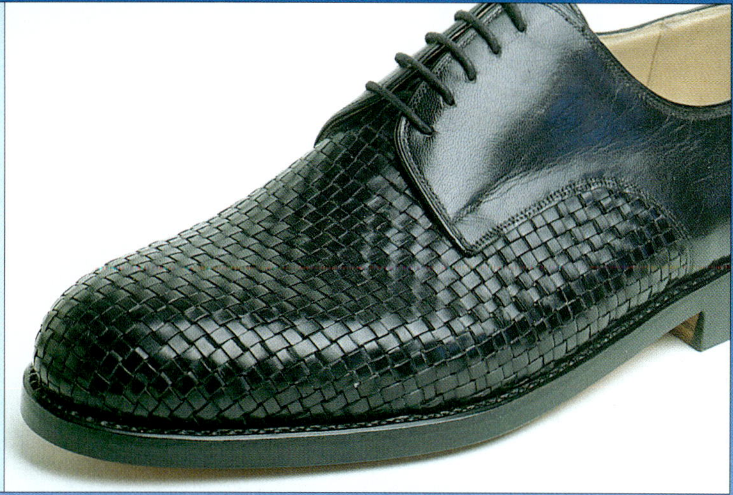

Hundertprozentige Luftdurchlässigkeit garantieren ins Leder des Oberteils eingestanzte Löcher. An dem abgebildeten Derby-Modell sind Spitze und Deckband glatt, alle anderen Teile wurden mit verhältnismäßig großen Löchern versehen, die einerseits eine ähnlich ästhetische Funktion besitzen wie die Brogueings, gleichzeitig aber für angenehme Luftzufuhr sorgen. Die Löcher werden in einem systematisch geometrischen Muster angeordnet, das der Designer vorgibt. Die Löcher mit 3 mm Durchmesser sind in einem Abstand von 1,5 cm in einer Art Netz angeordnet. Bei dem abgebildeten Sommerschuh sind Oberleder und Futterleder gemeinsam durchgestanzt. Das Futter gibt dem Schaft den nötigen Halt.

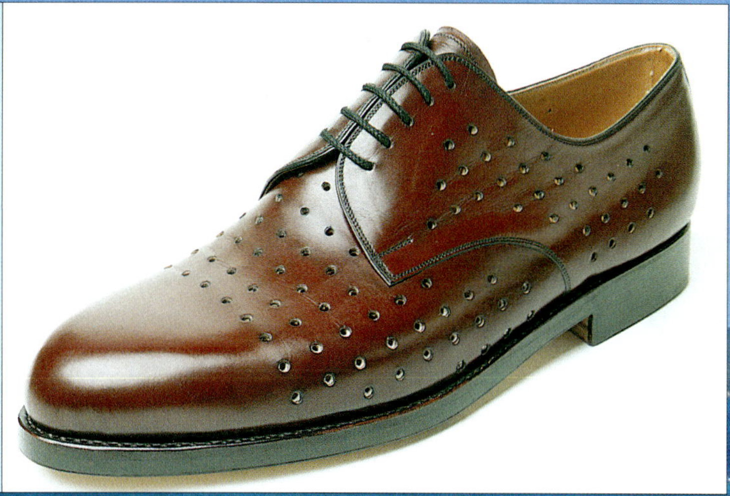

Die heutigen Sandalen sind bei weitem kein Statussymbol mehr – so wie ihre antiken Vorfahren. Sie dienen in erster Linie der Bequemlichkeit, denn bei großer Hitze sind sie am angenehmsten zu tragen. Bei dem abgebildeten Modell haben sich einige Elemente des klassischen Herrenschuhs gut erkennbar bewahrt: Spitze und Hinterkappe sind glatt und geschlossen, damit die Spangen verschiedener Breite – besonders die ganz bis hinauf zum Spann reichende – sich wirkungsvoller abheben. Diese Sandale gehört zu den typischen Monk-Varianten: Die Spange als Verlängerung des Seitenteils wird mit einer Schnalle geschlossen. Für den Designer spielte hier die Zweckmäßigkeit eine große Rolle; gleichzeitig schuf er in der Schlichtheit seines Modells das Besondere.

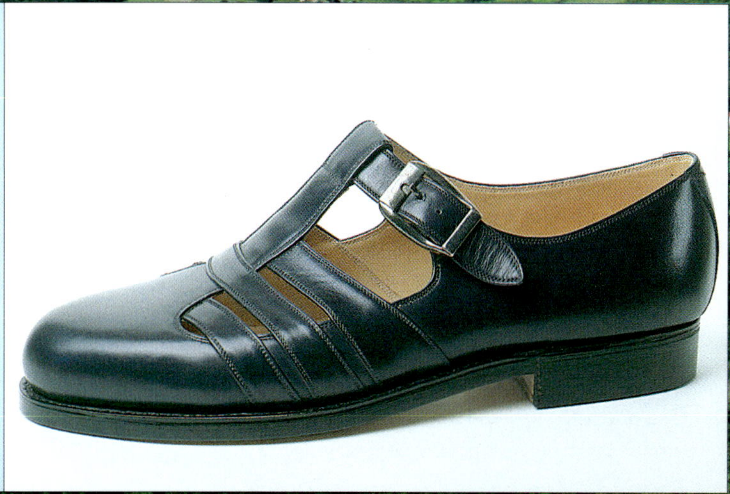

Boots

Im kalten Winter benötigen die Füße mehr Schutz. Dieser wird durch den Stiefel geboten, hauptsächlich durch die Seitenteile, die 5–10 cm über den Knöchel reichen. Das Schuhwerk bedeckt also hier nicht nur den Fuß, sondern auch den unteren Teil des Beins. Sowohl den Oxford als auch den Derby gibt es als Stiefel – Plain, Semi-Brogue, Full-Brogue.

Material und Verarbeitung entsprechen denen beim Halbschuh. Einziger Unterschied: Stiefel werden mit einer doppelten Sohle versehen – häufig mit einer Laufsohle aus Gummi, um ein Ausrutschen auf Schnee und feuchtem Boden zu verhindern. Schnürlöcher, Ösen und Knöpfe dienen als Verschlußmöglichkeiten der Seitenteile. Da die Hose die Seitenteile des Stiefels fast ganz bedeckt, kann dieser mit demselben Outfit kombiniert werden wie der Halbschuh. Er ist jedoch unpassend bei besonderen Gelegenheiten.

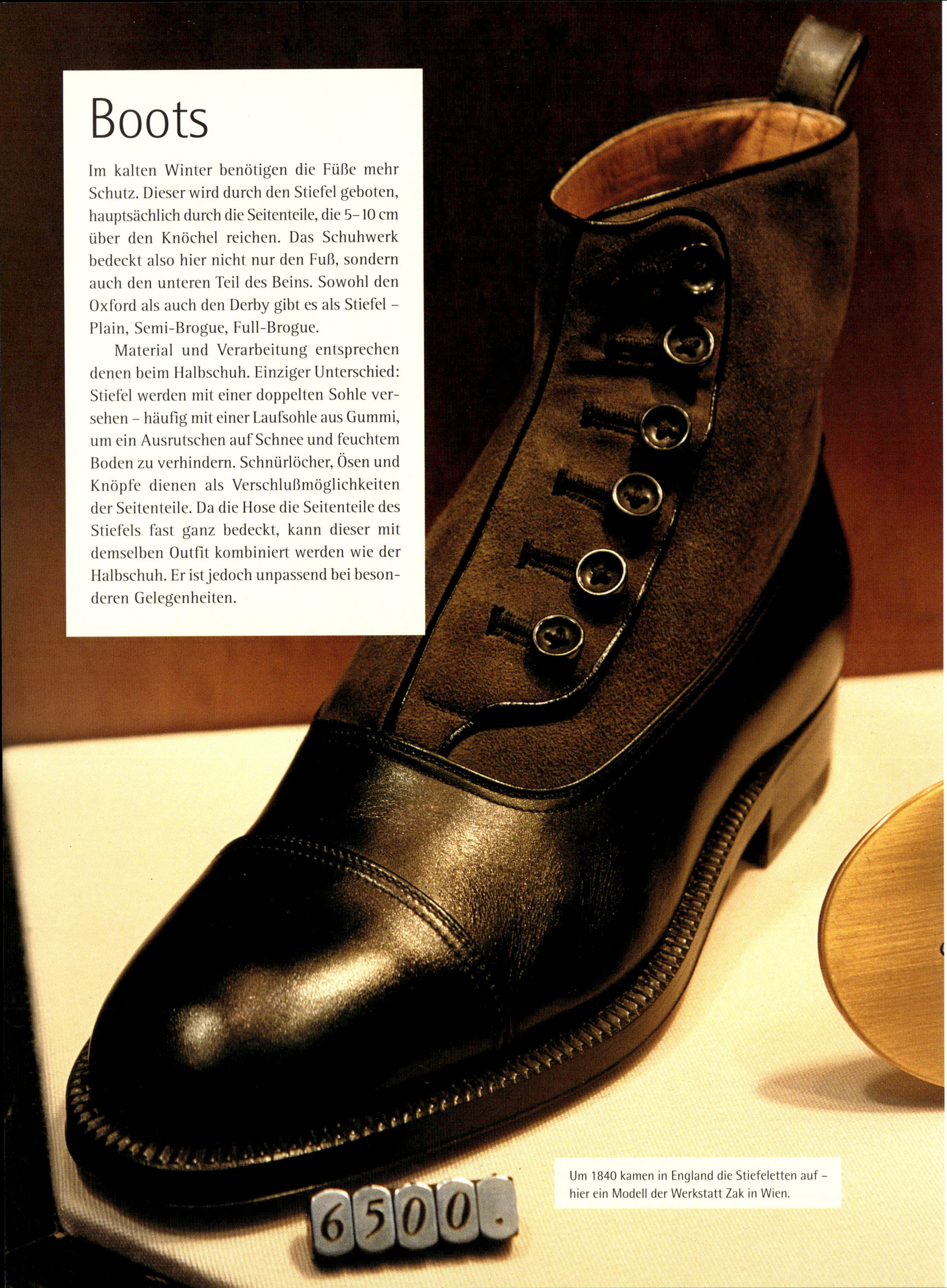

Um 1840 kamen in England die Stiefeletten auf – hier ein Modell der Werkstatt Zak in Wien.

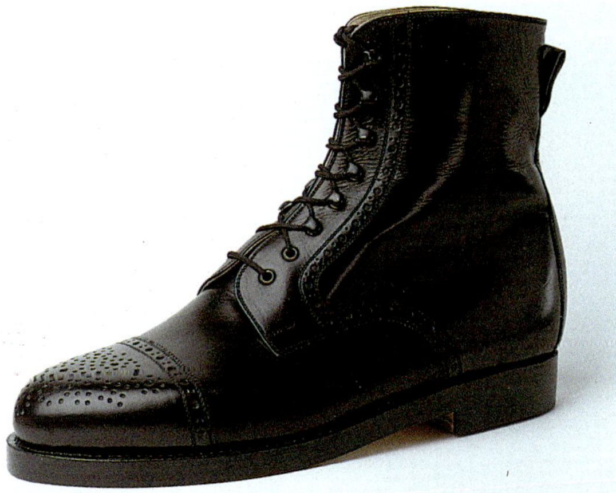

Eine verbreitete Variante des Winterschuhs ist dieser Semi-Brogue Derby. Besonders beachtenswert ist seine Schnürung: Die Schnürsenkel werden zuerst, wie bei Halbschuhen, durch zwei Paar Schnürlöcher gefädelt und dann durch feine Ösen weiter hochgebunden.

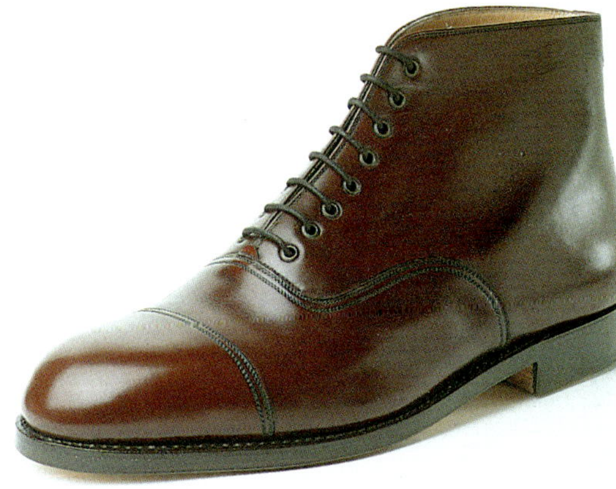

Der Vorgänger des auch als Balmoral Boot bezeichneten Modells wurde Mitte des 19. Jahrhunderts von J. Sparkes Hall, dem Schuhmacher Königin Viktorias, für Prinz Albert entworfen, als das königliche Paar für einen längeren Urlaub auf Schloß Balmoral, Schottland zog. Einige Jahrzehnte später bereits gehörte der Plain Oxford mit seinen hohen Seitenteilen und langer Schnürung sowohl bei Männern als auch bei Frauen zum alltäglichen Schuhwerk.

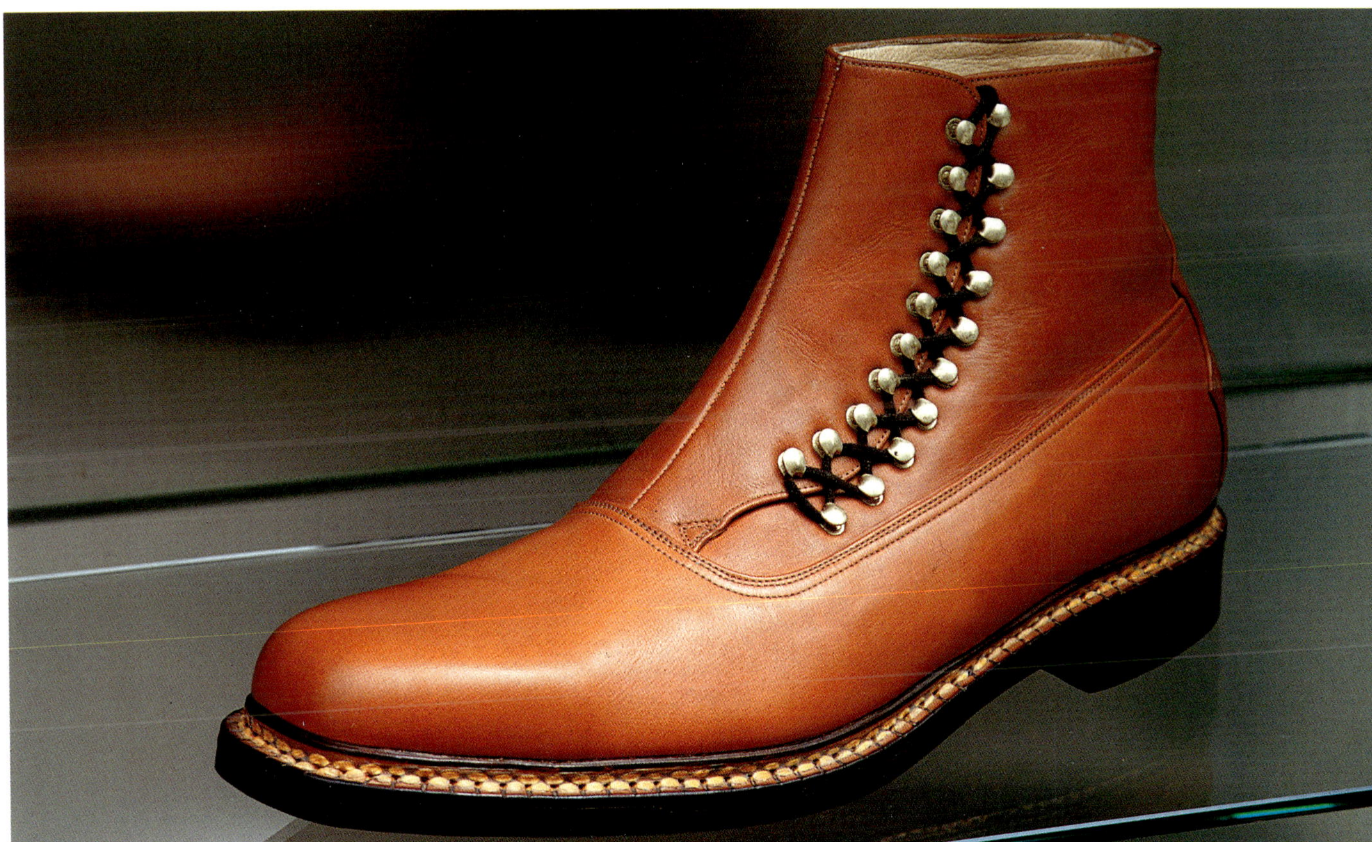

Viele Variationsmöglichkeiten im Design bietet der glatte Oxford Boot: Seine Grundform basiert zwar einerseits auf den klassischen Traditionen; diese läßt sich jedoch immer wieder ausgezeichnet mit gewagten Neuerungen in Einklang bringen.

Die in der Mitte zusammengenähten Seitenteile wurden hier in einem eleganten Bogen aufgeschnitten. Die über Kreuz durch zehn Paar Ösen gefädelten Schnürsenkel sind die einzige, dafür aber sehr auffällige Verzierung dieses Modells der Werkstatt Bertl in München.

Der Modellentwurf

Ursprünglich erstellte der Designer zunächst eine detaillierte und größtenteils aus mehreren Ansichten bestehende, wirklichkeitsgetreue Modellzeichnung. Heutzutage zeichnet er immer häufiger die Teile des Schuhoberteils mit den entsprechenden Verzierungen direkt auf den Leisten und schafft so gleichzeitig eine dreidimensionale und wesentlich funktionalere Betrachtungsmöglichkeit.

Diese Methode hat weitere Vorteile: Verzierungen und Proportionen – zum Beispiel im Fall von Vorderkappe, Seitenteilen und Hinterkappe – können besser kontrolliert werden. Ist der Designer nicht zufrieden mit dem Ergebnis, kann er eine unpassende Linie oder sogar das ganze Design ausradieren und neu beginnen. Es ist üblich, daß alle Mitarbeiter einer Werkstatt in dieser Anfangsphase eines neuen Designs einen Einblick in die Entwicklung haben.

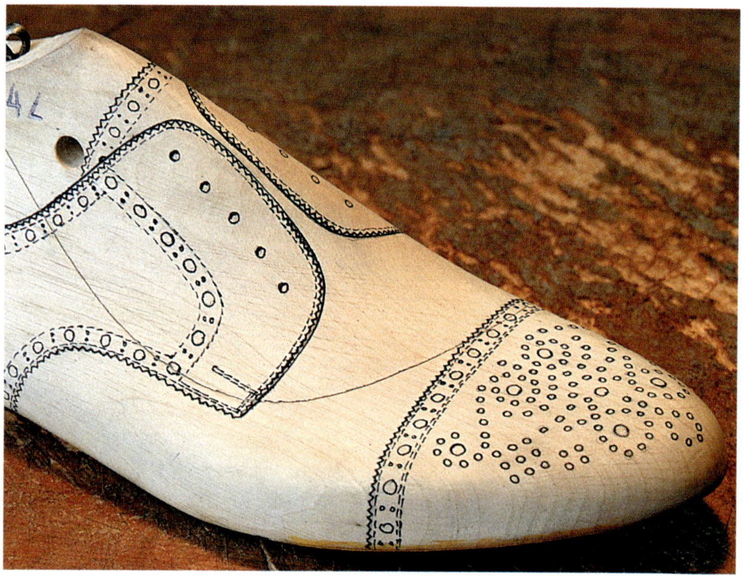

Semi-Brogue Derby

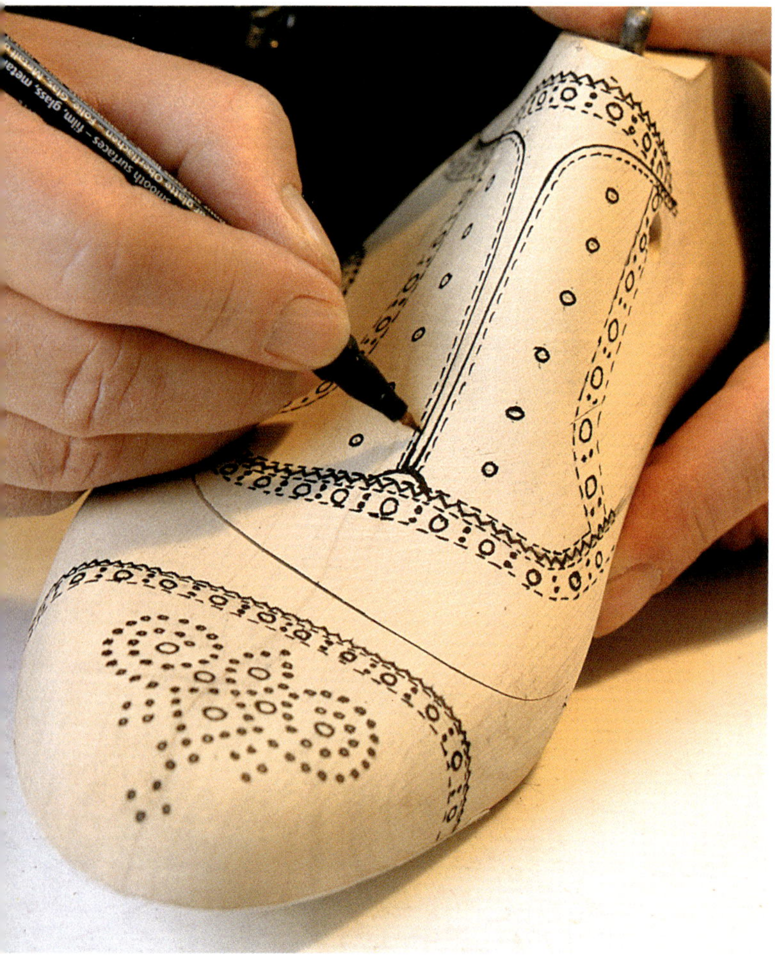

Semi-Brogue Oxford

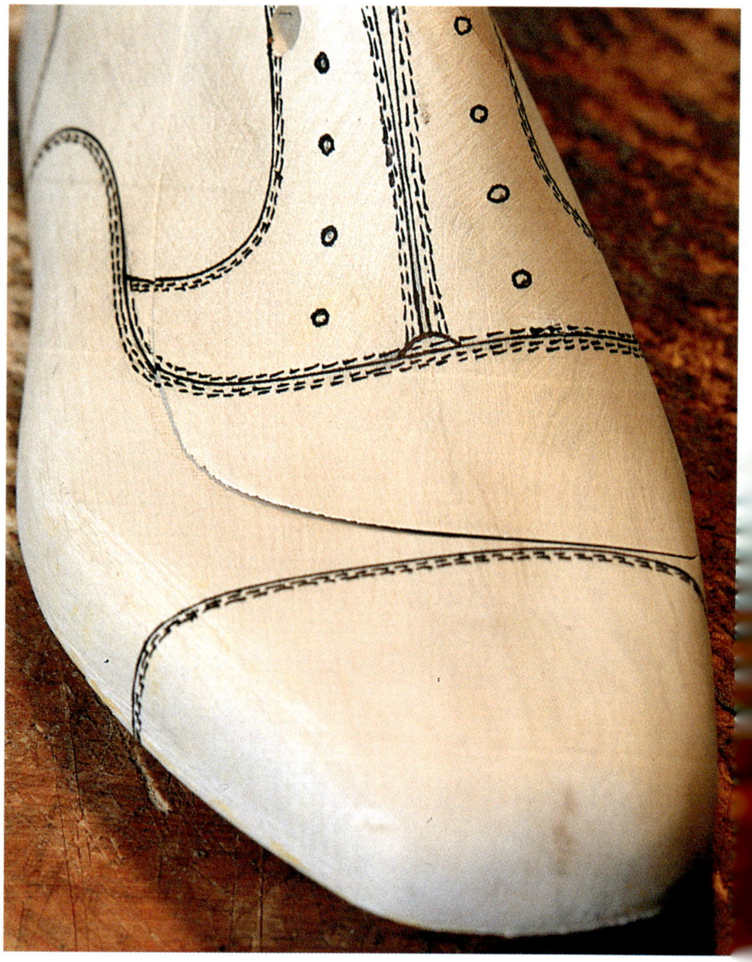

Plain Oxford

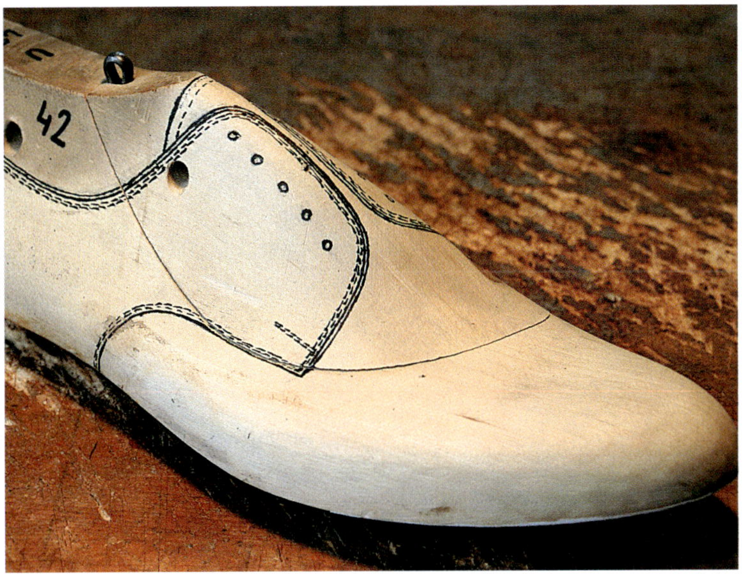

Plain Derby

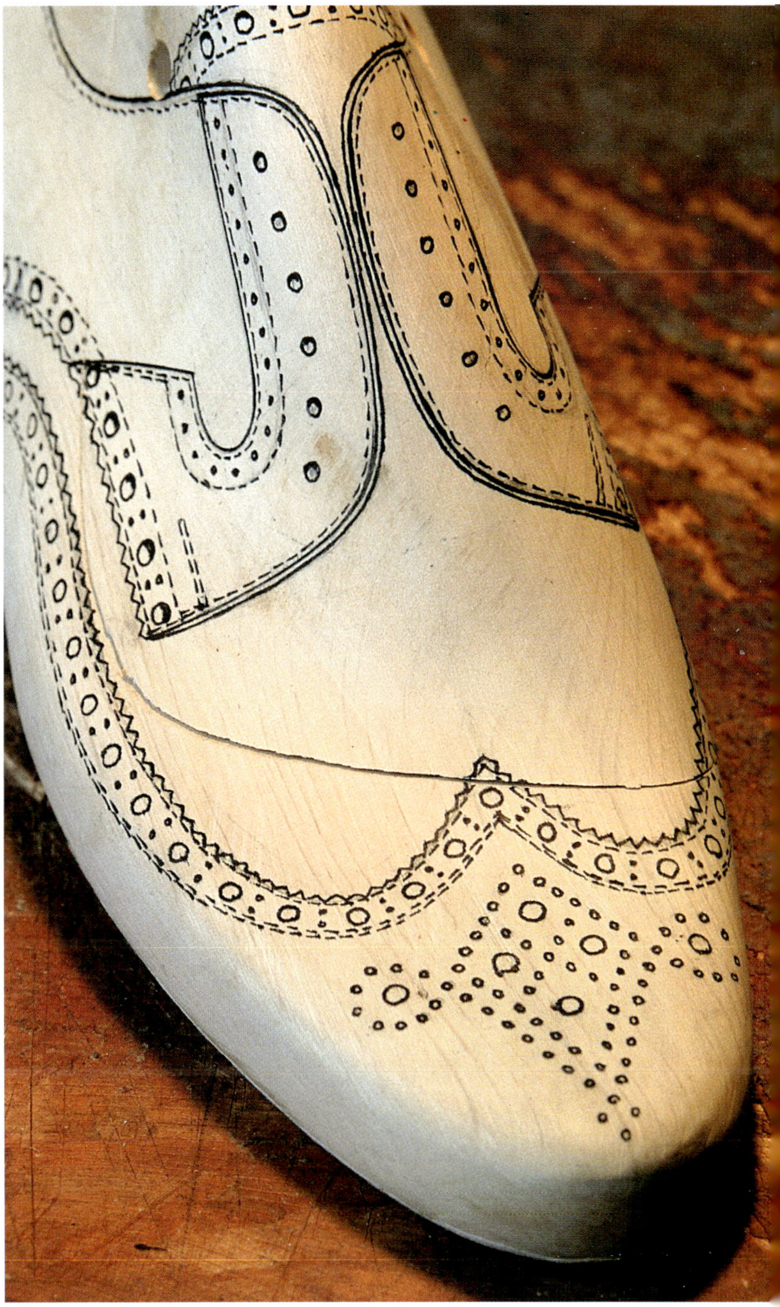

Full-Brogue Derby

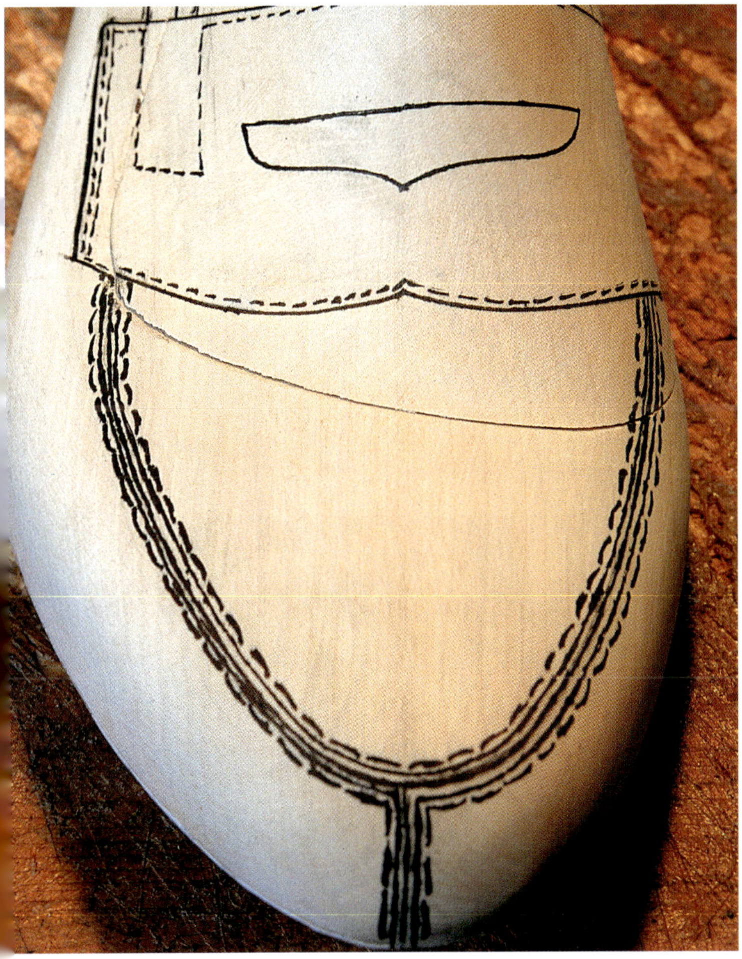

Penny Loafer

Die Grundschablone

Der Modelldesigner überträgt anschließend seinen Entwurf vom Leisten auf ein Papier, denn zur Anfertigung der Grundschablone sollte das gezeichnete Modell auf einer Ebene auszubreiten sein. Es entsteht nun der Schnitt für das Oberteil des Schuhs.

Erfahrene Schuhmacher vertreten die Auffassung, daß man mit Bleistift, Papier, einem scharfen Messer, Maßband und einigen Nägeln eine ausreichend genaue Grundschablone vom dreidimensionalen Leisten herstellen kann.

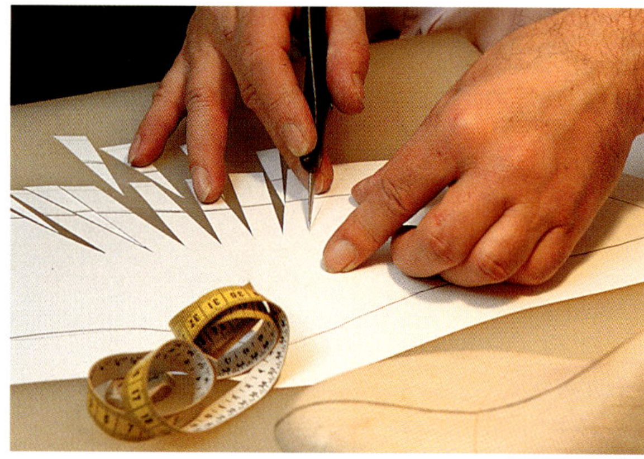

Nach dem groben Ausschneiden des Leistenumrisses schneidet der Schuhmacher das Papier entlang der Mittellinie ein.

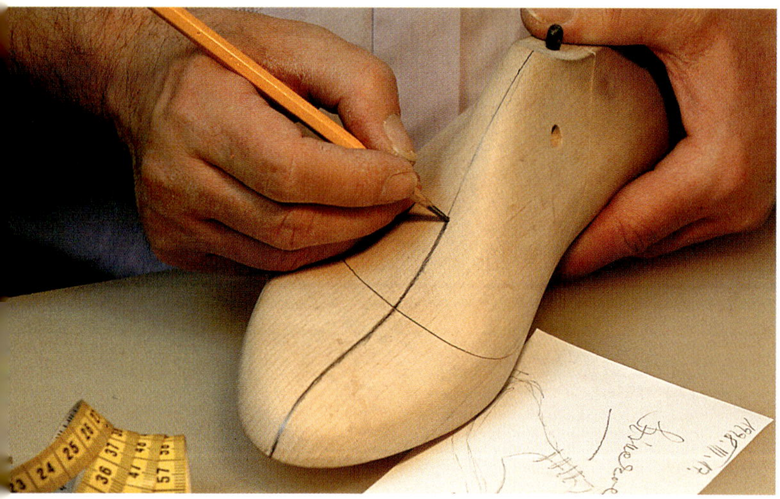

Von der Spitze bis zum untersten Punkt des Absatzes wird zunächst die Mittellinie des Leistens eingezeichnet, um später zwei gleich große Hälften der Modellschablonen gewährleisten zu können.

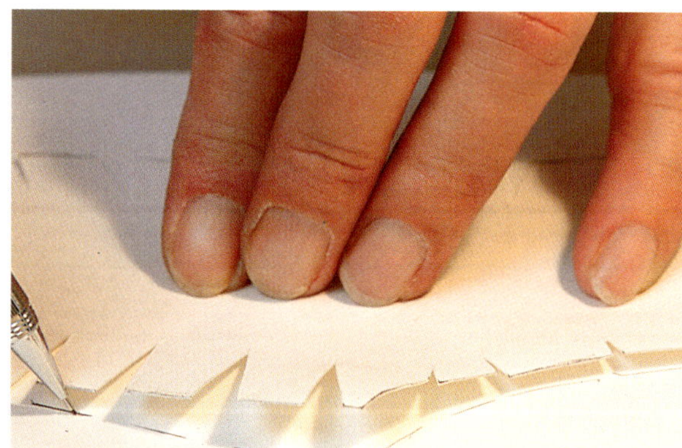

Das eingeschnittene Papier wird auf ein anderes Stück Papier kopiert, wobei unter der Sohlenlinie als Einarbeitungszuschlag 1,5–2 cm (so viel vom Oberledermaterial ist meist an den Leisten genagelt) zugegeben wird. Die Grundschablone für das Oberteil ist nun fertig.

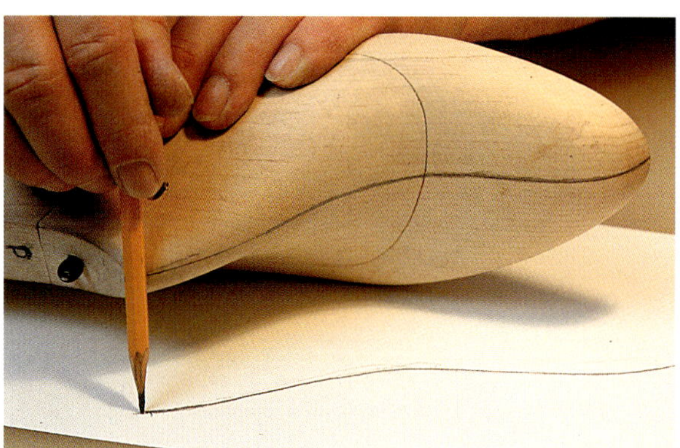

Anschließend wird der Leisten mit seiner äußeren Seite auf das Papier gelegt, mit einem Bleistift der Umriß übertragen und nach Zugabe von einigen Zentimetern entlang des Umrisses die Schablone ausgeschnitten.

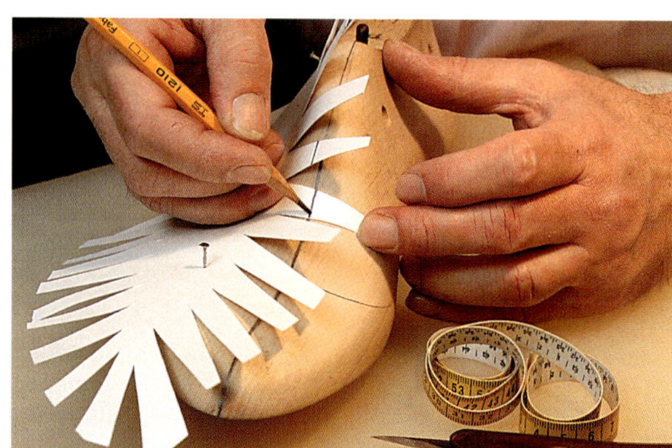

Die eingeschnittene Umrißzeichnung läßt sich nun leichter um den Leisten legen. Der Schuhmacher nagelt das Papier fest und überträgt darauf – wie im Bild zu sehen – die maßgeblichen Vorgaben und die Form des Leistens.

Modellschablonen

Alle auf einem Leisten abgebildeten Linien, Bögen und Verzierungselemente werden präzise auf die Grundschablone übertragen, die von nun an als Modellschablone bezeichnet wird. Jedes Detail ist klar und deutlich zu erkennen: aus wieviel Teilen das Oberteil besteht, wo und wie sich die Teile aneinanderfügen, wie groß die Verzierungselemente sind und in welchem Verhältnis sie zueinander stehen. Die Modellschablone entspricht hinsichtlich ihrer Größe voll und ganz den Fußmaßen des Auftraggebers. Mit ihrer Hilfe entstehen nun weitere Schablonen für die einzelnen Elemente des Schaftteils (je nach Modell eine oder bis zu sieben Schablonen).

Versehen mit dem Namen des Auftraggebers, gelangen Schablonen und Modellschablone in einem kleinen Beutel in die Zuschneiderei. Mit ihrer Hilfe schneidet der Zuschneider nun die oberen Teile aus dem gewünschten Leder in der gewählten Farbe zu. Der Schaftstepper stellt sie zusammen und verziert anschließend das Oberteil nach Maßgabe der Modellschablonen. Anschließend werden die Schaftteile zusammengesteppt (siehe Seite 106 ff.)

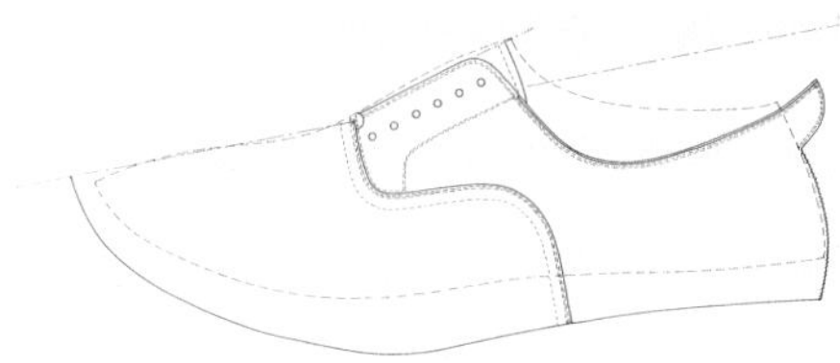

Plain Oxford

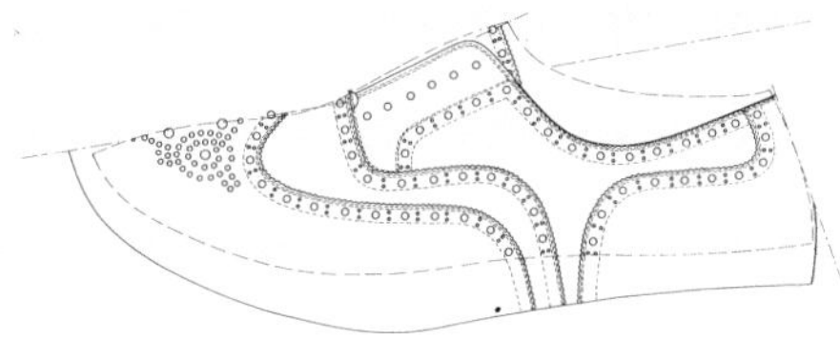

Full-Brogue Oxford

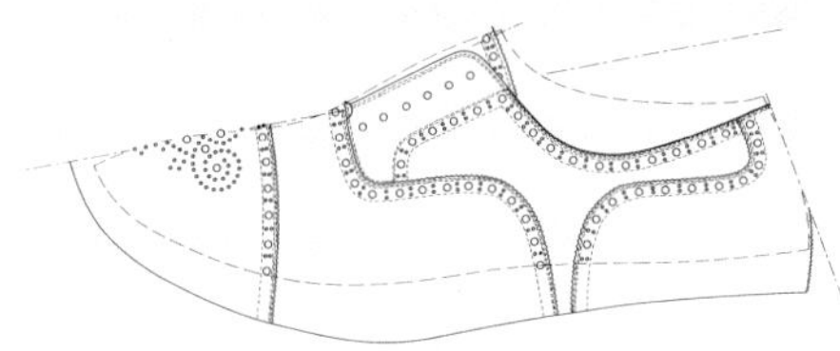

Semi-Brogue Oxford

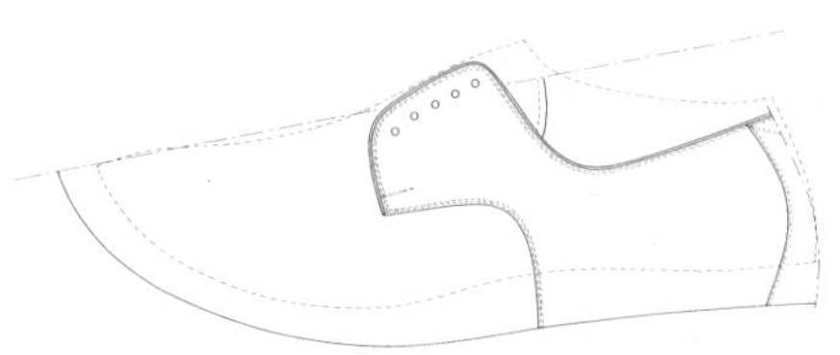

Plain Derby

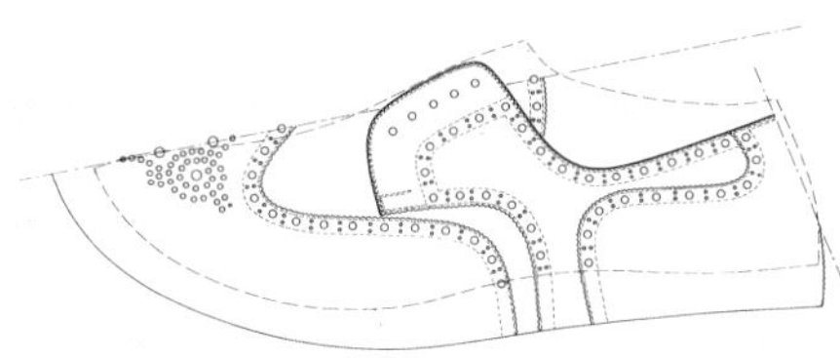

Full-Brogue Derby

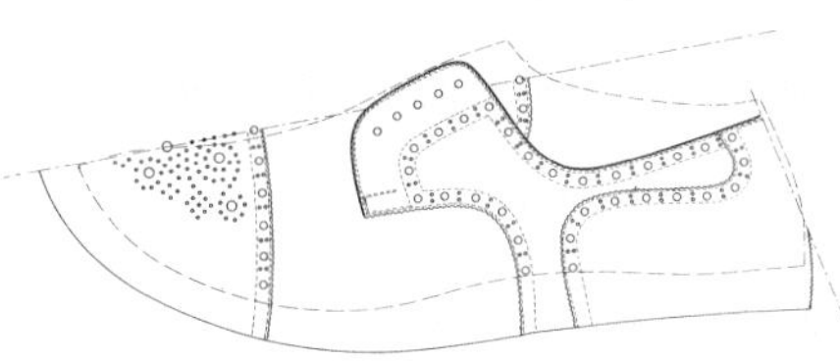

Semi-Brogue Derby

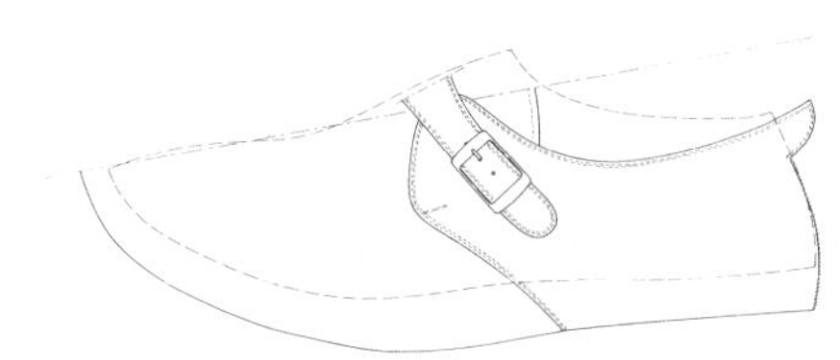

Plain Monk

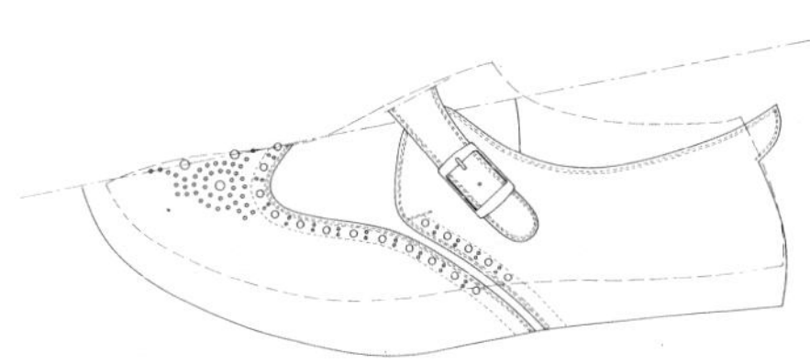

Full-Brogue Monk

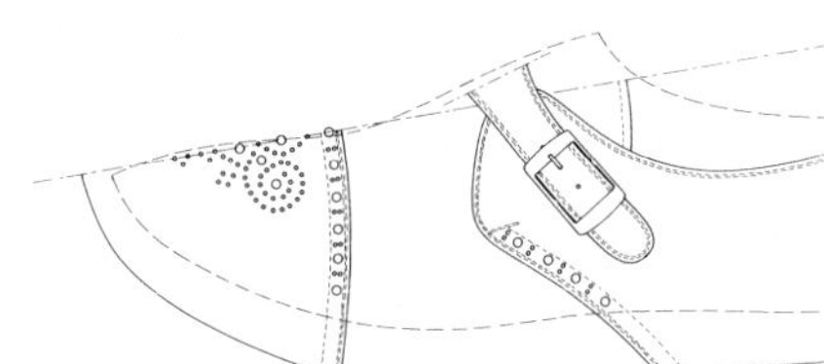

Semi-Brogue Monk

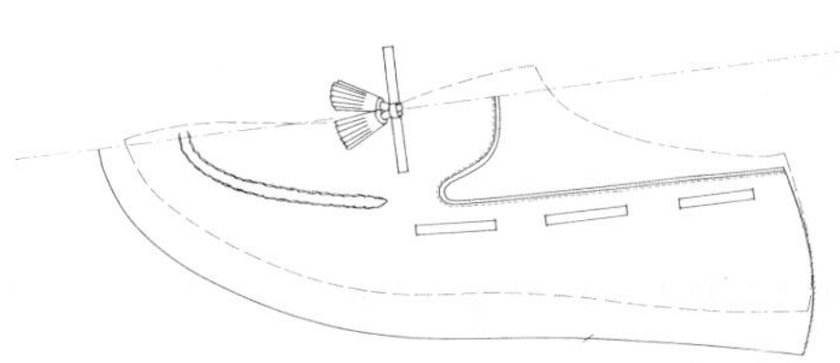

Plain Slipper

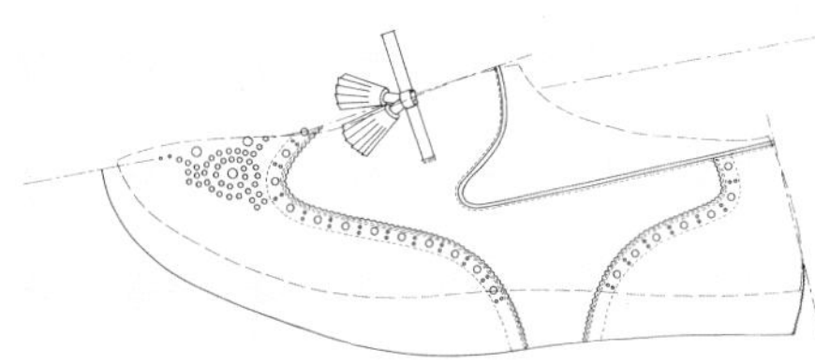

Full-Brogue Slipper

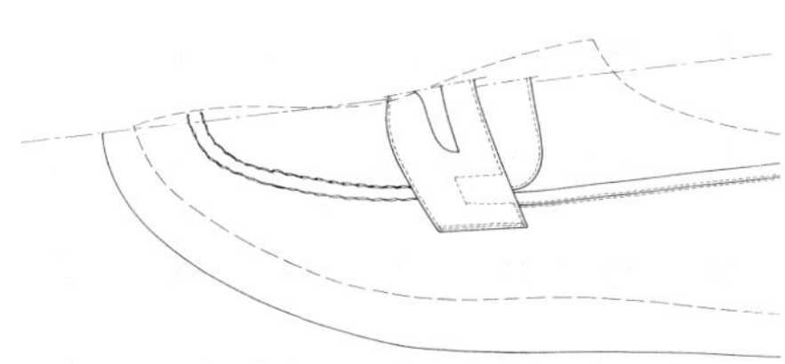

Plain Penny Loafer

Die Farbpalette

Die Herrenschuhmode wurde im Laufe ihrer Geschichte nicht nur von charakteristischen Formen, sondern auch von bestimmten Farbtrends geprägt. Überlieferte Berichte und Abbildungen zeigen, daß der Herrenschuh in manchen Epochen durchaus Farbe bekannte – je nach Mode oder Rang in Silber oder Gold, Rot, Violett oder gar Kanariengelb. Ihren Höhepunkt fand die Farbenpracht, wie bereits zu Beginn des Kapitels erwähnt, im Barock.

Der klassische, handgenähte Herrenschuh allerdings ist nicht nur in seiner Form stets beständig gewesen, sondern auch in seiner dezenten Farbgebung. Bisweilen könnte man meinen, daß es nur zwei Farben für Herrenschuhe gibt: Schwarz und Braun. Das ist zwar ein Irrtum, doch bewegt sich die Anzahl der dezenteren Grundfarben tatsächlich in einem engen Rahmen, auch wenn die Möglichkeiten vielfältiger Farbtonabstufungen sowie deren Kombination mit verschiedenen Oberflächenmaterialien ungewöhnlich reichhaltig sind.

Mischt man die sechs Spektralfarben – Rot, Orange, Gelb, Grün, Blau und Violett – mit Schwarz, dann entstehen die sogenannten dunkleren Farben – neben Schwarz die geläufigsten Farbtöne für Herrenschuhe. Mehrere hundert Abstufungen dieser dunkleren Farben sind möglich: Braun reicht zum Beispiel vom fast schwarz wirkenden Dunkelbraun über Cognac bis zu Hellcognac, und auch die Skala des Weinrot ist weit gefächert: von Sauerkirschrot bis Dunkelbordeauxrot (Stierblut).

Die Farbe des einzelnen Modells steht nie für sich, sondern wirkt stets in Einklang mit den Farben der Kleidung – Anzug oder Jackett-Hose-Kombination, Hemd, Krawatte und Socken. Beim Zusammenstellen der Kleidung gilt es jedoch, einige ungeschriebene Gesetze zu beachten: Der Herr trägt zu einem schwarzen Anzug obligatorisch auch schwarze, glänzende Schuhe. Sowohl dunkelbraune als auch hellere, cognacfarbene Schuhe passen zu einem braunen Anzug, lassen das Gesamtbild der Kleidung aber durchaus unterschiedlich wirken. Zu einer grauen Hose kombiniert der Herr schwarze, dunkelblaue, grüne, dunkelbordeauxrote oder auch hellere weinrote Schuhe. Die Socken sollten nach Möglichkeit im Farbton des Schuhs gewählt werden. Eine nach diesen Grundregeln erzielte Farbharmonie von Kleidungsstück und Schuh wird überall und jederzeit als Ausdruck erlesenen Geschmacks erkannt werden.

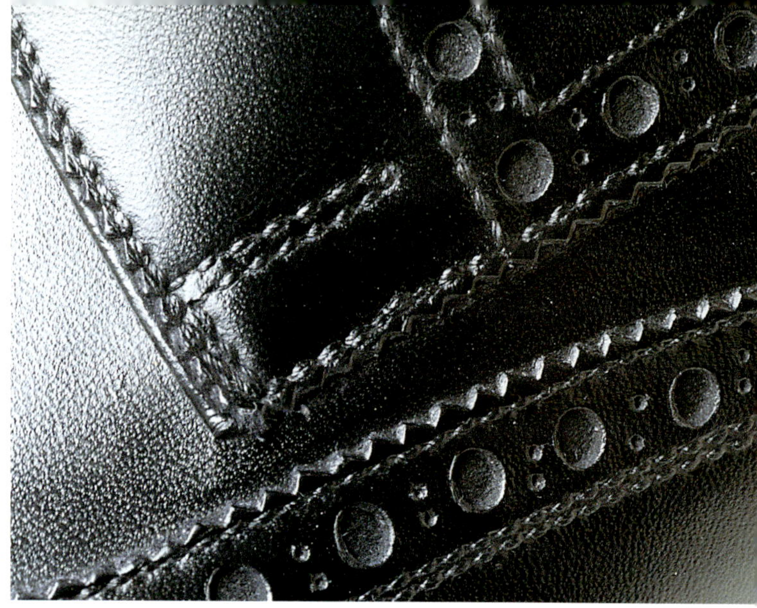

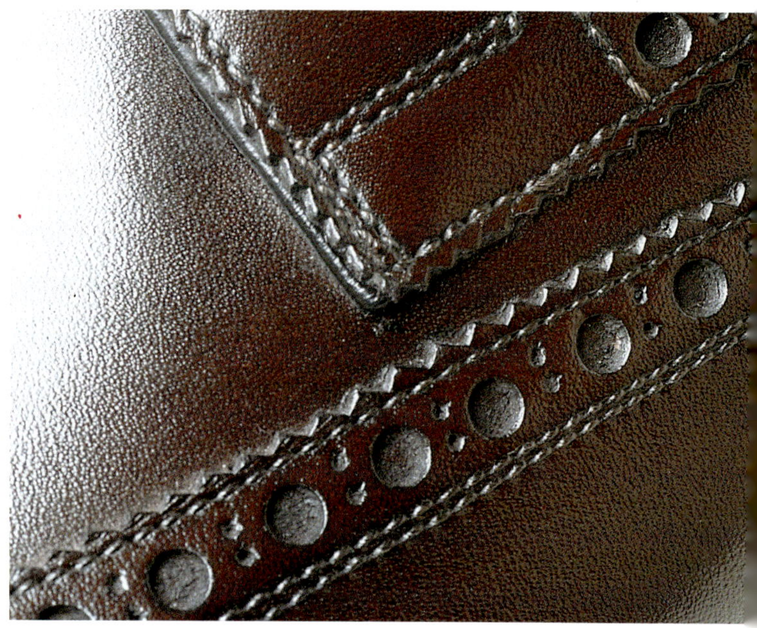

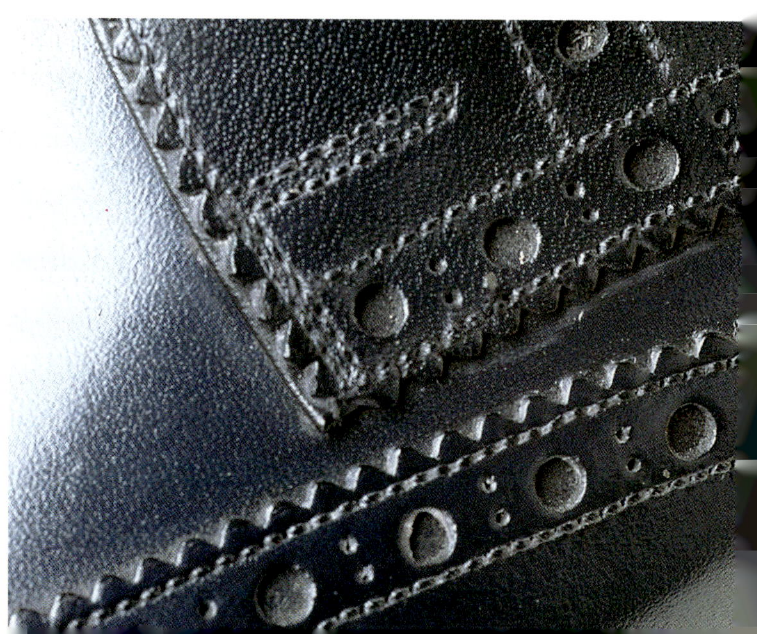

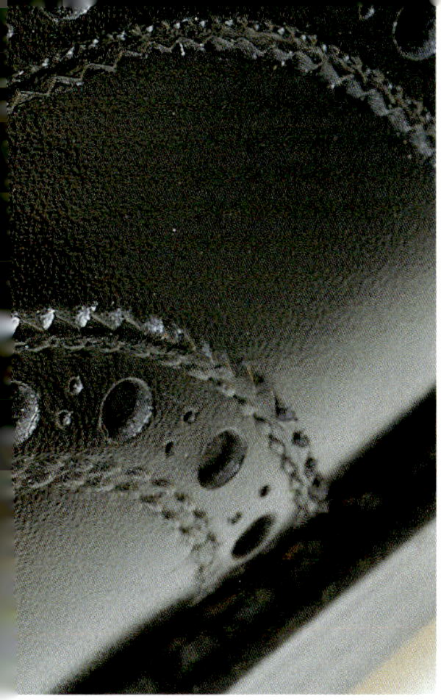
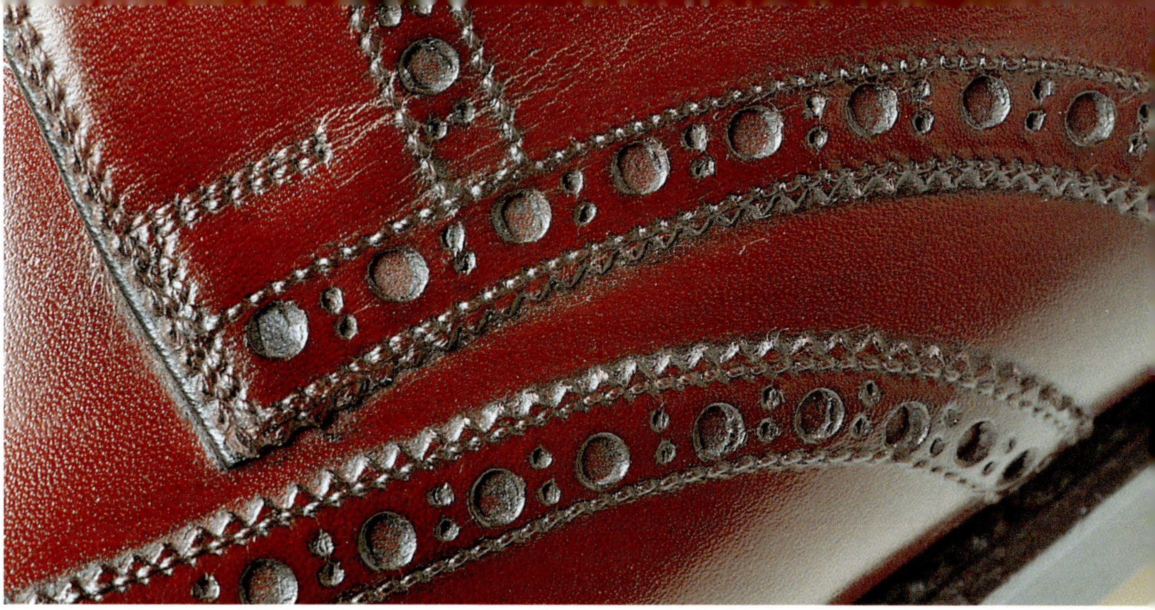
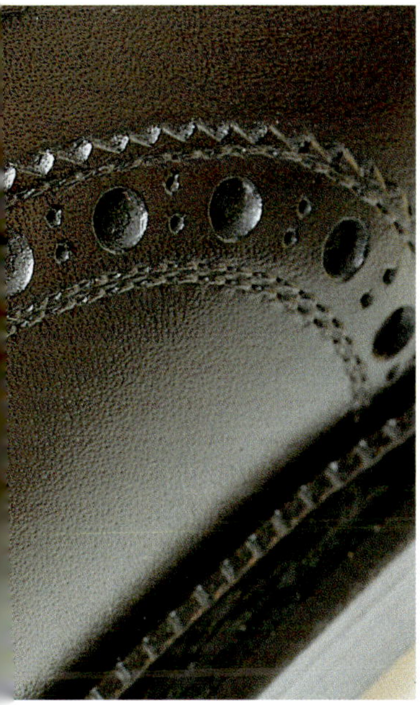
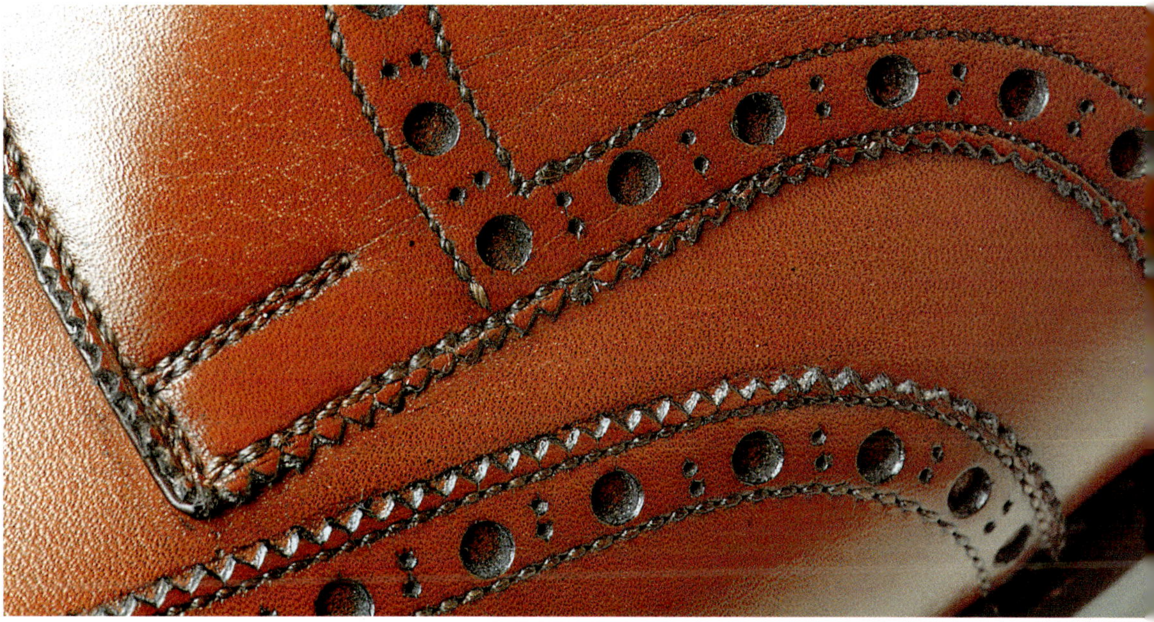
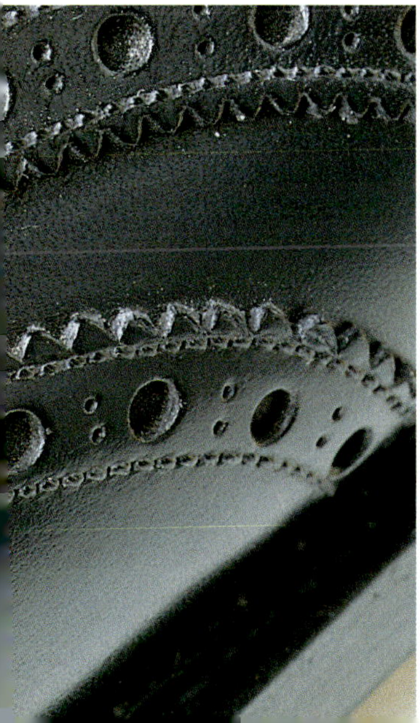
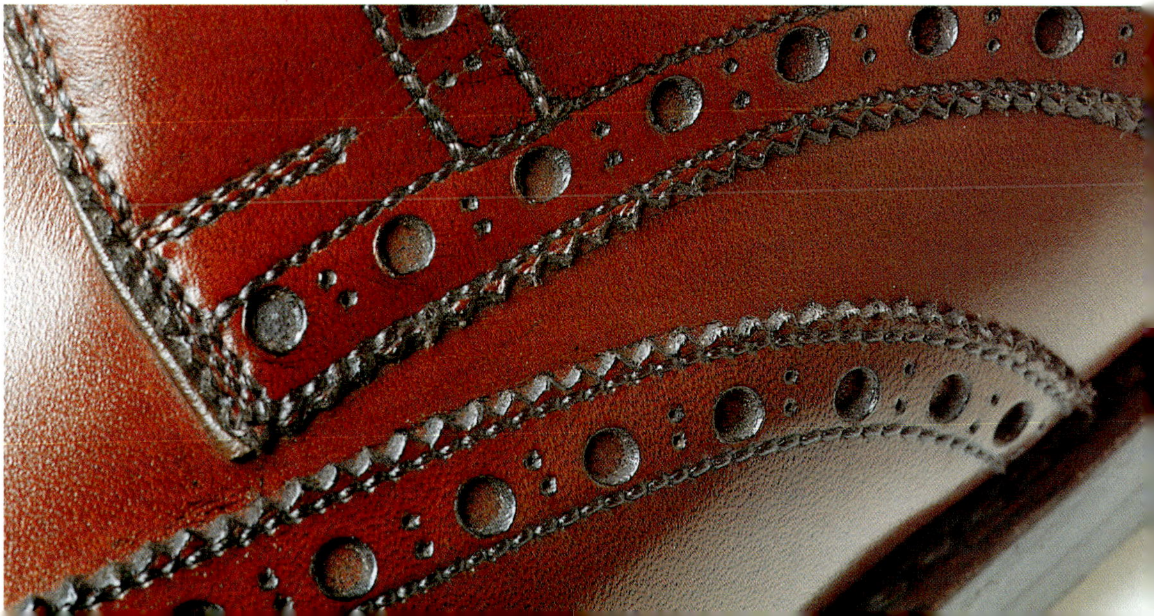

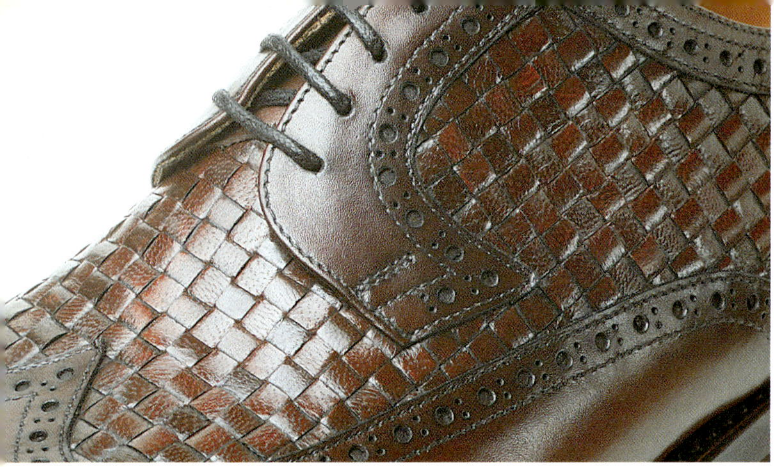

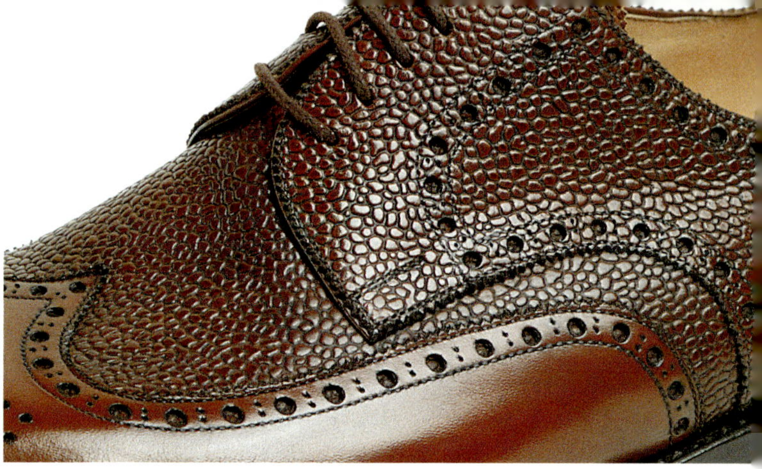

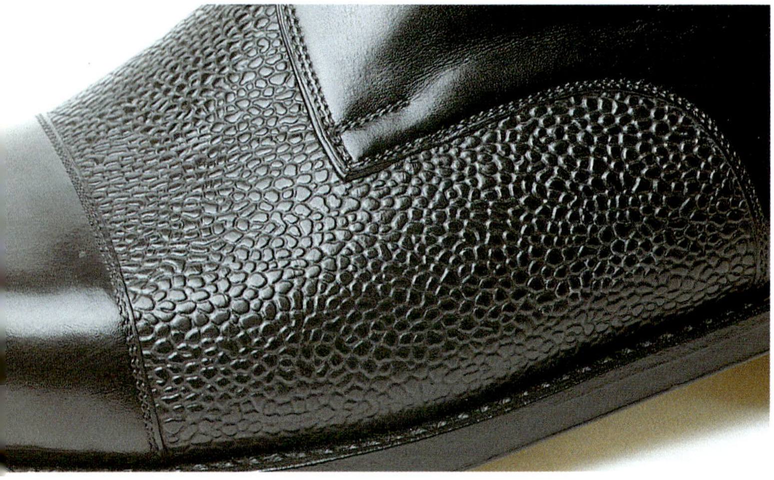

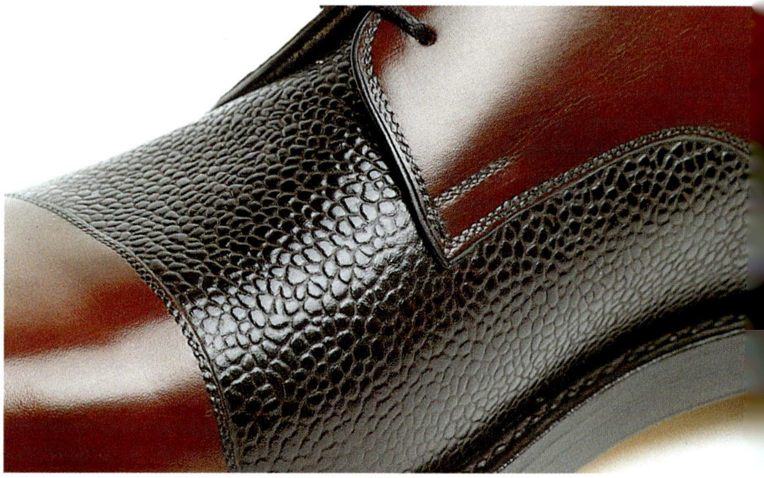

Farb- und Lederkombinationen

Das traditionell einfarbige Schuhwerk gilt heute noch als »gentlemanlike«. Aber Schuhmacher und Modelldesigner starten immer wieder neue Versuche, um die klassische Eintönigkeit mit der Verwendung verschiedener Farb- und Lederkombinationen am Schuhoberteil aufzuheben. Selbst der Plain Oxford in seinem schlichtesten Zuschnitt bietet dafür Möglichkeiten, von Schuhoberteilen mit mehreren Bestandteilen gar nicht zu reden.

Generell beschränken sich die Modelldesigner jedoch auf die Kombination zweier Farben oder unterschiedlicher Lederoberflächen; weitere Komponenten würden als zu extravagant angesehen.

Ein leises Aufbäumen gegen die Traditionen stellt die Kombination zweier Farbtöne einer einzigen Farbe dar, zum Beispiel Mittel- und Dunkelbraun. Wesentlich gewagter dagegen ist eine Zusammenstellung von Leder in den Farben Braun und Bordeauxrot, Schwarz und Cognac, Schwarz und Bordeauxrot oder Schwarz und Braun – um nur einige der zahlreichen Möglichkeiten zu nennen.

Verblüffende Kontrastwirkungen erzielt der Designer ebenfalls mit der Zusammenstellung von Ledern verschiedener Oberflächen – zum Beispiel glatter und genarbter. Derartige Kombinationen unterliegen allerdings einem strengen, ungeschriebenen Gesetz: Die Schuhspitze darf nur aus glattem Leder gefertigt sein, damit sie immer auf Hochglanz poliert werden kann oder aber, wenn es sich um einen Full-Brogue-Typ handelt, das Linienspiel in seiner Wirkung nicht eingeschränkt wird.

Designer und Schuhmacher arbeiten beim Entwurf eines individuellen Modells selbstverständlich Hand in Hand mit ihrem Auftraggeber. Auch hier ist, ähnlich wie beim Abnehmen der Fußmaße, ein intensives Gespräch unerläßlich, damit Modelldesigner und Schuhmacher so viele Informationen wie möglich über die verschiedenen Anlässe erfahren, zu denen der Auftraggeber die Schuhe tragen möchte, und seinen persönlichen Stil kennenlernen. Nur so können sie optimal beraten und individuellen Wunsch mit professioneller Erfahrung erfolgreich zusammenführen.

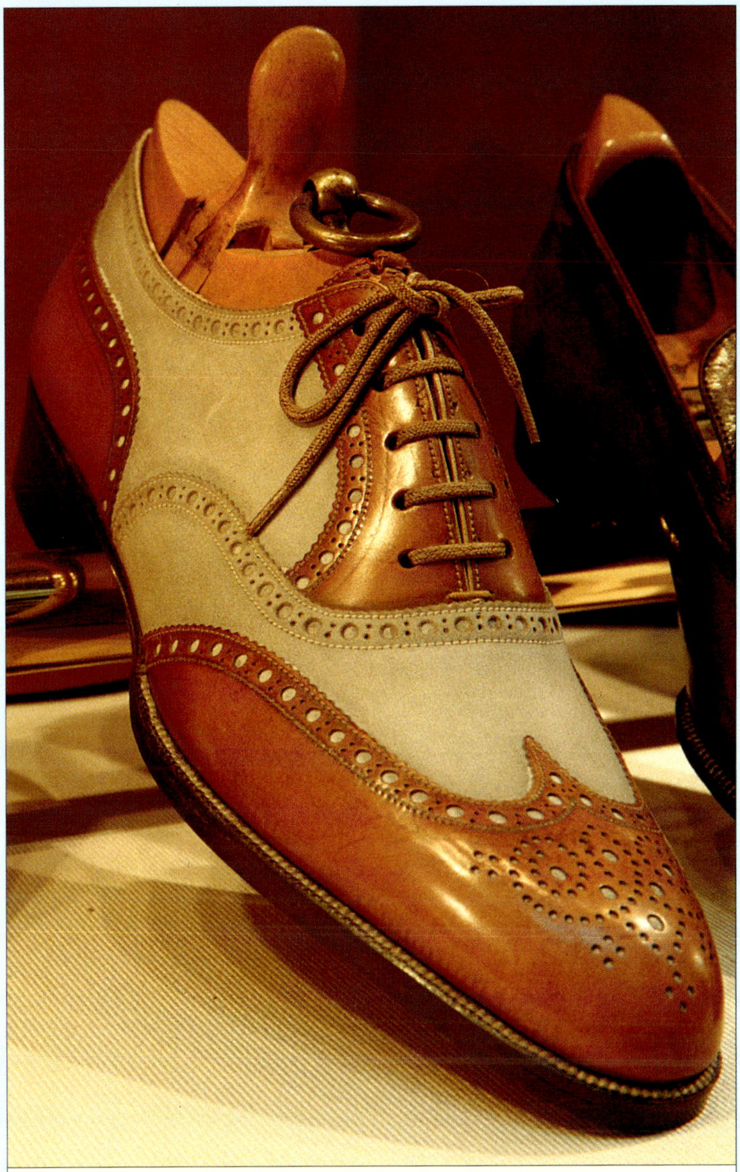

Dieser Full-Brogue Oxford ist ein perfektes Beispiel für eine sehr anspruchsvolle Farb- und Lederkombination. Die hellen Farbtöne betonen den sommerlichen Charakter dieses Schuhs. Die kontrastierenden Materialien von glattem, glänzenden und mattem, samtähnlichen Boxcalf machen die Schönheit dieses Schuhs aus der Werkstatt John Lobb in London aus.

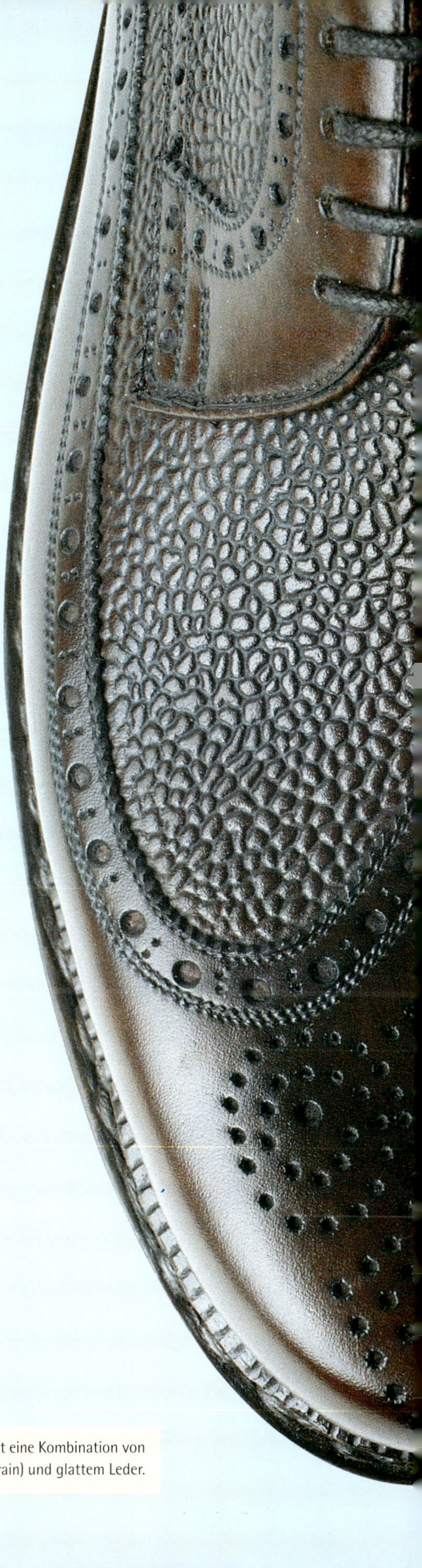

Dieser Full-Brogue Derby zeigt eine Kombination von genarbtem (Scotchgrain) und glattem Leder.

Der Golfschuh

In jeder Sportart ist, um das Maximum an Effektivität zu erreichen, besondere Kleidung nötig. Obwohl in den ersten Tagen des Tennis, Fechten, Cricket oder Golf das alltägliche Schuhwerk völlig ausreichend war, fand gerade in diesen Sportarten bald ein Wandel statt.

Als Schuhtyp basiert der Golfschuh auf dem Full-Brogue Derby. Mit Rücksicht auf die Umstände des betreffenden Sports – Golf wird draußen und meist auf Grasboden gespielt – verwendeten die Schuhmacher für Vorderblatt und Seitenteile des Golfschuhs stärkeres, wetterfestes Leder, vorzugsweise starkes Scotchgrain in dunkleren Farbtönen. Die Vorderblatteinlage besteht aus weicherem Leder – in den meisten Fällen in weiß.

Hinsichtlich seiner Form, seines Aufbaus, des Schnittes und der Herstellungsart gleicht der Golfschuh zwar dem schwarzweißen Budapester auf der nächsten Seite, doch gibt es gewichtige Unterschiede: zum einen in einer mit Fransen und Lochmustern versehenen großen Zunge, die man nach dem Einfädeln der Schnürsenkel auf das Vorderblatt legt, um die Schnürsenkel vor der Feuchtigkeit zu schützen; zum anderen in den Spikes, die in Sohle und Absatz eingeschraubt werden (vier in den Absatz, fünf bis sieben in die Sohle), damit der Spieler besseren Halt auf dem Grasboden findet. Ein Golfschuh ist generell mit zwei verschiedenen, leicht auswechselbaren Sorten Spikes ausgestattet: für weicheren und für härteren Boden.

In den meisten Fällen handelt es sich beim Golfschuh um einen Maßschuh. Der professionelle Golfspieler besitzt zwei Paar: eins für das Training, das andere – aufwendiger gearbeitet – für die Wettkämpfe.

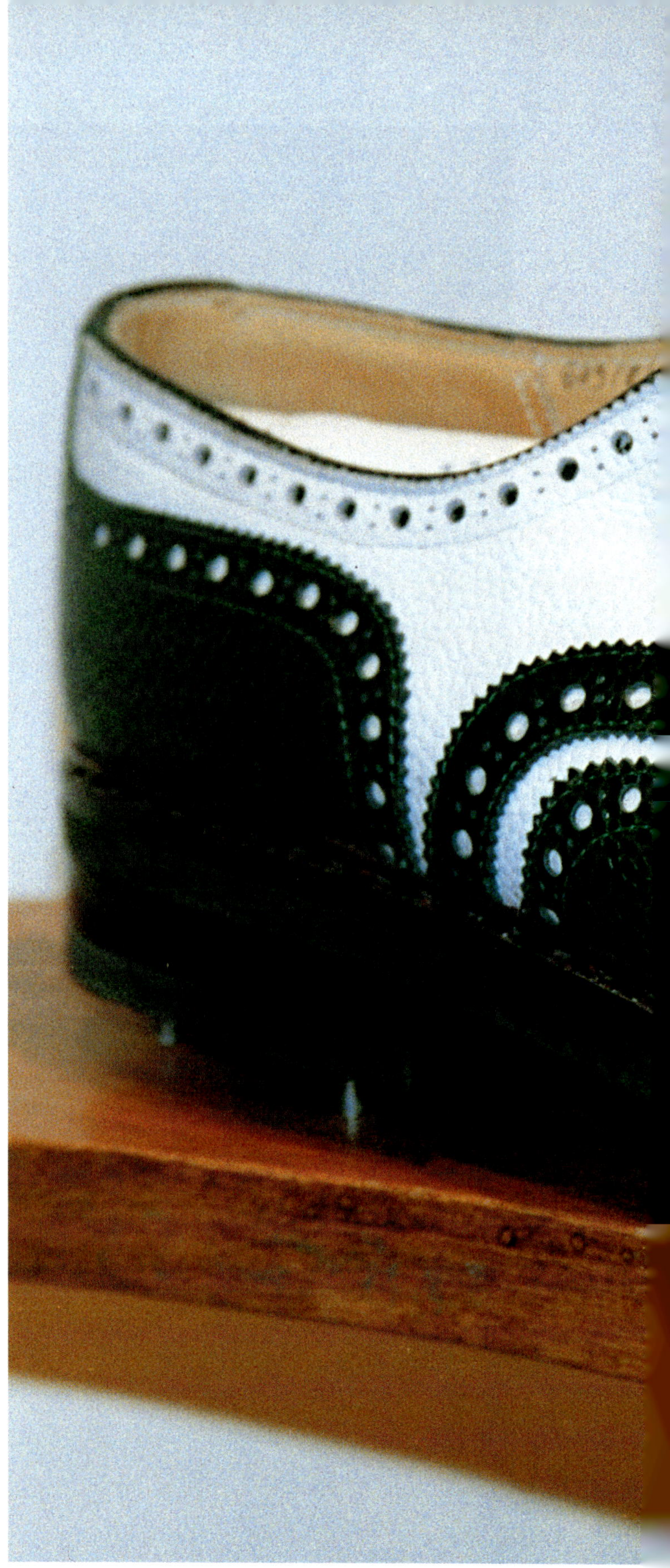

Die Kombination dieses Golfschuhs, eines Full-Brogue Derby, von genarbtem (Scotchgrain) und glattem Leder sowie weißer und grüner Farbe ist ungewöhnlich. Eine Art Ersatzzunge im Grün des Vorderblatts wird bei diesem Modell der Wertkstatt Bálint in Wien mitgeliefert, damit der Schuhbesitzer die Zunge, sollte sie während des Golfspiels naß oder schmutzig geworden sein, auswechseln kann. Auf den ersten Blick entsteht so der Eindruck, es handele sich um ein neues Paar Schuhe!

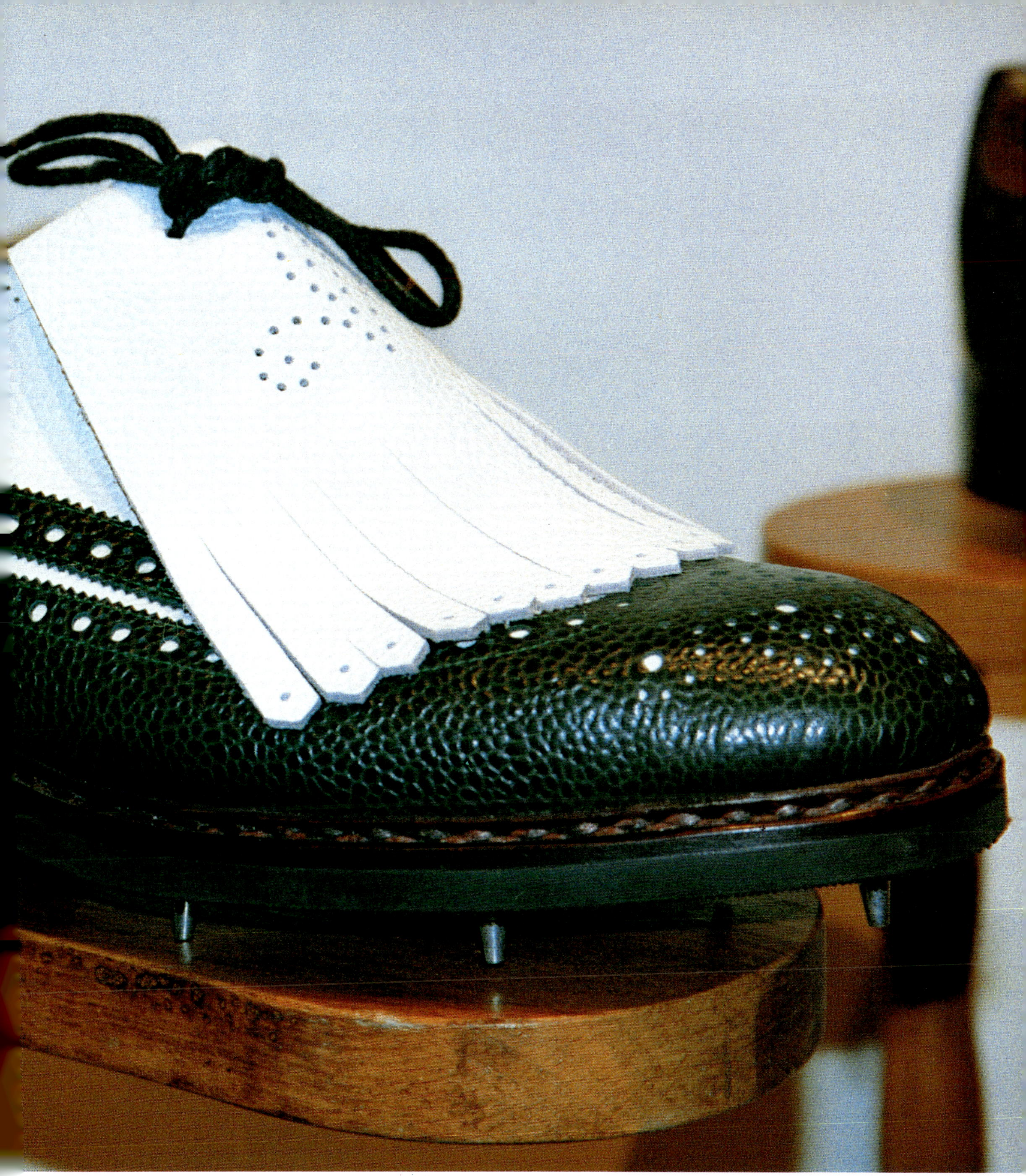

Farbkontrast: Schwarz und Weiß

Schwarz und weiß – der perfekteste und gleichzeitig extremste Gegensatz in der Welt der Farben. In der Schuhmode steht er jedoch seit dem Zeitalter des Jazz als Symbol für Zusammenhalt und Identifikation, eine Farbkombination mit ideologischem Gehalt.

In den 1920ern kam in den Vereinigten Staaten eine aus europäischen und afrikanischen Elementen bestehende Musik auf, geprägt von temperierten Tonleitern sowie lauter und harter Tongebung: Der Jazz trat aus seinem folkloristischen Ghetto heraus und startete seinen weltweiten Erfolgszug. Er prägte Massenunterhaltung und Massenkultur zu Beginn des 20. Jahrhunderts. Auch die renommierten Modefirmen konnten sich seinem Einfluß nicht entziehen. Sowohl in New York als auch in den europäischen Modezentren regierte der Jazzstil mit seiner Gewagtheit verblüffend leger, frei und ungebunden. So wie die neuartige Musik die Schwarzen und Weißen näher zusammenführte – sei es auf der Bühne oder im Publikum –, so brachten erst die Musiker und dann die Filmstars in Hollywood mit dem Tragen des in ihren Kreisen beliebt gewordenen Spectators – einem Schuh in kontrastierenden Farben von klassischem Stil – ihre menschliche Zusammengehörigkeit zum Ausdruck. Der Jazzstil zog weite Kreise: Al Capone, der Prinz von Wales, Gene Kelly, Fred Astaire oder Louis Armstrong ... – allesamt trugen sie diesen Schuh. Die Grundfarbe des Spectators ist Schwarz, Weiß erscheint meist als Einlage an Vorderblatt oder Seitenteilen.

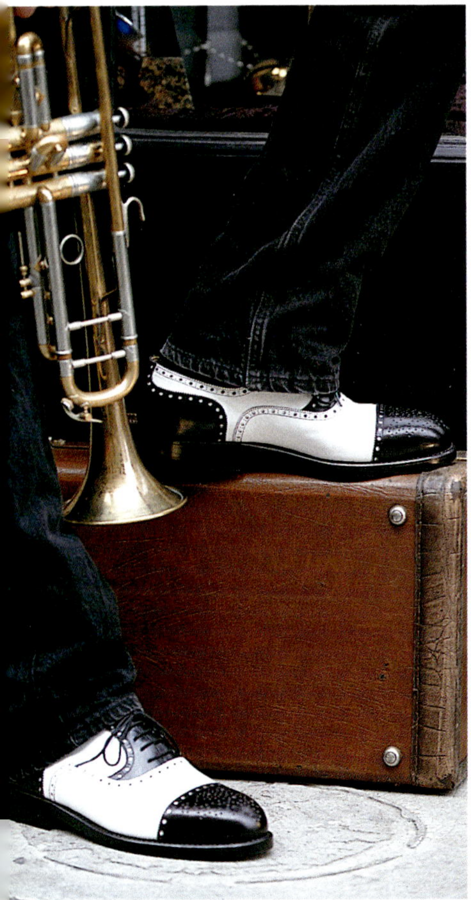

Der Spectator in Form eines Semi-Brogue Oxford war sehr beliebt bei den großen Jazzmusikern in den USA.

Der Höhepunkt dieses Modetrends wird auf die Jahre 1920–1930 datiert, doch erlebt er von Zeit zu Zeit eine Renaissance und wird bis heute gerne auf Empfängen oder ähnlich festlichen Anlässen zum passenden Anzug getragen.

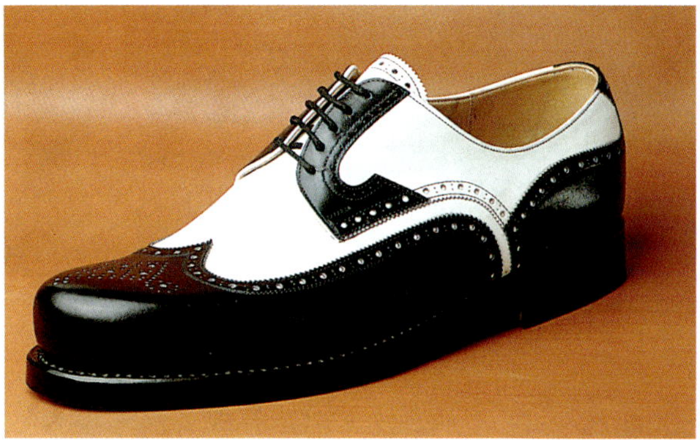

Dieser Full-Brogue Derby beweist: auch der Budapester tritt manchmal schwarzweiß auf.

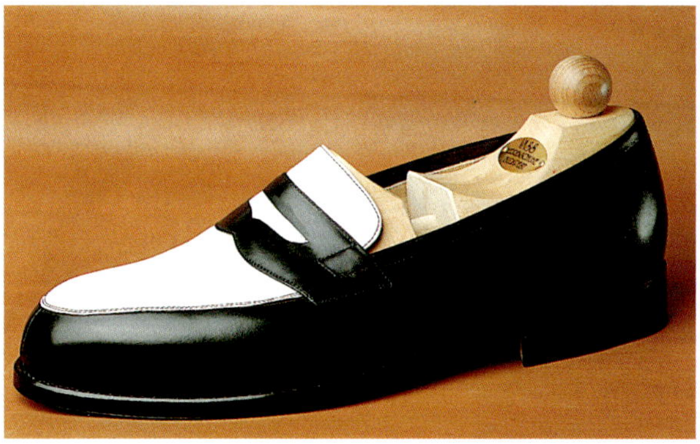

Der Farbkontrast steigert den dekorativen Charakter der Spange dieses Penny Loafers.

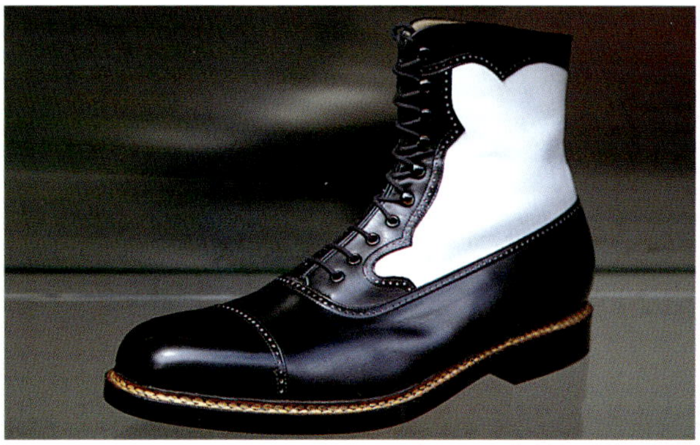

Auch ein Balmoral-Boot kann in ein Schwarzweiß-Modell verwandelt werden. Das gezeigte Modell stammt aus der Werkstatt Bertl in München.

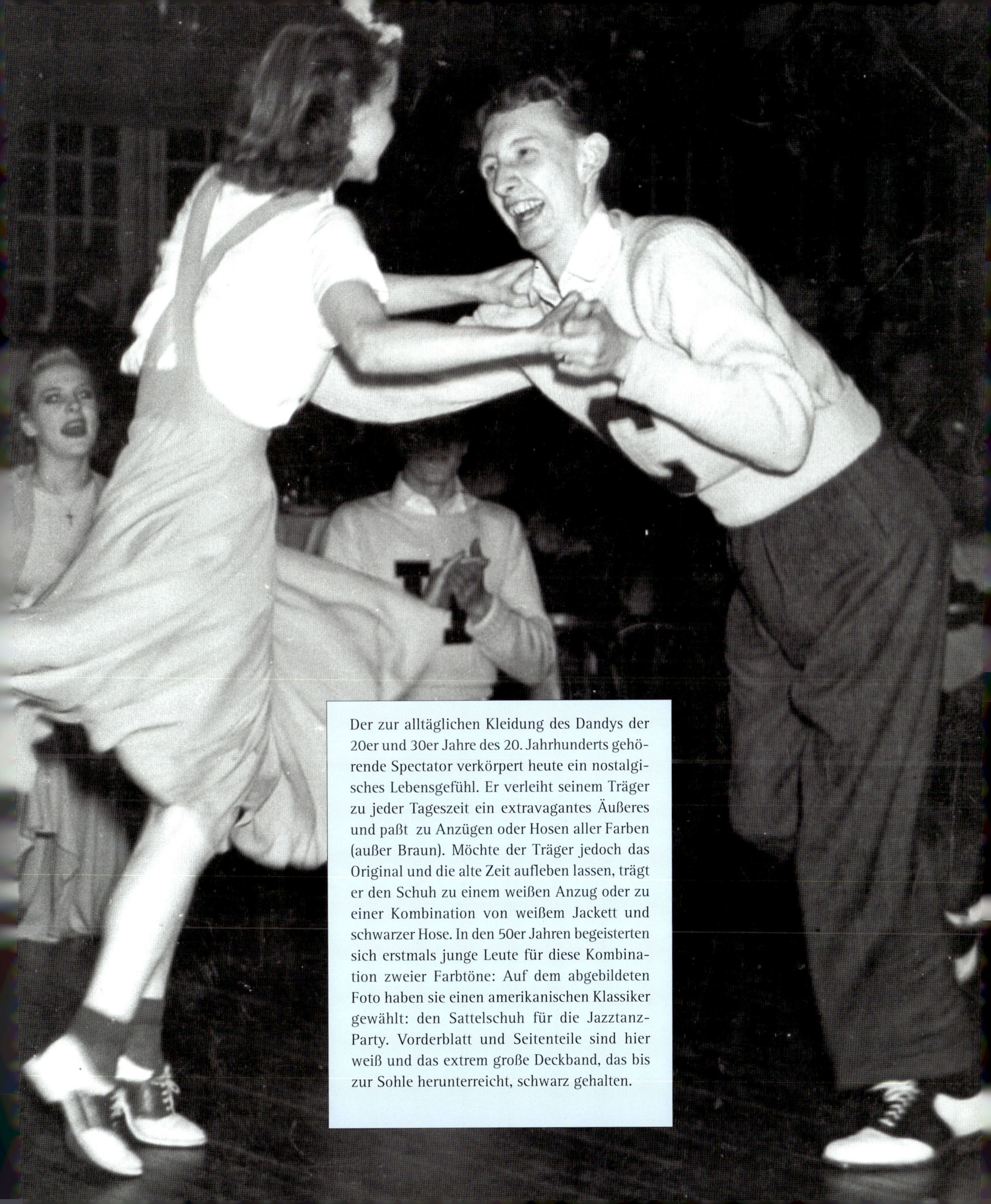

Der zur alltäglichen Kleidung des Dandys der 20er und 30er Jahre des 20. Jahrhunderts gehörende Spectator verkörpert heute ein nostalgisches Lebensgefühl. Er verleiht seinem Träger zu jeder Tageszeit ein extravagantes Äußeres und paßt zu Anzügen oder Hosen aller Farben (außer Braun). Möchte der Träger jedoch das Original und die alte Zeit aufleben lassen, trägt er den Schuh zu einem weißen Anzug oder zu einer Kombination von weißem Jackett und schwarzer Hose. In den 50er Jahren begeisterten sich erstmals junge Leute für diese Kombination zweier Farbtöne: Auf dem abgebildeten Foto haben sie einen amerikanischen Klassiker gewählt: den Sattelschuh für die Jazztanz-Party. Vorderblatt und Seitenteile sind hier weiß und das extrem große Deckband, das bis zur Sohle herunterreicht, schwarz gehalten.

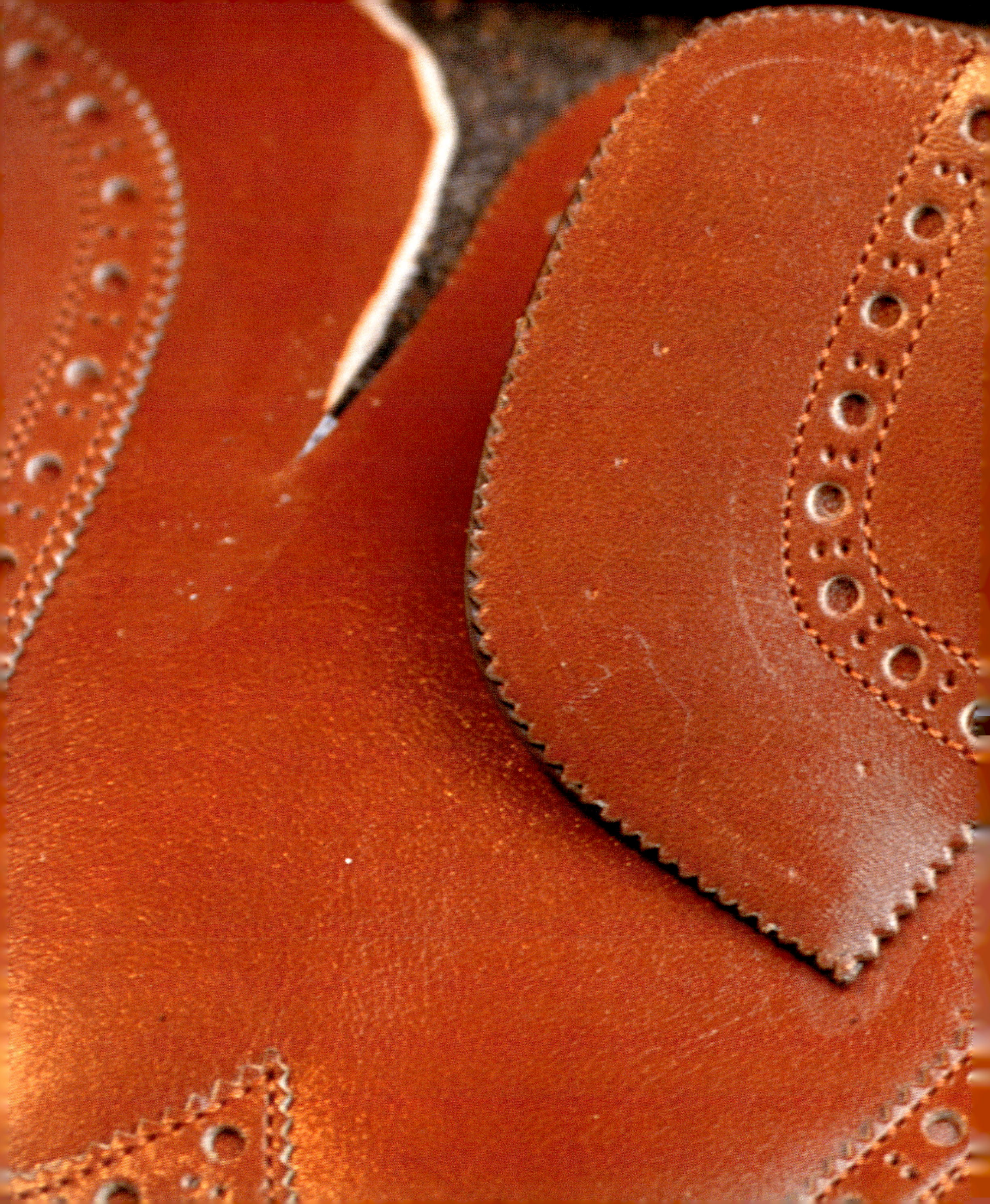

Der Schaft

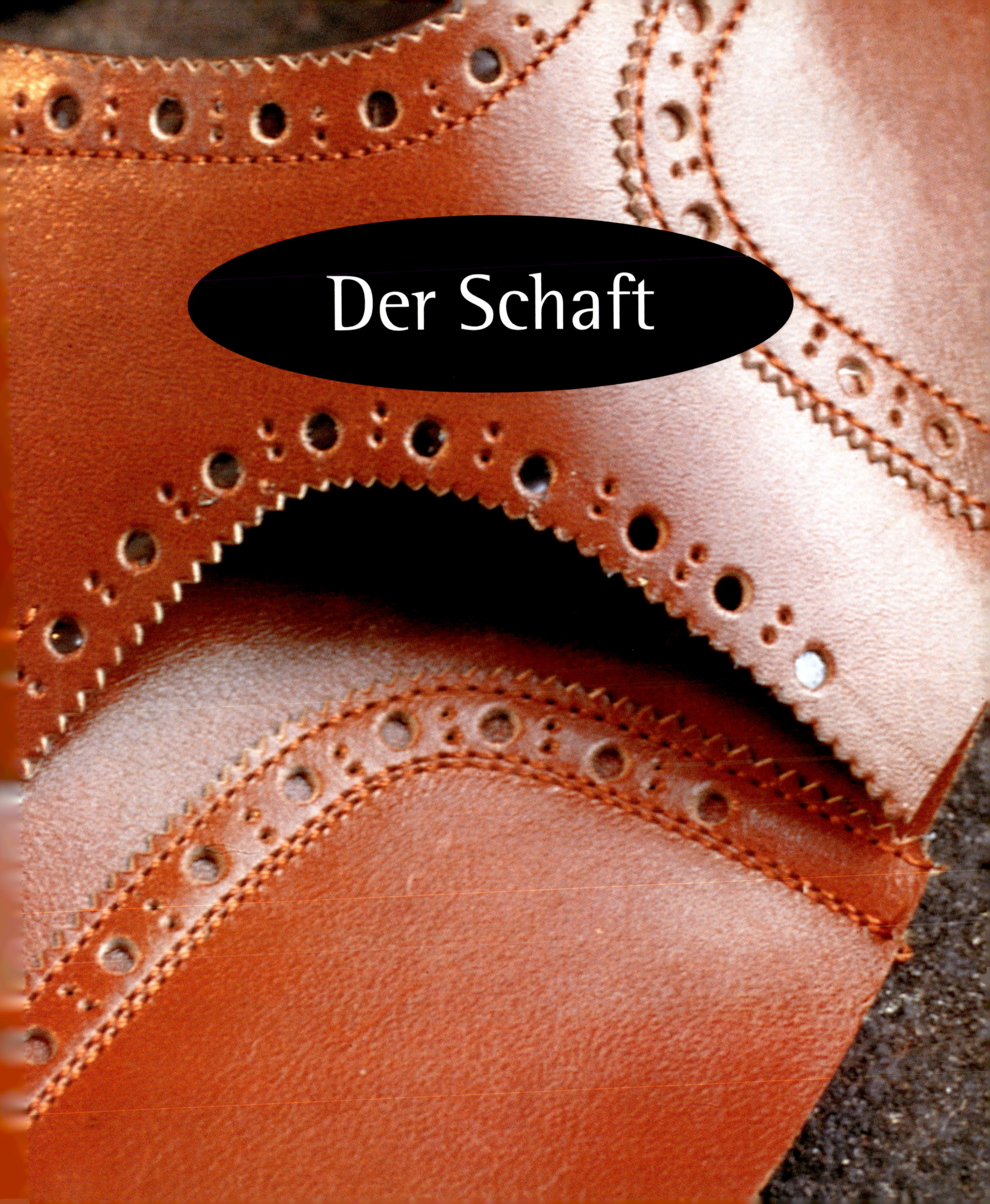

Das Leder

Eleganz und Haltbarkeit eines Schuhs hängen zu einem entscheidenden Teil von der Qualität des verwendeten Materials ab. Bei der Auswahl der Ausgangsstoffe sowohl für das Schaftteil als auch für den Unterbau des Schuhs mit größter Sorgfalt vorzugehen, ist daher für den Schuhmacher oberstes Gebot.

Das geeignetste Ausgangsmaterial zur Fertigung von Schuhwerk ist bis heute tierisches Leder, weil es dem Fuß dauerhaft Schutz vor Verletzungsgefahren und negativen Witterungseinflüssen gibt und zugleich luftdurchlässig und gut zu verarbeiten ist. Zur Anfertigung der Schuhoberteile können die Häute verschiedener Tiere verwendet werden: Rind (Kuh, Stier, Ochse, Kalb), Pferd, Ziege, Hirsch, aber auch, um Besonderheiten zu nennen, Elefant, Krokodil, Eidechse und Fisch sowie Strauß-, Puten- oder Gänsebein. Seit Beginn des 20. Jahrhunderts werden die meisten der klassischen Herrenschuhe aus Kalb-, Rind- und Pferde-, in den letzten Jahren auch zunehmend aus Känguruhleder gefertigt und nur noch in einigen wenigen Fällen aus exotischen Ledersorten.

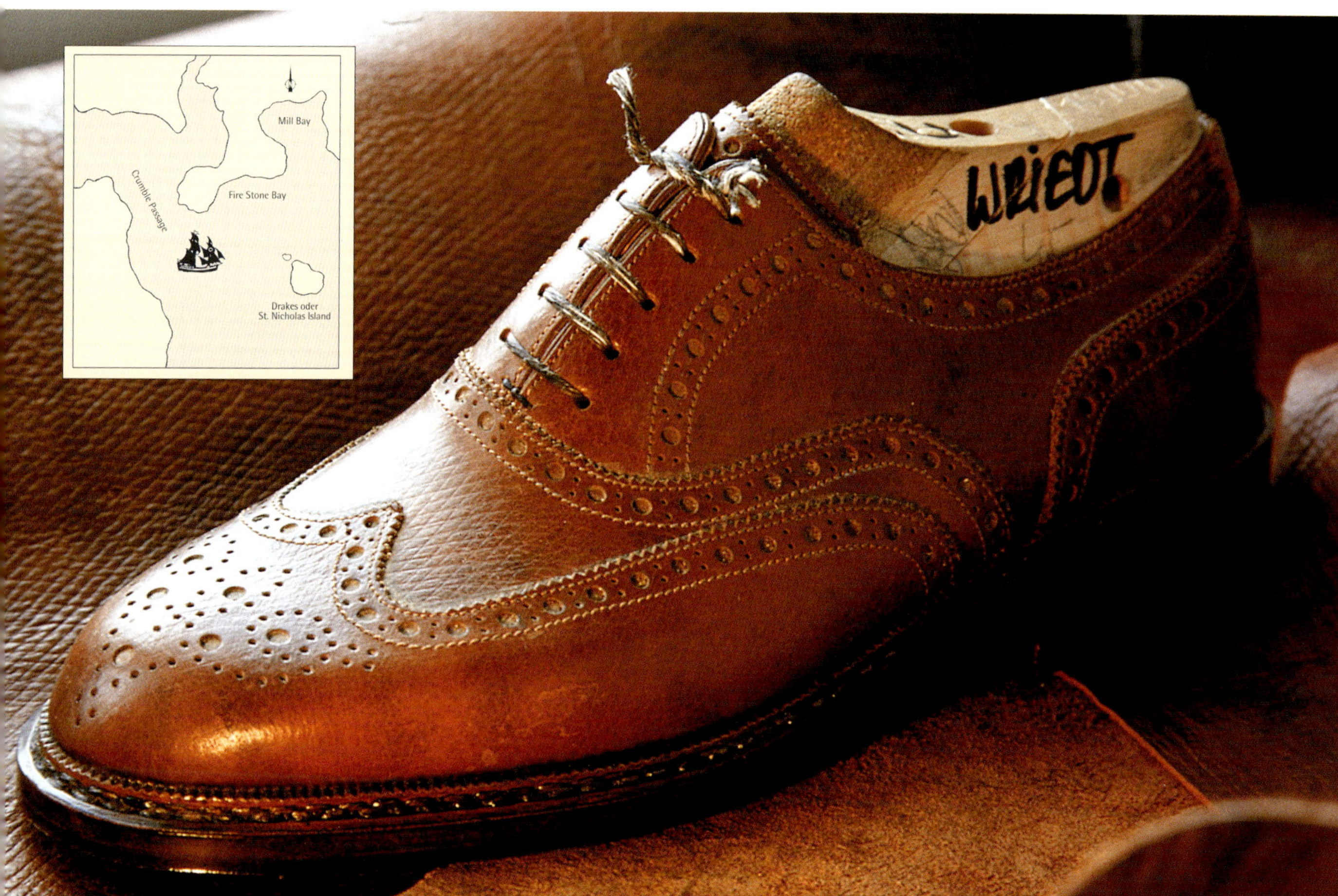

Der Schaft dieses Full-Brogue Oxford wurde aus vor 200 Jahren gegerbtem Leder hergestellt. 1973 fanden Taucher der archäologischen Abteilung des Plymouth Sub Aqua Club eine Schiffsglocke in 30 m Tiefe der Plymouther Meerenge. Sie hatten das Wrack der »Catharina« aus dem seinerzeit dänischen Hafen Flensburg entdeckt, die im Dezember 1786 in einem Sturm hier gekentert war (Fundort siehe Karte). Ihre Ladung bestand aus Bündeln lohgegerbter Rentierhäute aus Sankt Petersburger Gerbereien, die nach kurzer Restaurierung für die Schuhherstellung wieder geeignet waren und unter anderem von der Schuhmacherwerkstatt Klemann (Basthorst, Deutschland) für den hier abgebildeten handgemachten Herrenschuh verwendet wurden (Karte nach einer Vorlage aus dem 18. Jahrhundert von Craig Bramwell, in: G. Garbett & I. Skelton, The Wreck of the Metta Catharina, New Pages, Truro, England).

Tierfelle bestehen aus drei gut voneinander trennbaren Schichten: der äußeren Oberhaut (Außenhaut), dem inneren Bindegewebe (Lederhaut) und dem Unterhautgewebe. Die wertvollste Schicht ist die Lederhaut, aus der unter anderem die Schuhoberteile, Sohlen und verschiedene sonstige Zusatzteile hergestellt werden; dies ist die Schicht, die während der Aufbereitung der Rohhäute von den anderen beiden getrennt werden muß.

Die Rohhäute werden durch Kühlen (hauptsächlich in Ländern mit kälterem Klima), Trocknen (vorwiegend in warmen Regionen) oder Einsalzen konserviert; jedes der drei Verfahren ist dazu geeignet, den Verwesungsvorgang zu verhindern.

Bereits in der Steinzeit bemühte sich der Mensch nach Entdeckung der vielseitigen Verwendungsmöglichkeiten von Leder, dieses biegsam, strapazierfähig und vor allem haltbar zu machen. Das reine Trocknen der Häute erzielte keinen wesentlichen Erfolg: In der Sonne wurden sie brüchig, bei Feuchtigkeit zersetzten sie sich schnell. Auch das Abschaben der Fleischschicht und intensives Klopfen und Treten brachten keinen Fortschritt. Eine entscheidende Wende trat ein, als die Menschen feststellten, daß sie die Häute mit Hilfe von Asche und gebranntem Kalk besser enthaaren und durch Räuchern (die sogenannte Rauchgerbung) konservieren konnten. Die Sämischgerbung, bei der mit Fetten und Ölen gegerbt wird, ist bereits seit circa 6000 v.Chr. bekannt. Eines der Urgerbverfahren wird von den Eskimos heute noch gepflegt: Die Tierhäute werden gekaut und die vom Speichel aufgeweichte Haut mit Fett eingerieben.

Die ersten Nachweise über das Handwerk des Gerbens, das stets eng mit der Schuhmacherei verbunden war, findet man in ägyptischen Wandmalereien. Dort wie auch in der griechisch-römischen Antike herrschten Lohgerbung (mit Fichten-, Eichen- und Erlenrinde, Schalen von Galläpfeln, Granatäpfeln oder Eicheln) und Sämischgerbung vor. Kostbare Leder gerbte man mit Alaun (mineralisches Salz), wodurch sich das Leder weiß färbte. Diese mineralische Gerbung, auch Weißgerbung genannt, gehört vermutlich ebenfalls zu den Urgerbverfahren. Durch Alaun wurde das Leder zunächst wieder starr und mußte vor der Verarbeitung gereckt werden.

Die Grundzüge der Gerbverfahren – gleichgültig ob Loh-, Sämisch- oder mineralische Gerbung – haben sich bis heute nicht verändert. Ebenso wie das Schuhhandwerk blickt damit auch das Handwerk der Gerber auf eine jahrtausendealte Geschichte und Tradition zurück.

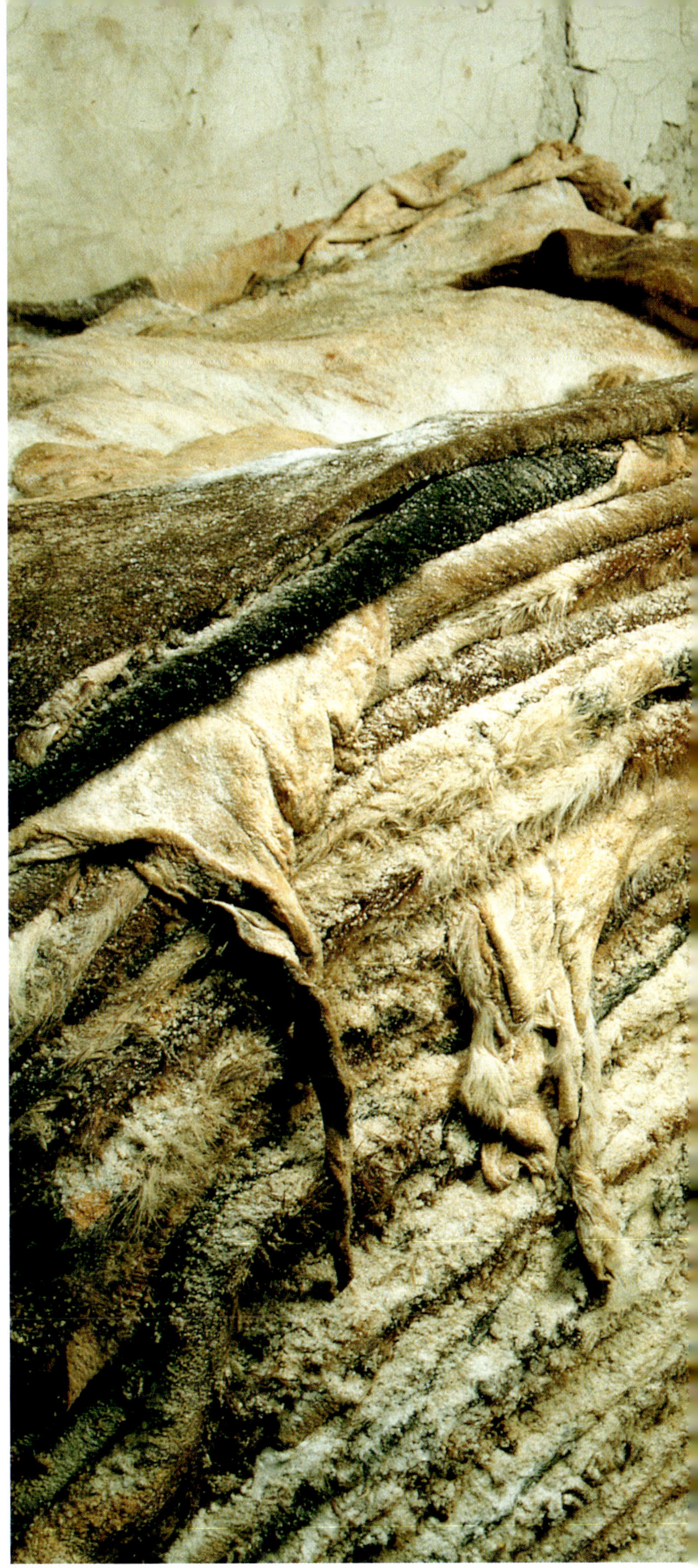

Die Rohhäute werden durch Einsalzen konserviert und vor Verwesung bewahrt.

Die Blöße

Die Vorbereitung der Rohhaut zur Gerbung stützt sich bis heute auf die Erfahrungen längst vergangener Zeiten – ganz gleich, ob man kleine Werkstätten betrachtet, die in traditioneller Weise arbeiten, oder modernste Fabriken –, und die Arbeitsgänge sind im wesentlichen gleich geblieben.

Die Lederhaut, also das eigentliche Ledermaterial, besteht aus einem Netz von feineren und derberen Fasern. Im Querschnitt sind diese zwei Schichten sogar mit dem bloßen Auge zu unterscheiden: Die oberste Schicht ist die Narbenschicht oder auch Papillarschicht, durchsetzt von Haarlöchern und Ausscheidegängen der Fett- und Schweißdrüsen. Jedes Leder besitzt sein charakteristisches Narbenbild, es macht seine besondere Schönheit aus. Darunter befindet sich die sogenannte Netzschicht oder auch Retikularschicht. Diese besteht vorwiegend aus zahllosen, sich kreuzenden Faserbündeln, die für die Haltbarkeit und Strapazierfähigkeit des Leders verantwortlich sind. Beim Rindbox etwa stehen Narben- und Retikularschicht im Verhältnis 1 : 3,5, das heißt, es handelt sich hierbei um ein sehr strapazierfähiges Leder, das vor allem für Gebrauchsschuhe verarbeitet wird.

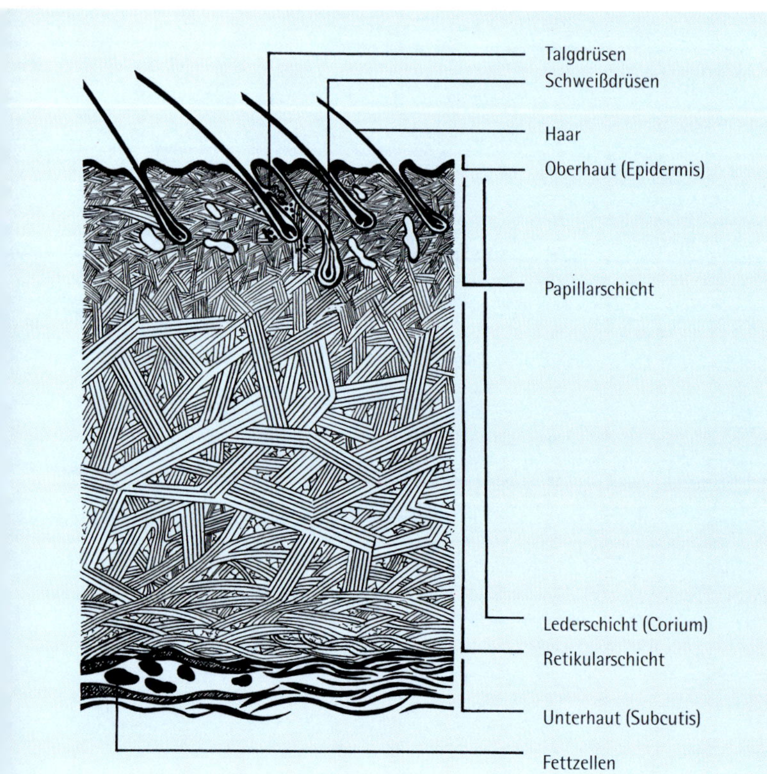

Die Lederhaut enthält zu 90% Eiweiß, das zum großen Teil aus Kollagen besteht. Bei der Aufbereitung der Häute zählt man auf die Eigenschaften gerade dieser Kollagenmoleküle: Sie nehmen leicht Wasser auf und binden die verschiedenen Behandlungsstoffe.

Der erste Arbeitsschritt des Gerbverfahrens ist das Weichen der Rohhäute in Wasserfässern oder Wannen. Die Verschmutzungen und Konservierungsmittel (zum Beispiel Salz) werden von der Rohhautoberfläche entfernt und der ursprüngliche Flüssigkeitsgehalt wiederhergestellt.

In der Antike und im Mittelalter lagerte man die Rohhäute warm und feucht, um die Enthaarung zu erleichtern. Auch die heutige Methode, das sogenannte Äschern, hat Tradition: Die Rohhäute ruhen 20–24 Stunden lang in mit einer Kalklösung gefüllten Fässern, Wannen oder Trommeln, damit die beiden überflüssigen Schichten gut aufweichen.

Als nächstes erfolgt das Entfleischen der Rohhaut. Die früher sehr mühsame Handarbeit haben heute Maschinen übernommen: Von der durch den Kalk aufgeweichten Rohhaut wird zuerst das Unterhautbindegewebe entfernt – zum Vorschein tritt die Fleischseite der Lederhaut. Anschließend wird mit Messerwalzen die Oberhaut abgezogen, und man erhält die Rechtsseite der Lederhaut.

Um eine größtmögliche Reinheit beider Oberflächen zu erzielen, erfolgen nach der maschinellen Säuberung die gleichen Arbeitsgänge nochmals von Hand. Dabei benutzt der Gerber ein gebogenes Messer mit zwei Griffen: das Fleischeisen. Es ist bereits seit Jahrhunderten bei den Gerbern in Gebrauch und ähnelt dem Werkzeug, das zum Formen der Leisten verwendet wird.

Die gesäuberte Lederhaut, nun Blöße genannt, wird zum Schluß gründlich überprüft und sorgfältig sortiert, denn erst jetzt ist die wirkliche Qualität der Häute festzustellen. Nur makellose Stücke dürfen zur weiteren Verarbeitung gelangen.

Die tierische Haut enthält im wesentlichen Eiweißstoffe, Wasser, Fette und Mineralstoffe. Für die Lederherstellung ist nur eine ihrer drei Schichten nutzbar: die Lederhaut, die aus der Papillarschicht (der Narbenschicht) und der Retikularschicht besteht. Letztere garantiert aufgrund ihrer Zusammensetzung aus Faserbündeln, die in verschiedene Richtungen verlaufen, die Festigkeit des Leders.

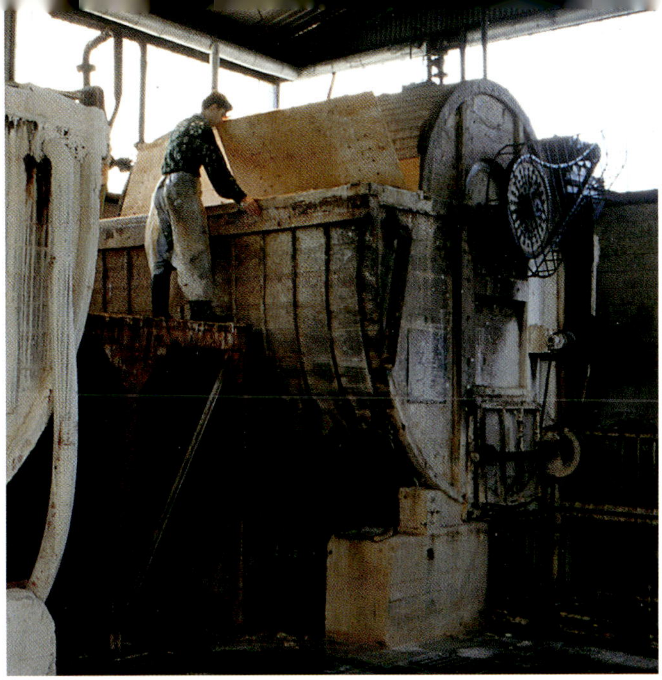

In riesigen Fässern werden die zu entfernenden Schichten mit Kalklösung aufgeweicht.

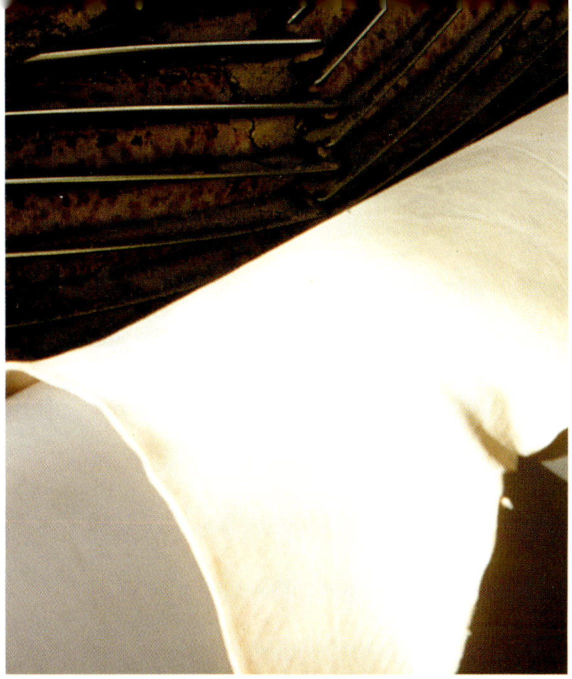

Scharfe Messerwalzen schälen die aufgeweichten Schichten ab.

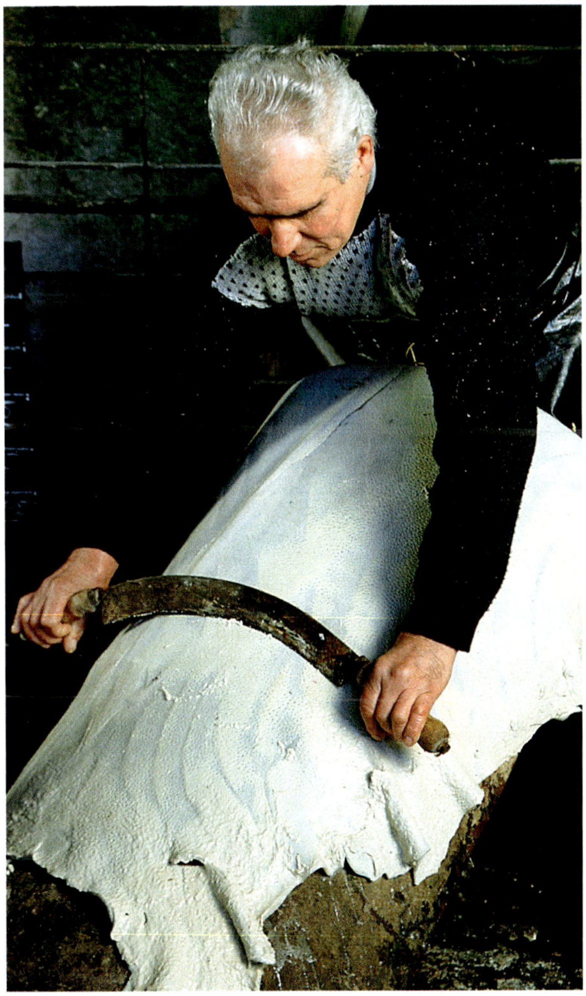

Die Oberfläche wird nachträglich mit dem Fleischeisen gesäubert.

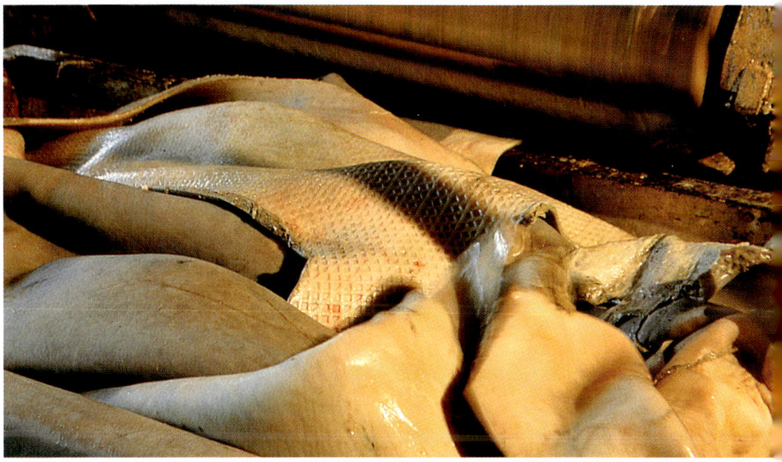

Die gesäuberte Lederhaut wird auch Blöße genannt.

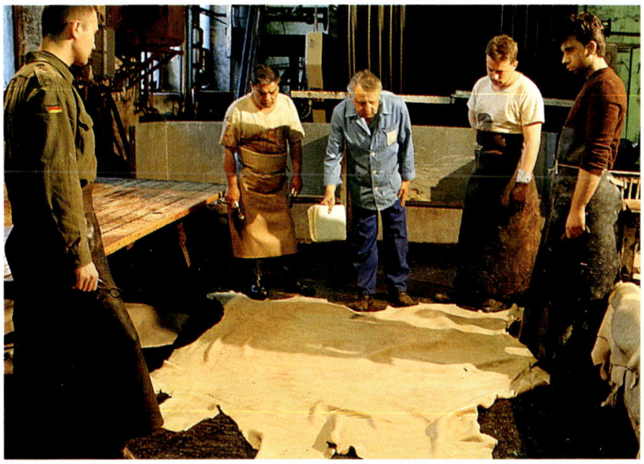

Die Blöße wird einer präzisen Qualitätsprüfung unterzogen.

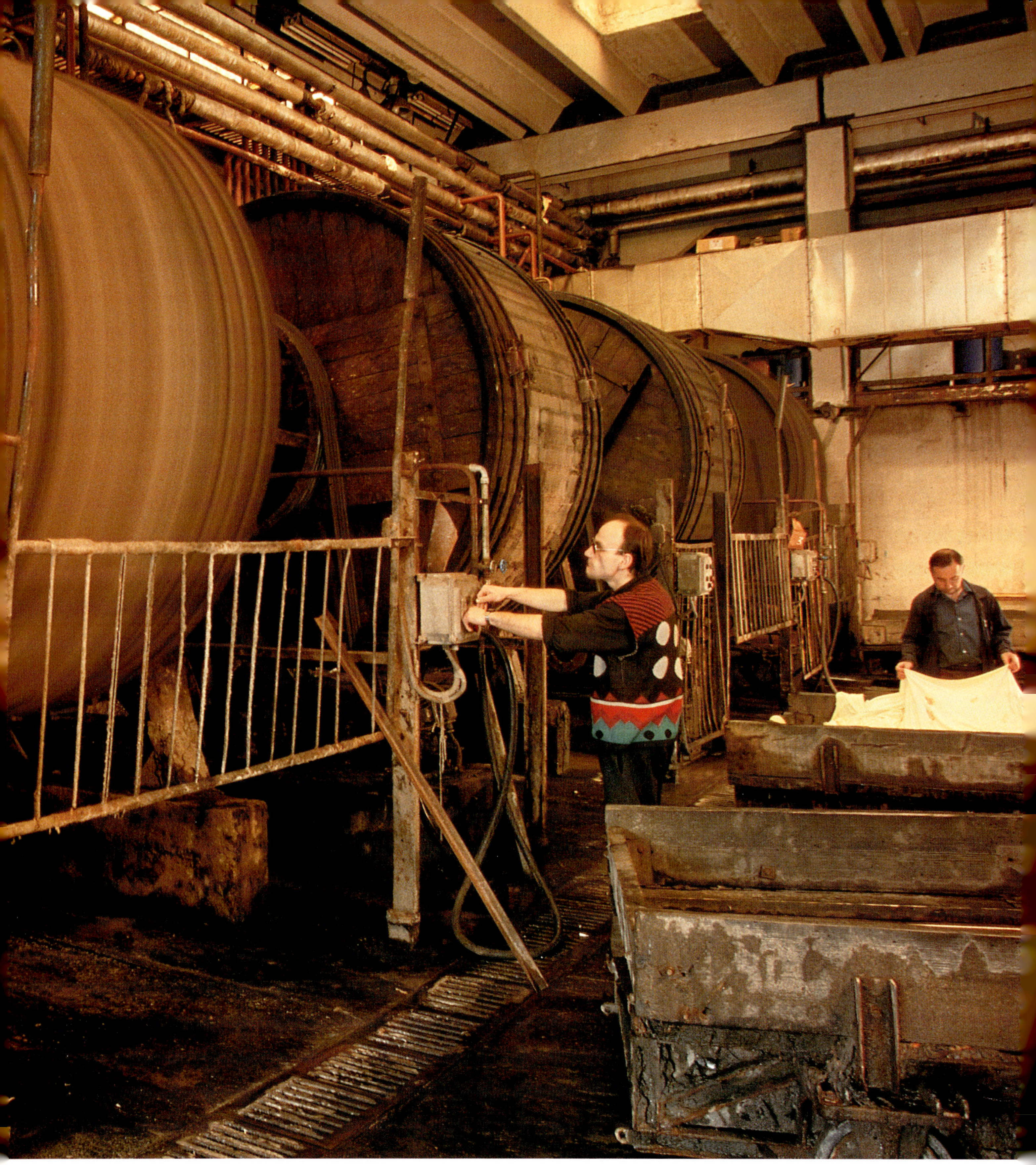

Durch die Chromsalz-Gerbung wird das Leder weich, angenehm im Griff, biegsam, wärmebeständig und besser färbbar.

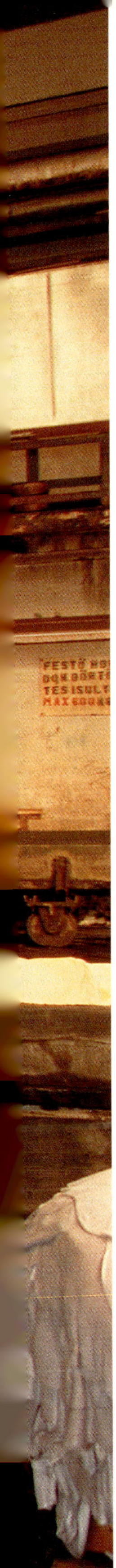

Die Gerbung

Vor der eigentlichen Gerbung durchlaufen die Blößen zwei weitere Stationen: Zunächst wird die Kalklösung mit verschiedenen Säuren – Salzsäure, Schwefelsäure oder Milchsäure – und Wasser ausgewaschen und neutralisiert. Danach erfolgt das Beizen der Blößen – früher mittels Hunde-, Hühner- oder Vogelkot, heutzutage durch eiweißabbauende Enzyme –, damit das Fasergefüge der Haut so locker wie möglich wird und die Gerbstoffe leichter aufnehmen kann.

Der Gerber spaltet die 5–8 mm starken Häute nun in mehrere Schichten: Aus der wertvollsten Schicht, dem Narbenspalt, entsteht nach weiterer Verarbeitung das Oberleder für die Schuhe. Die Stärke des Narbenspalts beträgt 0,6–1,8 mm. Als Oberleder wird meistens eine Stärke von 1,2 mm benötigt. Aus der darunter liegenden Schicht, dem Fleischspalt, werden Futterleder von ähnlicher Stärke gefertigt.

Es folgt nun der wichtigste Arbeitsgang: die Gerbung. Die gegerbte Haut unterscheidet sich von der Rohhaut darin, daß sie nicht brüchig und steif wird, wenn sie mit Wasser in Berührung kommt, daß sie in nassem Zustand nicht verwest, wieder trocknet, und daß sie nicht zu Leim wird, wenn sie großer Hitze ausgesetzt wird. Von der Qualität der Gerbung hängt die Haltbarkeit des Leders und damit des fertigen Schuhs sowie demzufolge das Wohlbefinden des Fußes ab. Ein wichtiger Aspekt ist nicht zuletzt, daß das Leder beim Fertigen der Schuhe harten Bewährungsproben ausgesetzt ist: Es wird genagelt, gespannt, geklopft und eingeweicht und muß bei alledem seine guten Eigenschaften bewahren: Elastizität, Strapazierfähigkeit, Weichheit und Luftdurchlässigkeit.

Bis zur Mitte des 19. Jahrhunderts wurden sowohl die Ober- als auch die Sohlenleder in erster Linie mit pflanzlichen Stoffen (Eichen- oder Fichtenrinde, Kastanienhölzern, Sumachblättern oder Galläpfeln) widerstandsfähig, haltbar und elastisch gemacht. Pflanzlich gegerbtes Leder ist an seiner gelblichen bis hellbeigen Farbe leicht zu erkennen. Zur Gerbung der Sohlenleder und des Futterleders wird dieses Gerbverfahren, die Lohgerbung, heute noch angewendet.

Bereits im alten Ägypten existierte, wie bereits erwähnt, neben der pflanzlichen auch eine mineralische Gerbung, bei der man hauptsächlich mit Alaun und Kochsalz arbeitete. Die heutige mineralische Gerbung, die Chromsalz-Gerbung, verbreitete sich erst nach 1858, als der deutsche Chemiker Friedrich L. Knapp die gerbende Wirkung der Chromsalze entdeckte. Seitdem hat dieses Verfahren bei bestimmten Ledersorten (Kalb-, Rind-, und Pferdeleder) die pflanzliche Gerbung beinahe völlig verdrängt. Schuhoberteile werden vorwiegend aus chromgegerbtem Leder hergestellt, da es wesentlich weicher und angenehmer im Griff, leichter und biegsamer, wärmebeständiger und zudem besser färbbar ist als alaun- oder lohgegerbtes Leder. Ein großer Vorteil der Chromsalz-Gerbung ist darüber hinaus der zeitliche Faktor: Sie verkürzt das gesamte Gerbverfahren von bisher sechs bis sieben Monaten auf sechs bis sieben Wochen.

Bei der Chromsalz-Gerbung werden die Blößen sechs bis zwölf Stunden in mit Gerbbrühe gefüllte, rotierende Fässer gelegt, damit die Chromsalze von allen Seiten in die Haut gelangen. Nach der Gerbung ruht das Leder für mindestens 24 Stunden, damit sich die Strukturveränderung in allen Fasern effektiv und umfassend vollziehen kann.

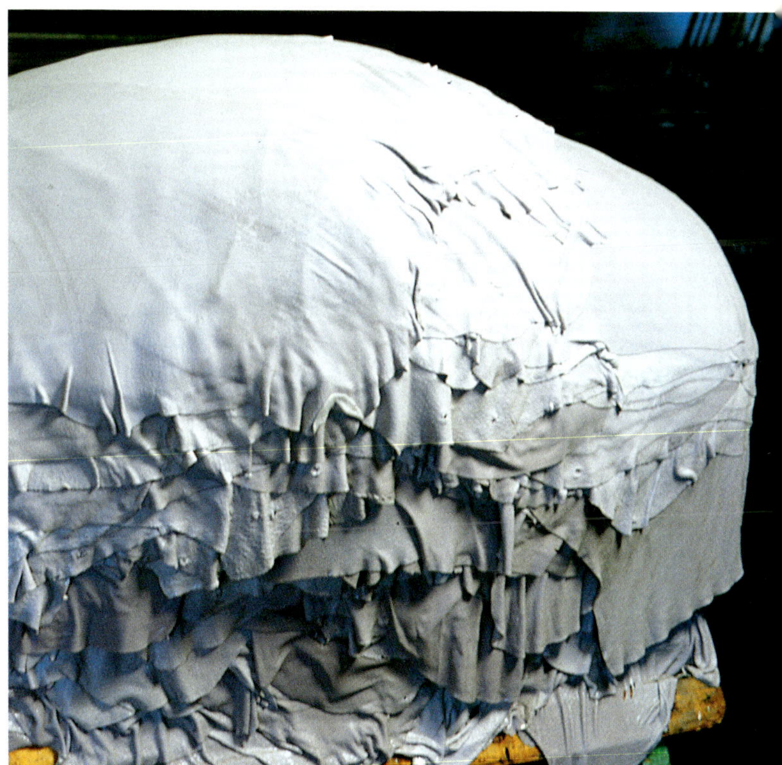

Die mit Chromsalzen gegerbte Blöße hat eine charakteristisch bläuliche Farbe.

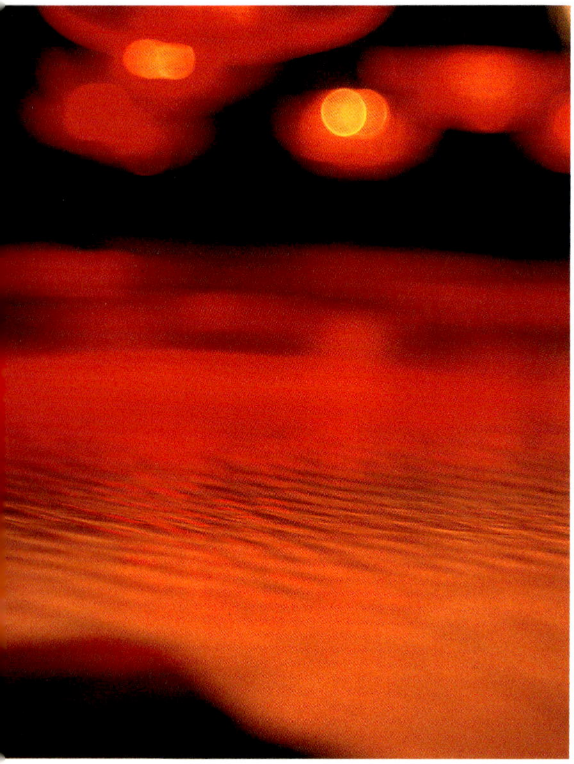

Das gefärbte Leder wird mit Infrarotlampen getrocknet.

Moderne Version einer uralten Methode: das Trocknen des Leders auf Rahmen.

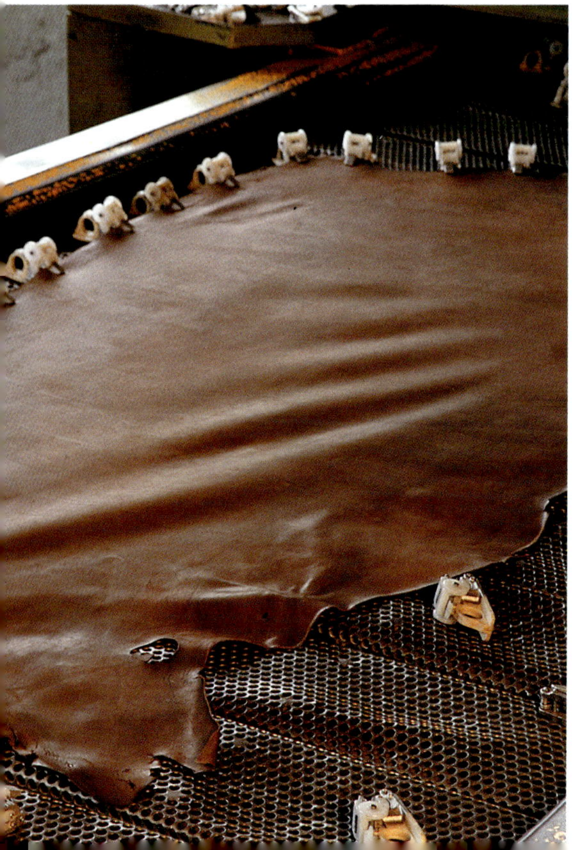

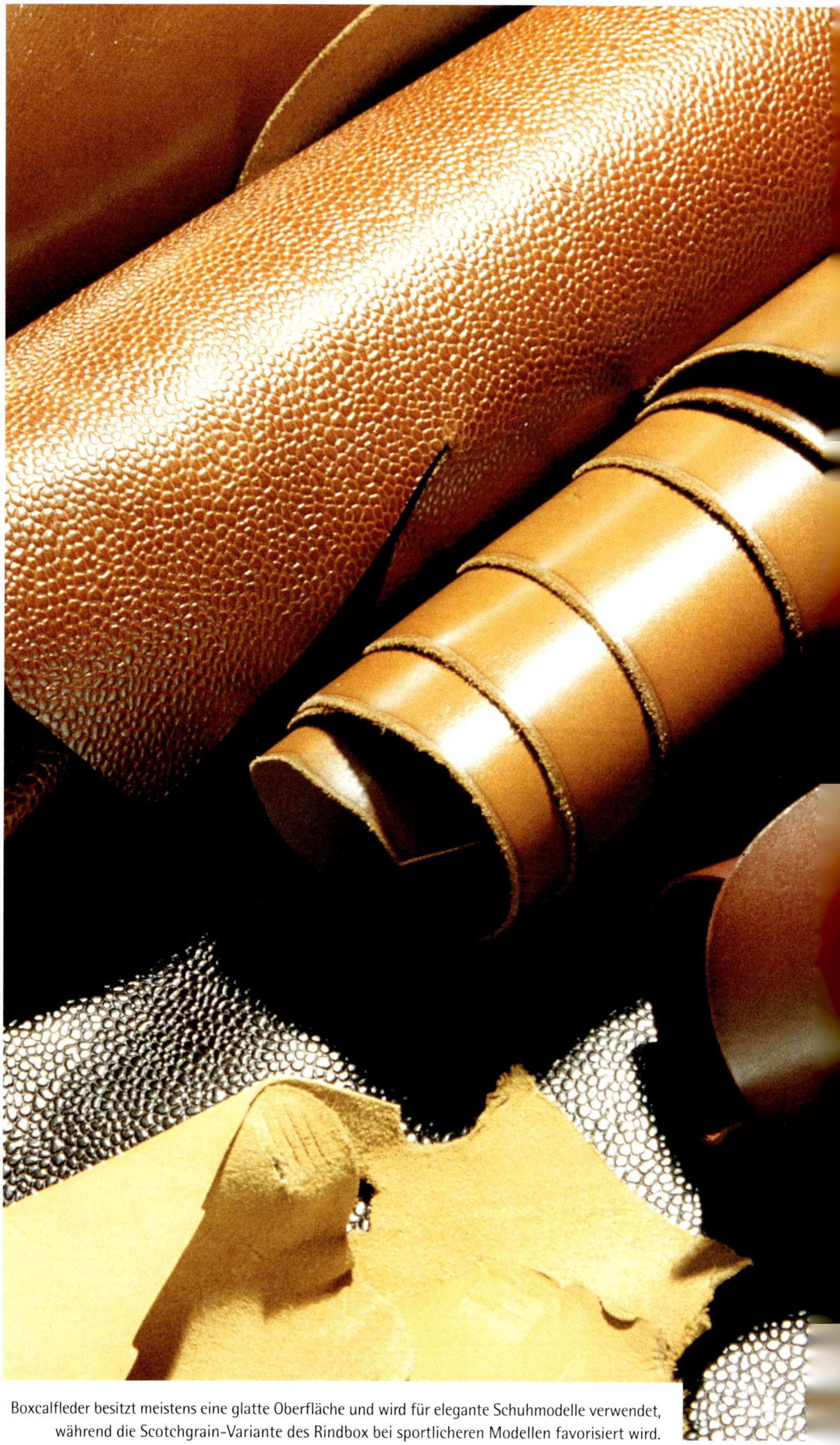

Boxcalfleder besitzt meistens eine glatte Oberfläche und wird für elegante Schuhmodelle verwendet, während die Scotchgrain-Variante des Rindbox bei sportlicheren Modellen favorisiert wird.

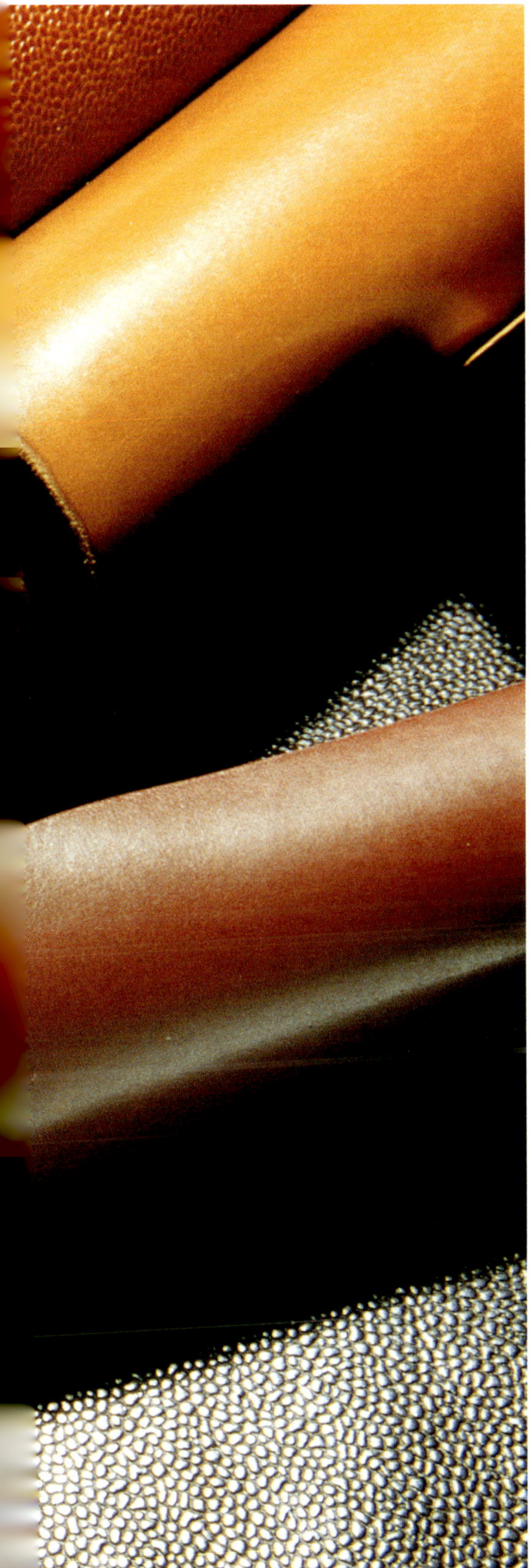

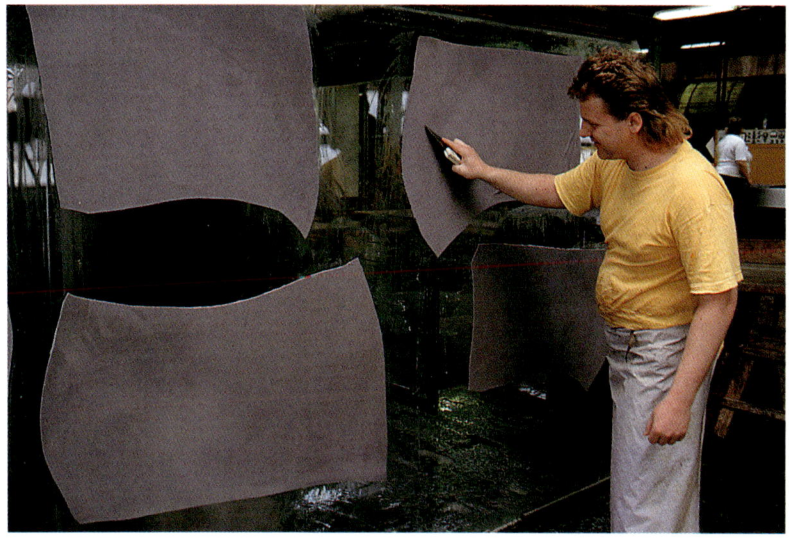

Durch das Glattstreichen auf der Glasplatte erhält man eine perfekt plane Oberfläche.

Nachgerben und Zurichten des Leders

Die letzte Phase des Gerbverfahrens ist dem Nachgerben und Zurichten gewidmet. Nach dem Herauspressen des überflüssigen Wassers – dem Abwelken – überprüft der Gerber das Leder noch einmal auf etwaige Unsauberkeiten. Jetzt erfolgt das Färben des Leders in die gewünschte Farbe, wobei man generell zwei Verfahren anwenden kann. Entweder werden die Blößen erneut in riesige Fässer gelegt und in organischer oder anorganischer Farbe so lange gedreht, bis die Farbe in sämtliche Fasern eingedrungen ist (durchgefärbtes Leder), oder der Gerber trägt die Farbe einfach mit einem Pinsel, heutzutage eher mit einer Spritzpistole, auf die Oberfläche auf (einseitig gefärbtes Leder).

Das Trocknen kann ebenfalls auf verschiedene Arten erfolgen. Beim maschinellen Trocknen durchlaufen die aufgehängten Leder einen 20 m langen Trockentunnel. Einer traditionelleren Methode folgt der Gerber, indem er die Leder mit ihrer Rechtsseite auf eine riesige Glasplatte legt, wobei er zuvor eventuelle Falten glattstreicht. Das älteste, aber auch heute noch gebräuchlichste Verfahren ist das Spannen der gefärbten Leder auf Holzrahmen. In beiden Fällen – ob auf der Glasplatte ausgestrichen oder auf Holzrahmen aufgespannt – trocknet das Leder anschließend bei einer Temperatur von 40–60°C und ruht ein bis zwei Tage. Danach bearbeitet der Gerber die Lederoberfläche mit Fetten, um Geschmeidigkeit und Glanz zu erzielen. Der letzte Arbeitsgang ist das Glätten: Die Fleischseite wird dabei entweder mit einem schweren Handbügeleisen bearbeitet oder in einer Maschine geplättet, bei der eine rollende Walze die Rechtsseite des Leders auf eine 80–90°C heiße Stahlplatte drückt. Das chromgegerbte Oberleder hat nun sein endgültiges Äußeres erhalten.

Die Zuschneiderei

Vor der Zeit der Industrialisierung hat der Schuhmacher jedes einzelne Teil des Schuhs selbst zugeschnitten. Heutzutage beschränkt er sich auf die zum Aufbau des Schuhs erforderlichen Elemente – wie Sohle, Brandsohle und Rahmen. Das in der Lederfabrik ausgewählte Oberleder – Boxcalf, Rindbox oder Roßbox – gelangt zusammen mit den Schablonen der Modedesigner in die Zuschneiderei, in der fachkundige Zuschneider die einzelnen Schaftteile mit Messern aus dem Leder heraustrennen. Ein guter Zuschneider muß natürlich mit dem gesamten Prozeß der Schuhherstellung und den verschiedenen Eigenschaften der Ledersorten vertraut sein.

»Unsere Verantwortung ist groß«, sagt György Szkala, der seit mehr als 30 Jahren als Zuschneider tätig ist (derzeit in der Werkstatt von L. Vass, Budapest), »denn Boxcalfleder von erstklassiger Qualität ist ein sehr teures Material. Wenn wir nicht sorgfältig genug arbeiten, schneiden wir anstatt maßgerechter Vorderblätter und Seitenteile nur Ausschußteile oder Abfall aus. Auch das bestens zugerichtete Leder hat wertvollere und weniger wertvolle Stellen. Wir müssen also wissen, ob wir die verschiedenen Teile des Schuhoberteils aus dem guten Bereich neben der Wirbelsäule ausschneiden oder aus den schlechteren Hals- oder Bauchpartien. Die Erfahrung ist ein guter Ratgeber, doch jedes Boxcalfleder ist anders. Deshalb muß auch die Anordnung der Schablonen immer wieder neu überdacht werden.

Wenn sich nachträglich herausstellt, daß das aus dem wertvollsten Bereich des Boxcalfleders ausgeschnittene Vorderblatt einen Fehler hat, dann verwenden wir das Stück für ein kleineres Teil des Schuhs. Auch, wenn das Messer beim Schneiden zufällig abrutschen sollte und das Teil kleiner als die sorgfältig entworfene Schablone wird, findet es so noch Verwendung.

Die Dehnungsrichtung des Leders ist ebenfalls wichtig. Die Schablone für das Vorderblatt muß zum Beispiel so auf das Leder gelegt werden, daß es sich in Längsrichtung dehnen kann, aber nicht quer. Das Seitenteil wiederum darf sich nicht in die Längsrichtung dehnen, weil es sich sonst beim Tragen 1–2 cm ausweiten könnte und der Schuh so seinen Halt und seine Form verliert.

Im Vergleich dazu ist das Zuschneiden selbst ein Kinderspiel: Wenn das Messer scharf genug ist und man eine sichere Hand hat, kann man nichts falsch machen.«

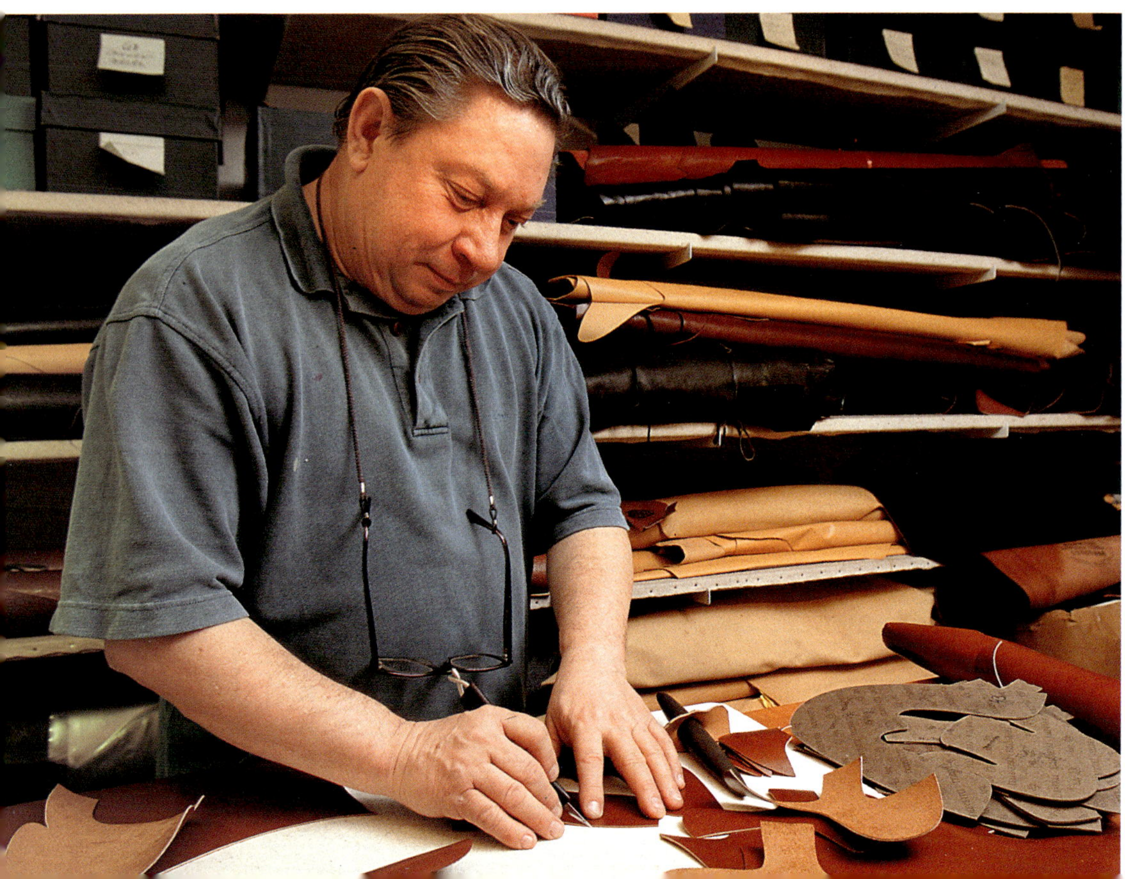

Ein guter Zuschneider trägt seinen Teil zur Schönheit und Haltbarkeit des Schuhs bei. Er wählt aus und schneidet die Lederstücke für die oberen Teile der Schuhe. Der Zuschneider ist der Experte, wenn es um die verschiedenen Farben, das Gewicht, die Maserung und Flexibilität des Leders geht.

Zunächst wird jedes Boxleder vom Zuschneider genauestens überprüft, ob nicht etwa noch Fehler vorhanden sind, die bei der Kontrolle in der Lederfabrik übersehen wurden. Es können Fleischerschnitte, Bremsenstiche oder Falten vorkommen, die dann mit einem Bleistift markiert werden, damit diese Teile des Leders auf keinen Fall für die Schaftteile verwendet werden oder man diese beim Auflegen der Schablonen umgehen kann.

Der Zuschneider zieht das Leder nach allen Richtungen, um die Dehnungsrichtung und gleichzeitig auch die Elastizität des Leders festzustellen. Das Auflegen der Schablonen erfolgt in einer streng festgelegten Reihenfolge: Das wichtigste Teil des Schuhmodells ist immer das Vorderblatt, dann folgen die Seitenteile und anschließend die weiteren Bestandteile. Die Vorderblätter werden aus ein oder zwei Bahnen neben der Wirbelsäule zugeschnitten und aus den übrigen Partien die restlichen Teile.

Unabhängig davon, aus welchem Leder das Schaftteil gefertigt wird – Boxcalf, Rindbox oder Cordovan (Pferdeleder) –, die Methode des Zuschneidens ist immer die gleiche. Das Leder wird auf dem Zuschneidetisch mit einem circa 8 cm dicken Gummibelag ausgebreitet, in den der Zuschneider hineinschneiden kann, ohne Spuren zu hinterlassen, da sich Gummi wieder schließt. Die einzelnen Teile des rechten und linken Schuhs müssen immer paarweise zugeschnitten werden, damit sie aus einem Leder gleicher Eigenschaften sind. Der Zuschneider zählt die Teile und ordnet sie ökonomisch an: zwei Vorderblätter, vier Seitenteile, Hinterriemen, vier Schnürlochstreifenunterlagen und, bei komplizierteren Schnitten, weitere Einzelteile. Der Abstand zwischen zwei Teilen beträgt oft nur 1 mm.

Anschließend drückt der Zuschneider die entsprechenden Schablonen auf das Leder und schneidet die Vorderblätter, Seitenteile sowie die anderen Bestandteile des Schaftteils aus. Das einem Skalpell ähnelnde Messer wird mit einem Wetzstein immer wieder geschärft, damit es nicht abrutscht und Fehlschnitte verursacht oder aber die Ränder nicht gezackt oder gewellt werden, was die Arbeit des Schaftsteppers wesentlich erschweren würde.

Auf jedem der zugeschnittenen Teile wird der Name des Auftraggebers oder eine Identifizierungsnummer verzeichnet, die genau angibt, zu welchem Schuh das Teil gehört und ob es ein rechtes oder linkes Teil ist. Anschliessend werden sie zusammengebunden, in einem kleinen Beutel gelagert und gelangen so in die Schaftstepperei.

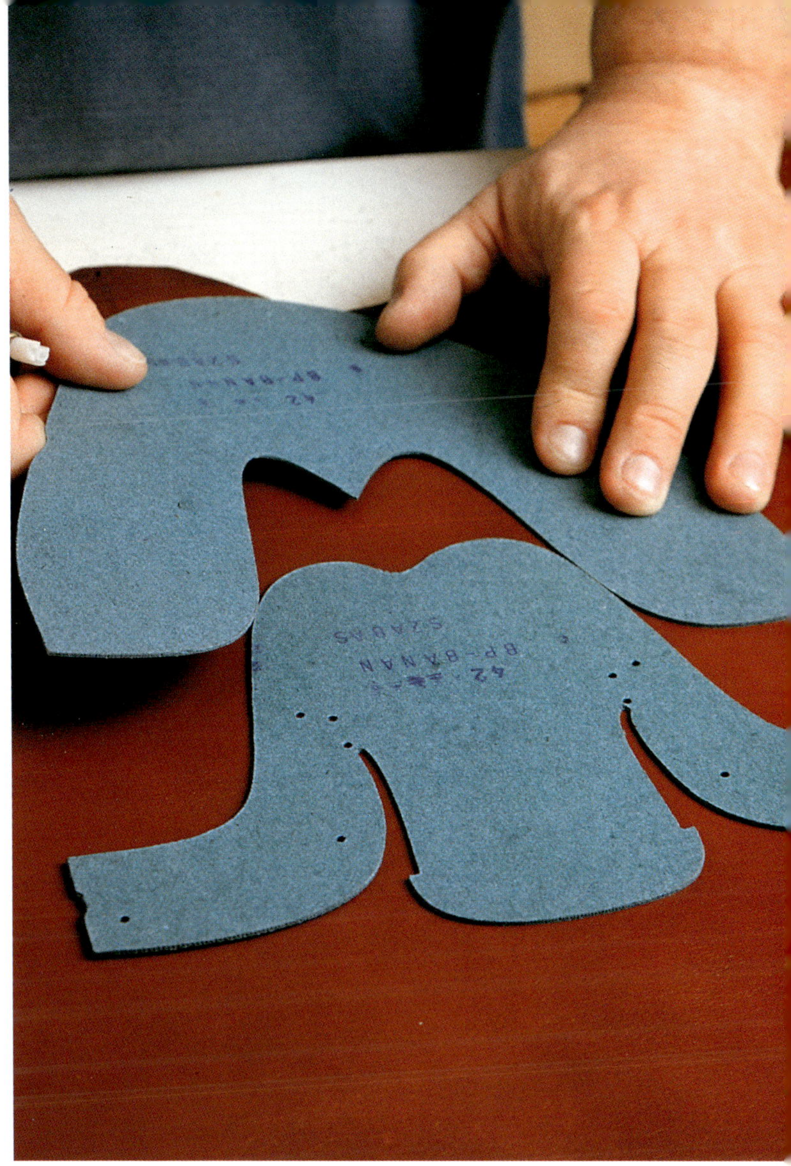
Die zweiteiligen Schablonen für Schuhe mit geflügelter Vorderkappe werden auf das Boxcalfleder aufgelegt.

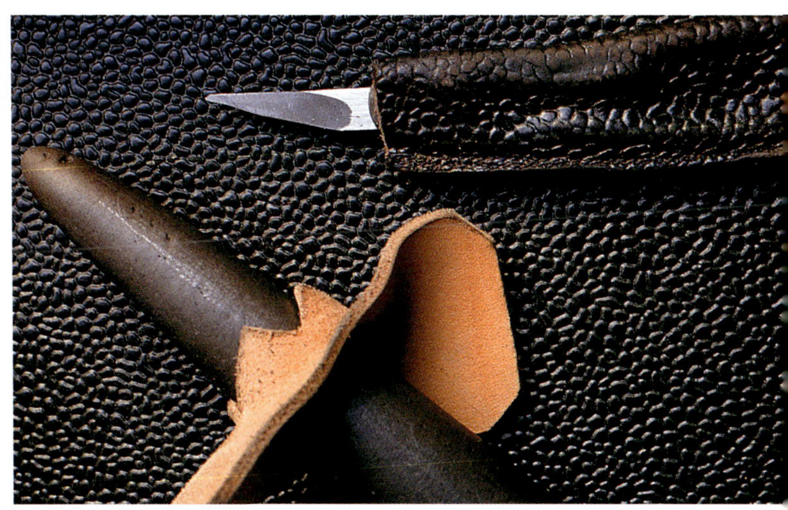
Das wichtigste Werkzeug ist das Zuschneidemesser aus flexiblem Stahl mit dazugehörigem Wetzstein.

Boxcalf

Der größte Teil des eleganten Schuhwerks wird aus Boxcalfleder gefertigt. Dieses Kalbsleder wird sowohl zu Glattleder als auch zu gekörntem Scotchgrain und Rauhleder verarbeitet. Für die Bezeichnung Boxcalf existieren drei Erklärungen: Zum einen wird sie abgeleitet von einem Emblem einer hervorragenden amerikanischen Lederfabrik, auf dem ein Kalb in einer Kiste (engl. box) abgebildet war. Eine andere Erklärung gründet darauf, daß das perfekt zugerichtete Kalbsleder im Interesse der Bewahrung seiner Qualität in Holzkisten (engl. boxes) aufbewahrt und transportiert wurde. Eine dritte Variante führt den Begriff auf den Londoner Schuhmacher Joseph Box zurück, der dem Leder seinen Namen gegeben haben soll.

Boxcalfleder fühlt sich geschmeidig an, ist trotzdem straff und hat einen hohen Rang unter den Ledersorten. Auf der Rechtsseite zeichnet sich eine Maserung von außerordentlich feinen Narben in einem schönen Muster ab. Die Stärke des Boxcalf liegt zwischen 1 und 1,2 mm, seine Oberfläche umfaßt im Durchschnitt 1–1,5 m^2 (international wird Leder in Fuß gemessen, doch zur besseren Verständlichkeit wurde in diesem Buch das metrische Maß verwendet). Wenn bei einem Modell zur Fertigung des Oberteils nur eine geringe Anzahl von Teilen benötigt wird – wie zum Beispiel bei Derby-Schuhen, deren Vorderblatt nicht geteilt ist –, können aus einem Boxcalfleder bis zu drei Paar Schuhoberteile zugeschnitten werden.

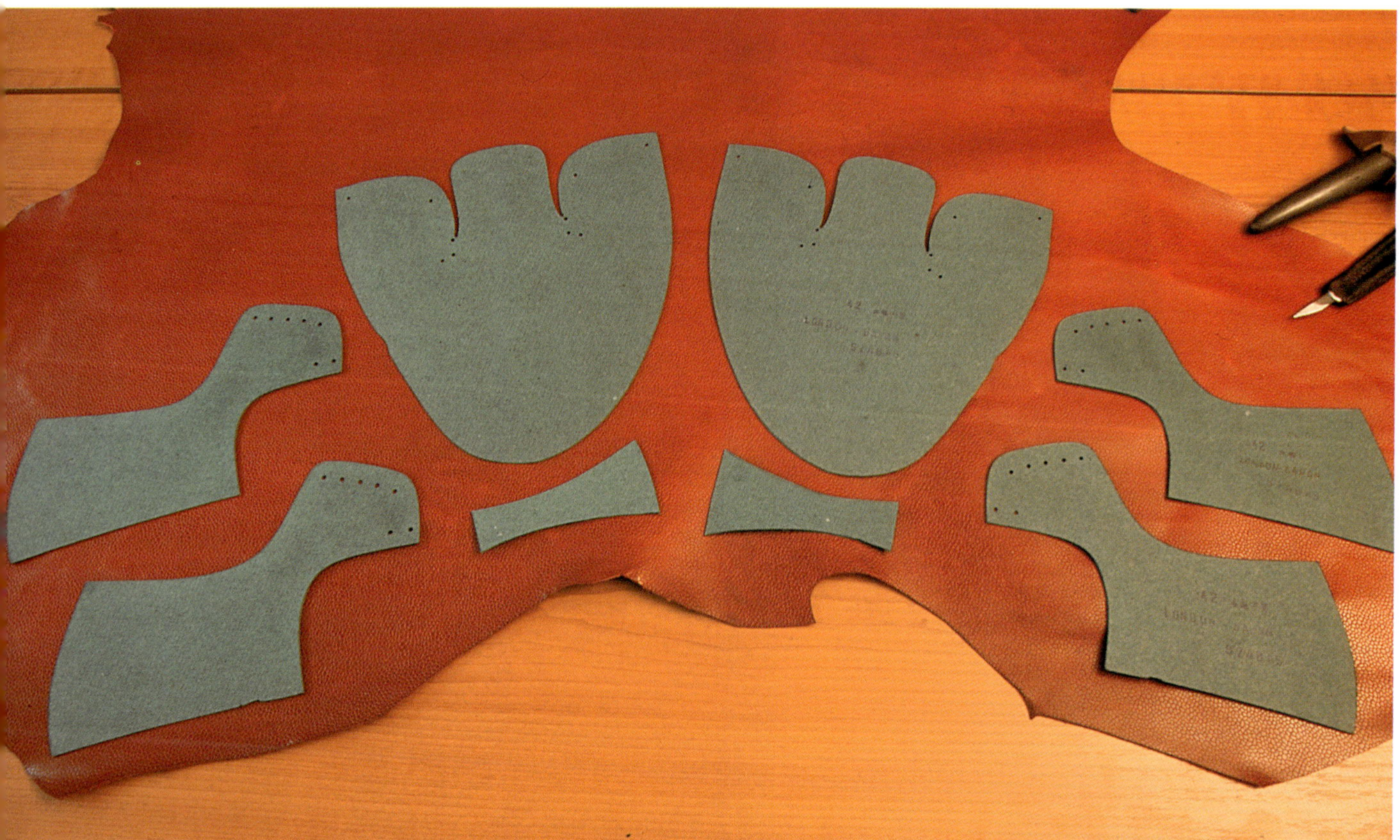

Wenn das Vorderblatt des Derby-Schuhs ungeteilt ist, besteht sein Oberteil aus Vorderblatt, Seitenteilen und Hinterriemen. Die Wirbelsäulenlinie zieht sich entlang der Mitte der ausgebreiteten Haut von der Halspartie bis zur unteren Seite des Bauchs. Die Schablonen der Vorderblätter werden symmetrisch an die Wirbelsäulenlinie gelegt: die des rechten Schuhs an die rechte Seite und die des linken Schuhs an die linke Seite. Da man aus einer Kalbshaut mehrere Schuhoberteile zuschneiden kann, werden die entsprechenden Schablonen hintereinander von unten nach oben in ein oder zwei Reihen entlang der Wirbelsäule aufgelegt. Aus der Halspartie können keine Vorderblätter gefertigt werden, weil hier die Struktur des Leders bereits wesentlich lockerer ist und teilweise Halsfalten aufweist, worunter der elegante, straffe Halt des Vorderblatts leiden würde. Aus der verbleibenden Lederfläche werden die Seitenteile und die Hinterriemen zugeschnitten.

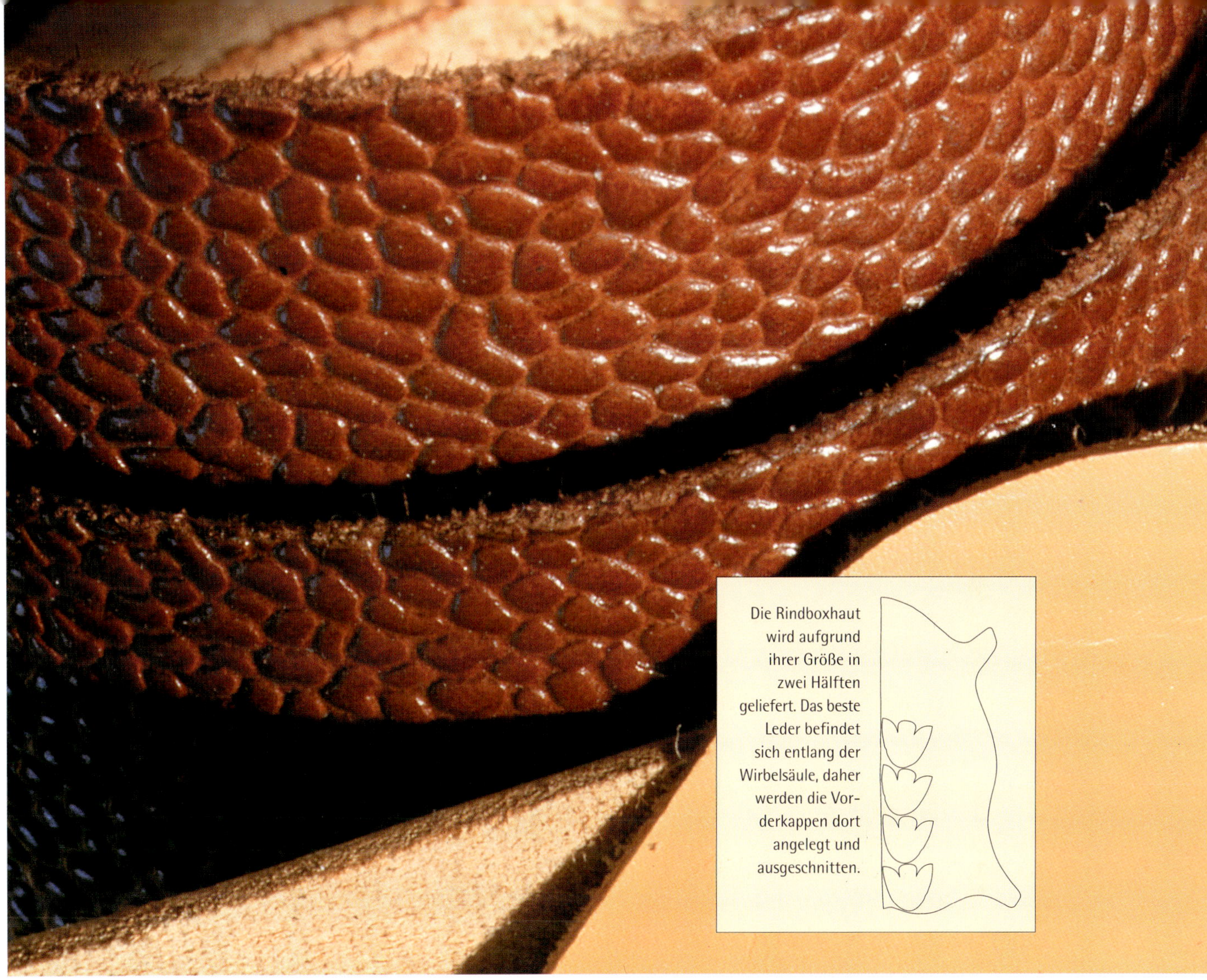

Die Rindboxhaut wird aufgrund ihrer Größe in zwei Hälften geliefert. Das beste Leder befindet sich entlang der Wirbelsäule, daher werden die Vorderkappen dort angelegt und ausgeschnitten.

Bei einer genarbten Oberfläche des Rindboxleders handelt es sich meist um eine Kunstnarbenschicht.

Rindbox

Rindboxleder ist das Ausgangsmaterial für festeres Gebrauchsschuhwerk: von massiver Struktur und trotzdem biegsam. Die Fasern seiner Retikularschicht sind – im Gegensatz zu denen des Boxcalf – sehr stark (siehe auch Seite 130), und es muß beim Tragen mindestens 20 000 Beugungen aushalten, ohne daß das Leder einreißt oder brüchig wird. Seine ursprüngliche Narbenschicht ist selten sichtbar, weil die Oberfläche in der Regel behandelt und mit einer Kunstnarbenschicht, zum Beispiel einem unebenen Scotchgrainleder, kaschiert wird.

Die Fläche der Rinderhaut ist um ein Mehrfaches grösser als die des Boxcalf: Sie beträgt bis zu 3 m^2 und wird deshalb oft entlang der Wirbelsäulenlinie in zwei Teile getrennt und in zwei Hälften in die Zuschneiderei geliefert. Der Zuschneider legt die Schablonen der Schaftteile folglich nach einem anderen Prinzip wie beim Boxcalf auf das Leder: Zwar sind auch hier die Partien entlang der Wirbelsäule die wertvollsten, jedoch legt er in diesem Fall die Vorderblätter des rechten und linken Schuhs nicht nebeneinander, sondern hintereinander entlang der Wirbelsäule, da es sich im Falle des bereits behandelten Rindbox, wie bereits erwähnt, stets um eine halbierte Haut handelt. Die Dehnungsrichtung muß vor allem bei Leder mit einer Kunstnarbenschicht beachtet werden, damit sich die unebene Fläche beim Tragen nicht glättet und ihren Narbencharakter verliert. Gerade diese Oberfläche ist es ja, die etwa dem Scotchgrain-Schuh seine individuelle Ausstrahlung und seinen Charakter verleiht.

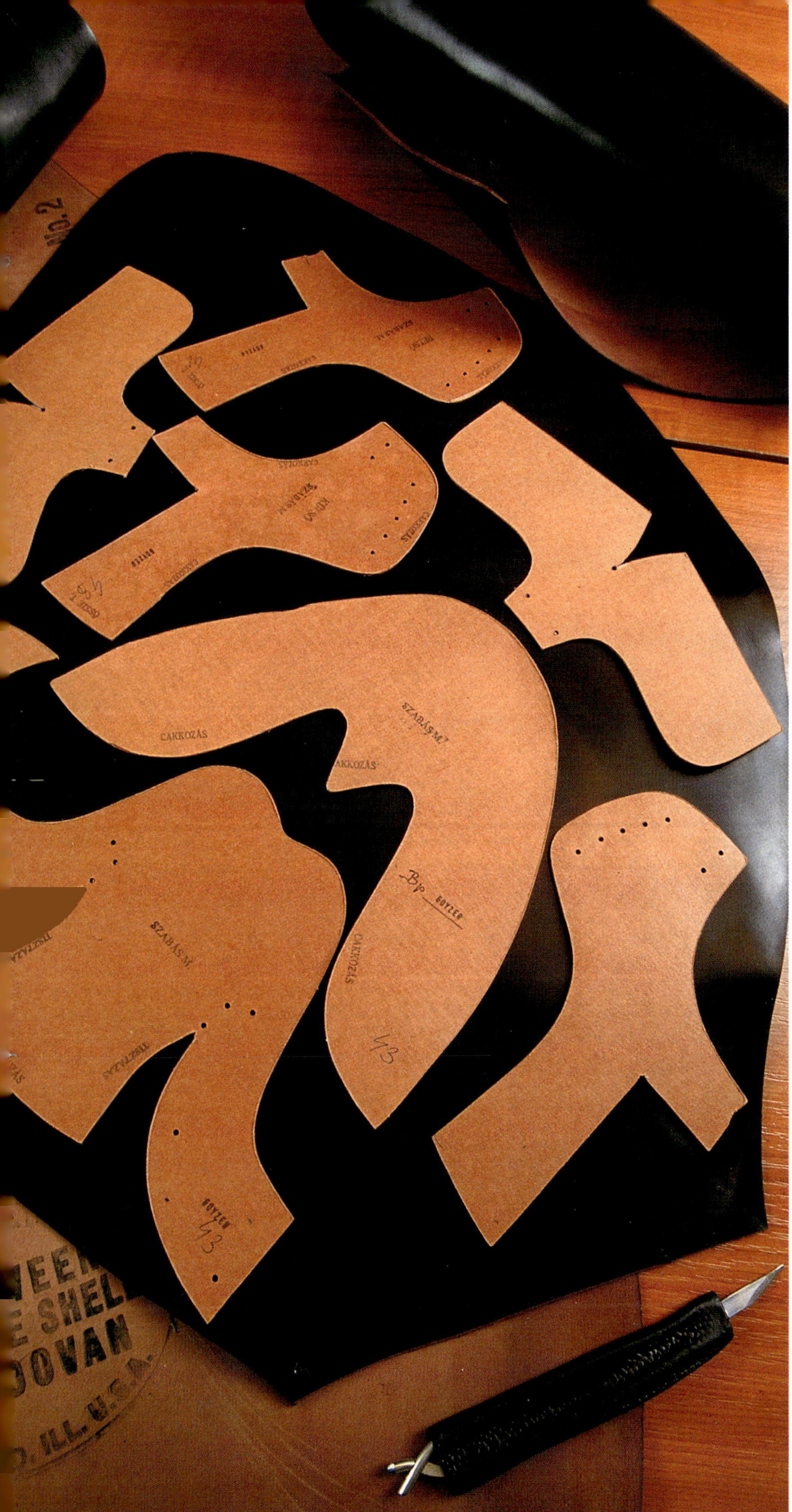

Das Cordovanleder eines Pferds reicht für ein einziges Paar Schuhe vom Modell Budapest.

Cordovan

Während einst im spanischen Córdoba unter Cordovanleder ein federleichtes, mit speziellen Gerbstoffen bearbeitetes Ziegenleder zu verstehen war, bezeichnet der Begriff heute hauptsächlich widerstandsfähiges Pferdeleder. Es eignet sich ausgezeichnet für Schuhoberteile klassischer Modelle mit robuster Linienführung. Wegen ihrer Haltbarkeit werden derartige Schuhe meist mit doppelter Sohle und stärkerem Futterleder als gewöhnlich gefertigt. Der vielleicht geschmackvollste Cordovan-Schuh ist das Modell Budapest.

Schuhe aus Cordovanleder sind kaum schwerer als Boxcalf-Schuhe; der Unterschied bei einem Paar Schuhe beträgt höchstens 80–100 g (ein Boxcalf-Schuh wiegt circa 500 g und ein Pferdeleder-Schuh 540–550 g). Cordovanleder ist eines der teuersten Materialien für Schuhoberteile, teils wegen seiner hervorragenden Eigenschaften, teils weil aus der Hautoberfläche eines verhältnismäßig großen Tiers ausschließlich zwei kleine ovale oder kreisförmige Flächen von circa 3 m² am Kreuz des Pferds, der Kruppe, zum Herstellen von Oberteilen verwendet werden können. Man kann also sagen: ein Pferd – ein Paar Schuhe.

Die Stärke von Cordovan beträgt 1,6–1,8 mm, kommt aber in seiner Geschmeidigkeit dem von Boxcalf gleich. Der Zuschneider hat hier beim Auflegen der Schablonen keine Fixpunkte (zum Beispiel die Wirbelsäule) wie beim Boxcalf oder Rindbox. Er muß mit seinen Händen ertasten, an welchen Stellen das Leder massiver oder lockerer ist, und die Schablonen so auflegen, daß die Bestandteile des rechten und linken Schuhs von gleicher Stärke sind. Während beim Boxcalf die Gruben der Haaransätze – die Haarbälge – überhaupt nicht mehr sichtbar sind, können beim Zurichten von Cordovan nicht immer sämtliche Spuren abgerieben oder beseitigt werden. Diese Stellen werden durch Eincremen verschlossen und anschließend poliert; so entsteht eine spiegelglatte, glänzende Oberfläche.

Exotische Ledersorten

Eidechsenleder

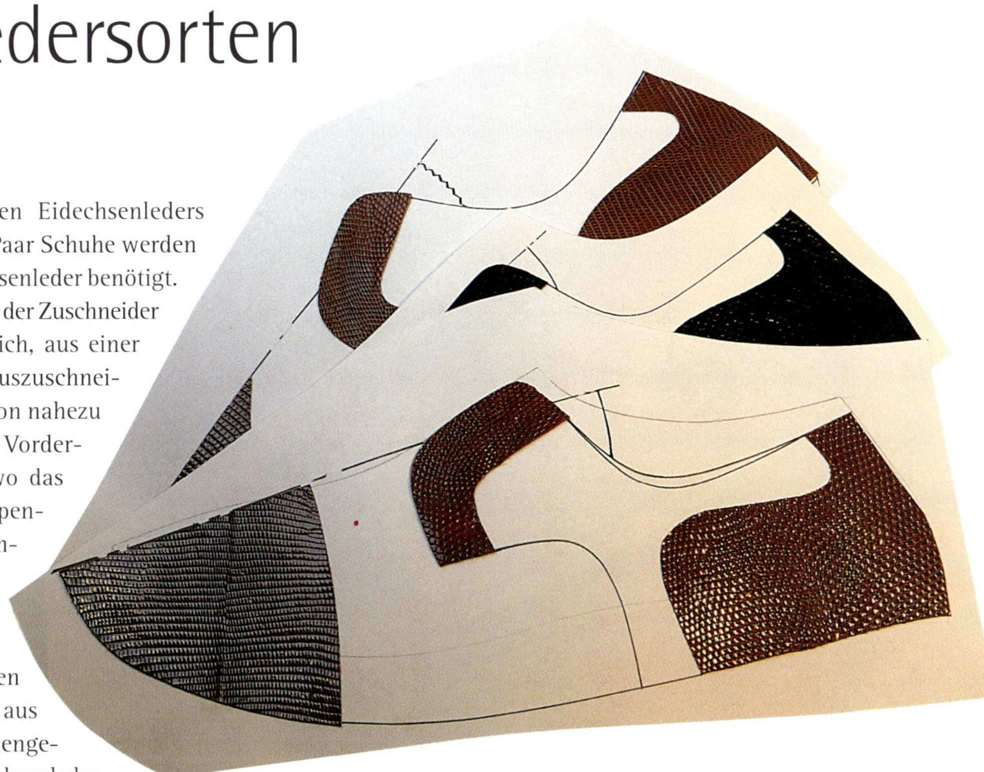

Die Oberfläche eines ausgebreiteten Eidechsenleders beträgt gerade einmal 1 m^2. Für ein Paar Schuhe werden damit mindestens drei bis vier Eidechsenleder benötigt. Beim Zuschneiden der Schaftteile muß der Zuschneider zeigen, was er kann. Es ist unmöglich, aus einer Eidechsenhaut zwei Vorderblätter auszuschneiden; man benötigt also zwei Häute von nahezu gleicher Farbe und Musterung. Die Vorderblätter sind dort auszuschneiden, wo das Leder am massivsten und das Schuppenmuster am schönsten ist. Eine Symmetrie wird nur erreicht, wenn zwischen den Häuten eine Symmetrieachse gefunden werden kann.

Bei besonders schönen Modellen aus Echsenleder sind die Oberteile aus vielen kleinen Bestandteilen zusammengesetzt. Auch Kombinationen von Eidechsenleder und glattem Boxcalf sind außerordentlich attraktiv.

Bei diesem Modell werden Vorderblatt, Hinterkappe und der Schnürlochstreifen aus Eidechsenleder hergestellt.

Krokodilleder

Zur Herstellung von Schuhoberteilen aus Krokodilleder ist die Haut von Krokodilbabys am besten geeignet. Denn hat das Krokodil eine bestimmte Größe erreicht, sind seine Schuppen zu groß und kräftig und brechen leicht bei der Verarbeitung. Aus einer Krokodilhaut können Schaftteile von einem Paar Schuhe zugeschnitten werden. Wenn der Zuschneider die Schablonen auf das Leder legt, muß er darauf achten, daß das Schuppenmuster am rechten und linken Schuh gleichmäßig verläuft.

Weder beim Eidechsen- noch beim Krokodilleder spielt die Dehnungsrichtung eine Rolle. Da diese Ledersorten – im Vergleich zum Boxcalf etwa – wesentlich dünner und geräuschvoller sind, wird ein Zwischenfutter verwendet: das Echsenleder wird zum Beispiel auf dünnes Boxcalfleder fixiert. Das Zwischenfutter muß die Bedingung der Dehnbarkeit erfüllen. Schuhe aus Echsenleder werden nicht verziert oder gesteppt, und es werden auch keine Lochmuster eingestanzt, denn das Leder selbst stellt eine Besonderheit dar und ist außerordentlich dekorativ.

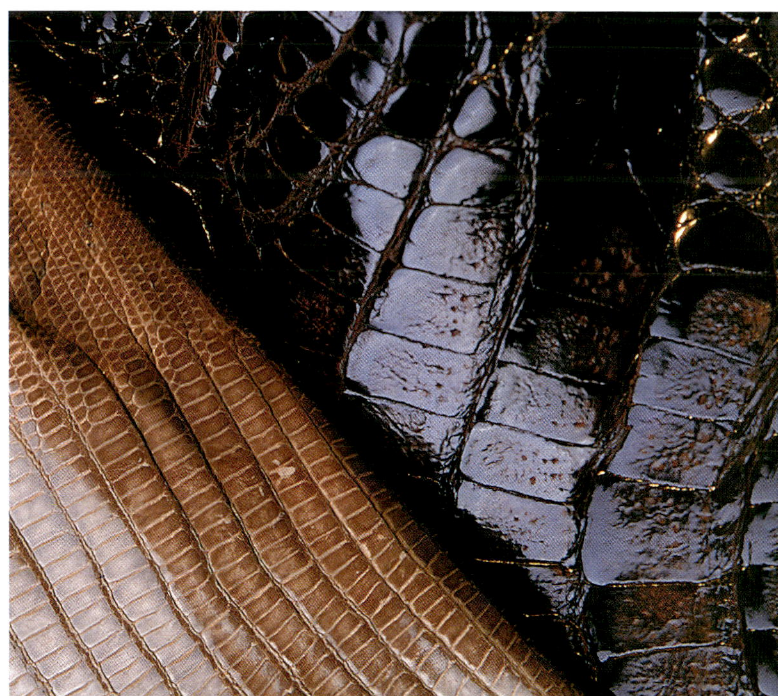

Die Schuppenmuster des Eidechsenleders (links) und des Krokodilleders (rechts) wirken bei exclusiven Modellen als ausreichende Verzierungen.

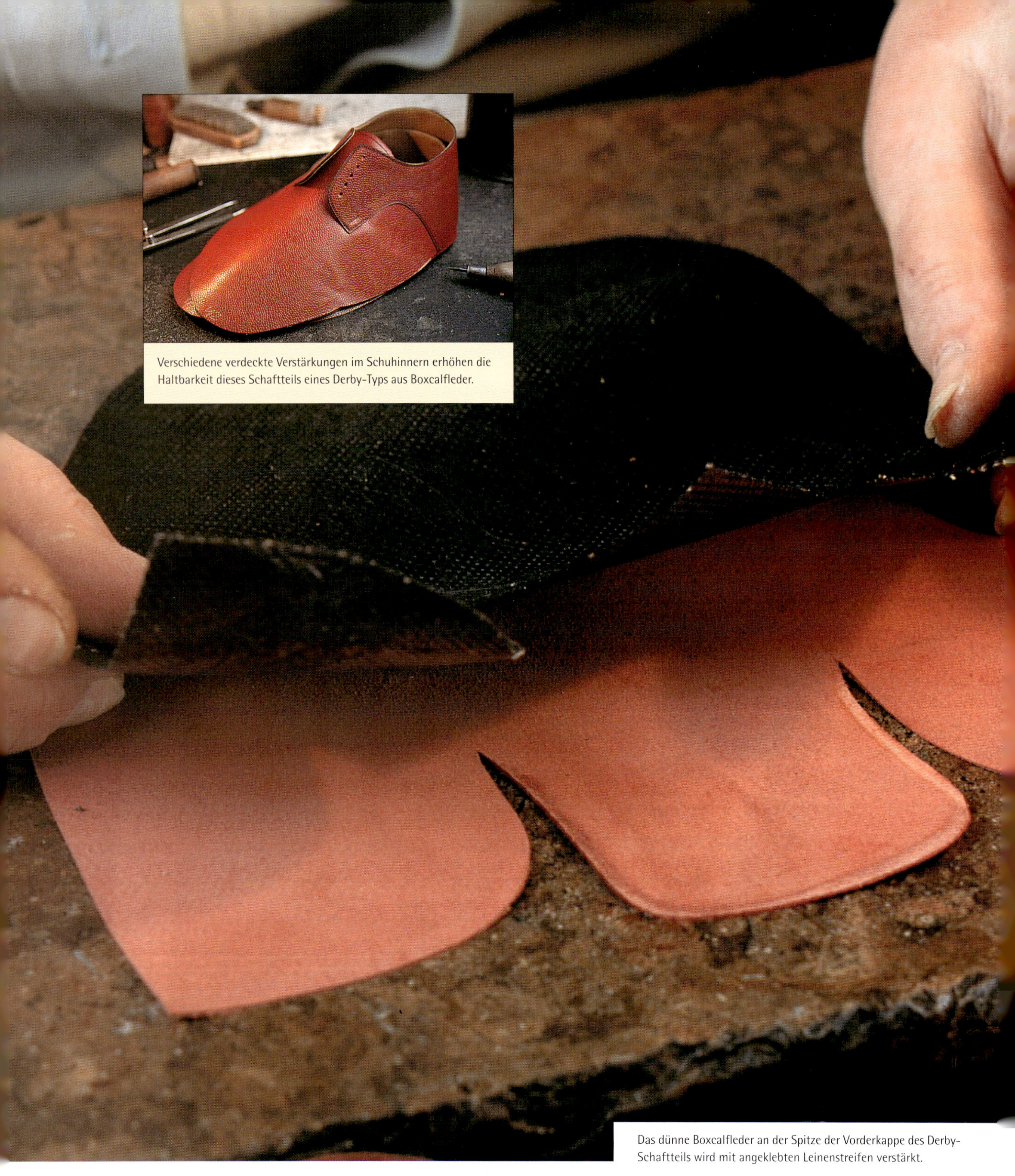

Verschiedene verdeckte Verstärkungen im Schuhinnern erhöhen die Haltbarkeit dieses Schaftteils eines Derby-Typs aus Boxcalfleder.

Das dünne Boxcalfleder an der Spitze der Vorderkappe des Derby-Schaftteils wird mit angeklebten Leinenstreifen verstärkt.

Accessoires zu Schuhoberteilen

Das Oberteil handgefertigter Maßschuhe wird in jedem Fall mit einem Futter versehen; dies dient neben der Abdeckung von Verstärkungen auch dem Tragekomfort: Die Schaftteile sind zwar aus weichem, aber standfestem Leder gefertigt, dennoch müssen beim Bauen der Schuhe zahlreiche Arbeitsgänge erfolgen, die dem weichen Leder eine endgültige und beständige Form geben. Das Oberleder wird nicht nur während des Gerbverfahrens verdichtet und gestärkt, sondern auch beim Bau des Schuhs an der Innenseite mit verschiedenen Verstärkungen versehen. Das Futter verdeckt diese Verstärkungen, die andernfalls am Fuß scheuern würden.

Im Gegensatz zum Oberleder wird Futterleder nicht chrom-, sondern lohgegerbt, damit es die natürliche Atmung der Fußhaut gewährleisten kann. Am besten eignet sich hierfür Futter aus Kalbsleder. Seine Luft- und Feuchtigkeitsdurchlässigkeit ist ausgezeichnet, es ist angenehm weich, elastisch und außerordentlich strapazierfähig.

Die Schnitte für Schaftteile und Futter unterscheiden sich voneinander, denn in erster Linie muß vermieden werden, daß die Nähte des Oberteils und des Futters beim Zusammennähen übereinander liegen, weil sie dann den Fuß drücken würden. Gleichzeitig soll das Futter aus so wenig Teilen wie nur möglich zusammengestellt werden, um weniger Nähte im Schuhinnern zu erhalten. Bei der Schablonenfertigung werden also die Futterschablonen, die der Zuschneider zu seiner Arbeit benötigt, gesondert angefertigt.

Zu den weiteren Accessoires – die zum Teil ebenfalls aus dem Material des Oberleders zugeschnitten werden – gehören verschiedene Unterlagen, die zum Beispiel beim Typ des Full-Brogue unter die Verzierung und die Lochmuster an Vorderkappe, Seitenteil, Oberkante des Seitenteils oder sogar am oberen Teil der Zunge gearbeitet werden. Die zur raffinierteren Verstärkung und gleichzeitig auch zur Verzierung der geschnittenen Ränder dienende Paspel (siehe Seite 111) besteht ebenfalls aus dem Material des Oberleders.

Häufig legt der Zuschneider zur Verstärkung des Vorderblatts und der Seitenteile zusätzlich Leinenstreifen ein, besonders bei Schuhen, bei denen ein ausgesprochen fester Halt erreicht werden soll.

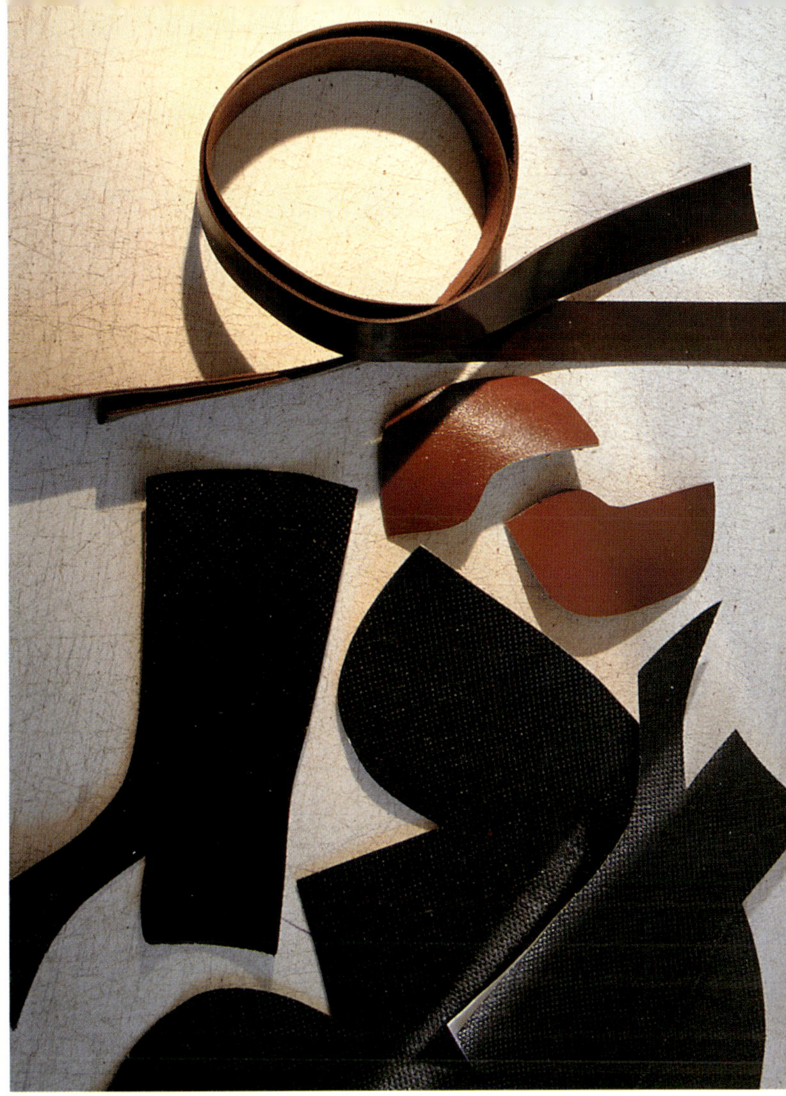

Neben Vorderblatt und Seitenteil werden diverse Accessoires aus dem Oberleder geschnitten: für den Full-Brogue zum Beispiel Schnürlochstreifenunterlage und Paspel.

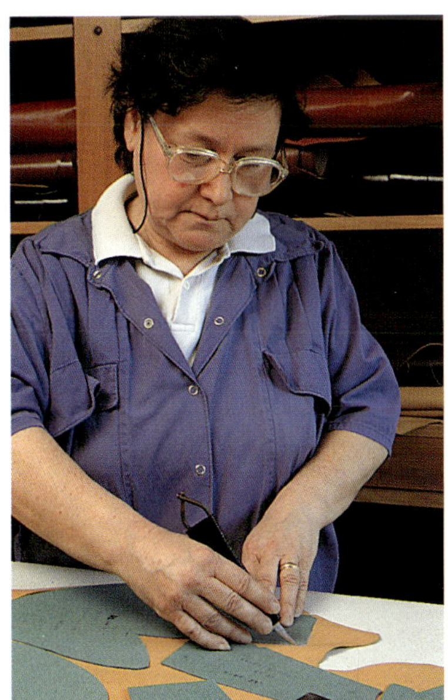

An der Farbe des Leders ist zu erkennen, daß hier Futter zugeschnitten wird.

Vorbereitungen zum Zusammenfügen der Schuhoberteile

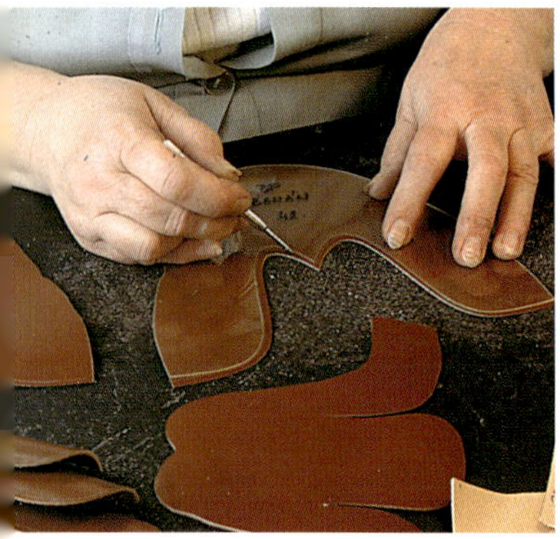

Der Schaftstepper markiert Steppunkte ...

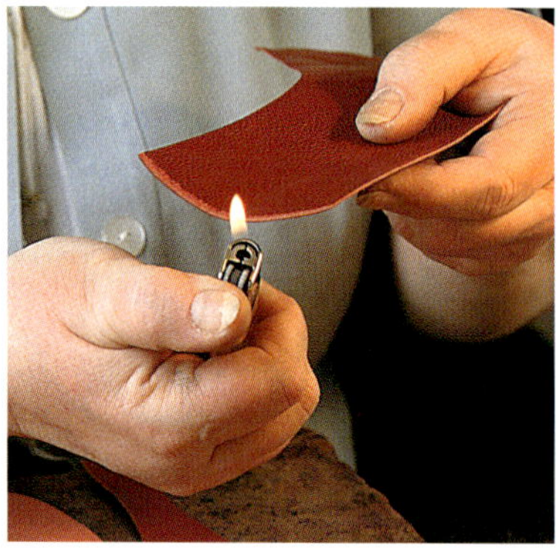

Das Absengen härtet die Lederränder.

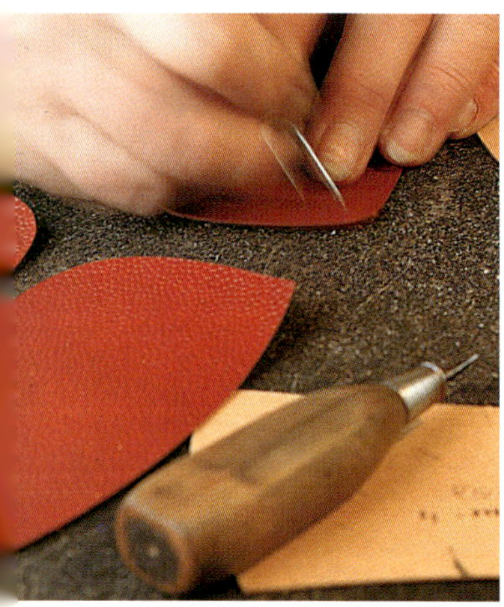

... ebenso wie Schnürlöcher.

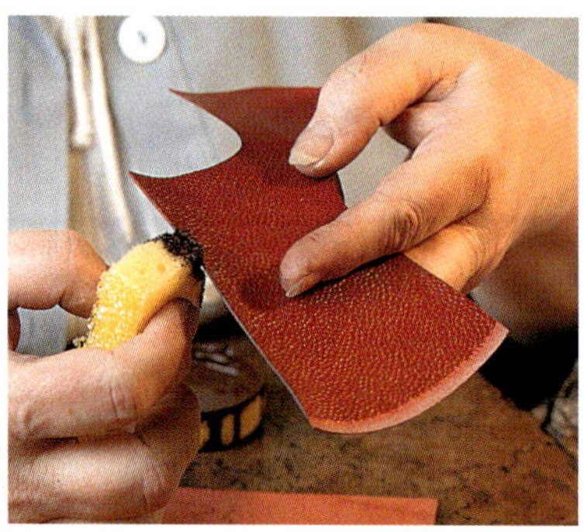

Die Schnittkanten werden eingefärbt.

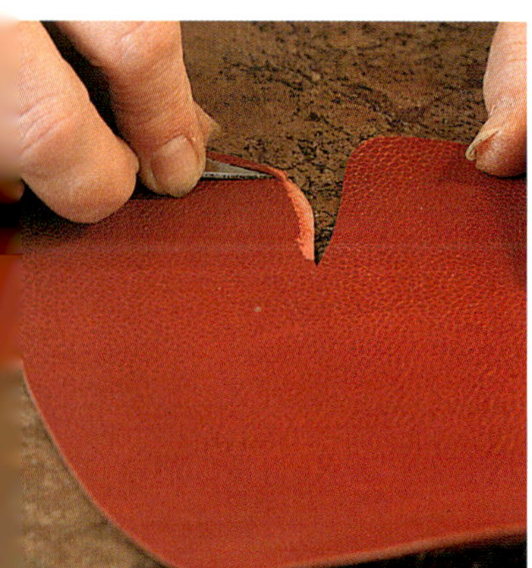

Die zusammenzunähenden Kanten werden ausgeschärft.

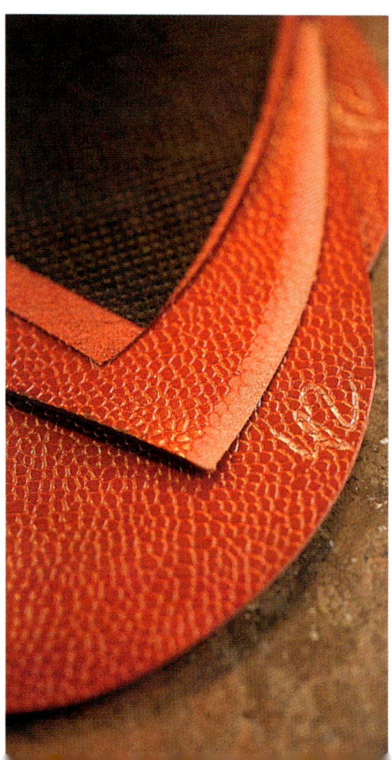

Die Seitenteile sind fertig zur Weiterverarbeitung.

Die zugeschnittenen Schaft- und Futterteile sowie die Accessoires gelangen nun von der Zuschneiderei in die Schaftstepperei. In früheren Schuhmacherwerkstätten gehörte das Schaftsteppen in die Reihe der verschiedenen Arbeiten eines Schuhmachers. Heute dagegen ist die Schaftfertigung ein eigenständiger Beruf.

Die Schaftteile werden mit Steppmaschinen zusammengenäht. Dazu bedarf es einiger Vorbereitungen. Zunächst markiert der Schaftstepper diejenigen Punkte, an denen die einzelnen Schaftteile später aufeinandertreffen. Anschließend erfolgt das Markieren der Verzierungen und der Schnürlöcher.

Ein wichtiges Moment der Vorbereitungsphase ist das Ausschärfen der Kanten der ausgeschnittenen Bestandteile, auch als Verjüngen der Lederränder geläufig. Ohne das Ausschärfen der Kanten würde sich die Stärke an den Nähten verdoppeln, wenn jedoch verjüngte Ränder aufeinandertreffen, wird der Übergang perfekt.

Es gibt natürlich Teile des Schafts, bei denen keine Seite mit einem anderen Teil in Berührung kommt, wie zum Beispiel der obere Rand der Seitenteile oder der Zunge. An anderen Stellen wiederum gelangen beide Lederteile so übereinander, daß die obere Seite sichtbar betont wird, etwa bei den geraden Vorderkappen oder den Flügelkappen. Wer hätte gedacht, mit welcher Sorgfalt und Kleinarbeit diesen Rändern ein ästhetisches Aussehen verliehen wird! Hierzu wurden einfache, aber auch raffiniertere Methoden entwickelt. Bei einem weniger komplizierten Verfahren wird der geschnittene Rand umgeschlagen (Umwölben) und beide Schichten einfach übernäht. Eine raffiniertere Verarbeitungsmethode stellt das Auszacken oder die Paspelierung dar (siehe Seite 105 und 111).

Vor dem Umwölben, Auszacken und der Paspelierung schärft der Schaftstepper die Schnittkanten des Oberleders aus und sengt sie ab, um die nach dem Schneiden verbliebenen winzigen Lederreste besser entfernen zu können und die Ränder zu härten. Bei oberflächengefärbten Ledersorten ist die Innenseite heller, deshalb fährt man an den Schnitträndern mit einem farbnassen Schwamm entlang, um den Farbunterschied zu beseitigen.

Das Auszacken

Das Auszacken dient nicht nur der Beseitigung von Schnittkanten, sondern hat gleichzeitig eine verzierende Funktion. Diese Methode empfiehlt sich natürlich vorwiegend am Schaft solcher Modelle, die aus mehreren Bestandteilen zusammengesetzt werden, damit ein entsprechend reichhaltiges Muster entsteht. Oft wird zusätzlich der obere Rand der Zunge oder sogar die ganze Zunge ausgezackt, damit die Verzierungen harmonisch wirken.

Die Auszackmaschine funktioniert nach dem gleichen Prinzip wie die Steppmaschine, nur daß anstelle von Nähnadeln unterschiedlich große Stahlwerkzeuge verschiedener Muster und Profile eingespannt werden können, mit denen der Schaftstepper geradlinige oder gebogene Muster in die Kanten schneidet. Nach Beendigung des Arbeitsgangs werden diese ebenfalls mit einem Schwamm farblich angepaßt.

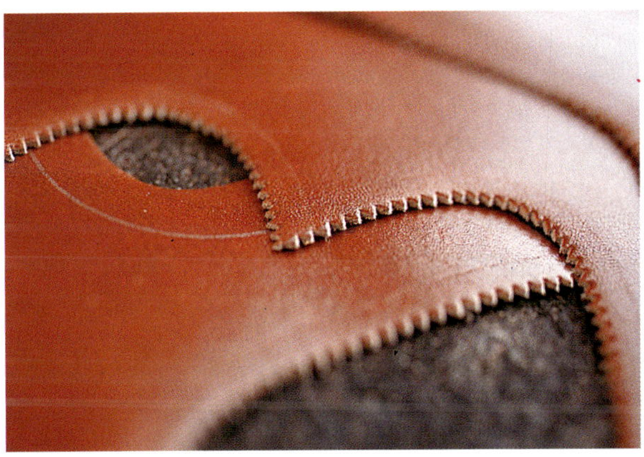

Die geflügelte Vorderkappe des Budapester Modells ist mit relativ kleinen, regelmäßigen Zick-Zack-Mustern verziert.

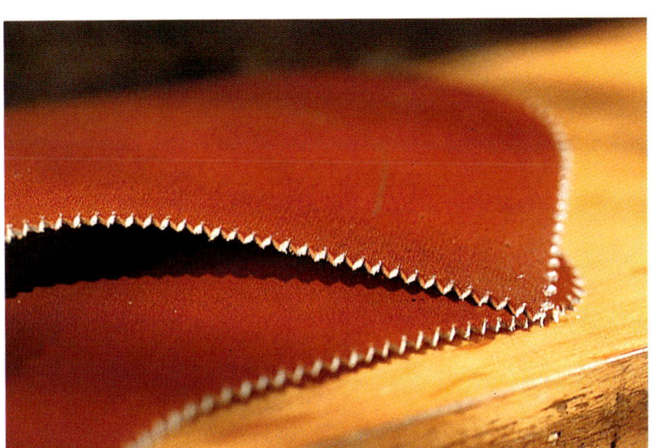

Das Auszacken dient als Verzierung und zur Verstärkung der Schnittkanten. Auszackungen an den Seitenteilen werden mit Paspeln verstärkt.

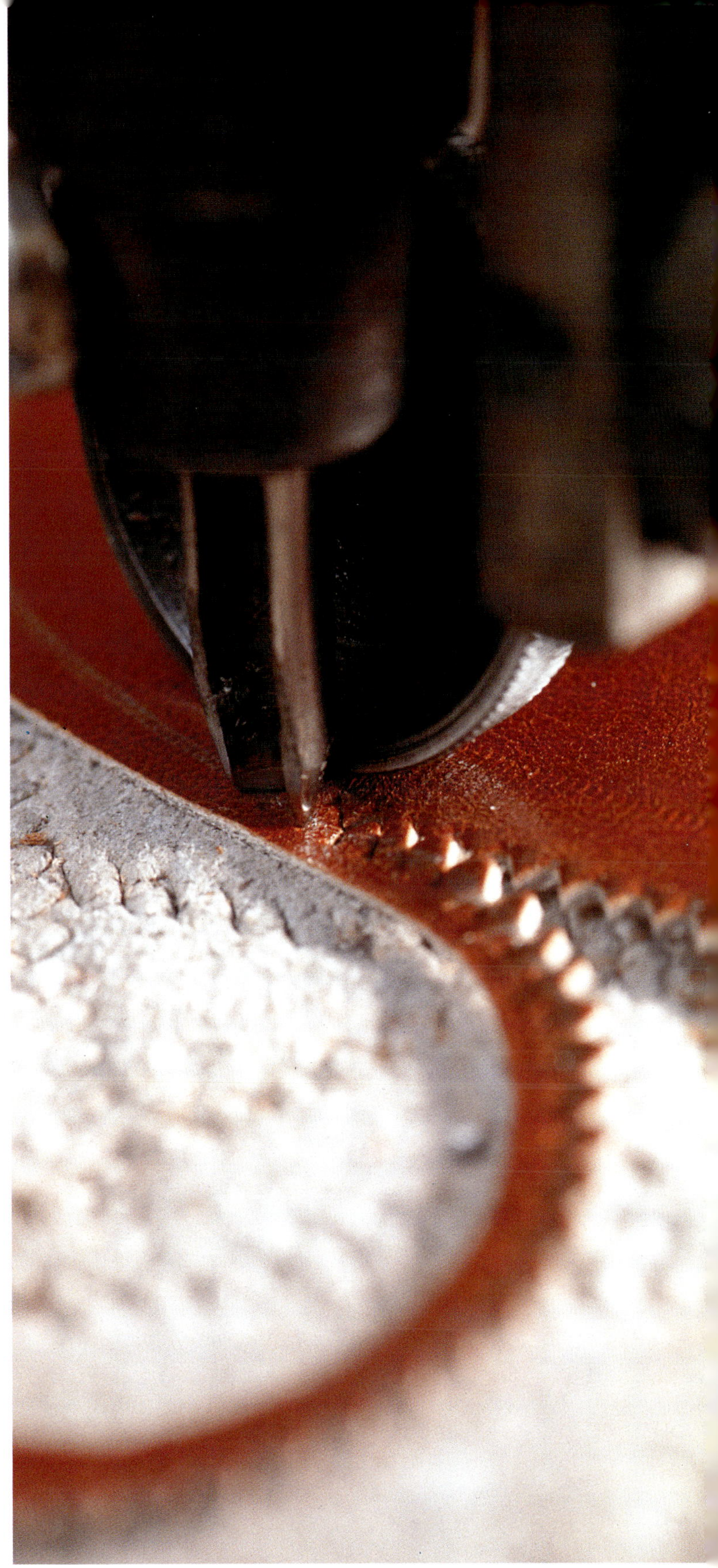

Der Schaftstepper verwendet für die Erstellung des Zick-Zack-Musters an den Schnittkanten die Auszackmaschine.

Das Lochmuster (Brogueing)

Unter den Herrenschuh-Typen gibt es stets eine glatte Variante, die kein Lochmuster besitzt, sowie eine perforierte, eine mit einem Lochmuster versehene Variante (siehe auch Modell-Kapitel). Sind die Nähte der Schaftteile oder der auffälligste Teil des Schuhs – die Schuhspitze – mit Lochverzierungen und einer geraden Vorderkappe versehen, handelt es sich um einen Semi-Brogue (auch Half-Brogue genannt); bei Lochverzierungen auf der Schuhspitze und einer geflügelten Vorderkappe spricht man von einem Full-Brogue. Die Lochverzierungen besitzen (entlang der Nähte) Reihenmustercharakter. Auf der Schuhspitze und teilweise auch auf den Seitenteilen bilden sie in verschiedenen Größen kunstvolle, geometrische Muster.

Die Lochverzierungen mit Reihenmustercharakter betonen diejenigen Linien und Bögen, an denen sich die Schaftteile aneinanderfügen: die Verbindung von Vorderblatt und Seitenteilen, von Hinterkappe und Seitenteilen sowie, bei gerader oder geflügelter Vorderkappe, die Verbindung von Spitze und Vorderblatteinlage; Auch der Oberrand der Seitenteile wird von einer Lochmusterreihe verziert.

Die einfachste Art der Anordnung der Löcher ist die, bei der in Abständen von 5 mm hintereinander 3 mm große Löcher angebracht werden. Bei einer komplizierteren Variante wechseln sich kleinere und größere Löcher ab: Zwischen Löcher von 3 mm werden zwei kleinere mit einem Durchmesser von 1 mm gesetzt.

Die Lochmusterreihe wird generell in einer Entfernung vom Lederrand angebracht, die es zuläßt, daß sie noch auf beiden Seiten von einer oder mehreren Steppreihen eingerahmt werden kann.

Zum Perforieren entlang der Nähte wird keine Schablone angefertigt, die Abstände zwischen den Löchern werden nicht markiert. Der Schaftstepper verläßt sich auf sein gutes Augenmaß und seine Routine, wenn er das scharfkantige Stanzmesser senkrecht auf das, auf einem Gummiblock ausgebreitete, Leder aufsetzt, mit dem Hammer kräftig draufschlägt und rhythmisch Loch für Loch entstehen läßt.

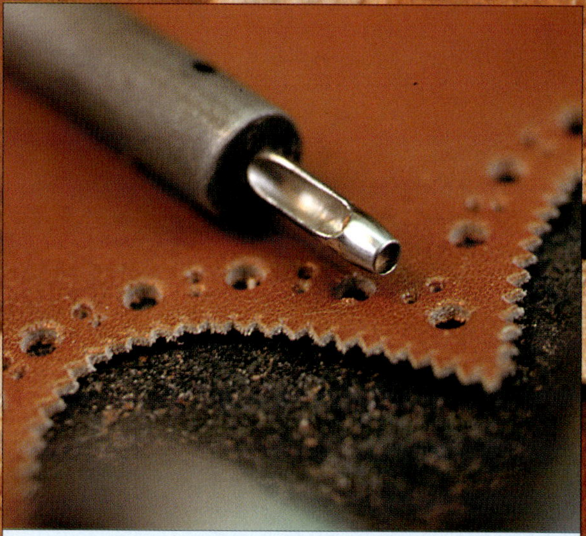

Zum Perforieren wird ein scharfkantiges Stanzmesser mit Durchmessern von 1, 3 oder 5 mm verwendet.

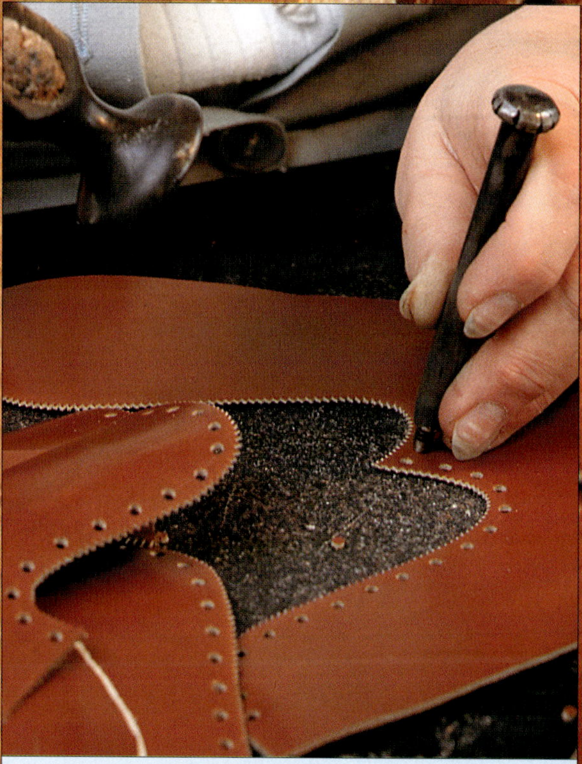

Im regelmäßigen Rhythmus der Stanzbewegungen entsteht eine perfekte Lochmusterreihe.

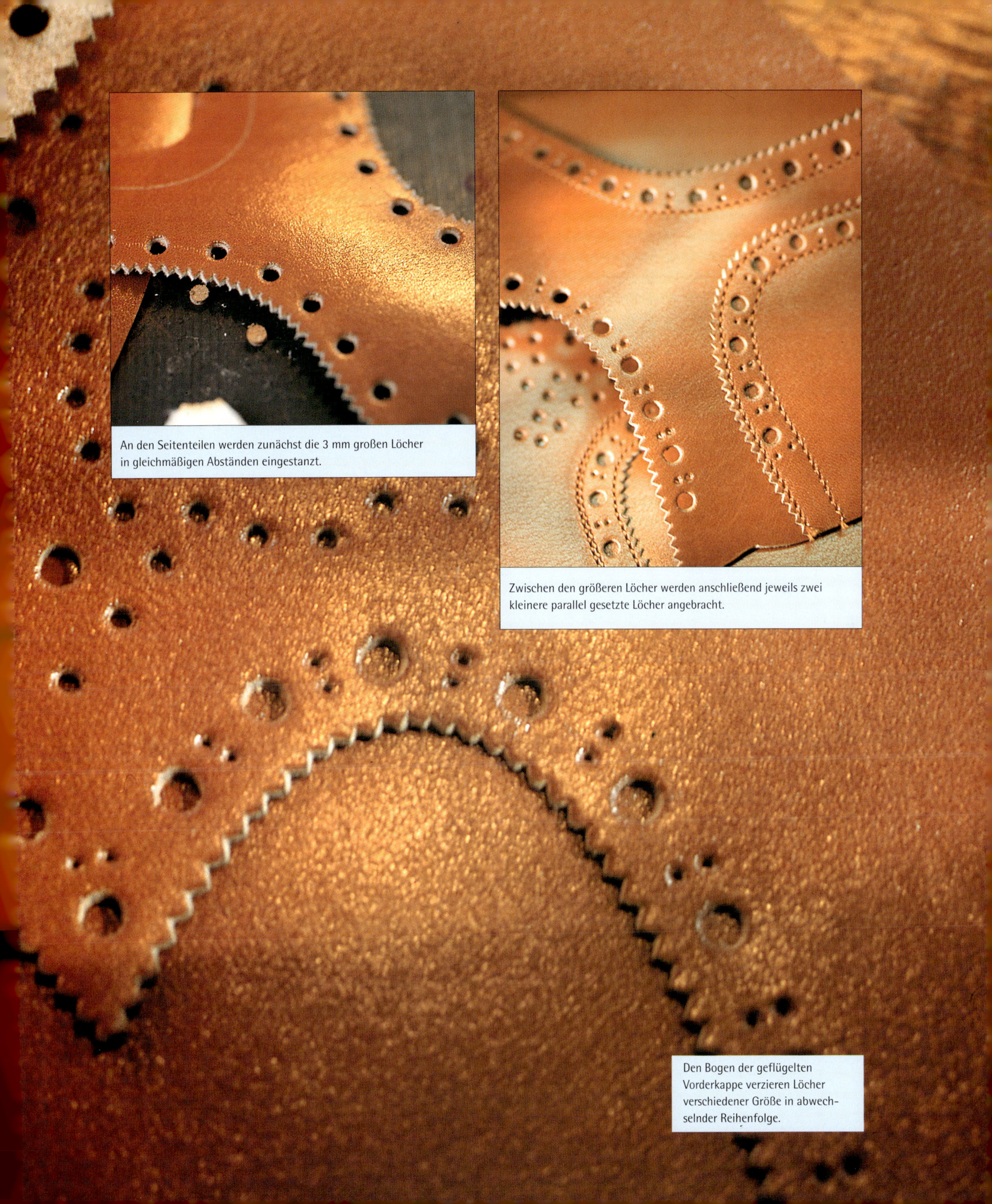

An den Seitenteilen werden zunächst die 3 mm großen Löcher in gleichmäßigen Abständen eingestanzt.

Zwischen den größeren Löcher werden anschließend jeweils zwei kleinere parallel gesetzte Löcher angebracht.

Den Bogen der geflügelten Vorderkappe verzieren Löcher verschiedener Größe in abwechselnder Reihenfolge.

Verzierungen auf der Vorderkappe

Beim Semi- und Full-Brogue befinden sich kunstvolle, geometrische Lochmuster (Brogueings) auf der Schuhspitze und der Vorderkappe. Muster aus kleineren und größeren oder gleich großen Löchern werden hierbei in außerordentlich abwechslungsreichen geometrischen Formen linien- und bogenförmig und stets symmetrisch angeordnet: 3 mm und 1 mm große Löcher variieren, wobei manchmal auch ein noch größeres Loch (circa 5 mm) in die Mitte des Musters gelangt. Das Linienspiel soll jedoch niemals die gesamte Schuhspitze überwuchern. Der Auftraggeber kann zwischen den Mustern des Modelldesigners wählen, aber auf besonderen Wunsch hin wird auch ein neues und damit individuelles Linienspiel ausschließlich für seine Schuhe entworfen.

Technisch gesehen entstehen die Perforierungen auf der Schuhspitze auf die gleiche Weise wie die Lochmusterreihen entlang der Nähte, nur verwendet der Schaftstepper hierbei eine Schablone des Modelldesigners. Er legt ein dünnes Blatt Papier auf das Leder und durchstößt sorgfältig mit dem Stanzmesser das Leder an den auf der Schablone vorgezeichneten Stellen.

Da die Lochmusterreihen entlang der Schnittstellen der verschiedenen Bestandteile des Schaftteils verlaufen – zum Beispiel entlang der Schnittstellen zwischen Seitenteilen und Vorderblatt –, ist unter den Löchern zwangsläufig die Farbe des Oberleders zu sehen. Bei den Lochmustern auf der Schuhspitze scheint entweder die Vorderkappe oder – wenn der Schuh ohne Vorderkappe gefertigt wurde – das Futterleder unter den Löchern hervor, und es entsteht eine farbliche Dissonanz. Um dies zu vermeiden, klebt man unter diese Perforierungen eine dünne Lederunterlage aus dem Oberledermaterial.

Die Lochverzierung kann nicht nur ein ästhetisches, sondern auch ein funktionelles Ziel verfolgen. Sommerschuhe werden mit Hilfe dieser Lochmustertechnik, meist mit 5 mm großen Löchern, luftdurchlässig.

Die größeren Löcher werden in Form von Kreisen und Geraden von den kleineren Löchern umrahmt.

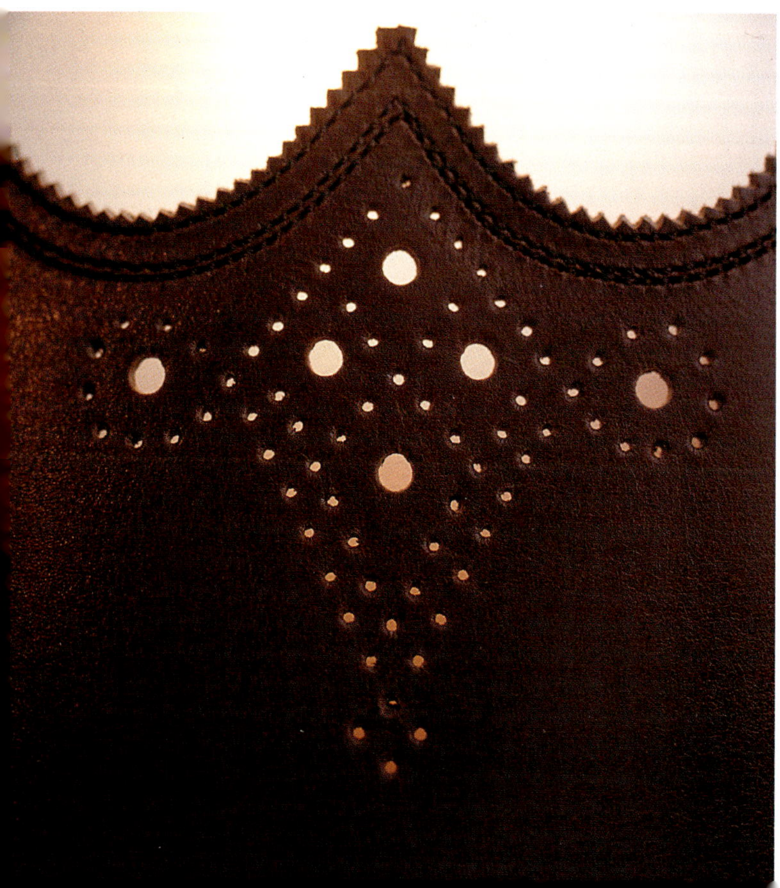

Ein charakteristisches Rankenmuster – bei dem die Bogen dominieren.

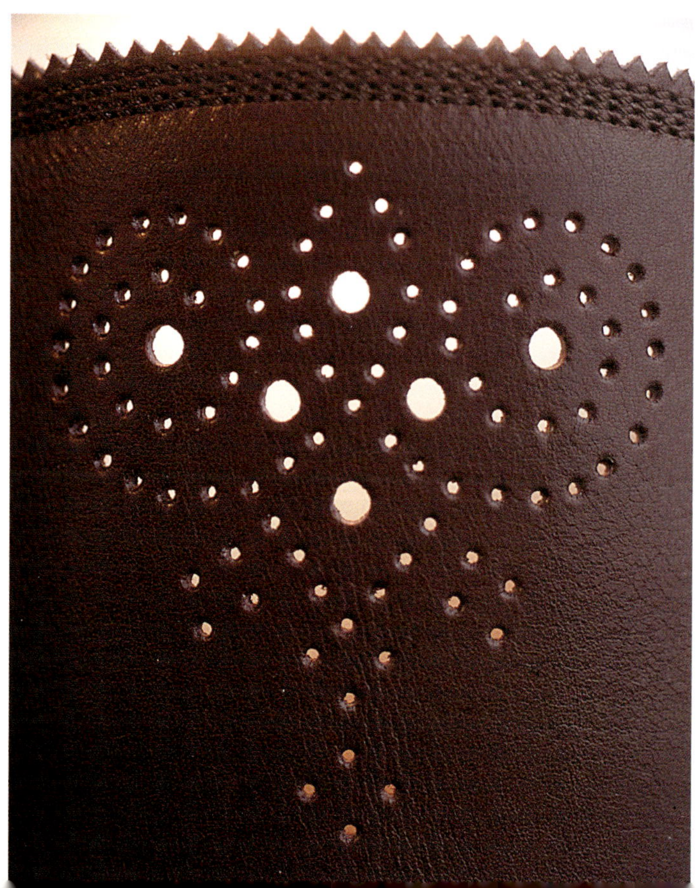

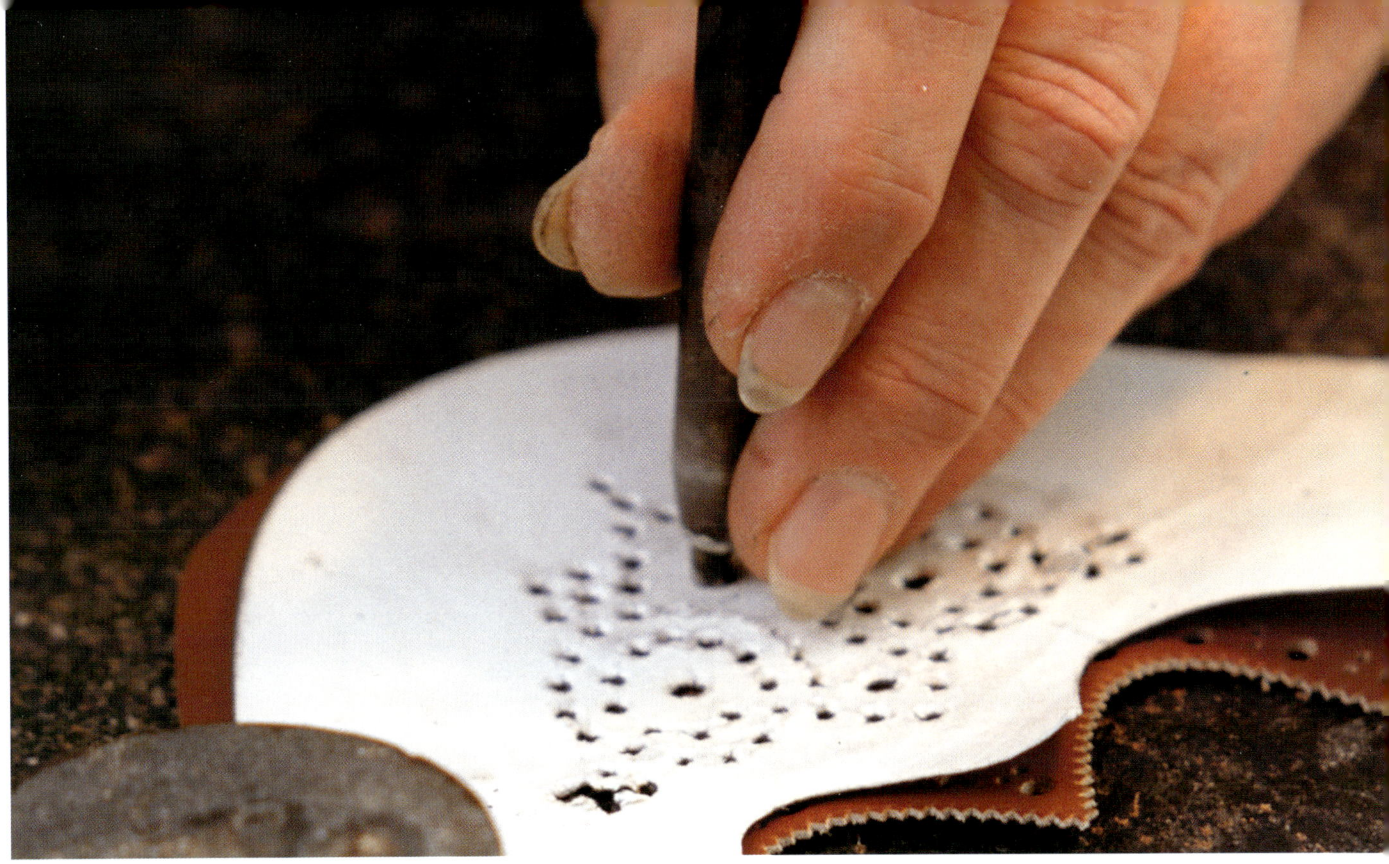

Mit Hilfe einer Schablone wird das Linienspiel ausgestanzt.

Die strenge geometrische Anordnung wird durch unterschiedliche Lochgrößen aufgelockert.

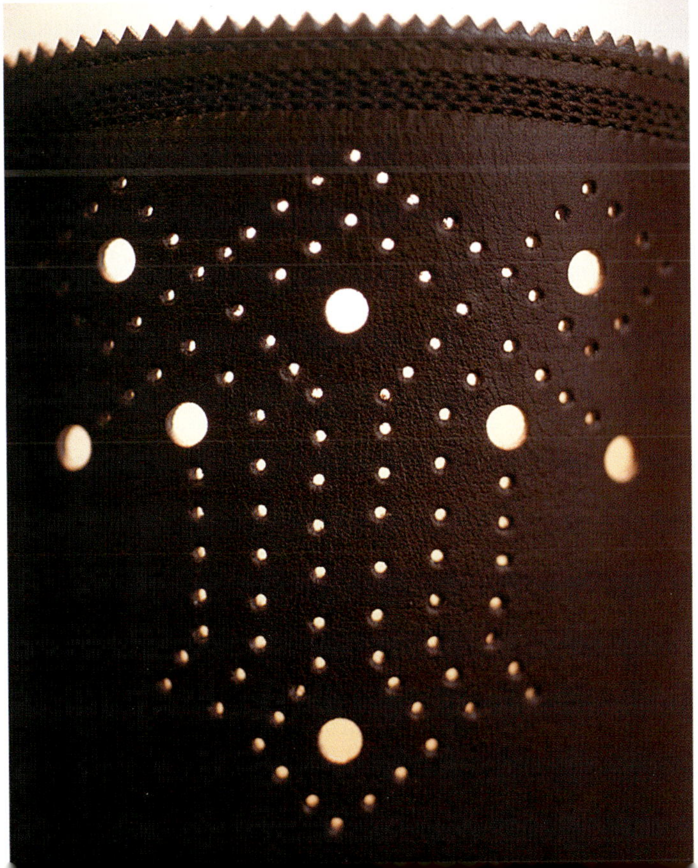

Perfekte Harmonie entsteht hier zwischen Reihenmuster und Linienspiel.

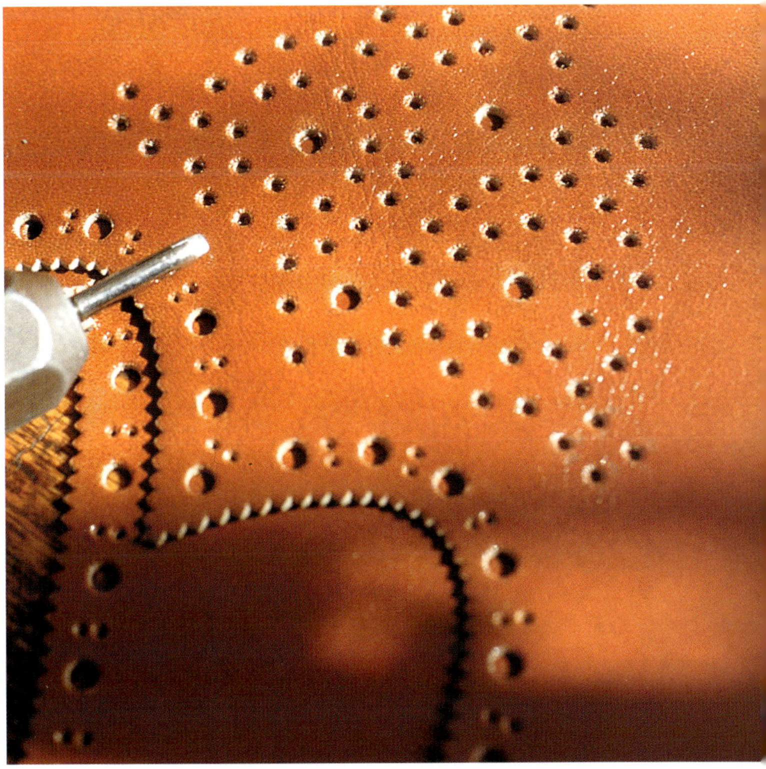

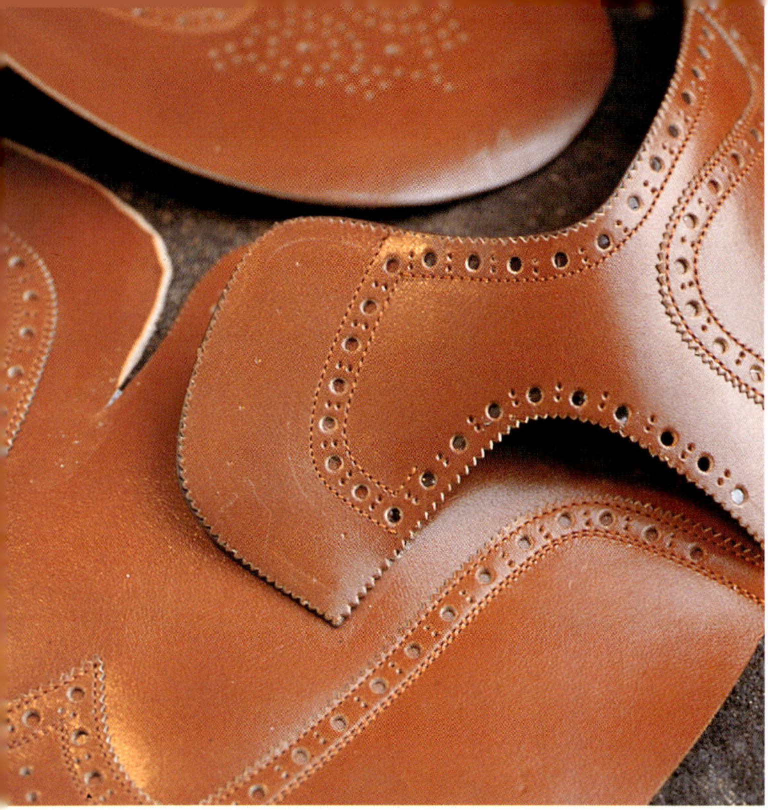

Der Schaftstepper verstärkt mit Hilfe von Leder- oder Textilienunterlagen das Vorderblatt und die Seitenteile.

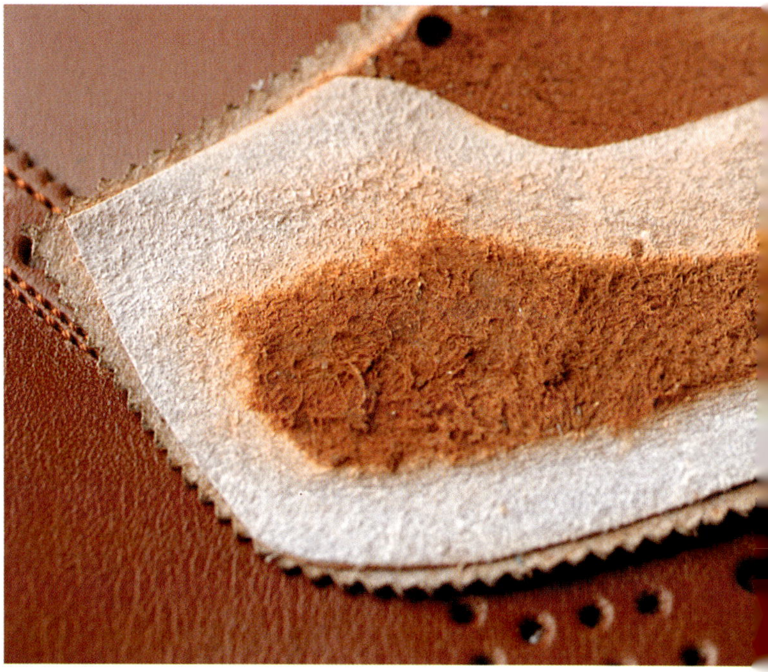

Eine Lederunterlage mit rundum ausgeschärften Kanten wird unter die Schnürlöcher gelegt.

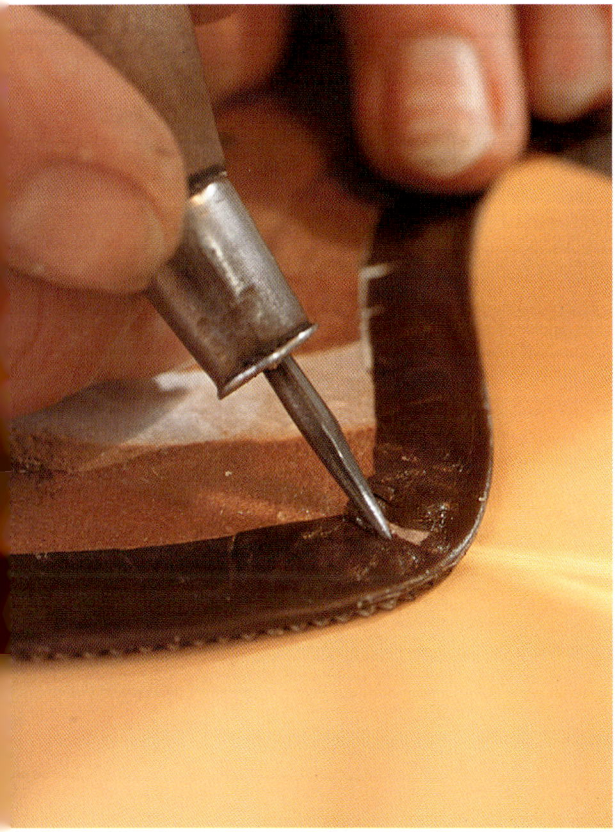

Die Paspel wird an den scharfen Krümmungen eingeschnitten, damit der Lederstreifen nicht spannt.

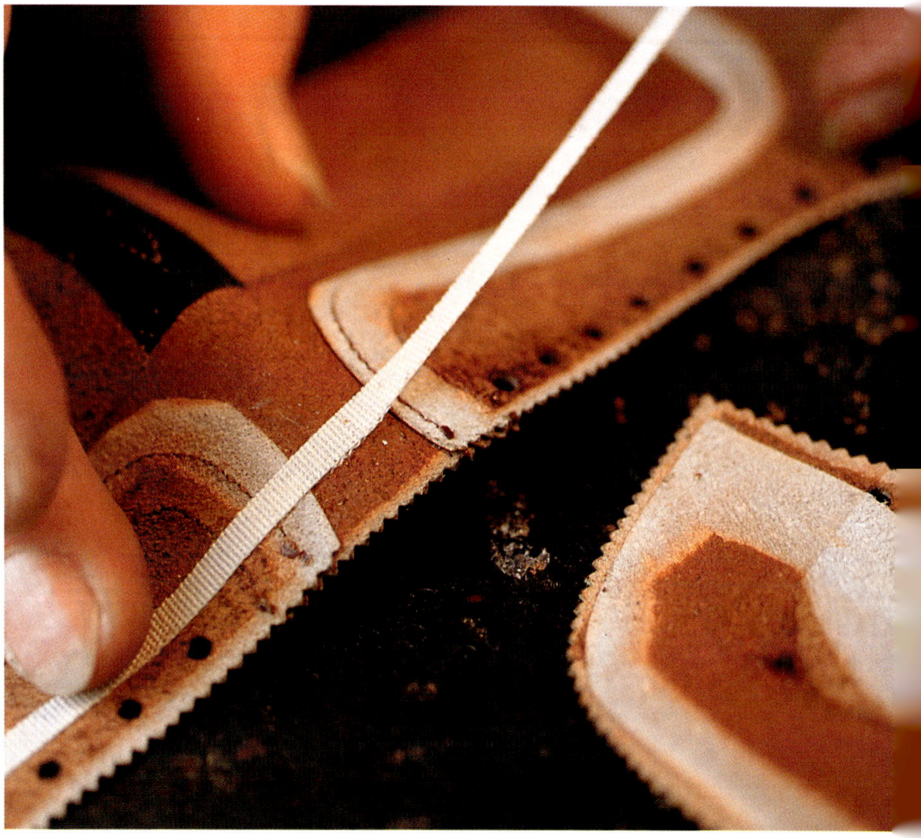

Ein starkes Textilband verhindert das Ausdehnen der gesteppten Seitenteile.

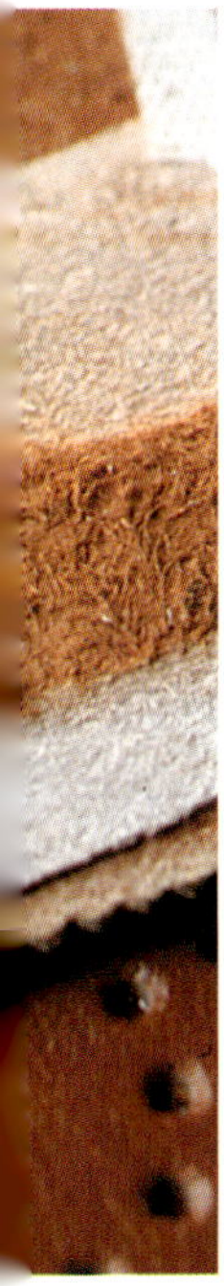

Verstärkungen des Schaftteils

Damit sich die bei der Schuhfertigung gebildete Form beim Tragen nicht auflöst, sondern über lange Jahre hinaus schön und stabil bleibt, wird der Schaft, wie bereits erläutert, mit verschiedenen Verstärkungen versehen. Einige dieser Verstärkungen stellt der Schaftstepper her, weitere Verstärkungen bringt der Schuhmacher selbst in späteren Arbeitsphasen an.

In erster Linie müssen die Stellen verstärkt werden, an denen die Dehnungsgefahr am größten ist, wie zum Beispiel an der Oberkante der Seitenteile. Deshalb wird dort ein 3–5 mm breites Textilband – das zwar reißfest sein muß, aber nicht völlig dehnungsunfähig sein darf – angebracht. Weiterhin setzt der Schaftstepper an den Seitenteilen und am Vorderblatt zwischen Oberleder und Futter Leinen in der Stärke eines Bettuchs ein.

Die Verstärkungen werden mit einer Gummilösung aus in Benzin gelöstem Kautschuk an die Schaftoberteile geklebt. Diese Art von Kleber trocknet innerhalb von 10–15 Minuten und bleibt auch nach dem Trocknen biegsam und elastisch.

Mit Lederunterlagen und Streifen aus dem Material des Oberleders verstärkt der Schaftstepper alle Teile, die beim Tragen der Schuhe leicht beschädigt werden können, zum Beispiel die Schuhspitze. Eine ebenfalls empfindliche Fläche ist die Umgebung der Schnürlöcher, wo das Oberleder leicht einreißt, wenn der Träger seine Schnürsenkel zu stark anzieht. Deshalb gilt der Verstärkung dieser Stelle besondere Sorgfalt. Der Schaftstepper klebt circa 2–2,5 cm breite Lederunterlagen unter das Oberleder, stößt die Löcher hindurch und steppt die Unterlagen nachträglich noch an den Seitenteilrand.

Der an die zusammengenähten Seitenteile geklebte und gesteppte Textilstreifen verhindert zwar ein Ausdehnen des Leders, doch nicht unbedingt ein Ausreißen des Schnittrands an der oberen Seitenteilkante. Dies läßt sich durch eine besondere Form der Verstärkung, die Paspel, die gleichzeitig der Verzierung des Schuhs dient, vermeiden. Die Kanten eines circa 1,8 cm breiten Oberlederstreifens werden hierfür ausgeschärft, umgeschlagen und zusammengesteppt, an die Schnittkanten angeklebt und später zusätzlich angesteppt. Von diesem Paspelstreifen sind dann circa 1–1,5 mm über der Schnittkante sichtbar.

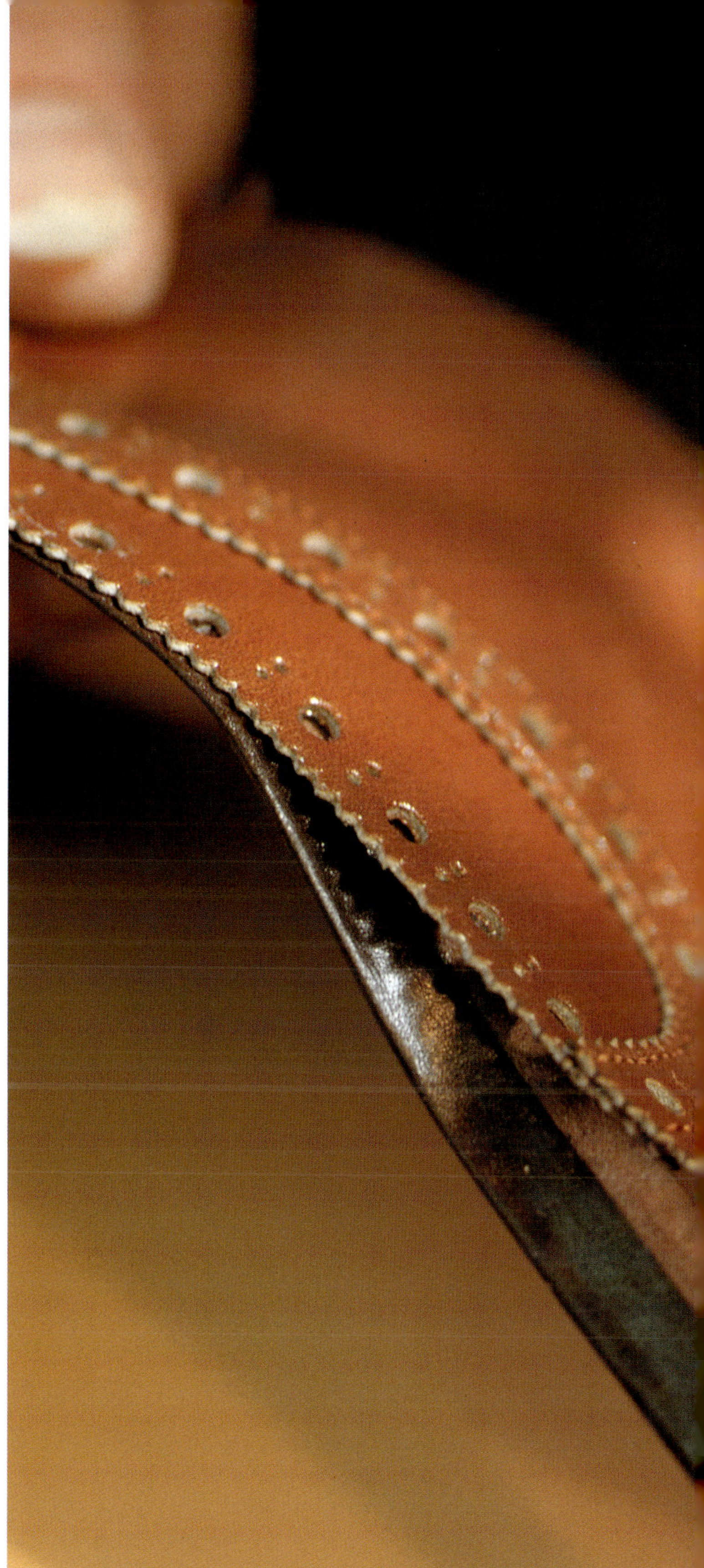

Die Paspel wird an den oberen Seitenteilrand angeklebt.

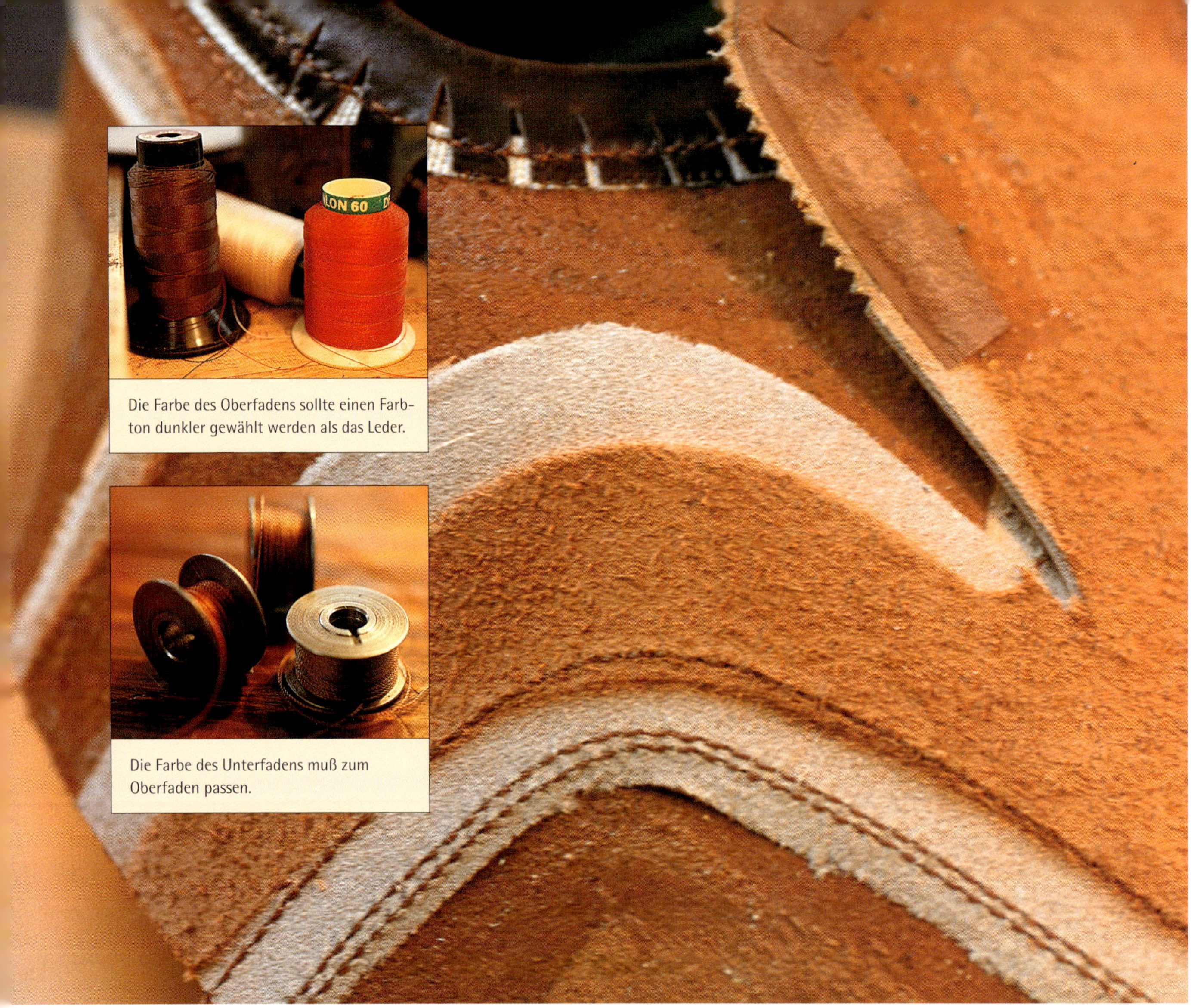

Die Farbe des Oberfadens sollte einen Farbton dunkler gewählt werden als das Leder.

Die Farbe des Unterfadens muß zum Oberfaden passen.

Die Nähte der gesteppten Schaftteile müssen stets akkurat und gleichmäßig verlaufen.

Das Steppen der Schaftteile

Bereits der Urmensch (circa 50 000 v.Chr.) nähte die Lederstücke seiner Kleidung zusammen – mit Hilfe von Dornen, Fischgräten, Knochen und Sehnen. Bei Ausgrabungen von Funden aus dem Bronzezeitalter (3.–1. Jahrtausend v.Chr.) kamen die ersten richtigen Nähnadeln zum Vorschein: In ein schmales, spitzes Bronzestück wurde ein Loch gebohrt und durch dieses der Faden gezogen. Bis zur Mitte des vorigen Jahrhunderts benutzte man solch ein Werkzeug zum Zusammenstellen von Schuhoberteilen, und noch heute wird es häufig beim Zusammennähen von Oberteil und Sohle verwendet.

1845 baute der amerikanische Webergehilfe Elias Howe (1819–1867) die erste brauchbare Nähmaschine mit Doppelsteppstich; die Konstrukteure der modernen Steppmaschinen haben das Funktionsprinzip dieser historischen Maschine perfektioniert.

Das Steppen der Schaftteile wird vor allem von zwei Aspekten bestimmt: Die Steppnaht muß stark und haltbar sein, gerade und regelmäßig verlaufen; zudem soll sie gleichzeitig als Verzierungselement fungieren.

Steppnähte sind ein- oder mehrreihig. Am oberen Rand des Seitenteils genügt meist eine einfache oder doppelte Steppreihe; wo jedoch der Schaft stärker beansprucht wird, wie zum Beispiel bei der Zusammenführung von Vorderblatt und Seitenteilen, werden häufig auch vier Steppreihen angebracht. Diese Steppreihen verlaufen in einem Abstand von 1–1,5 mm zueinander, auf 1 cm kommen daher fünf bis sechs Stiche.

Beim Zusammenstellen der dünneren Bestandteile des Schafts wird in der Regel ein Baumwollfaden verwendet, bei den stärkeren Leinzwirn. Für das Steppen der ganz feinen Oberteile empfiehlt sich ein Seidenfaden. Der Nähzwirn für die Schuhoberteile besteht aus drei, vier, sechs oder neun Strängen. Die Feinheit eines Zwirns entnimmt man aus dem Verhältnis von Länge (Meter) und Gewicht (Gramm). So besagt die Angabe 80/4 auf einer Zwirnrolle, daß das Gewicht von 80 m Zwirn 4 g beträgt. Beim maschinellen Nähen schlingen sich ein Ober- und ein Unterfaden ineinander und fassen so das ein- oder mehrschichtige Material zusammen. Der Oberfaden ist am Schaftäußeren sichtbar, der Unterfaden verläuft im Schuhinnern.

Die Steppnaht erhält häufig die Funktion einer Verzierung. Dabei arbeitet der Schaftstepper mit unterschiedlichen Fadenstärken und Stichgrößen. Mit stärkerem Zwirn und größeren Stichen (drei Stiche auf 1 cm) oder der Kombination von schmalerer und stärkerer Steppreihe nebeneinander kann er zum Beispiel den sportlicheren Stil betonen.

Bevor der Schaftstepper überhaupt mit dem Steppen beginnen kann, markiert er allerdings an den einzelnen Bestandteilen die Stellen der Berührungspunkte, streicht die aufeinander gelangenden Flächen mit Gummilösung ein und klebt sie gemäß der Markierungen zusammen. Dieser Arbeitsschritt erleichtert das Nähen enorm: Er verhindert ein Auseinanderrutschen der jeweiligen Bestandteile beim Steppen. Dabei muß die Naht muß stets akkurat und gleichmäßig verlaufen. Jede Unregelmäßigkeit würde die Harmonie des Schuhkunstwerks zerstören.

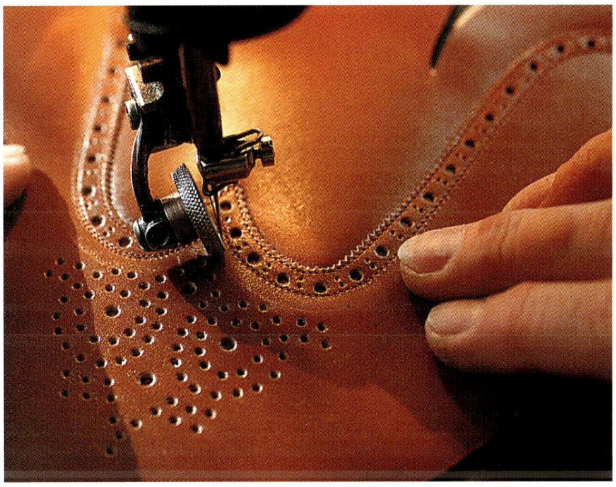

Vorderblatteinlage und Vorderblatt werden zusammengesteppt.

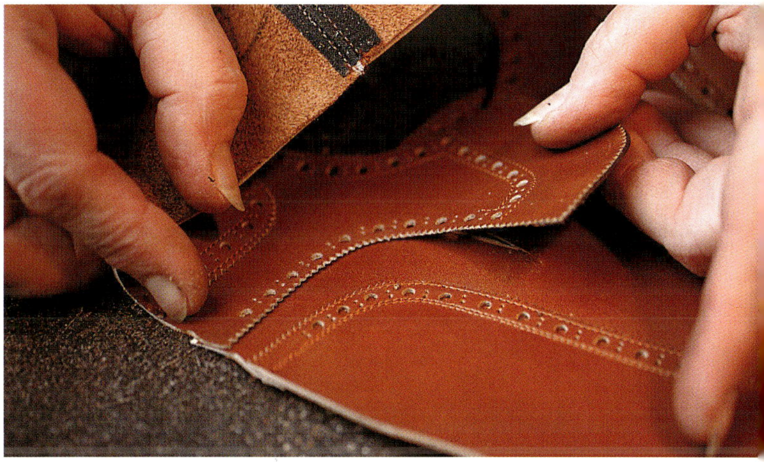

Anschließend fixiert der Schaftstepper das Vorderblatt an das Seitenteil.

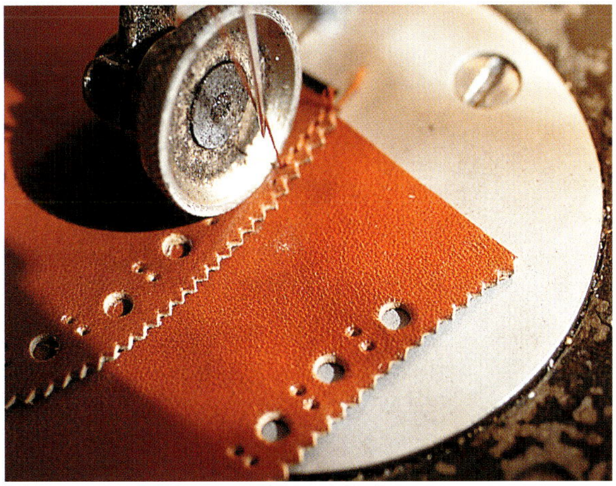

Die geklebte Hinterkappe wird auf das Seitenteil gesteppt.

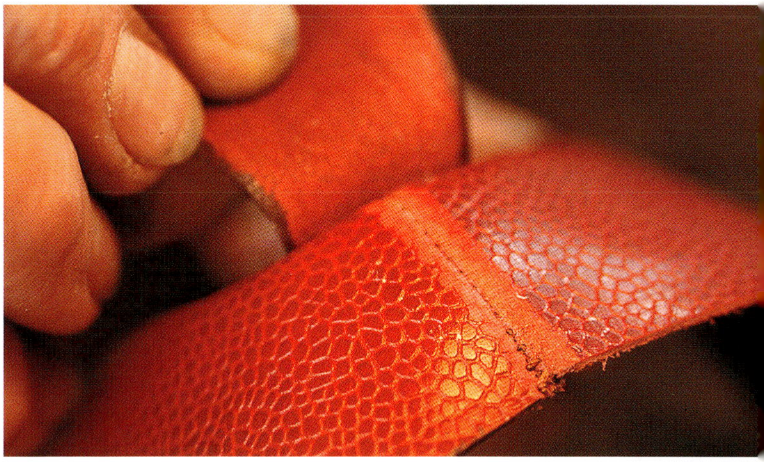

Wenn keine Hinterkappe vorhanden ist, werden Hinterriemen über der Stepplinie der Seitenteile eingefügt.

Das Füttern

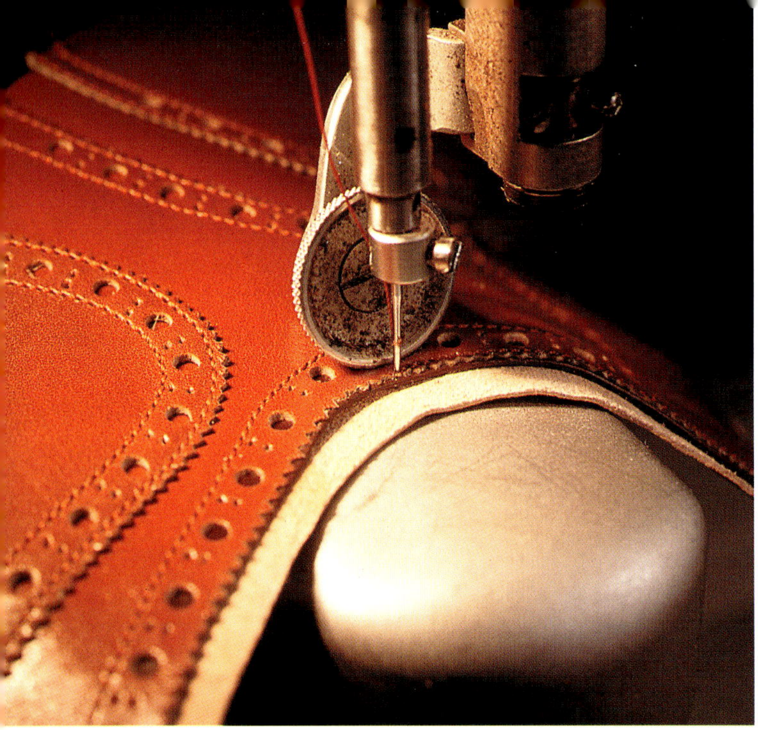

Oberleder und Futterleder werden am Seitenteilrand gesteppt.

Obwohl die Schaftteile und das Futter mit unterschiedlichen Schablonen zugeschnitten und die Bestandteile einzeln gesteppt wurden, sind zwei perfekt übereinstimmende Formen entstanden. Man steppt sie an der Kante des Seitenteils zusammen, aber nur hier, denn später gelangen zwischen beide Schichten noch einige Verstärkungen. Der Schuhmacher muß außerdem noch die Vorderkappe, die Überstemme (seitliche Stützen) und die Hinterkappe einfügen.

Das aus drei Teilen – Vorderblatt und zwei Seitenteilen – gesteppte, angenehm weiche und trotzdem strapazierfähige Futter wird so in das Schuhoberteil eingefügt, daß seine Rechtsseite in das Schuhinnere gelangt. Beim Füttern eines Slippers wird allerdings ein besonderer Trick angewendet: Sein Futter besteht aus vier Teilen – dem Vorderblatt, zwei kürzeren Seitenteilen und einem eigenständigen Stück Futterleder, das die zwei Seitenteile an der Ferse verbindet. Beim Steppen wird dieses hintere Teil gewendet, so daß die matte Fleischseite ins Schuhinnere gelangt, da ihre Haftfähigkeit besser ist und der Fuß dadurch beim Gehen nicht aus dem Schuh schlappt.

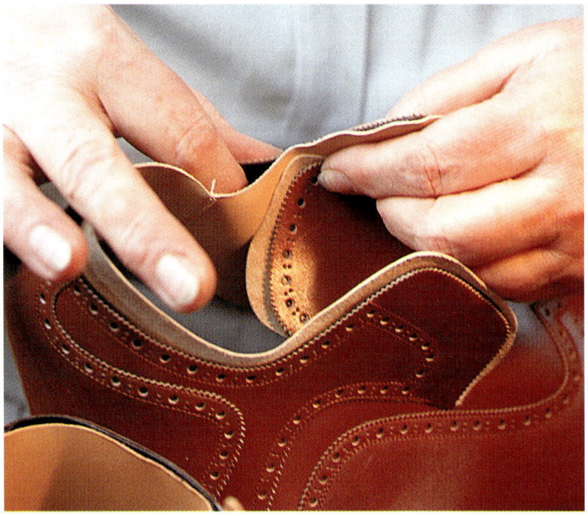

Das Futterleder wird hier in einen Schuh vom Typ Derby eingefügt.

Die Herrenschuh-Typen Derby und Oxford werden unterschiedlich gefüttert: Während beim Derby die Zunge zusammen mit dem Vorderblatt gefüttert wird – beide sind ja aus einem Stück zugeschnitten –, ist die Zunge beim Oxford-Schuh ein selbständiges Teil; sie wird erst gefüttert und dann an das Vorderblatt gesteppt.

Sommerschuhe zu füttern, liegt nicht auf der Hand, denn geflochtene oder mit Lochmuster verzierte Schuhoberteile sollen ja für die Luftdurchlässigkeit des Schuhwerks sorgen. Dennoch werden auch diese Modelle und sogar Sandalen wegen der Formbeständigkeit mit einem, allerdings dünneren Innenfutter als üblich versehen. Bei Schuhen mit Lochmuster stanzt der Schaftstepper das Oberleder zusammen mit dem Futterleder aus. In die Sandalen wird ein Ganzfutter eingefügt, anschließend die Bänder mit dem Futterleder versteppt und das überflüssige Futter dazwischen mit einem scharfen Messer abgeschnitten.

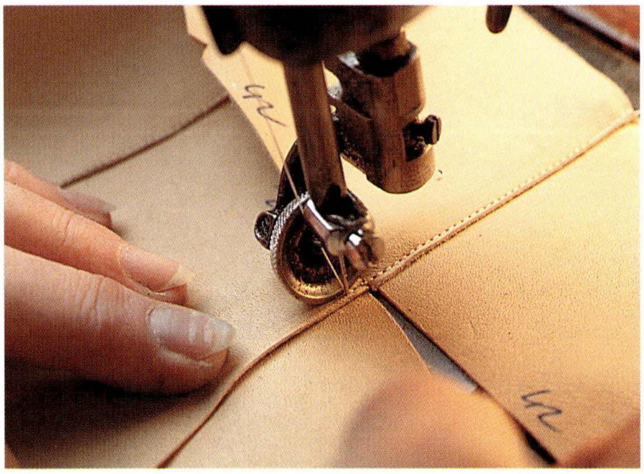

Beide Seitenteile werden mit Futterleder versehen.

Abschlußarbeiten

Sind die Schaftteile sorgfältig gesteppt und gefüttert, sind die Arbeiten am Schaft noch nicht abgeschlossen. Zunächst erfolgt das Abschneiden des Futterleders am Rand der Seitenteile, etwa 1–2 mm oberhalb der Stepplinie. Diese scheinbar leichte Aufgabe erfordert große Geschicklichkeit: Die Schnittfläche muß absolut gerade werden, damit das Futterleder am Rand des Seitenteils nicht hervorschaut. Auch darf die Schere die Steppnaht nicht beschädigen.

Danach erfolgt das Ausstanzen der Schnürlöcher, meist mit einem Durchmesser von 2–3 mm in einem Abstand von 1–1,5 cm. Die Größe der Löcher ist so zu wählen, daß der Schnürsenkel eher schwer durchzuziehen ist, denn die Löcher weiten sich beim Schnüren mit der Zeit aus. Auch wirken kleinere Löcher generell ästhetischer.

Nach jedem Steppen werden die Fadenenden bis auf ein kleines Stück abgeschnitten. Diese kleinen Enden beseitigt der Schaftstepper, indem er den Oberfaden mit einer spitzen Ahle nach innen auf die Futterseite zieht und mit dem Rest des Unterfadens fest verknotet; die überflüssigen Teile schneidet oder sengt er ab.

Da das Schuhoberteil beim Aufbau des Schuhs noch zahlreiche Bewährungsproben zu bestehen hat, muß man sich in dieser Phase noch nicht ums Säubern und Polieren kümmern. Einen Arbeitsgang allerdings muß der Schaftstepper unbedingt als nächstes durchführen: Unter die perforierte Spitze wird mit Gummilösung eine Lederunterlage geklebt und aus den verschieden großen Löchern mit einem Stück Kautschuk der Kleber wieder entfernt, damit sich bei den Folgearbeiten in den Verzierungen keine Staub- oder Lederteilchen absetzen können.

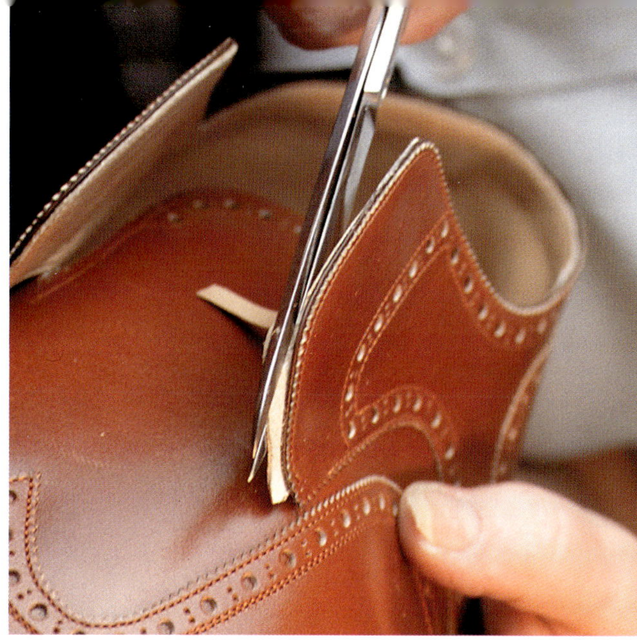

Das überstehende Futterleder muß sorgfältig abgeschnitten werden.

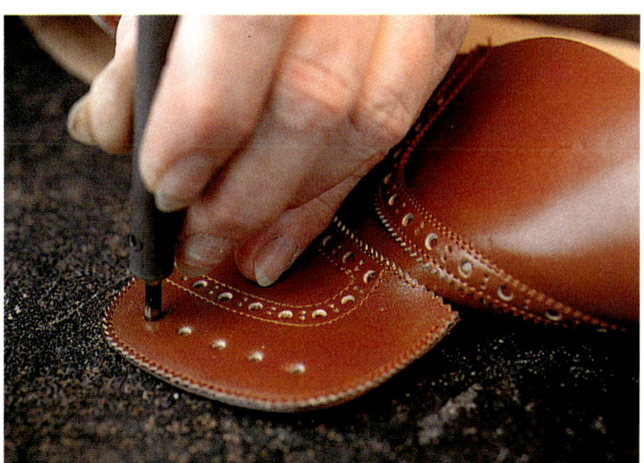

Die Schnürlöcher werden ausgestanzt.

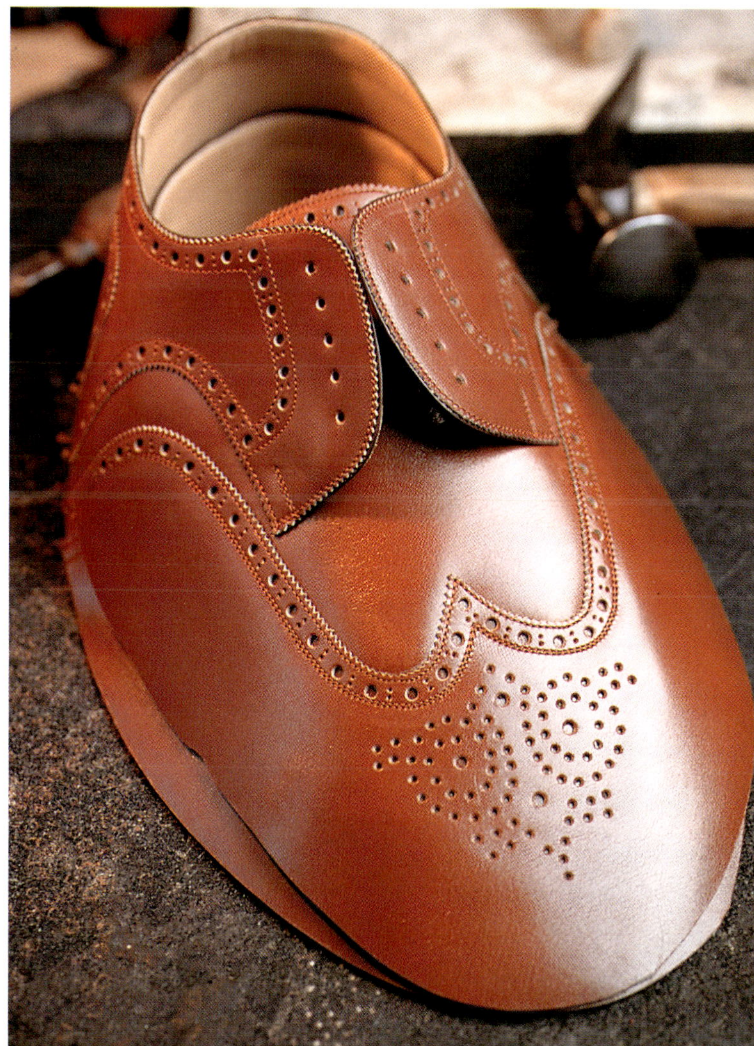

Das Schaftteil des Full-Brogue Budapester ist fertig für die Lieferung an die Schuhmacherwerkstatt.

Der Schuh

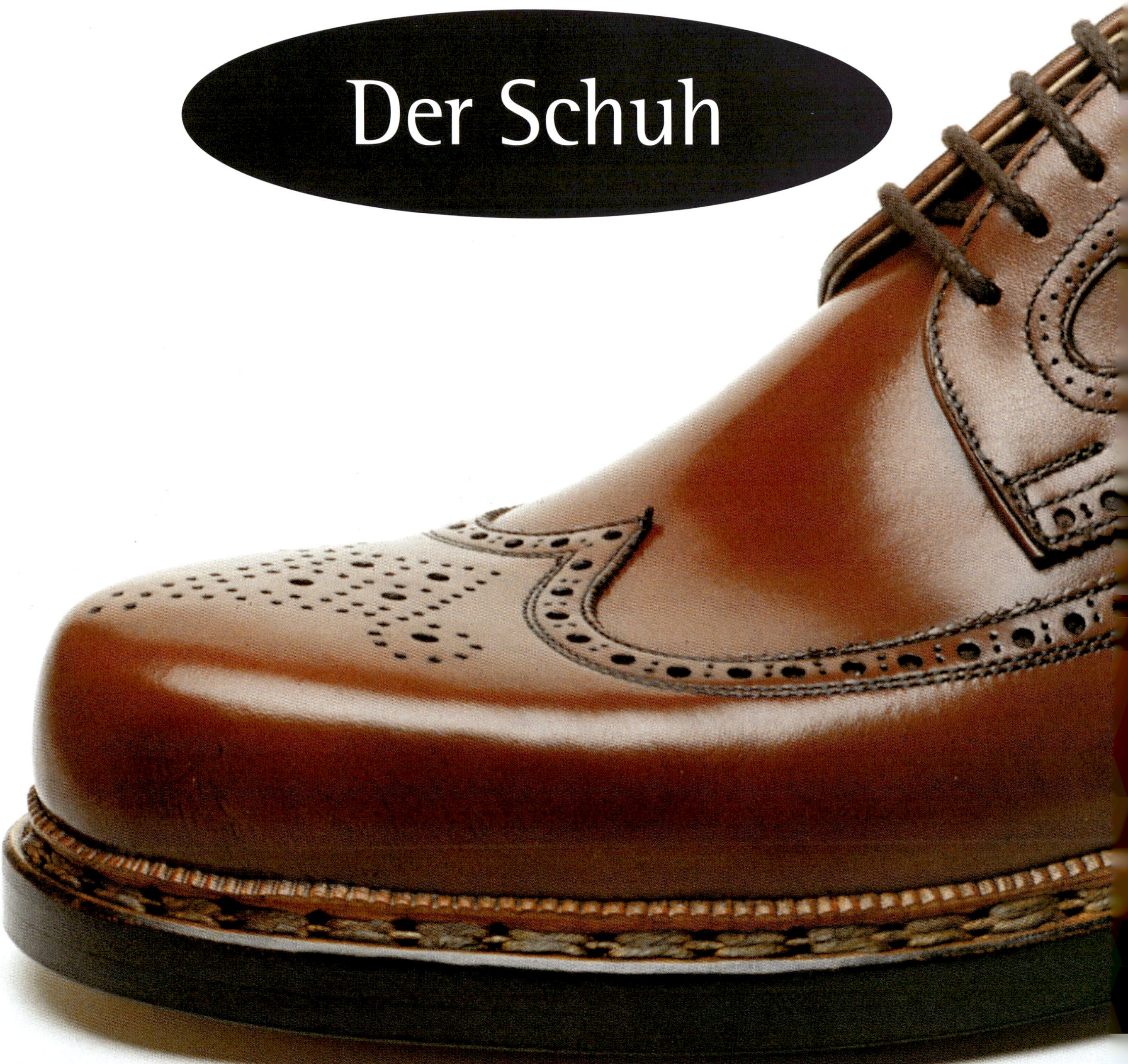

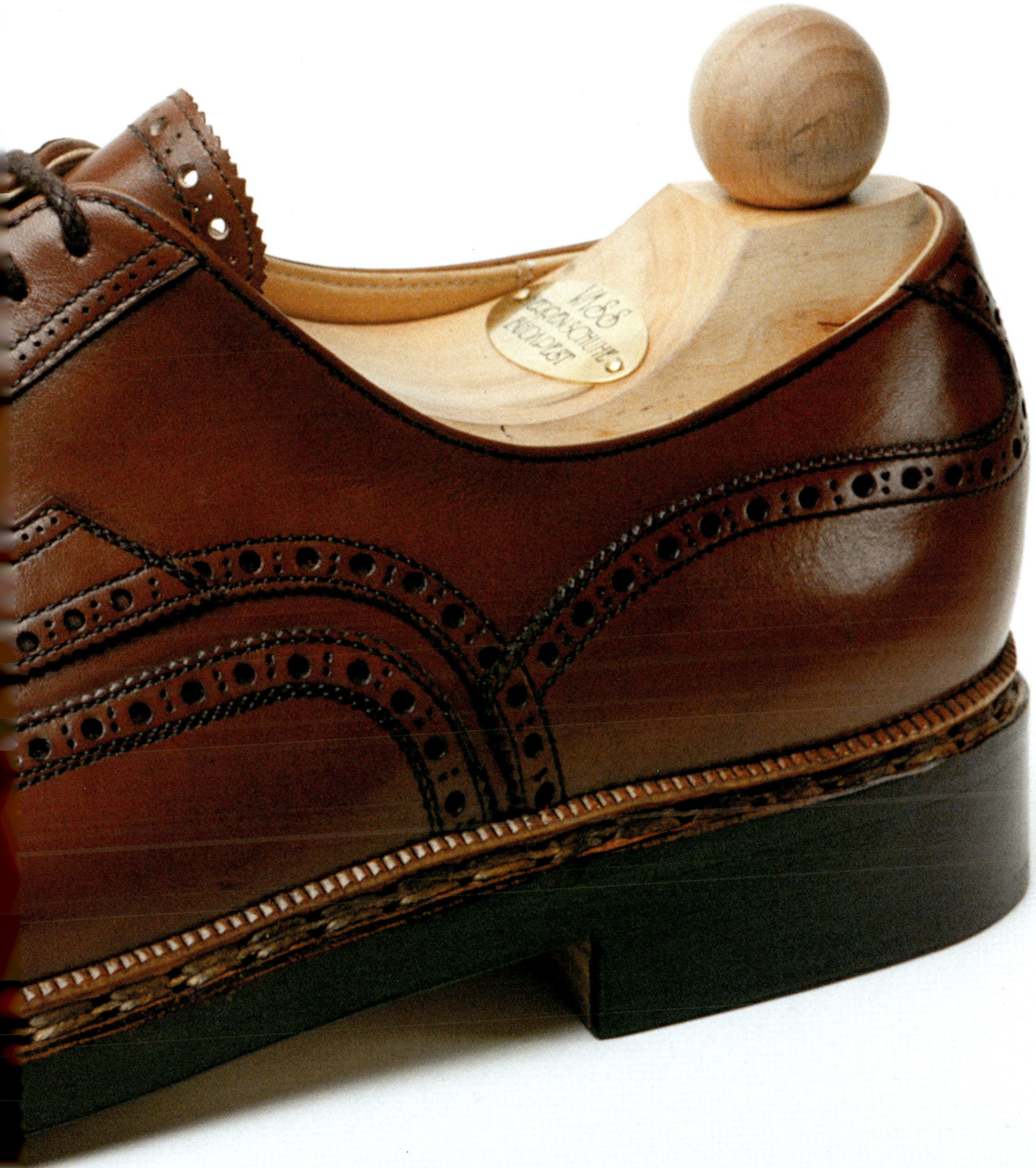

Die Schuhmacherwerkstatt

Der Beruf des Schuhmachers wurde geboren, als sich der Mensch eine Schutzhülle für seinen Fuß schuf – vor etwa 15 000 Jahren. In der Steinzeit waren die Frauen der Familie für die Schuhherstellung zuständig. Bei größeren Zusammenschlüssen einzelner Sippen entwickelte sich bald eine Arbeitsteilung, und ein Mitglied bekam die Aufgabe der Schuhherstellung übertragen. Dies galt ebenfalls für andere Handwerke.

Eine der vermutlich frühesten Darstellungen des Schuhmacherhandwerks ist auf einem fast 4000 Jahre alten, leider stark beschädigten, ägyptischen Wandgemälde im Grab des Rechmire in Theben zu sehen, das verschiedene Gewerbe in einer Art Bildergeschichte skizziert: Unter den Schiffsbauern, Juwelieren, Bildhauern und Schreibern sind dort auch die Schuhmacher vertreten. Die gut ausgerüstete Werkstatt – eine Sandalenwerkstatt – zeugt davon, daß die Schuhmacher zu dieser Zeit bereits eine angesehene Stellung unter den verschiedenen Handwerkern einnahmen und ihnen daher die Ehre zuteil wurde, auf dem Wandgemälde in der Grabkammer des Wesirs unter Thutmosis III. einen Platz zu erhalten.

In der altägyptischen Sandalenwerkstatt herrschte Arbeitsteilung: Die Arbeitsgänge des Reckens des Leders und des Durchstechens der Sohle, um später die Riemen durchziehen zu können, waren schon zu dieser Zeit deutlich voneinander getrennt.

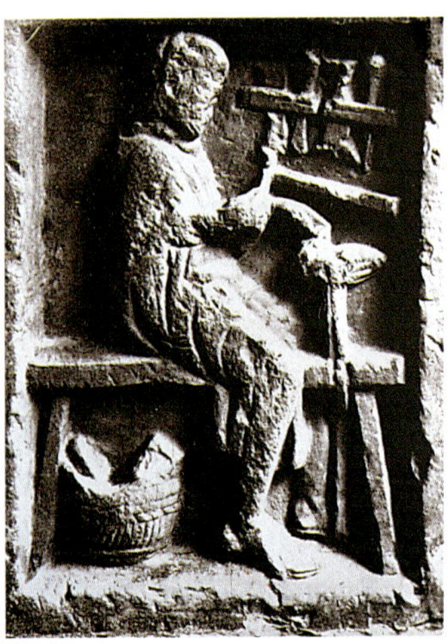

Der Schuster auf diesem Grabsteinrelief aus Reims, Frankreich (circa 2. Jahrhundert v.Chr.) bearbeitet einen auf einen Bock gespannten Schuh. Zu seinen Füßen befindet sich ein mit Lederstücken gefüllter Korb, an der Wand hängen Werkzeuge.

In der Antike teilte der zweite römische König Numa Pompilius (715–672 v.Chr.), um jahrelange Zwistigkeiten unter den Römern zu beenden, Überlieferungen zufolge alle Bürger unter Berücksichtigung ihrer Abstammung in neun Vereinigungen (lat. collegia) ein, unter denen die Schuhmacher (lat. sutores) Rang fünf einnahmen. Zunftähnliche Zusammenschlüsse von Handwerkern sind jedoch erst im 2. Jahrhundert v.Chr. historisch belegt. Diese Vereinigungen wurden vom Staat kontrolliert und hatten vor allem die Aufgabe, gemeinsame Kultausübung, gesellige Veranstaltungen und gemeinsame berufliche Belange zu regeln. Die einzelnen Handwerker rückten räumlich näher zusammen und reihten ihre Werkstätten in Nebenstraßen größerer Stadtzentren dicht aneinander; so auch die Schuhmacher, deren Straße den Namen »Schuhmachergasse« erhielt – eine bis heute in vielen Städten noch anzutreffende Straßenbezeichnung.

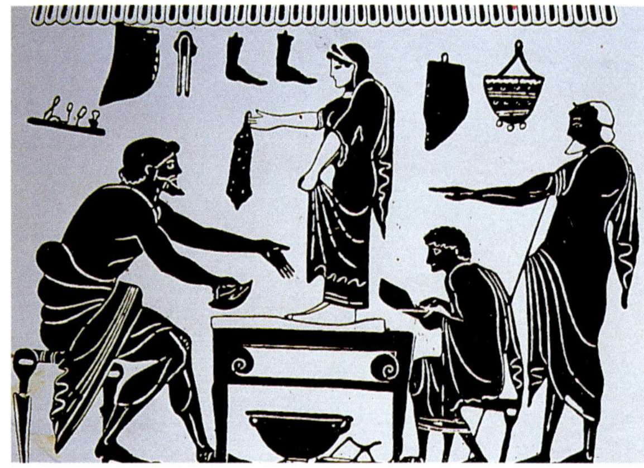

Die Zeichnung auf der griechischen Amphore aus dem 6. Jahrhundert v.Chr. (British Museum, London) zeigt einen Schuhmacher beim Zuschneiden des Leders. Über seinem Kopf sind Werkzeuge und Schuhmodelle abgebildet. Der griechische Schuhmacher arbeitet an einem waagerechten Arbeitstisch, auf dem auch die Anprobe vorgenommen wird.

Konkrete schriftliche Zeugnisse über das Schuhmacherhandwerk im germanischen Raum finden sich erst Ende des 6. Jahrhunderts n.Chr. im burgundischen Recht und im 9. Jahrhundert im Gesetz Karls des Großen (Kapitel XLV über die Meiereien). In letzterem wird die Bedingung an die Verwalter der Meiereien gestellt, gute Handwerker zu suchen » ... als da sind: Eisen-, Gold- und Silberschmiede, Schuster, Drechsler ... «.

Um das 10./11. Jahrhundert kam es zu einer entscheidenden Wende in der Geschichte der Schuhmacher: Sie schlossen sich in Gilden zusammen, die von nun an ihre wirtschaftlichen und sozialen Interessen vertraten. Die vom Land in die Städte strebenden Schuhmacher genossen nicht nur deren Schutz, sondern auch die wirtschaftlichen Vorteile der Handelsplätze und Märkte. Die Gilden unterstanden zunächst den bischöflichen Gesetzen und waren in ihrem gesellschaftlichen Leben folglich am Klerus orientiert.

Schutzpatrone der mittelalterlichen Schuhmacher waren die Heiligen Brüder Crispinus und Crispinianus, deren Gedächtnistag bis heute der 25. Oktober ist. Nach einer französischen Legende hatten sich die zwei Brüder (frz. Crépin und Crépinien) vornehmer römischer Herkunft sich dem Christentum zugewandt und waren vor der Verfolgung des Kaisers Diokletian (284–305 n.Chr.) aus Rom nach Soissons in Frankreich flohen. Sie erlernten das Schuhmacherhandwerk, verkündeten tagsüber das Evangelium und stellten abends Schuhe her – kostenlos für die Armen. Ihr vorbildlicher Lebenswandel schuf ihnen viele Widersacher und schließlich wurden sie an den römischen Feldherrn Maximianus Herkulius verraten. Doch weder Folter – die Eisenspitzen, die man ihnen in die Fingerspitzen trieb, so die Überlieferung, sprangen wieder heraus und verletzten statt dessen etliche Umstehende – noch die Mühlsteine, mit denen behangen sie ertränkt werden sollten, konnten ihnen etwas anhaben. Schließlich wurden die Brüder enthauptet. Die Soldaten warfen die Leichen den wilden Tieren vor, doch diese ließen sie unversehrt. Einer weiteren Überlieferung zufolge bestatteten ein Greis und seine Schwester im Auftrag der Engel die Leichname in der Gegend von Soissons, nach einer anderen Version haben Glaubensgenossen sie in der Kirche des Hl. Laurentius in Panisperma, Italien beigesetzt. Die Bürgerschaft in Soissons (seit dem 3. Jahrhundert n.Chr. katholischer Bischofssitz) weihte den Heiligen eine Kirche. Im 9. Jahrhundert fanden die Reliquien der heiligen Brüder in Osnabrück ihre letzte Ruhestätte.

In der englischen Überlieferung handelt es sich bei den Brüdern um die Söhne der Königin von Kent. Verfolgt vom römischen Feldherrn Maximianus Herkulius, flohen sie als arme Bauern verkleidet nach Faversham. Crispinus ging bei einem Schuhmacher in die Lehre, Crispinianus wurde Soldat im römischen Heer. Im Auftrag seines Meisters brachte Crispinus der Tochter des Imperators Maximianus (Kaiser Diokletian ernannte ihn 288 n.Chr. zum Mitregenten) ein Paar neue Schuhe. Ursula und Crispinus verliebten sich und heirateten heimlich. Als Maximianus davon erfuhr, ließ er sich durch die vornehme Herkunft der Brüder und Crispinianus' Heldentaten in der römischen Armee besänftigen und erkannte an einem 25. Oktober die Ehe der beiden öffentlich an.

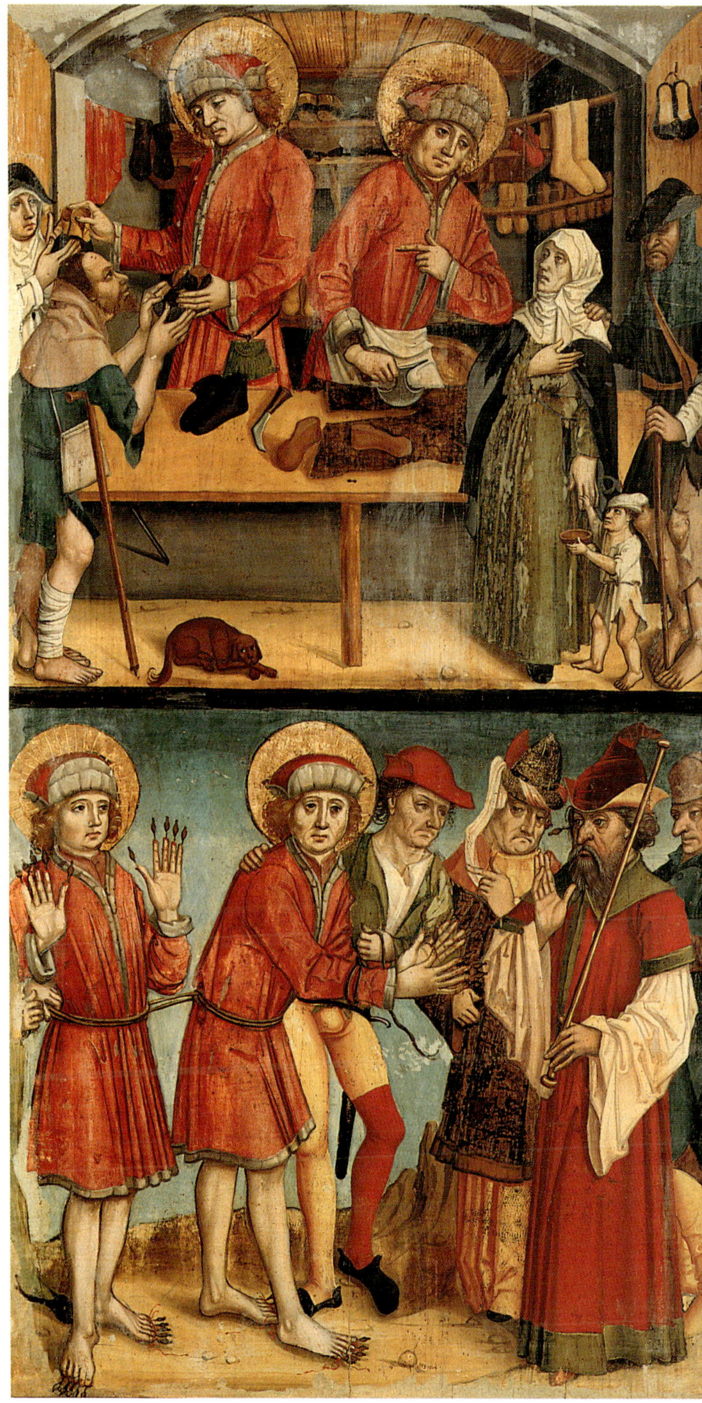

Das Altarbild »Zwei Szenen der Heiligen Crispinus und Crispinianus« des Berner Nelkenmeisters »mit Rispe« (1500–1510) zeigt oben die Brüder, wie sie ihre Schuhe an die Armen verschenken. Unten werden die beiden gefolterten Heiligen zur Hinrichtung abgeführt (Schweizerisches Landesmuseum, Zürich).

Schuhmacherzünfte

Aus den Gilden entwickelten sich Ende des 11. Jahrhunderts die mittelalterlichen Zünfte. Im Jahre 1104 wurde in Deutschland laut überlieferter Urkunden eine Schuhmacherzunft in Trier gegründet. Es folgten weitere, 1128 in Würzburg, 1274 in Bremen und 1377 in Frankfurt/Main; die Gründungsurkunde der Londoner »Guild of Cordwainers« (im Namen der Zunft erscheint die wegen ihres feinen Leders bekannte und berühmte spanische Stadt Córdoba), in der die Gerber und auch die Lederzurichter organisiert waren, stammt aus dem Jahre 1272. Ihr Motto lautete »corio et arte« (dt. mit Leder und Kunst). Die Schuhmacher und Altmacher (Flickschuster) in Paris schlossen sich 1379 in der »Confrèrerie des Compagnons de Paris« zusammen, und auch in Zürich wird zu dieser Zeit eine Zunft der »suter« und »altpützer« erwähnt.

Die Schuhmacherzünfte legten ihre Zunftordnungen selbst fest und achteten streng auf deren Einhaltung. Sie sorgten für die Preisregelung, strenge Gütekontrollen, setzten produktionsregelnde Vorschriften fest sowie die Arbeitszeiten, Aufnahmebedingungen und Bestimmungen über die Ausbildung von Lehrlingen und Gesellen. Ebenso überwachten sie auch das gesellschaftliche Zusammenleben ihrer Mitglieder.

Zur Verwahrung der Urkunden und des Geldes diente die Zunftlade, mit deren Gewahrsam die ehrenhaftesten Mitglieder betraut wurden. Sie war häufig in Form eines Klappaltars gestaltet und enthielt die Namen der Zunftmitglieder, Urkunden, wertvolle Trinkgefäße, Leichentücher und weitere Symbole des Gemeinschaftslebens. In größeren und wohlhabenden Städten besaßen die Zünfte Zunfthäuser, in denen Versammlungen, sogenannte Morgengespräche, abgehalten wurden und die zudem als Herberge für wandernde Handwerksgesellen zur Verfügung standen.

Wer den Beruf des Schuhmachers erlernen wollte, mußte zahlreiche Voraussetzungen erfüllen. Es durfte nur Lehrling werden, wer aus »einem geordneten und tugendsamen Ehebett väterlicher- und mütterlicherseits« stammte oder die Witwe eines Schuhmachers geheiratet hatte. Weiterhin mußte der Anwärter 14 Tage in einer Schuhmacherwerkstatt verbracht haben, um seine Geschicklichkeit und sein Talent unter Beweis zu stellen. Nach Vorlegen des entsprechenden Geburtsnachweises, der bestandenen Probezeit und dem Einzahlen des Lehrgelds kam es zum Vertragsabschluß mit dem Meister, dessen Aufgabe es von nun an war, dem jungen Mann sämtliche Kunstgriffe des Handwerks zu vermitteln und für seine beispielhafte Moral zu sorgen. Die Lehrzeit betrug im Schnitt drei Jahre, wenn kein Lehrgeld gezahlt werden konnte, vier Jahre. Nach Ablauf der vereinbarten Zeit und der Erstellung seines Gesellenstücks ging der Handwerksgeselle auf eine sechs- bis neunjährige Wanderschaft, um seine Fachkenntnisse in anderen Werkstätten zu vertiefen und zu erweitern. (Die Wanderschaft wurde ab dem 17. Jahrhundert auf anderthalb Jahre verkürzt und zum festen Bestandteil der Schuhmacherlehre.) Während seiner Wanderschaft verbrachte der Geselle mindestens sechs Wochen in jeder Werkstatt; in einer Urkunde und später in einem Wanderschaftsbüchlein wurde nicht nur die dort verbrachte Zeit vermerkt, sondern auch sein Verhalten. Nach Beendigung der Wanderschaft fertigte der Schuhmachergeselle sein

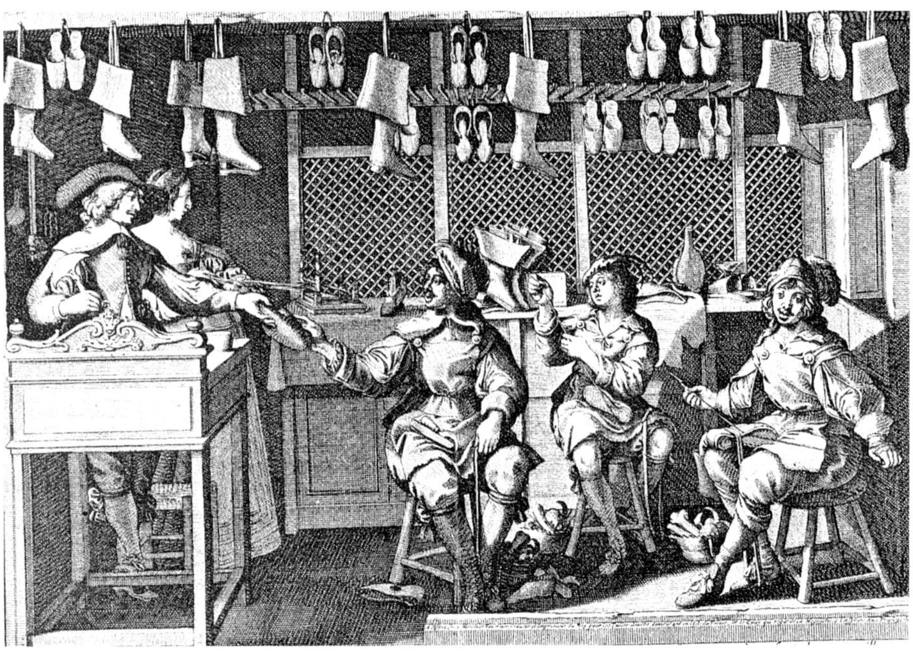

In dem Kupferstich einer »Schuhmacherwerkstatt« von Abraham Bosse (um 1650) zeigt sich die gehobene Stellung des Meisters in seiner reichen Kleidung und seiner stehenden Position vor dem Ladentisch.

Meisterstück an, mit dem er vor den ältesten Zunftmitgliedern – vier Prüfmeistern – Kenntnisse und Geschicklichkeit unter Beweis stellte. Innerhalb von acht Tagen mußte er vier Paar Schuhe und Stiefel anfertigen. Die Würzburger Handwerksordnung von 1763 nennt folgende Stücke: »ein Paar starke Reiterstiefel, ein Paar feine gewendete Männerschuhe, ein Paar Weiberschuhe mit Holzabsätzen, ein Paar Weiberpantoffeln mit Holzabsätzen«. Erst nach der erfolgreichen und im übrigen sehr teuren Prüfung – die Prüfmeister erwarteten vor allem eine aufwendige Bewirtung – wurde der Schuhmacher zum Meister ernannt und als Mitglied der Zunft aufgenommen. Von nun an wurde ihm und seiner Familie Anerkennung sowie wirtschaftlicher und gesellschaftlicher Schutz zuteil.

Daß die städtischen Schuhmachermeister durchaus ein feudales Leben führten, ist in Urkunden bezeugt. Zur Zeit des schottischen Königs Jakob V. (gestorben 1542) beschäftigte zum Beispiel der Schuhmachermeister der Fleet Street John Peachey mehr als 40 Handwerksgesellen oder Schusterjungen, die ihn in speziell für sie entworfenen Livreen mit einem Säbel an der Seite sogar in die Kirche begleiteten. Der Schuhmachermeister John Camps (gestorben 1796) aus Cheapside, England hatte in seinem Testament 37 000 Pfund für wohltätige Zwecke hinterlassen.

Einer der berühmtesten deutschen Schuhmacher war Hans Sachs (1494–1576), der nicht nur als erstklassiger Schuhmachermeister verehrt wurde, sondern auch als hervorragender Dichter und Meistersinger. Er komponierte über 4000 Meisterlieder, 85 Fastnachtspiele sowie zahlreiche realistisch-satirische Komödien, in denen er das handwerkliche Stadtbürgertum aufs Korn nahm.

Die ärmeren Schuhmacher sammelten sich auf dem Land und fertigten für die Bevölkerung einfache Bauernschuhe – solide und preiswert. Die ländlichen Flickschuster (auch Altmacher genannt; meist in kümmerlichen Schuppen tätig) hatten hier einen weitaus besseren Ruf als in der Stadt, waren sie doch in der Lage, einen kaputten Schuh so zu flicken, daß er wie neu erschien. Ebenfalls auf dem Land anzutreffen war der Wanderschuster. Er trug seine Werkstatt stets bei sich und fertigte für die Bewohner der Bauernhöfe aus deren Ledervorräten Schuhe an. Die Landschuster stellten für die städtischen Schuhmacherwerkstätten durchaus eine Konkurrenz dar. Daher kontrollierten die Zünfte streng das Verhältnis von Angebot und Nachfrage auf dem heimischen Markt. Die Stadt Nürnberg etwa verhängte im Jahre 1800 ein Verbot an weibliche Dienstboten, ihre Schuhe auf fremden Märkten zu erstehen.

Doch auch die Konkurrenz aus den eigenen Reihen war nicht zu unterschätzen. Es gab Werkstätten, die mehr Gesellen einstellten als erlaubt, mehr Arbeitsstunden am Tag von ihren Arbeitern forderten als die vorgeschriebenen zehn im Sommer und elf im Winter oder nicht zugelassene Schuhmodelle produzierten. Werkstattkontrollen versuchten, dies zu verhindern.

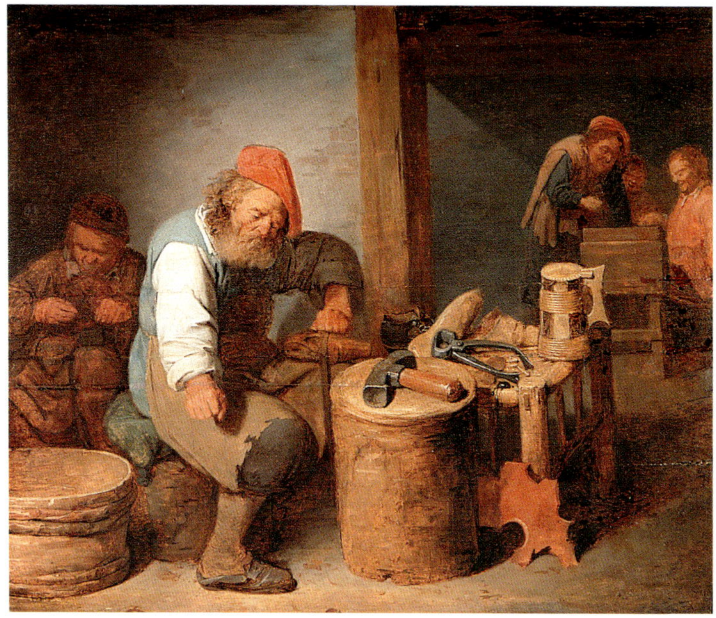

Die dunklen erdigen Farben sowie die ernsten, geneigten Köpfe unterstreichen das ärmliche Milieu der Schusterfamilie in David Ryckaerts Ölgemälde »Schuster mit seinen Gesellen in der Werkstatt« aus dem Jahr 1684 (Museum der bildenden Künste, Leipzig).

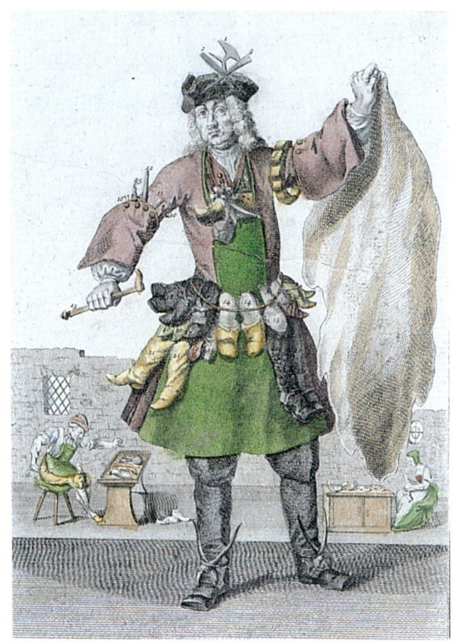

Handwerksdarstellungen, wie sie mit dem Kupferstich »Un Cordonnier« um 1750 geschaffen wurden, waren zu Zeiten der Aufklärung sehr beliebt. Das Interesse galt dabei vornehmlich praktischen Informationen zu Modellen und Herstellungsweisen.

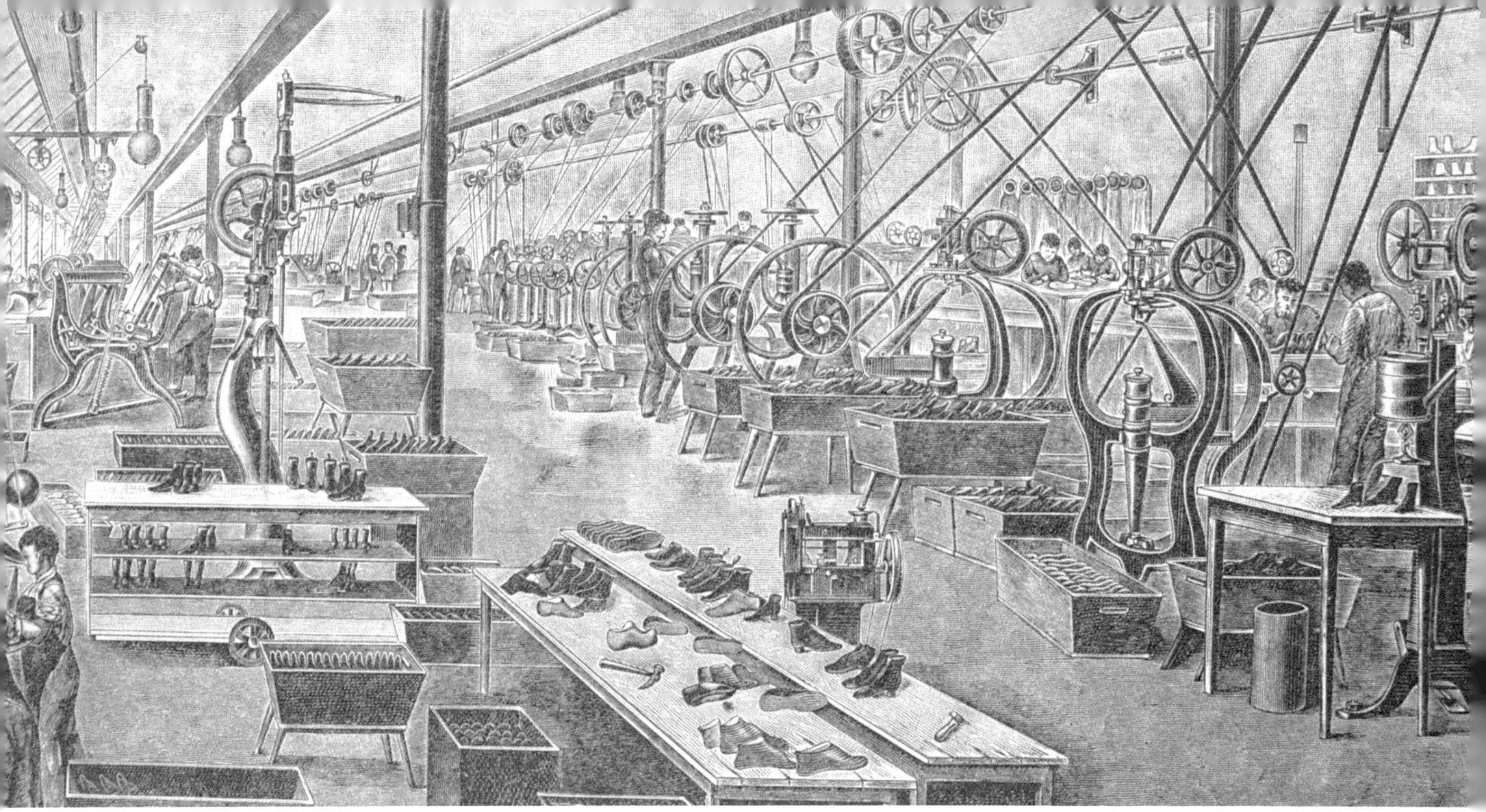

Schuhfabriken wie die vom schweizerischen Band- und Hosenträgerfabrikanten C. F. Bally (gegründet 1851) profitierten enorm von den technischen Neuerungen des 19. Jahrhunderts (Holzstich, um 1881, Bally Schuhmuseum, Schönenwerd).

Die Industrialisierung und ihre Folgen

Ab 1750 verloren die Städte zunehmend ihre politische Sonderstellung. Dies und die eingeführte Handels- und Gewerbefreiheit – 1791 in Frankreich, Anfang des 19. Jahrhunderts in Preußen und anderen Staaten (in ganz Deutschland erst durch die Gewerbeordnung von 1869 endgültig anerkannt) – führten zur Auflösung der Zünfte. Aus ihnen entwickelten sich die bis heute bestehenden Innungen.

Für den einzelnen Schuhmacher brach mit Aufkommen der Industrialisierung Mitte des 19. Jahrhunderts eine schwere Zeit an. Der ersten brauchbaren Nähmaschine von Elias Howe folgten 1856 die erste Schaftnähmaschine, 1860 die erste Schraubmaschine zur Befestigung von Absatz und Sohle und 1874 die Maschine »Goodyear«, mit deren Hilfe rahmengenähte Schuhe hergestellt werden konnten. Um 1900 bewirkte McKays Sohlendurchnähmaschine den endgültigen Durchbruch des Maschinenzeitalters in der Schuhherstellung. Die Schuhfabriken profitierten enorm von diesen technischen Neuerungen. Fabrikherstellung und Schuhhandel breiteten sich besonders schnell in Amerika aus: 1901 wurden bereits über eine Million amerikanischer Schuhe nach England importiert. Die kleinen Schuhmacherwerkstätten, die weder mit der Schnelligkeit der industriellen Herstellung noch mit den sinkenden Preisen Schritt halten konnten, erlitten große Einbußen. Der Schuhmacher wurde zum Flickschuster degradiert. Aber der Faktor Qualität entwickelte sich zum unterscheidenden Merkmal zwischen Fabrik und Schuhmacherwerkstatt. Viele Schuhmacherwerkstätten, die auf ihre alte Tradition stets großen Wert gelegt hatten, fanden ihre Auftraggeber in den Kreisen, die damals wie heute das Motto »Schuhe machen Leute« vertraten und auf Individualität und besonderer Qualität ihres Schuhwerks bestanden.

In den bisweilen auf eine hundertjährige Vergangenheit zurückblickenden Schuhmacherwerkstätten von London, Paris, Rom, Wien und Budapest – aber auch in einigen jüngeren Werkstätten – werden die ältesten Traditionen des Handwerks bis heute bewahrt. So wird in der Werkstatt von László Vass in Budapest nach den Prinzipien der ehemaligen Zünfte auf Qualität geachtet. Jeder Schuhmacher der Vass-Werkstatt bekennt sich stolz zu seinem Handwerk, liebt seinen Beruf und arbeitet in einer freundschaftlichen, ja, familiären Gemeinschaft.

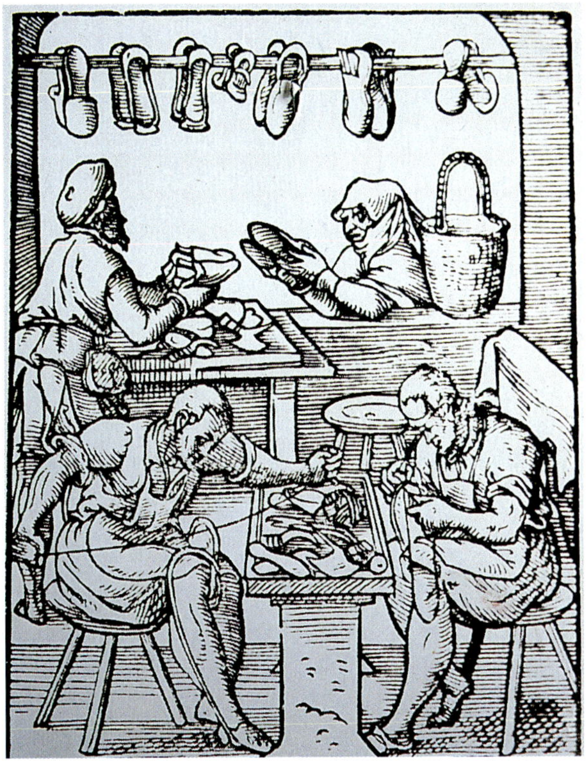

Seit 1568, als der Holzschnitt »Der Schuhmacher« in Jost Ammans und Hans Sachs »Eigentlicher Beschreibung aller Stände auf Erden« erschien, hat sich an Werkzeugen und Arbeitsabläufen nichts geändert.

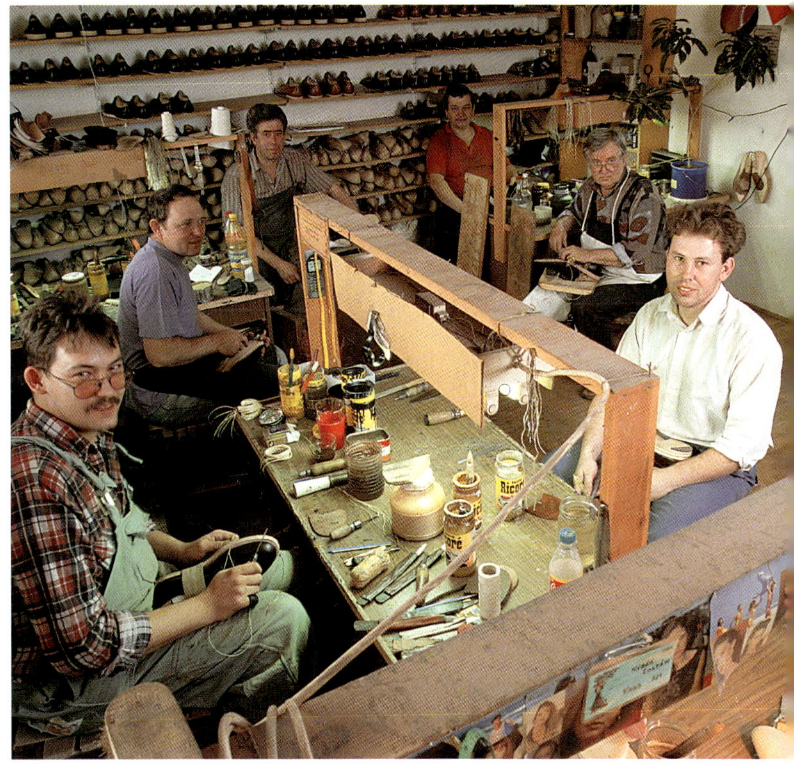

Jeder Schuhmacher hier ist sorgsam auf Qualitätsarbeit in jeder einzelnen Etappe der Schuhherstellung bedacht; darin offenbart sich ein selbstbewußtes Bekenntnis zum eigenen Handwerk, hier in der Werkstatt von L. Vass in Budapest.

Obwohl sie in Ungarn heute kein Meisterstück mehr anfertigen müssen, wie es einst in den Zünften gefordert wurde, wird jedes Paar Schuhe mit solcher Sorgfalt bearbeitet, als handele es sich um ein Meisterstück. In Deutschland allerdings gilt bis heute die Meisterprüfung als Voraussetzung für das Eröffnen einer eigenen Werkstatt und das Ausbilden von Lehrlingen.

Die Schuhmacher der traditionellen Werkstätten nageln, klopfen und nähen die Schuhe mit den gleichen Handgriffen wie ihre Vorfahren vor 2000 Jahren. Ihre Hände sind auf den folgenden Seiten dieses Kapitels mehrfach zu sehen: Von Messer und Faden zerschnitten und von vielen tausend Hammerschlägen und Stichen geformt, tragen sie Spuren von vergangener Zeit und Arbeit. Den Großteil ihrer Werkzeuge haben die Schuhmacher selbst hergestellt. Messer, Ahlen und Nähnadeln unterscheiden sich nicht von denen auf alten Stichen, und fast abergläubisch besteht jeder Schuhmacher auf seinem eigenen Werkzeug, denn, so behaupten sie, jedes »faßt sich anders an«.

In der Werkstatt von László Vass gibt es keine Arbeitsteilung, bei der das Arbeitsstück »wie am Fließband« von einer Hand in die andere geht und der eine Schuhmacher die Brandsohle nagelt, der andere den Rahmen näht und ein dritter vielleicht die Sohle oder den Absatz anbringt. Der Schuh wird von Anfang bis Ende von einem Schuhmacher hergestellt und durch dessen individuelle Arbeitsweise geprägt. Häufig kann der kundige Käufer am fertigen Schuh erkennen, wo und von wem er gefertigt wurde.

Der Arbeitstisch des Schuhmachers ist eine kleine Welt für sich, in der – trotz der scheinbaren Unordnung – jedes Stück Leder, jeder Faden, das Wachs, die Farbe und jedes Werkzeug seinen genauen Platz und seine bestimmte Funktion hat.

Hinsichtlich der verwendeten Materialien und Werkzeuge hat sich in den vergangenen Jahrhunderten wenig geändert. Vergleicht man die Darstellung einer Schuhmacherwerkstatt im 16. Jahrhundert, wie sie in dem Holzschnitt von 1568 oben links zu sehen ist, mit dem Blick in eine der traditionsverbundenen Werkstätten heute, wird dies offenbar. Die einzelnen Arbeitsschritte, ja selbst die Handgriffe sind beinahe dieselben geblieben, wie die folgenden Seiten vielfach zeigen werden.

Der Aufbau des Schuhs

Das erforderliche Sohlen- und sonstige Ledermaterial für den unteren Teil der Schuhe gelangt gemeinsam mit dem mit Namen versehenen Maßleisten und dem zusammengenähten Oberteil auf den Arbeitstisch des Schuhmachers. Nun wird mit dem Aufbau des Schuhs begonnen. Der Ausdruck »Aufbau« ist tatsächlich angebracht, denn im Laufe des Arbeitsvorgangs paßt der Schuhmacher ein Teil in das andere ein, baut sie über- oder untereinander auf. Aus einer Ebene – dem Oberleder – schafft er eine dreidimensionale Form.

Der Schuhmacher schneidet zunächst die für den unteren Teil des Schuhs notwendigen Teile – Brandsohle, Sohle, Rahmen, Kappe, Hinterkappe, Vorderkappe und die Lederflecke für den Absatz – mit einem Messer sorgfältig aus dem Leder heraus. Die Bearbeitung des Oberteils wird beendet und die verstärkenden Teile, wie Vorderkappe, Hinterkappe und Seitenverstärkung (Überstemme) eingesetzt.

Den ersten Arbeitsgang beim Aufbau des Schuhs bildet das Nageln der Brandsohle auf den Leisten. Danach erfolgt das Zwicken, bei dem der Schuhmacher den Schaftrand an der Brandsohle befestigt.

Mit gleichmäßigen Stichen wird der Rahmen bis zum Fersenteil mit Nadel und Faden an die Brandsohle und das Schaftteil genäht und der erste Keder, sozusagen das fehlende Stück Basis für die Sohle, mit Holzstiften auf das Fersenteil geheftet. In den zwischen Rahmen und Laufsohle entstandenen Hohlraum baut der Schuhmacher eine stabilisierende Gelenkfeder ein, die er mit einem Lederstück abdeckt. Den restlichen Hohlraum füllt er mit einer Korkausballung aus. Bei Schuhen mit einfacher Sohle erfolgt nun das Annähen der Laufsohle an den Rahmen, bei Schuhen mit doppelter Sohle wird eine Zwischensohle zwischen Rahmen und Laufsohle gelegt. Am Fersenteil der Sohle befestigt der Schuhmacher mit Holznägeln einen weiteren Keder und baut auf diesem den Absatz auf. Damit hat der Leisten seine Funktion erfüllt. Er kann herausgenommen werden.

Mit den Abschlußarbeiten wird der funktionellen Form eine ästhetische Nuance verliehen: Nach der inneren und äußeren Verschönerung des Schuhs, dem Ausputz, wird das Leder auf Hochglanz poliert, Verzierungen sowie die gleichmäßigen Stichreihen hervorgehoben, und die Sohle erhält einen seidigen Glanz.

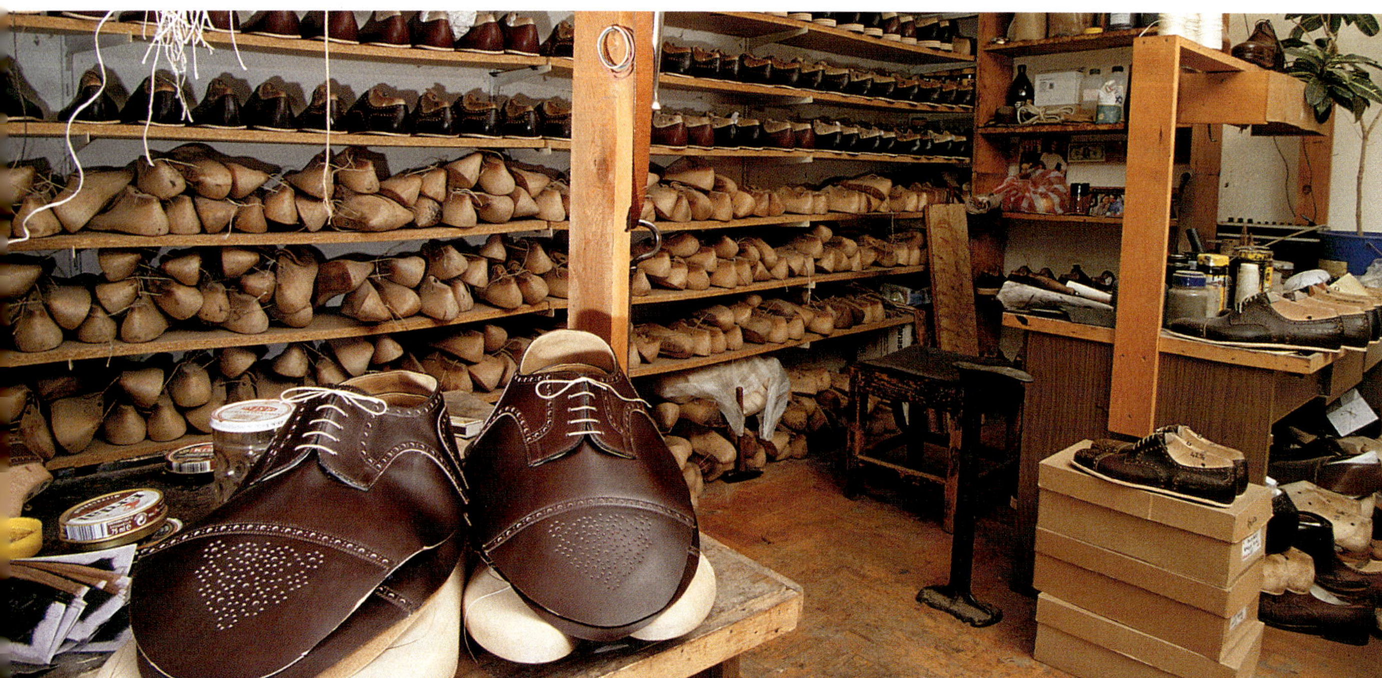

Schaftteile, Maßleisten, Fußdokumente und das Unterleder sind an die Schuhmacherwerkstatt geliefert worden. Es ist nun die Aufgabe des Schuhmachers, daraus einen perfekten Schuh zu fertigen.

Der Aufbau eines rahmengenähten Schuhs mit einfacher Sohle ist hier in seinen wichtigsten Bestandteilen zu sehen.

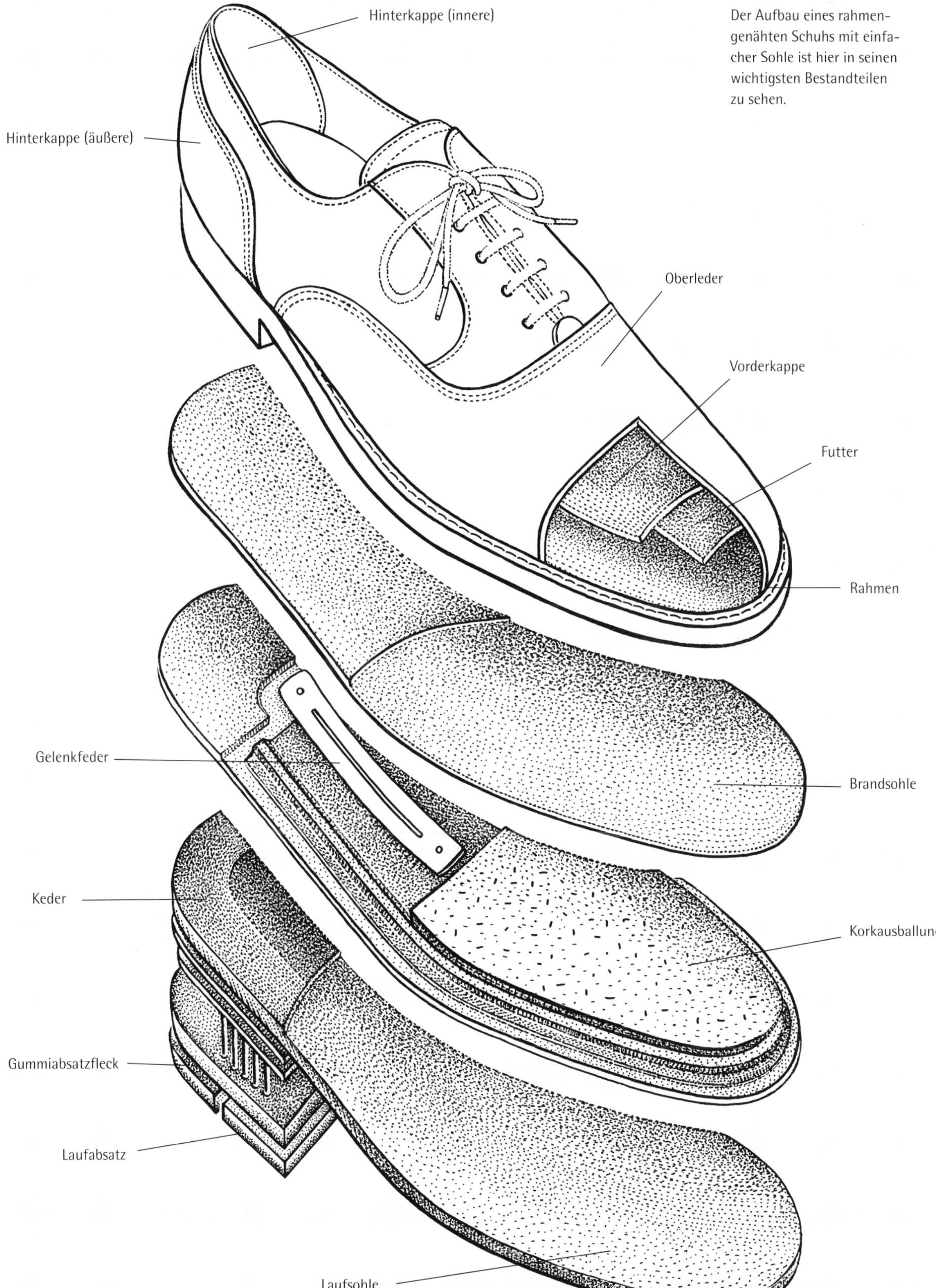

Das ABC des Schuhs

Absatzflecke

Der Absatz wird aus zwei bis vier Unterlederstücken aufgebaut.

Brandsohle

Die Brandsohle ist eine circa 2,5–3,5 mm dicke Lederschicht (je nach erforderlicher Robustheit des Schuhs), auf die der Schuh aufgebaut wird. In der Regel wird sie im Innern des Schuhs mit einem zarten Futterleder (der Deckbrandsohle) abgedeckt.

Deckbrandsohle

Es handelt sich um eine die Brandsohle überziehende weiche Lederabdeckung, die unmittelbar mit dem Fuß in Berührung kommt. Auf Wunsch des Auftraggebers kann sie die gesamte Länge, Dreiviertel oder auch nur ein Viertel (nur unter der Ferse) der Brandsohle bedecken.

Futter

Das Innere des Schaftteils wird mit lohgegerbtem Leder ausgekleidet. Dieses Futter kommt mit dem Fuß in direkte Berührung und sollte daher besonders weich und atmungsaktiv sein.

Gelenkfeder

Die Gelenkfeder ist eine circa 10 cm lange und 1,5 cm breite Stahlfeder, die im entstandenen Hohlraum von Rahmen und Brandsohle im Bereich von der Hälfte des Absatzes bis zum Beginn der Ballen (dieser Teil der Sohle wird auch als Gelenk bezeichnet) eingearbeitet wird und hinsichtlich ihrer Form dem Bogen der Sohle angepaßt ist. Die Gelenkfeder bietet dem Fuß beim Gehen stabilen Halt und verhindert ein Kippeln des Absatzes.

Gummiabsatzfleck

Ein circa 6 mm dicker, harter, rutschfester Fleck aus Gummi kommt auf den Laufabsatz.

Hinterkappe

Die innere Hinterkappe ist ein verstärkendes Lederteil an der hinteren Verbindung der beiden Schaftteile, das als Fortsetzung des Schuhabsatzes den Fuß im Schuh festhält. Die äußere Hinterkappe ist ein Oberlederteil, das die zusammengenähten Seitenteile von außen bedeckt. Es kann ein schmaler Streifen sein oder ein größeres Lederstück, das der Form des Absatzes angepaßt ist.

Keder

Der Keder ist ein auf Brand- und Laufsohle genagelter, 2 cm breiter und 3 mm dicker Lederstreifen, der entweder als Ergänzung des Rahmens die Basis für die Laufsohle schafft, oder die Grundlage für den Absatzbereich bietet. Bei rahmengenähten Schuhen wird der Keder mit Holznägeln befestigt, beim zwiegenähten wird er genäht.

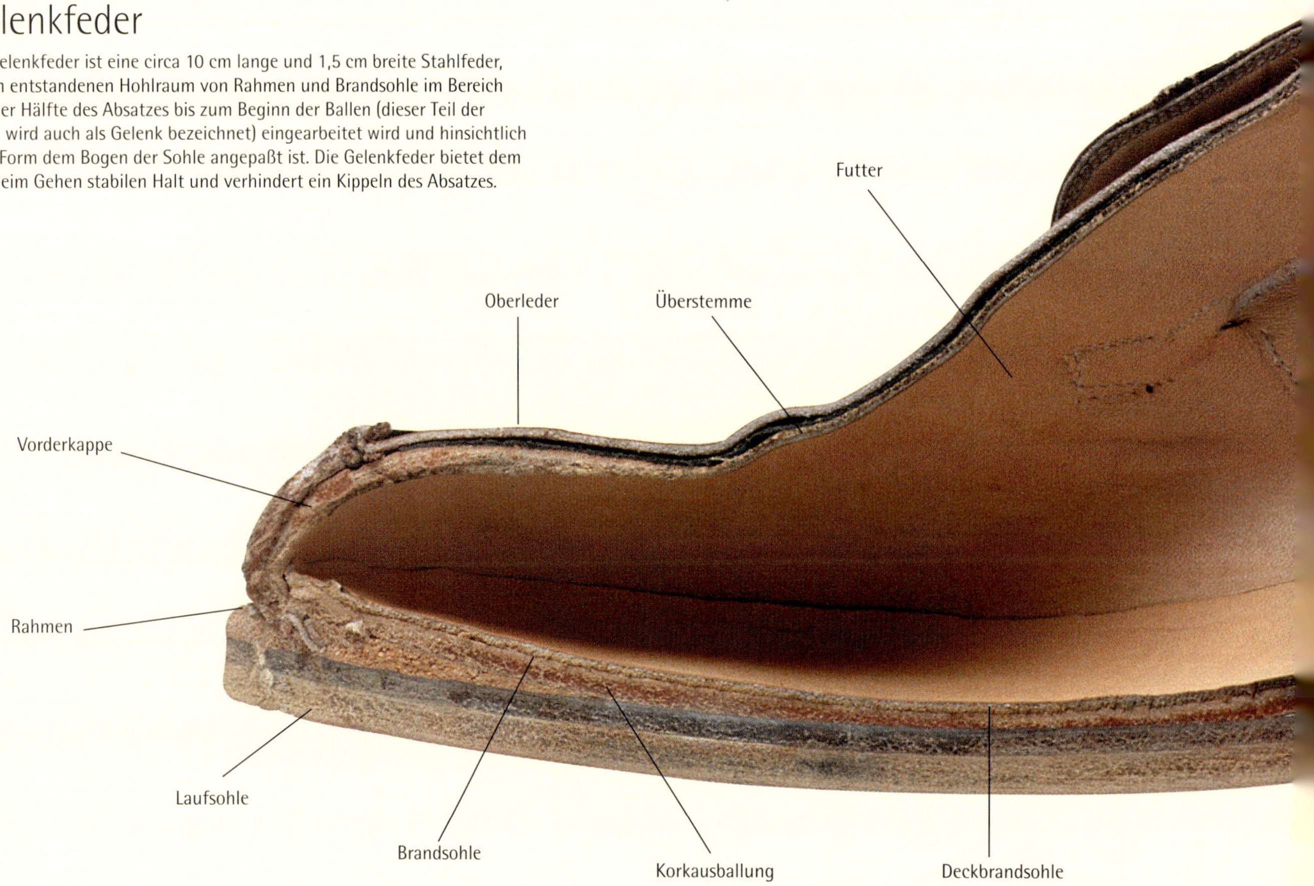

Korkausballung

Sie dient zum Ausfüllen des beim Rahmennähen entstandenen Hohlraums und verleiht der Sohle beim Gehen eine gewisse Federung und Stabilität.

Laufabsatz

Er ist die oberste Lederschicht des Absatzes, die unmittelbar mit dem Boden in Berührung kommt.

Laufsohle

Diejenige Fläche des Schuhs (beim eleganteren Schuh circa 5 mm dick, beim robusteren entsprechend stärker), die unmittelbar mit dem Boden in Berührung kommt.

Oberleder

Für das Schaftteil verwendet der Schuhmacher chromgegerbtes Leder.

Rahmen

Dieser durchschnittlich 60 cm lange, 2 cm breite und 3 mm dicke Lederstreifen ist die Tragekonstruktion des Schuhs. Er hält Schaft, Brandsohle und Sohle zusammen.

Überstemme

Aus dem Material des Oberleders wir die Überstemme zugeschnitten und im Schaft zwischen Oberleder und Futterleder sowie zwischen Vorderkappe und Hinterkappe angebracht. Es handelt sich um schmale Stücke, die ein Ausdehnen des Oberleders verhindern und beiden Schuhseiten starken Halt bieten.

Vorderkappe

Aus dem Halsteil wird ein 1,7–2 mm dickes Lederteil zugeschnitten, dessen Form vom Typ des Modells bestimmt wird und das zwischen Ober- und Futterleder gelangt. Die Vorderkappe verleiht der Schuhspitze eine schöne Form und sehr guten Halt, damit sie sich beim Gehen oder durch Nässe nicht verformen kann, und dient gleichzeitig als Schutz für die Zehen.

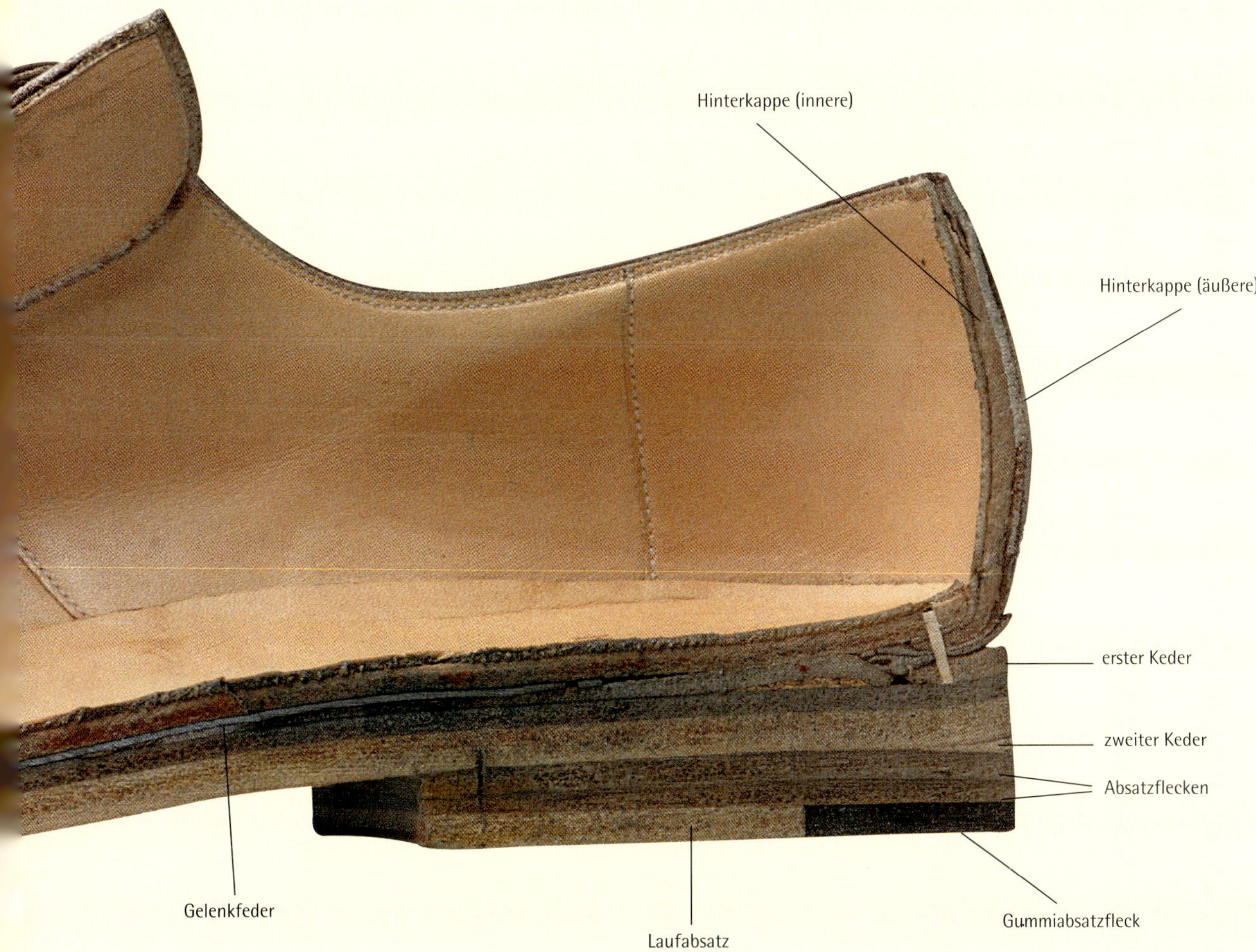

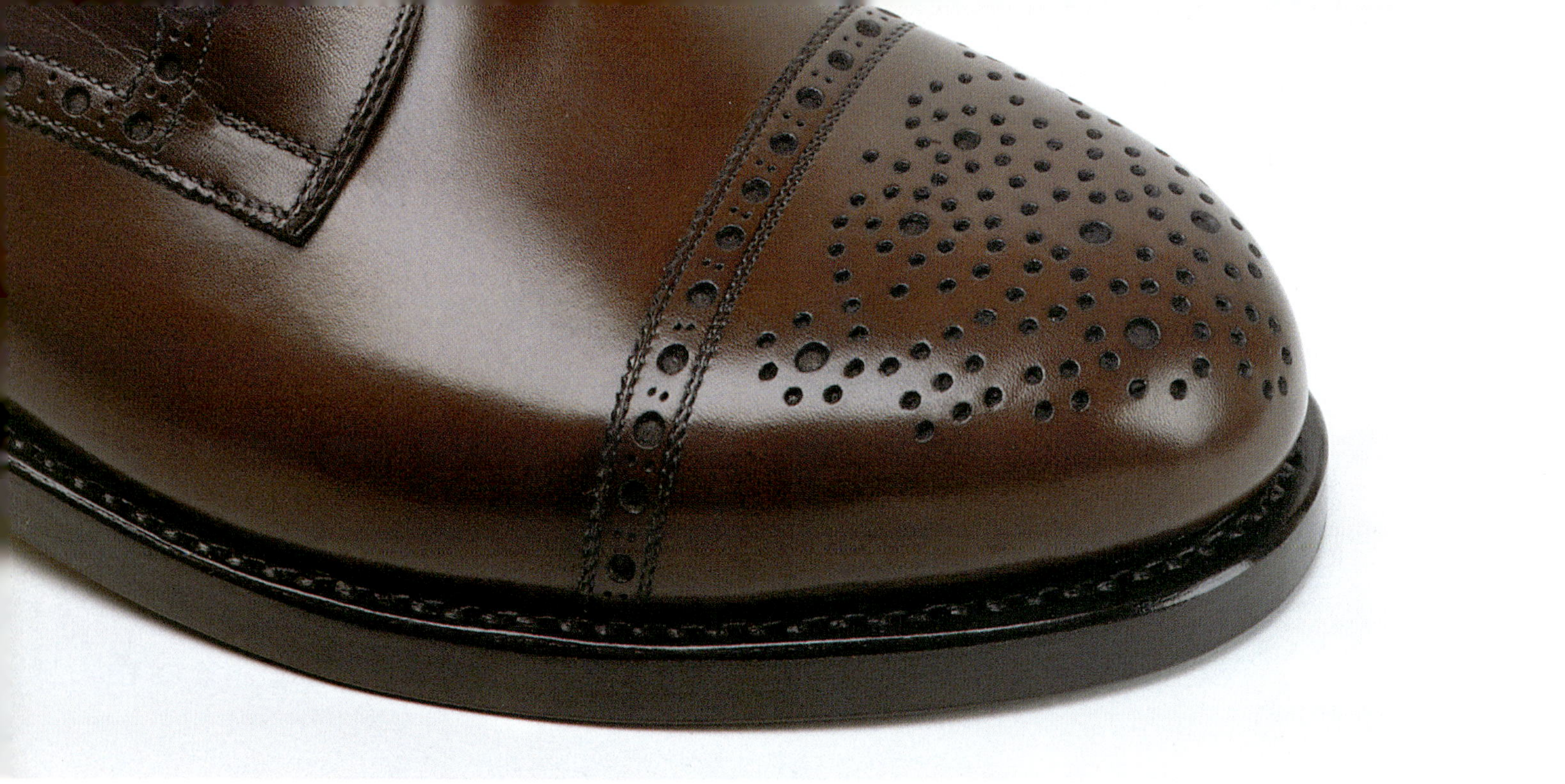

Der rahmengenähte Schuh

Handgefertigte Schuhe werden von der Verarbeitung her grundlegend in zwei Typen eingeteilt: in den rahmengenähten und den zwiegenähten Schuh.

Das Grundprinzip, wie das Oberteil mit Hilfe eines Rahmens an der Brandsohle befestigt wird, ist bei beiden Schuhtypen gleich, ebenso wie gewisse Teilarbeitsschritte, zum Beispiel die Nähtechnik mit zwei Nadeln. Die nachfolgend ausführlich dargestellte Technik des jeweiligen Schuhaufbaus zeigt jedoch wesentliche Unterschiede, aufgrund derer zwei verschiedene Schuhtypen – sei es hinsichtlich ihres Aussehens oder ihres Gebrauchs – entstehen.

Der rahmengenähte Schuh mit einfacher und auch mit doppelter Sohle ist ein eleganter und leichter Schuh. Abhängig vom Modell eignet er sich zum Tragen für alle Tage und zu besonderen Anlässen.

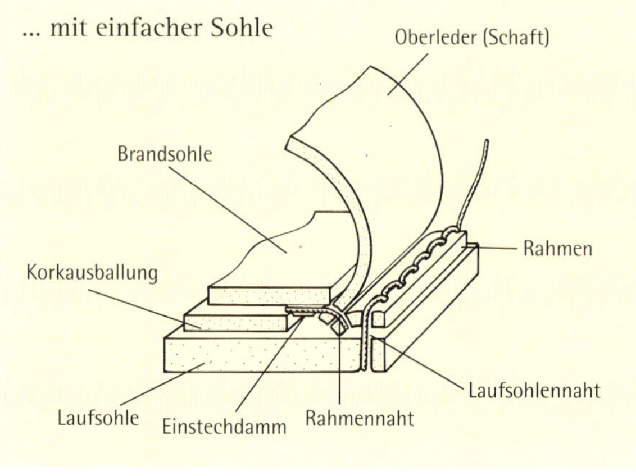

Querschnitt eines rahmengenähten Schuhs mit einfacher Sohle. Die erste Naht verbindet Schaft, Rahmen und Brandsohle, die zweite Naht Rahmen und Laufsohle.

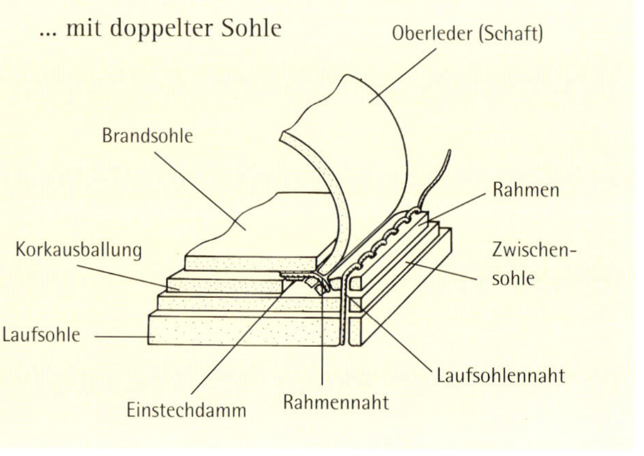

Querschnitt eines rahmengenähten Schuhs mit doppelter Sohle. Die zweite Naht verbindet Rahmen, Zwischensohle und Laufsohle.

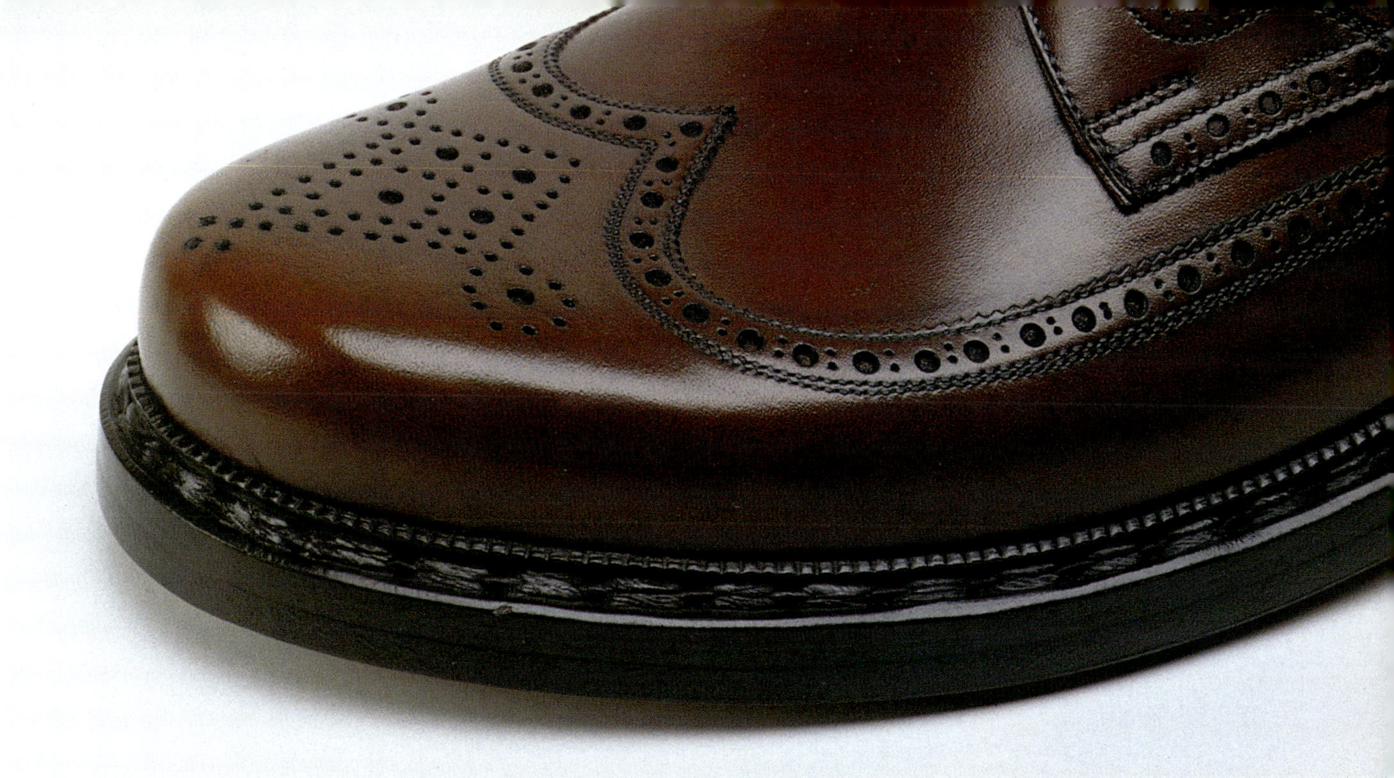

Der zwiegenähte Schuh

Beide Varianten des zwiegenähten Schuhs – mit einfacher Sohle und zwei Stichreihen sowie mit doppelter Sohle und drei Stichreihen – stellen einen kraftvollen, sportlichen Schuhtyp dar. Dennoch verleiht er einer legeren Tageskleidung außerordentliche Eleganz verleihen kann. Für besonders festliche Anlässe ist er nicht geeignet. Beim zwiegenähten Schuh findet man zwei weitverbreitete Varianten: Bei der ersten verläuft der Rahmen wie üblich von Absatzrand zu Absatzrand, bei der zweiten umfaßt der Rahmen auch den Absatz. Hier fällt der Absatzbereich breiter als üblich aus.

Zu zwiegenähten Schuhen paßt ein stärkeres, glattes Leder oder eines mit rauher Oberfläche; auch Farbkombinationen sind häufig. Sehr beliebt sind knöchelbedeckende Varianten oder Stiefel.

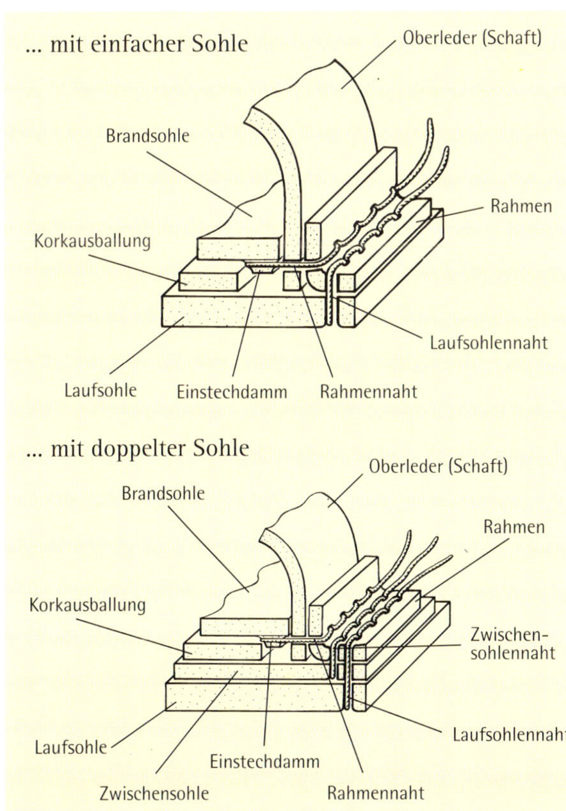

Querschnitt eines zwiegenähten Schuhs mit einfacher und doppelter Sohle. Die Stiche bei der einfachen Sohle verlaufen in zwei Nähten um den Rahmen herum. Sie sind, da versetzt ineinander verwoben, mehr als doppelt so lang wie die des rahmengenähten. Die Rahmennaht hält Brandsohle, Rahmen und Schaftteil zusammen, allerdings nicht verdeckt, sondern gut sichtbar. Die Sohlennaht verbindet Rahmen und Laufsohle. Beim zwiegenähten Schuh mit doppelter Sohle verlaufen drei Stichreihen am Schuhäußeren entlang. Die Rahmennaht hat dieselbe Funktion wie im Fall der einfachen Sohle. Die Zwischensohlennaht hält Rahmen und Zwischensohle zusammen, die Laufsohlennaht schließlich Rahmen, Zwischensohle und Laufsohle. Alle Nähte sind von außen sichtbar.

Die Grubengerbung

Sämtliche unteren Teile des klassischen handgefertigten Herrenschuhs – Brandsohle, Laufsohle (bei doppelsohligen Schuhen auch die Zwischensohle), Hinterkappe, Absatz und Rahmen – werden traditionell aus starkem Leder gefertigt, das eine gewisse Strapazierfähigkeit garantiert. Über derartige Eigenschaften verfügt das durch vegetabile Grubengerbung (Lohgerbung) bearbeitete Rindsleder. Das Leder für die unteren Teile des Schuhs durchläuft dieselben Vorbereitungsphasen beim Gerbverfahren wie das Leder fürs Oberteil (siehe Seite 93). Beim eigentlichen Gerbvorgang treten dann wesentliche Abweichungen auf. Einerseits werden andere Ausgangsstoffe zur Lohgerbung verwendet, andererseits erfolgt die Gerbung selbst unter Anwendung einer anderen Technik. Während die Häute für die Schuhoberteile in riesigen Gerbfässern unablässig gedreht werden, kommt diese Methode für das Sohlenleder nicht in Frage, da durch Drehbewegungen das Widerstandsfähigkeit und Haftbarkeit garantierende Kollagen aufweicht – was bei Sohlenleder wegen der besonderen Beanspruchung vermieden werden muß. Aus diesem Grund wird noch heute die uralte Methode der Grubengerbung angewendet. Mindestens drei Gruben – manchmal mehr – sind dafür erforderlich. Die an Außen- und Innenseite gereinigten Häute werden in der ersten Grube fast sechs Wochen in einer verhältnismäßig wenig Gerbstoffe enthaltenden Gerbbrüheeingeweicht. In der zweiten Grube lagern sie weitere sechs Wochen in einer stärker konzentrierten Brühe. Schließlich weichen sie in der dritten Grube nochmals elf Monate. Der Gerber schichtet abwechselnd Häute und pflanzliche Gerbstoffe aufeinander auf. Ist die Grube voll, wird sie mit Gerbbrühe soweit aufgefüllt, bis die Schichten völlig bedeckt sind. In den abgedeckten Gruben spielt sich nun jener geheimnisvolle Vorgang ab, der die rohen Tierhäute in harte, massive, wasser- und temperaturresistente sowie gut zu bearbeitende, naturfarbene Sohlenleder verwandelt.

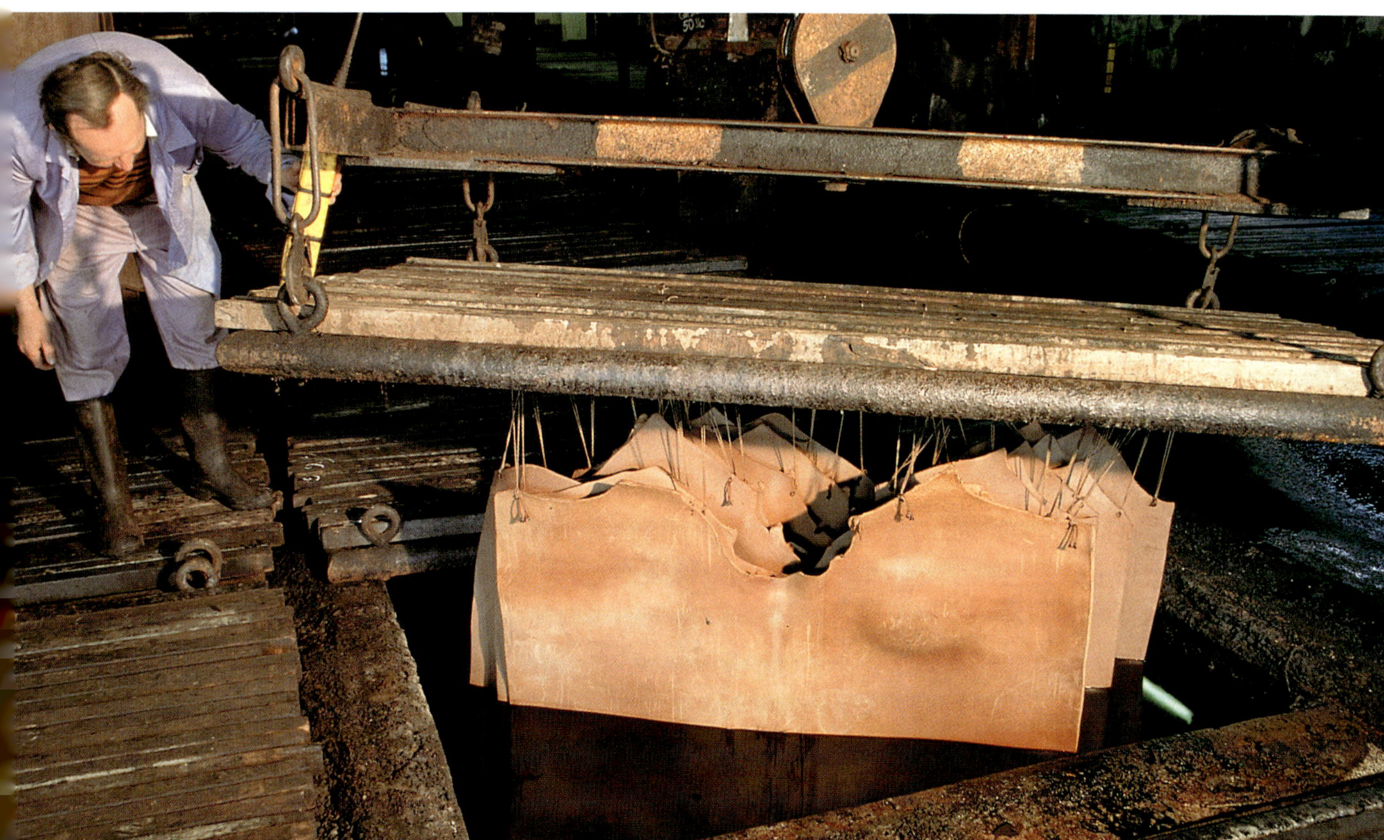

Die gereinigten Häute werden in der ersten Gerbgrube eingelagert.

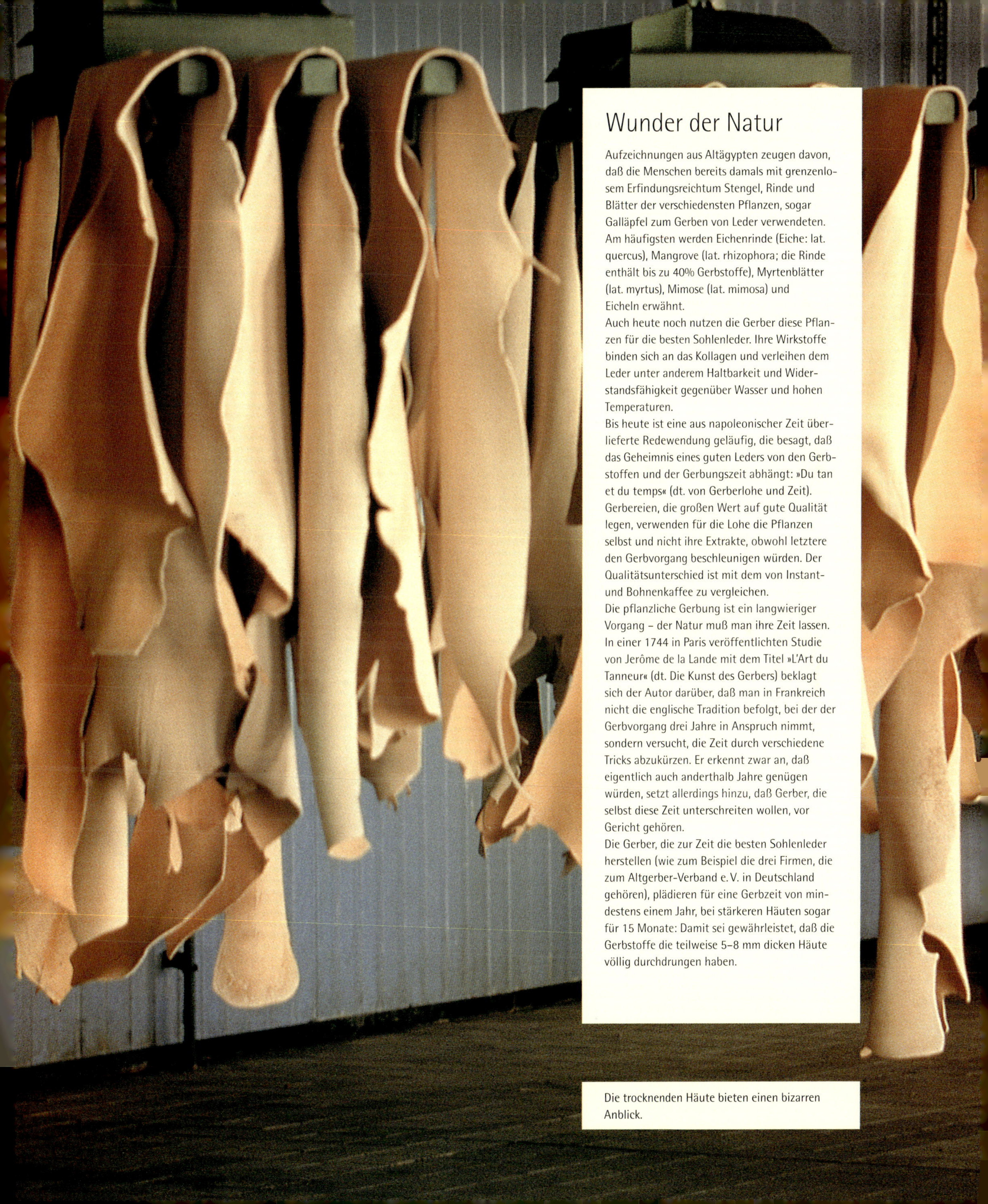

Wunder der Natur

Aufzeichnungen aus Altägypten zeugen davon, daß die Menschen bereits damals mit grenzenlosem Erfindungsreichtum Stengel, Rinde und Blätter der verschiedensten Pflanzen, sogar Galläpfel zum Gerben von Leder verwendeten. Am häufigsten werden Eichenrinde (Eiche: lat. quercus), Mangrove (lat. rhizophora; die Rinde enthält bis zu 40% Gerbstoffe), Myrtenblätter (lat. myrtus), Mimose (lat. mimosa) und Eicheln erwähnt.

Auch heute noch nutzen die Gerber diese Pflanzen für die besten Sohlenleder. Ihre Wirkstoffe binden sich an das Kollagen und verleihen dem Leder unter anderem Haltbarkeit und Widerstandsfähigkeit gegenüber Wasser und hohen Temperaturen.

Bis heute ist eine aus napoleonischer Zeit überlieferte Redewendung geläufig, die besagt, daß das Geheimnis eines guten Leders von den Gerbstoffen und der Gerbungszeit abhängt: »Du tan et du temps« (dt. von Gerberlohe und Zeit). Gerbereien, die großen Wert auf gute Qualität legen, verwenden für die Lohe die Pflanzen selbst und nicht ihre Extrakte, obwohl letztere den Gerbvorgang beschleunigen würden. Der Qualitätsunterschied ist mit dem von Instant- und Bohnenkaffee zu vergleichen.

Die pflanzliche Gerbung ist ein langwieriger Vorgang – der Natur muß man ihre Zeit lassen. In einer 1744 in Paris veröffentlichten Studie von Jerôme de la Lande mit dem Titel »L'Art du Tanneur« (dt. Die Kunst des Gerbers) beklagt sich der Autor darüber, daß man in Frankreich nicht die englische Tradition befolgt, bei der der Gerbvorgang drei Jahre in Anspruch nimmt, sondern versucht, die Zeit durch verschiedene Tricks abzukürzen. Er erkennt zwar an, daß eigentlich auch anderthalb Jahre genügen würden, setzt allerdings hinzu, daß Gerber, die selbst diese Zeit unterschreiten wollen, vor Gericht gehören.

Die Gerber, die zur Zeit die besten Sohlenleder herstellen (wie zum Beispiel die drei Firmen, die zum Altgerber-Verband e.V. in Deutschland gehören), plädieren für eine Gerbzeit von mindestens einem Jahr, bei stärkeren Häuten sogar für 15 Monate: Damit sei gewährleistet, daß die Gerbstoffe die teilweise 5–8 mm dicken Häute völlig durchdrungen haben.

Die trocknenden Häute bieten einen bizarren Anblick.

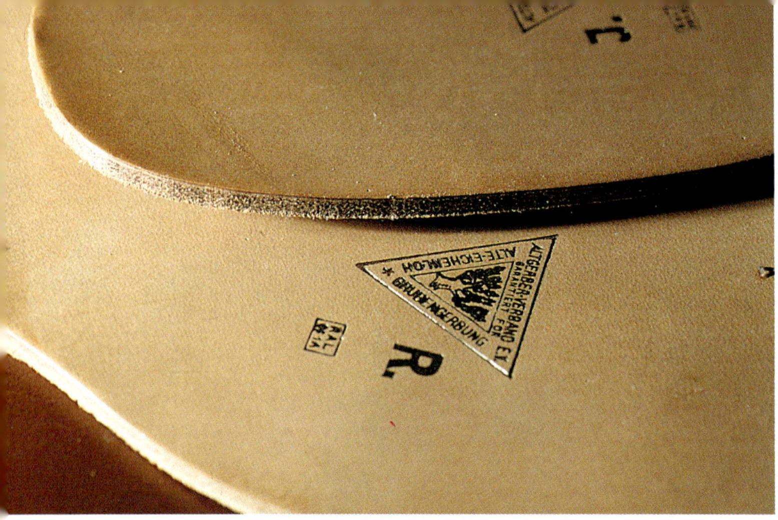

Gestanzte Rindsledersohlen: Dieses Produkt der vor 120 Jahren gegründeten Firma Johannes Rendenbach in Trier wird auch als der »Mercedes« unter den Sohlenledern bezeichnet und trägt zu Recht das Gütesiegel des deutschen Altgerber-Verbands e. V.

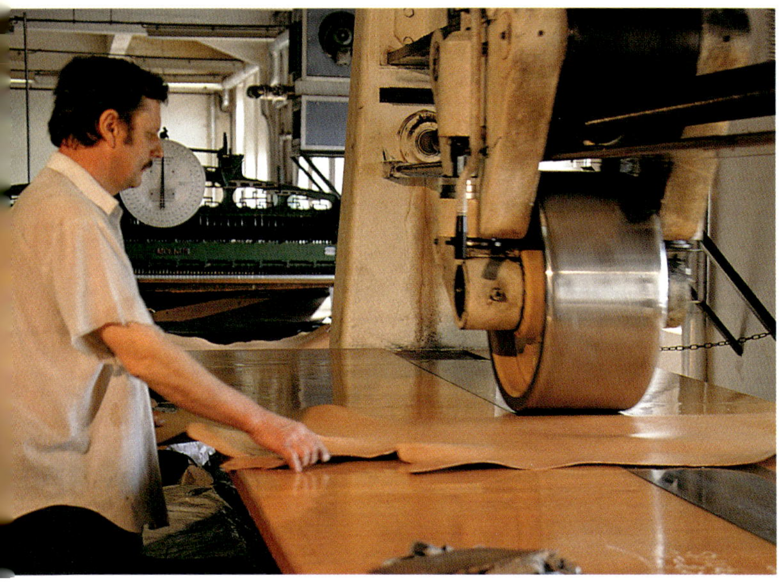

Mit Metallwalzen und hohem Druck wird das gegerbte Leder verdichtet.

Das Unterleder

Gewerbetraditionen werden in verschiedenen Ländern auf unterschiedliche Art und Weise gepflegt und ausgewiesen. In Deutschland ist zum Beispiel das dreieckige Gütesiegel des 1930 gegründeten Altgerber-Verbands e. V. – in der Mitte eine Eiche – eine Garantie für Alte-Eichenloh-Grubengerbung. Dieses Gütesiegel erhalten nur Ledersorten, die ihre ausgezeichneten Eigenschaften ausschließlich durch eine einjährige Grubengerbung mit rein pflanzlichen Stoffen erlangt haben. Dem Altgerber-Verband e. V. gehören derzeit nur noch drei deutsche Gerbereien an. Dieser Verband ist einzigartig in Europa. Lediglich vereinzelte Gerber in Italien, Frankreich, England oder Ungarn bearbeiten Leder in einem entsprechend traditionellen Verfahren.

Lohgegerbtes Leder ist stark, massiv und trotzdem flexibel, leicht und gut zu bearbeiten und hält problemlos die zahlreichen Belastungen während der Schuhherstellung und beim späteren Tragen aus. Aus ihm entstehen Sohle, Brandsohle, Absatz, Rahmen und Hinterkappe. Aus lohgegerbtem Leder gefertigte Schuhteile haben viele Vorzüge: Ob sie bei Regen oder Schnee, auf heißem Asphalt im Sommer oder auf steinigem Untergrund getragen werden – die Form einer lohgegerbten Ledersohle verändert sich nicht. Der Rahmen dehnt sich nicht leicht aus oder schrumpft zusammen, sondern gibt dem Schuh in jeder Lage einen perfekten Halt. Die Brandsohle ist besonders atmungsaktiv, absorbiert den Fußschweiß, ohne sich feucht anzufühlen, und hat eine keimtötende Wirkung auf Bakterien und Pilze. Durch die pflanzlichen Stoffe erhält das Leder eine schöne Naturfarbe. Der Duft gut gegerbten Leders kann mit einem guten Fußspray konkurrieren!

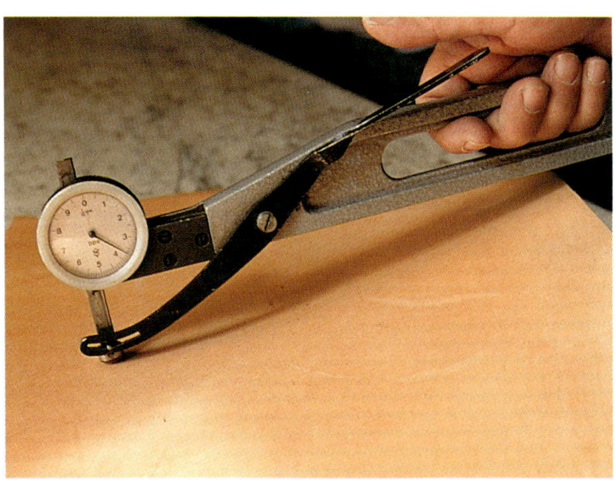

Obwohl aufgrund der Farbe und des Griffs des Leders die Qualität festgestellt werden kann, darf eine instrumentelle Untersuchung nicht ausbleiben. Mit dem abgebildeten Instrument wird mit höchster Genauigkeit die Dicke des Leders an verschiedenen Stellen der Haut gemessen.

Die unteren Teile

Für die unteren Teile des Schuhs wird lohgegerbtes und in Stücke geschnittenes Rindsleder (Rindbox) aus der Lederfabrik in die Schuhmacherwerkstatt geliefert und vom Schuhmacher entsprechend zugeschnitten. Aus dem 2,5–3,5 mm dicken Hals- beziehungsweise Bauchleder werden Brandsohle, Rahmen, Hinterkappe, Vorderkappe und, bei Schuhen mit doppelter Sohle, die Zwischensohle ausgeschnitten. Der stärkste und massivste Teil des Rindsleders liegt rechts und links der Wirbelsäule. Er erstreckt sich vom Hals bis zum Kreuz hinunter bis zur Bauchpartie – die Stärke dieser Lederpartien beträgt nach der Gerbung und Zurichtung im Schnitt 6 mm. Man bezeichnet dieses Stück auch als Croupon (dt. Kernstück; unter Crouponieren versteht man das Freilegen eines wertvollen Hautteils/Kerns) oder Kernleder. Es ist besonders geeignet für die stark beanspruchten Schuhteile wie Laufsohle, Absatz und Keder, wobei für die Unterflecken zum Bau des Absatzes häufig Kopf, Fläme oder auch Seitenabfall verwendet werden. Während der Zuschneider die einzelnen Teile des Schuhoberteils in einem Arbeitsgang zuschneidet und zur Verarbeitung weiterreicht, schneidet der Schuhmacher von den unteren Schuhteilen immer nur diejenigen aus, die er für den nächsten Arbeitsgang benötigt, denn die endgültigen Maße einiger Stücke stellen sich erst beim Aufbau des Schuhs heraus.

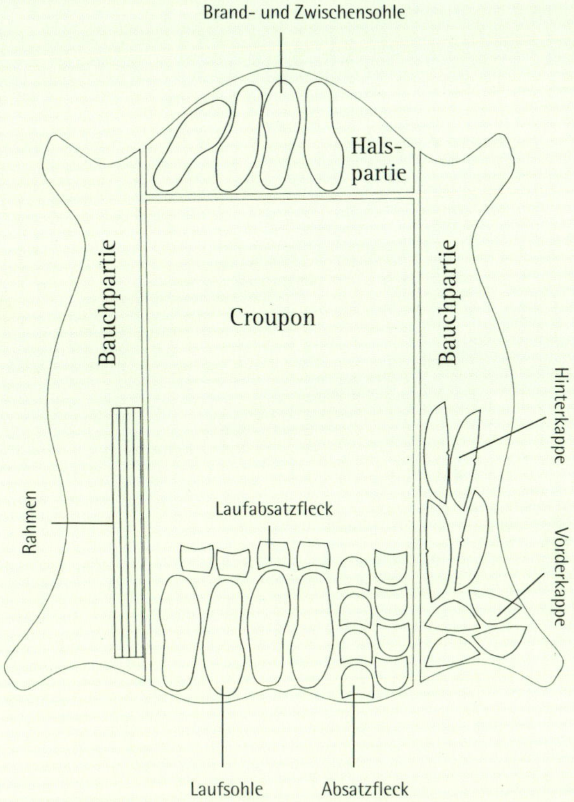

Der Rand von Hals- und Bauchpartie des gegerbten und zugerichteten Rindsleders ist dünner als das des Croupons. Der Schuhmacher entscheidet aufgrund der Stärke der jeweiligen Lederpartien, für welches Schuhteil er sie für geeignet hält.

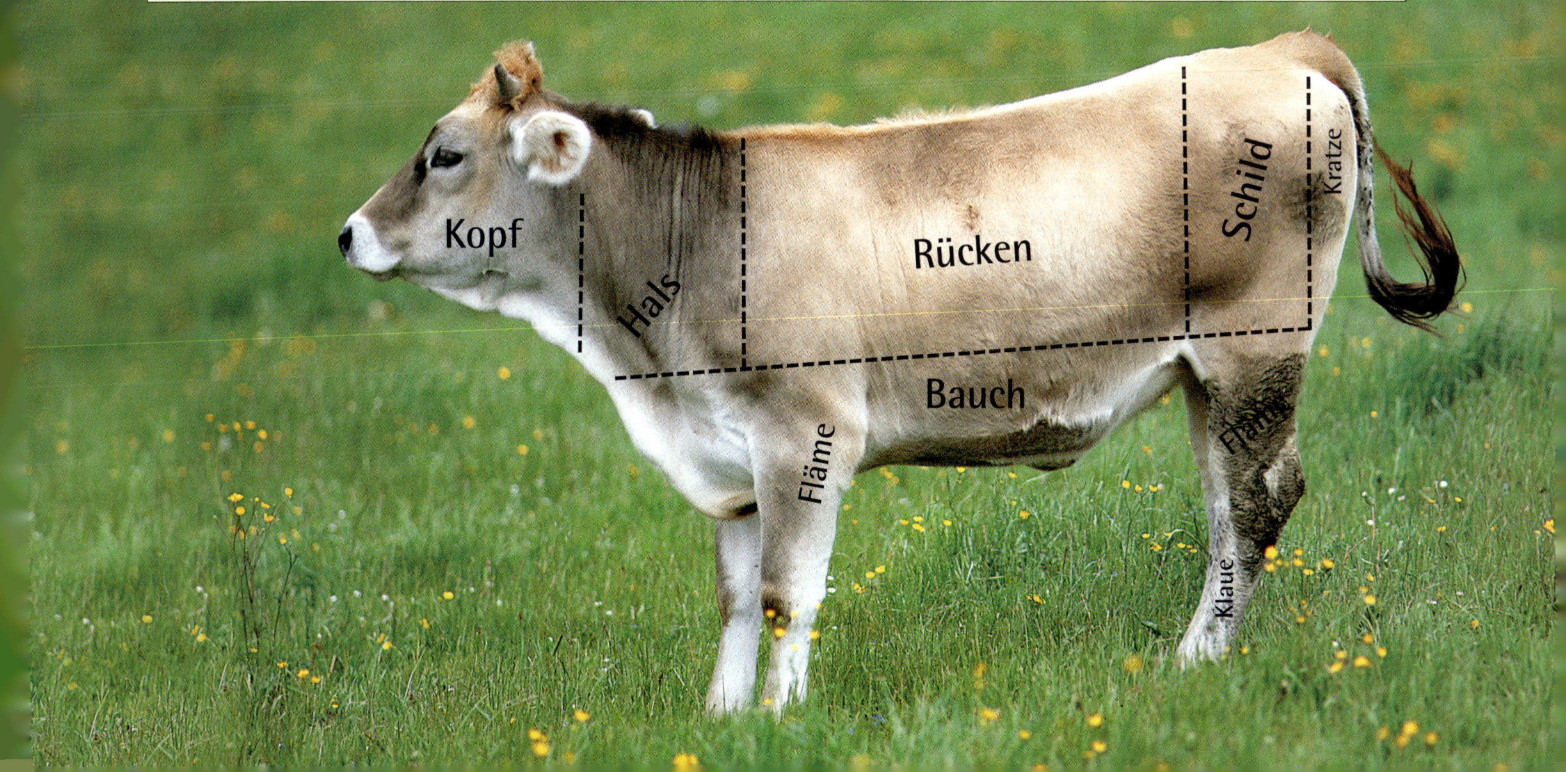

Zuschneiden der unteren Schuhteile

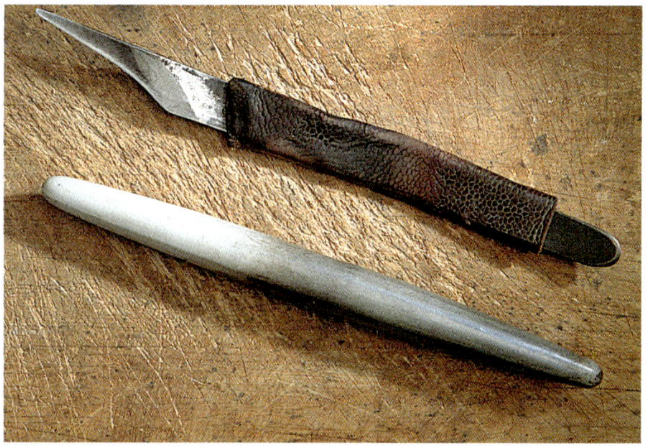

Das Messer zum Ausschneiden der unteren Teile besteht aus einem einfachen Stück Stahl. Der geschärfte Teil ist etwas gedreht, damit er sich beim Schneiden besser an das Leder anpassen kann. Der Griff ist mit mehreren Schichten Leder überzogen, damit der Schuhmacher seine Handflächen bei dem enormen Kraftaufwand, der für das Schneiden nötig ist, nicht verletzt. Nach dem Ausschneiden eines jeden Teils wird das Messer auf einem Wetzstein neu geschärft, um das Arbeiten weiterhin zu erleichtern und glatte Schnitte zu gewährleisten.

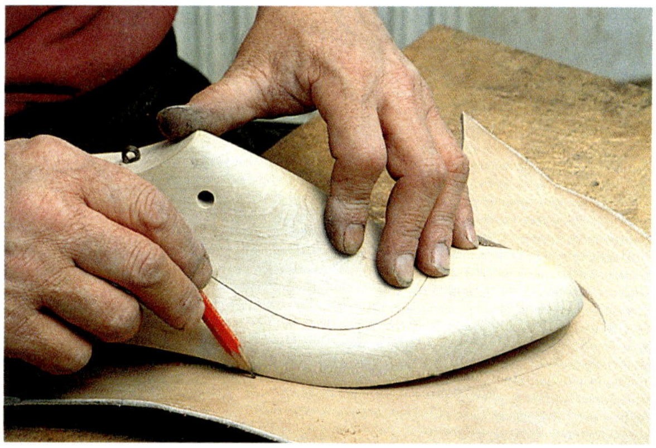

Das Unterleder wird von der Gerberei passend zugeschnitten geliefert: Hals-, Bauchpartie und Croupon. Der Zuschnitt der einzelnen Teile des Schuhs erfolgt entsprechend der Arbeitsgänge in der Schuhherstellung. Der Schuhmacher schneidet sich das Teil aus, das er gerade benötigt – als erstes die Brandsohlen aus der Halspartie. Er legt die Leisten auf das Leder und überträgt deren Umrisse sorgfältig auf das Material. Der Größenunterschied, der sich aus den Eigenheiten der zwei Füße ergibt, kann im Einzelfall eine ganze Schuhgröße betragen.

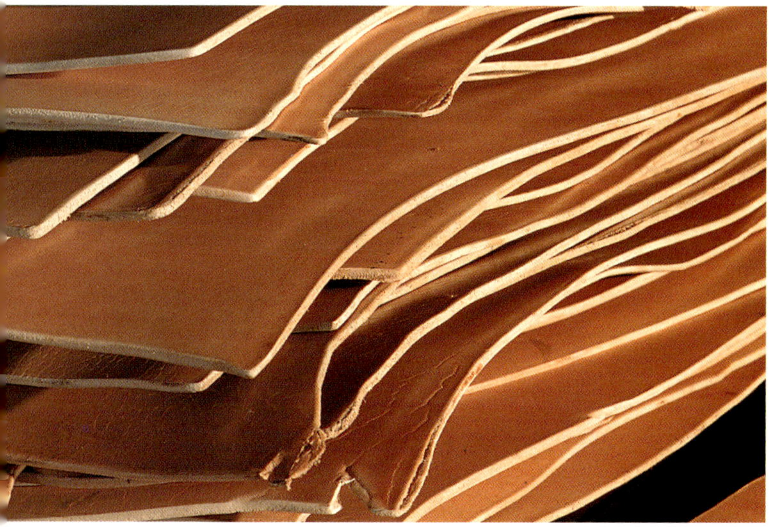

Der 5–6 mm dicke Croupon wird in rechteckigen Stücken angeliefert. Sogar das Foto vermittelt ein Gefühl von der Stärke des Materials. Dieses Stück Leder wird im Laufe der Arbeiten am Schuh mehrere Male Verwendung finden. Der Schuhmacher schneidet die Laufsohle aus, wenn der Schuh bereits halbfertig ist. Er stellt den gerahmten Schuh auf das Leder, überträgt dessen Umriß und trennt nach derselben Methode wie bei der Brandsohle die Laufsohle aus dem Leder heraus. Die Absatzflecken stammen ebenfalls aus dem Croupon. Für einen Absatz werden je nach Höhe vier bis sechs Flecken benötigt; diese schneidet der Schuhmacher allerdings erst zu, wenn der Schuh bereits besohlt ist, denn der besohlte Schuh ist die Schablone für die Größe dieser Flecken.

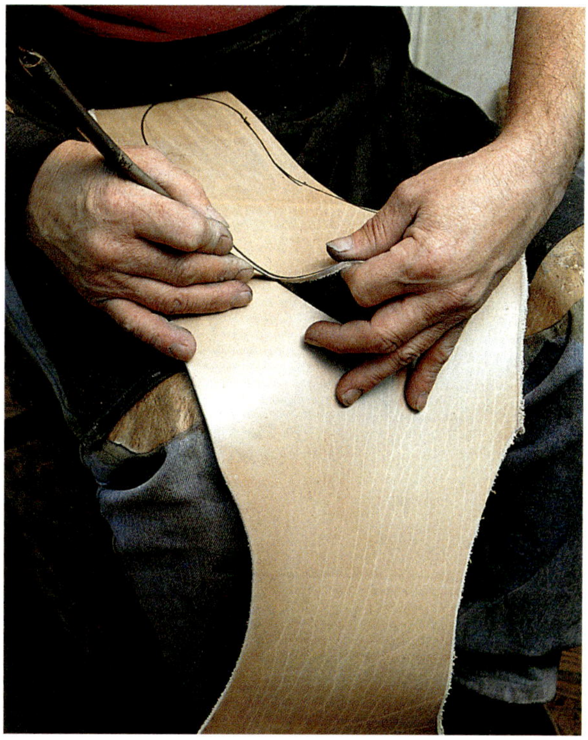

Die Brandsohle muß stark, gleichzeitig aber auch weich und flexibel sein. Die 2,5–3,5 mm starke Halspartie ist dafür gut geeignet. Der Schuhmacher trennt die linke und rechte Brandsohle Zentimeter für Zentimeter heraus. Die Größe der Brandsohle bestimmt die Länge des Rahmens.

Die Brandsohle

Die Brandsohle stellt ein wichtiges Verbindungsteil des Schuhs dar: An ihr werden Schaftteil und Rahmen befestigt. Mit dem Anbringen der Brandsohle beginnt, wie bereits erwähnt, der Aufbau des Schuhs.

Der Schuhmacher schabt von der Oberfläche der Rechtsseite der ausgeschnittenen Brandsohle mit einem Glasstück und mehreren kraftvollen Ziehbewegungen eine dünne Schicht ab; diese so behandelte Seite kommt nach innen.

Anschließend legt der Schuhmacher den Leisten mit der Sohlenseite nach oben auf seine Knie, setzt die in Wasser aufgeweichte Brandsohle darauf und preßt sie mit seinem Beinriemen fest an den Leisten. Mit einer Zange dehnt er die Sohle nach allen Seiten gut aus und befestigt sie dann mit drei bis vier Metallnägeln. Die Köpfe der Nägel werden umgebogen, um der Brandsohle einen möglichst guten Halt am Leisten zu verleihen (während einer späteren Arbeitsphase erübrigt sich diese Befestigung, und die Nägel werden wieder entfernt). Der Schuhmacher beschneidet das Leder entlang der Leistenkante, indem er die Brandsohle exakt an den Leisten andrückt und das Messer senkrecht an die Leistenkante angelehnt um den Leisten herumführt. Dabei muß er sehr genau der Form des Leistens folgen.

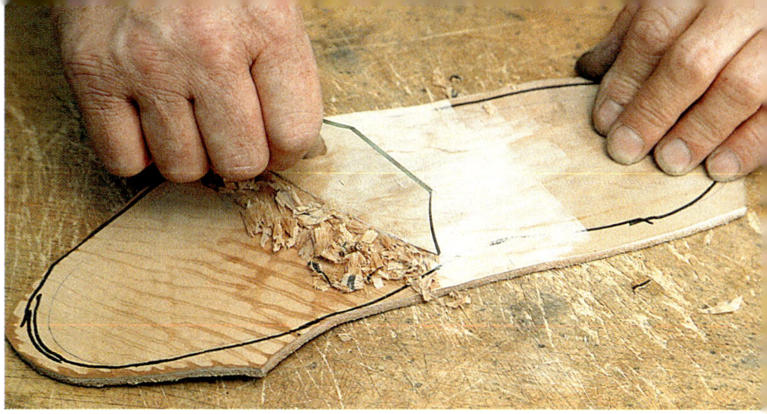

Ein scharfes Glasstück eignet sich hervorragend zum Glätten der Brandsohlenoberfläche.

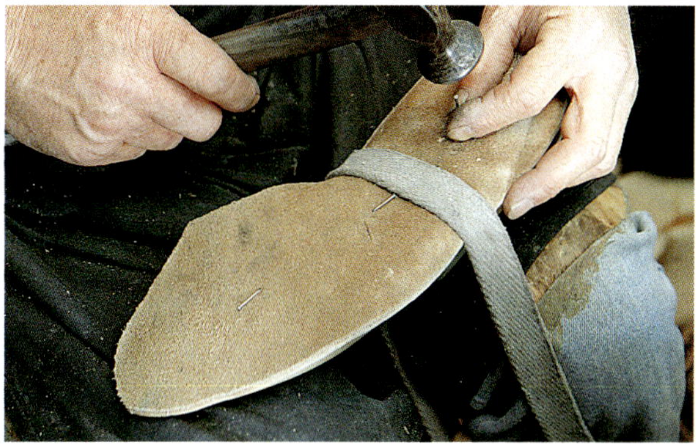

Hier ist gut zu erkennen, wie der Schuhmacher beim Anheften der Brandsohle an den Leisten mit dem Beinriemen arbeitet.

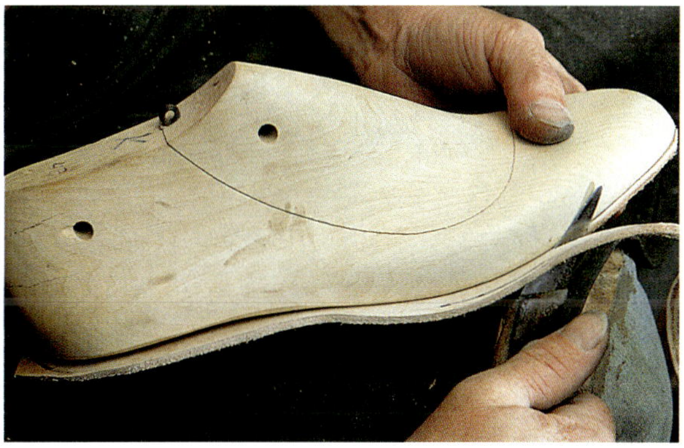

Das überflüssige Leder wird abgeschnitten und die Brandsohle der Form des Leistens angepaßt.

Der Beinriemen

Der Schuhmacher benötigt bei den meisten Arbeitsgängen beide Hände. Dies ermöglicht ihm der 1,5–2 cm breite Beinriemen aus starkem Leder (heutzutage auch häufig Rolladenband). Der Schuhmacher legt ihn sich in Form einer Schlaufe um die Beine und einen Fuß. Mit dem Fuß lockert oder strafft der Schuhmacher den Riemen, je nach den Erfordernissen des jeweiligen Arbeitsgangs.

Das Glasstück

Ein bis heute gern verwendetes, außerordentlich einfaches und uraltes Hilfsmittel in der traditionellen Schuhherstellung: die Glasscherbe – ein Stück von einer Fensterscheibe oder Glasflasche, dessen Ränder unregelmäßig verlaufen – wird zum Einritzen, Verjüngen und Glätten der Lederoberflächen sowie zum Markieren verwendet. Für den Schuhmacher ist es ein sehr billiges Werkzeug, da keine Reparaturen anfallen und es jederzeit leicht zu ersetzen ist – sozusagen ein Einwegwerkzeug!

Der Einstechdamm

Auf der Brandsohle werden mit einem Bleistift oder Glasstück der Absatz und der spätere Einstechdamm markiert. Der Einstechdamm (circa 6 mm breit und 2 mm hoch) verläuft ungefähr 6 mm vom Brandsohlenrand – innen entlang des Gelenks ist er allerdings bis zu 1 cm versetzt, da der Schuhbesitzer, der gewöhnlich mit dem Fuß vermehrt nach innen kippt, sonst zu schnell auf der Naht laufen würde. Der Schuhmacher dünnt das Leder rechts und links der Markierung mit einem Brandsohlenhobel aus. In der Fachsprache bezeichnet man dies auch als Ablassen der Brandsohle.

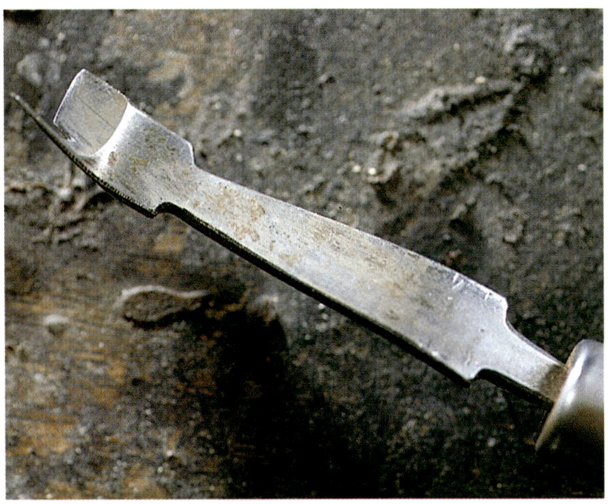

Mit dem Brandsohlenhobel aus Stahl wird das Leder ausgedünnt.

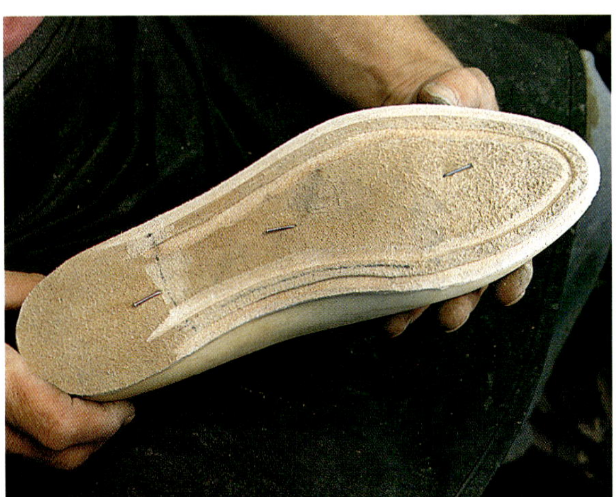

Auf der zum Rahmennähen vorbereiteten Brandsohle ist der Einstechdamm gut zu sehen.

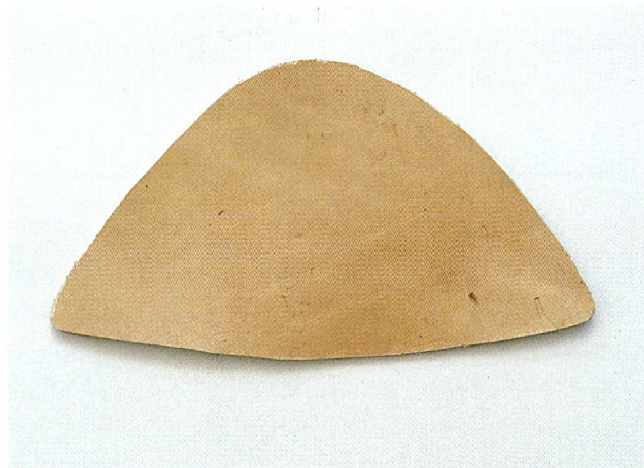

Gerade geteilte Vorderkappe

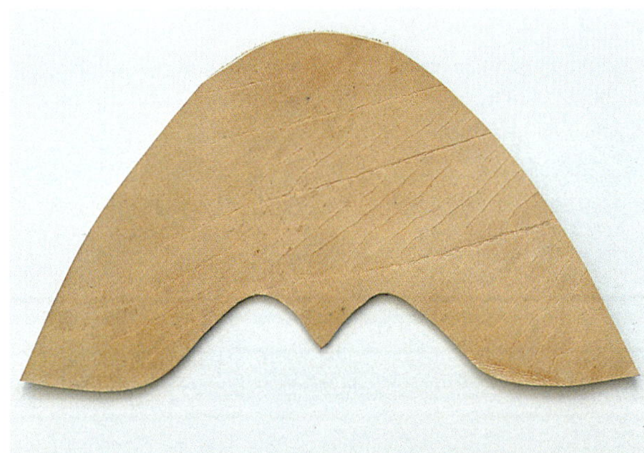

Geflügelte Vorderkappe

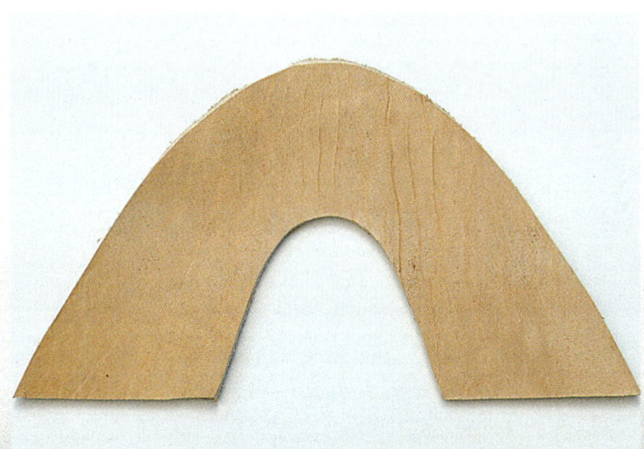

Vorderkappe für einen Slipper

Die Vorbereitung des Schaftteils

Die weiteren Vorbereitungsarbeiten am zusammengestellten, gefütterten Schaftteil übernimmt ebenfalls der Schuhmacher. Er schneidet die Verstärkungen zu: aus der Hals- oder Bauchpartie des Rindsleders die gerade oder geflügelte Vorderkappe, aus dem Bauchrand die Hinterkappe und aus kleineren Stücken des Oberleders die Überstemme. Anschließend werden die Ränder verjüngt und beide Seiten eines jeden Teils mit Kleister bestrichen. An der Spitze des Schuhs wird zwischen Ober- und Futterleder die Vorderkappe, an der Ferse die Hinterkappe und an den Seiten die Überstemme eingeschoben. Mit kräftigem Handdruck streicht der Schuhmacher zuerst an den äußeren Seiten des auf dem Tisch ausgebreiteten Schaftteils entlang und dann an der Futterseite, damit sich der Kleister gleichmäßig verteilt und die Oberflächen gut aneinander haften. Es ist auf den ersten Blick ersichtlich, ob ein Schuh mit oder ohne Vorderkappe gefertigt wurde. Die Vorderkappe bildet eine starke, feste Schutzhülle über den Zehen. Die dadurch entstandene Wölbung sollte so groß sein, daß die Zehen darunter bequem Platz finden und auch dann nicht an die harte Lederfläche stoßen, wenn beim Gehen das ganze Körpergewicht auf dem Fuß lastet und er sich dabei ausdehnt.

Eine Vorderkappe ist nie gleichmäßig dick. An den Zehenspitzen sollte das Leder aus Belastungsgründen am stärksten sein, das heißt, an dieser Stelle bleibt die ursprüngliche Dicke des Leders erhalten. Zur Fußmitte hin verjüngt sich jedoch das Leder, da hier eine größere Flexibilität bei den Bewegungen des Fußes verlangt wird. Der Schuhmacher schabt das Leder zuerst mit einem scharfen Messer, dann mit einer Raspel und einem Glasstück allmählich auf eine Stärke von etwa 0,5 mm ab.

Zur Festigkeit der Schuhspitze trägt zusätzlich die Technik des Klebens bei: Der Kleister wird auf dem Teil über den Zehen etwas dicker, Richtung Fußmitte hin immer dünner aufgetragen. Der Kleister selbst sowie die damit aufgetragene Masse haben eine versteifende und verstärkende Funktion.

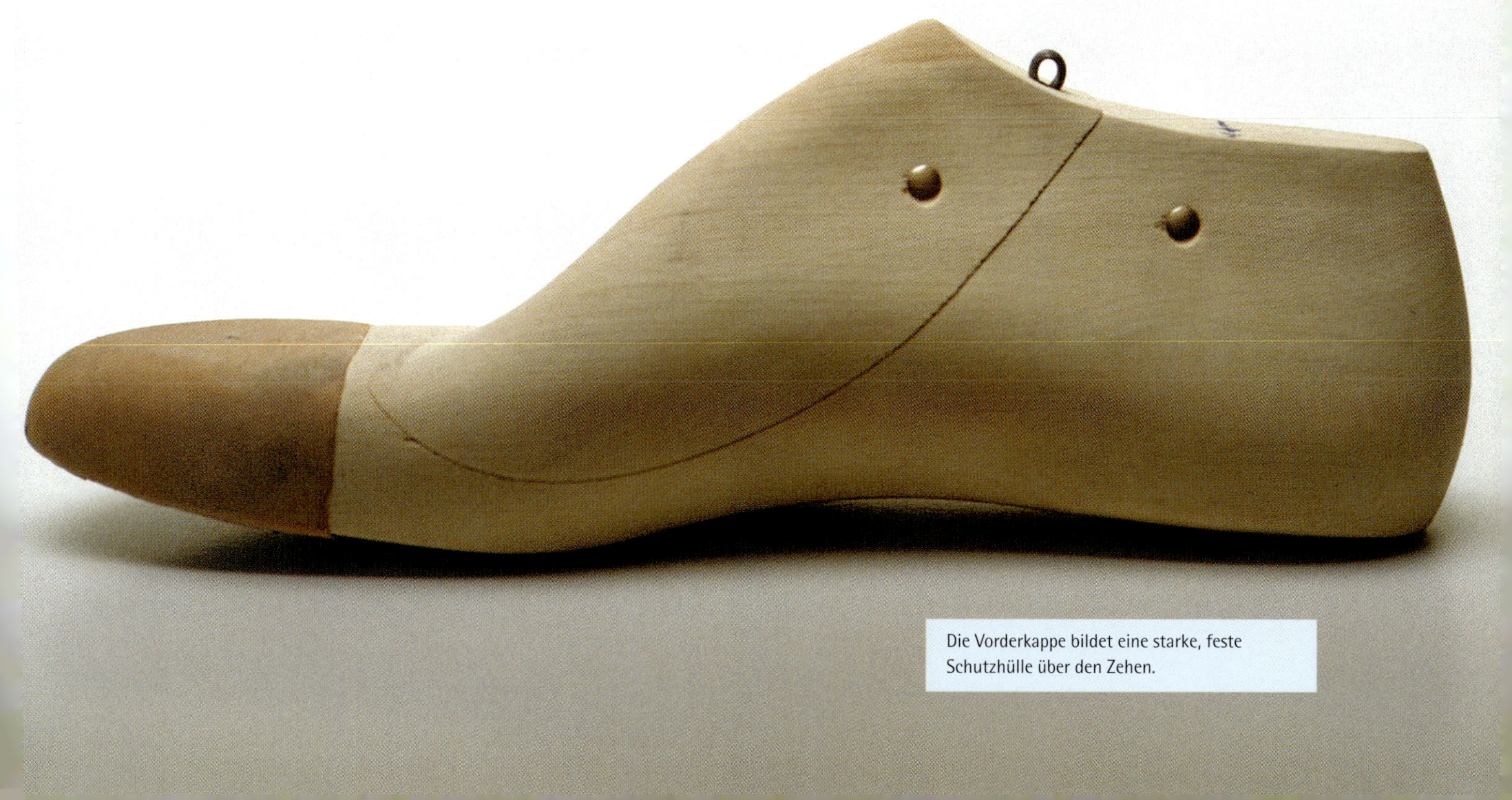

Die Vorderkappe bildet eine starke, feste Schutzhülle über den Zehen.

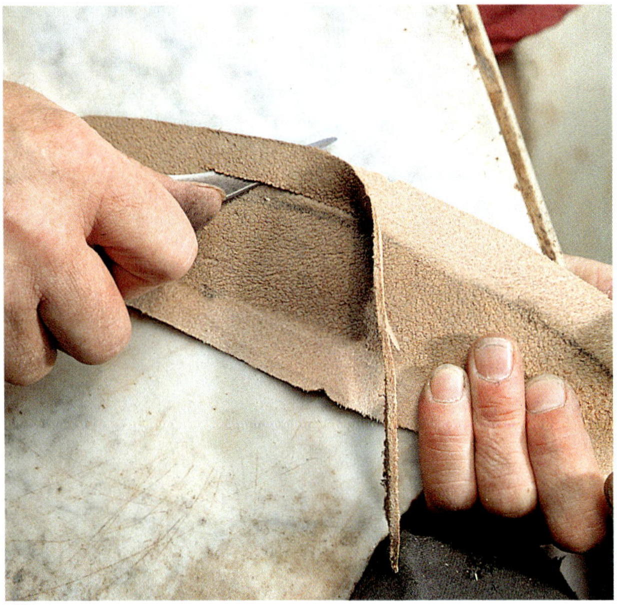

Die Hinterkappe muß an den oberen und unteren Enden verjüngt werden, um bessere Flexibilität und bessere Einpassung zu gewährleisten.

Die Hinterkappe

Dieses Verstärkungsteil gibt der Ferse bei der Zusammenführung der Seitenteile einen festen Halt, der einerseits beim An- und Ausziehen der Schuhe sowie beim Laufen erforderlich ist, damit das relativ dünne Oberleder nicht bricht. Andererseits verleiht die Hinterkappe als Verlängerung des Schuhabsatzes dem Fuß im Schuh Stabilität. Sie wird vom Rand der Sohle aus nach oben hin allmählich verjüngt und so zwischen Ober- und Futterleder eingesetzt, daß ihr oberer Rand bis zur oberen Kante des Schaftteils reicht – wenn sie früher enden würde, würde das Oberleder dort Falten bilden. Gefertigt wird die Hinterkappe genauso wie die Vorderkappe.

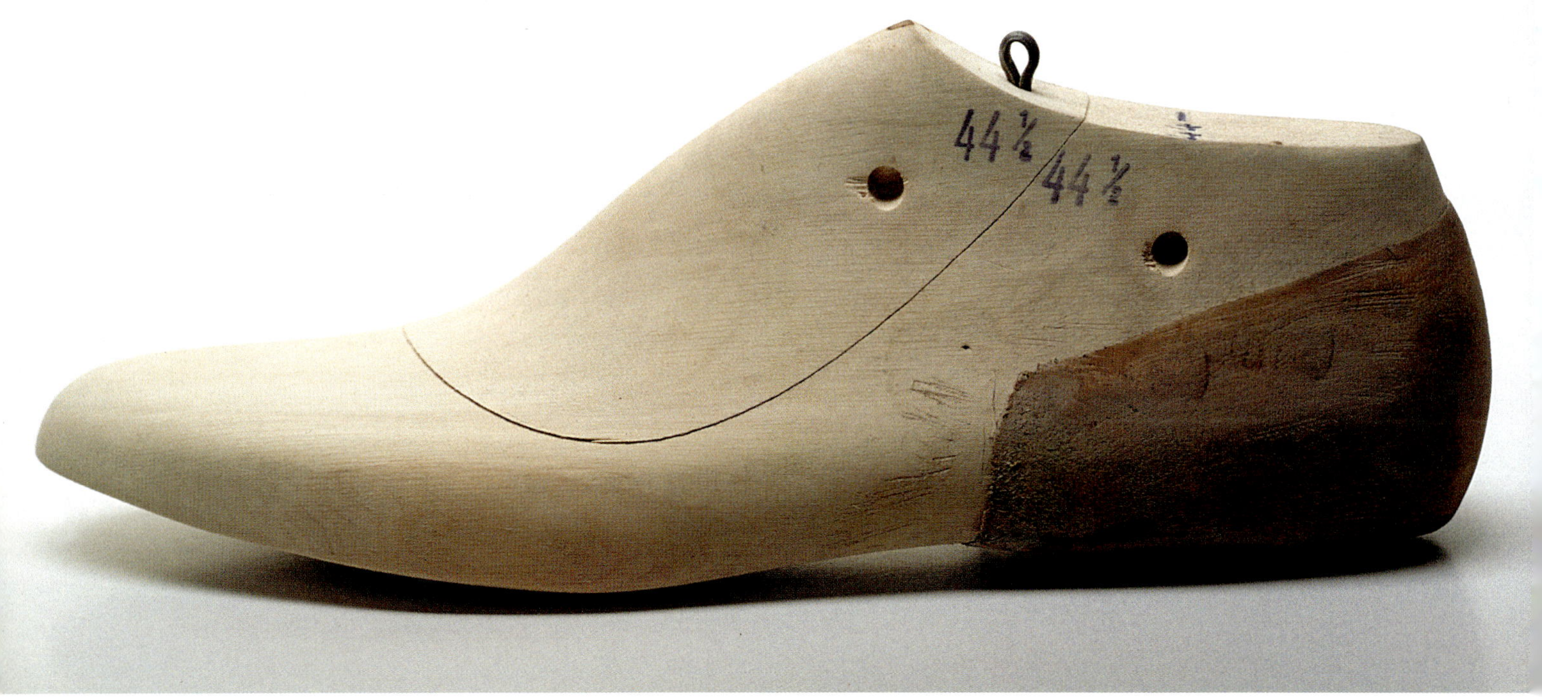

Dies ist eine Nachbildung, die zeigt, wie die verjüngte Hinterkappe an den Leisten paßt. Die Hinterkappe wird zwischen Futter und Oberleder eingesetzt und alle drei Lederschichten auf den Leisten gezogen.

Die Überstemme

Ihre Funktion ist es, der Innen- und Außenseite des Schuhs entsprechenden Halt zu geben und zu verhindern, daß sich das Leder beim Gehen zu sehr ausdehnt und Falten wirft. Diese seitlichen Verstärkungen werden aus Stücken des 1,2–1,4 mm dicken Oberleders zugeschnitten.

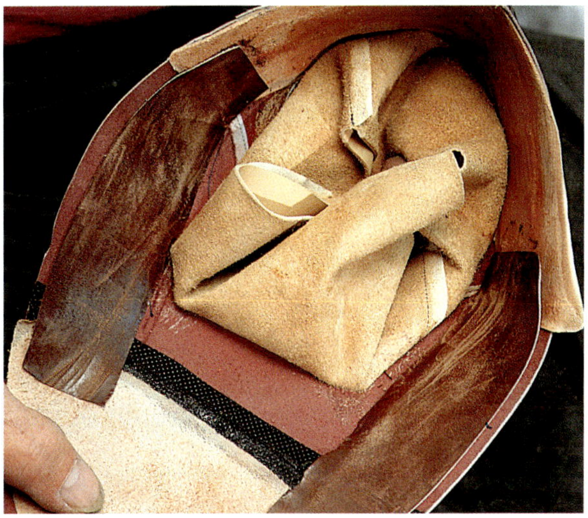

Das Futterleder wird zusammengefaßt und umgeschlagen, damit es das Einsetzen der beiderseitig eingekleisterten Vorder- und Hinterkappe sowieder Überstemme nicht behindert. Die Verstärkungsteile sind miteinander verbunden.

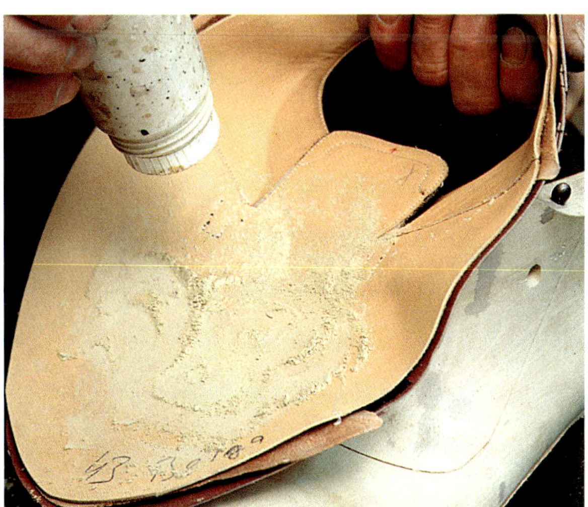

Nach der Plazierung der Verstärkungen schlägt der Schuhmacher das Futterleder wieder zurück und glättet die drei aneinandergeklebten Lederschichten. Das Futterleder wird eingepudert, damit sich der Leisten leichter entfernen läßt, wenn der Schuh fertig ist.

Der Kleister

Traditionsbewußte Schuhmacher stellen ihren Kleister selbst her – aus Weizenstärke, Kastanien oder Kartoffeln. Die getrockneten blättrigen Stücke werden unter Zugabe einer entsprechenden Menge Wasser aufgelöst und das Ganze zu einem leicht auftragbaren Brei verrührt. Die richtige Dosierung erfordert viel Feingefühl. Ist der Kleisterbrei zu dünn, verläuft er zu sehr, ist er zu dick, klumpt er eventuell. Ebenso muß der Schuhmacher darauf achten, daß er nicht zuviel Kleister auf die Lederstücke aufträgt, sonst dringt dieser nach Einsetzen der Vorder- und Hinterkappe oder der Überstemme entweder durch das Oberleder oder sogar durch das Futterleder hindurch und hinterläßt unangenehme Flecken.

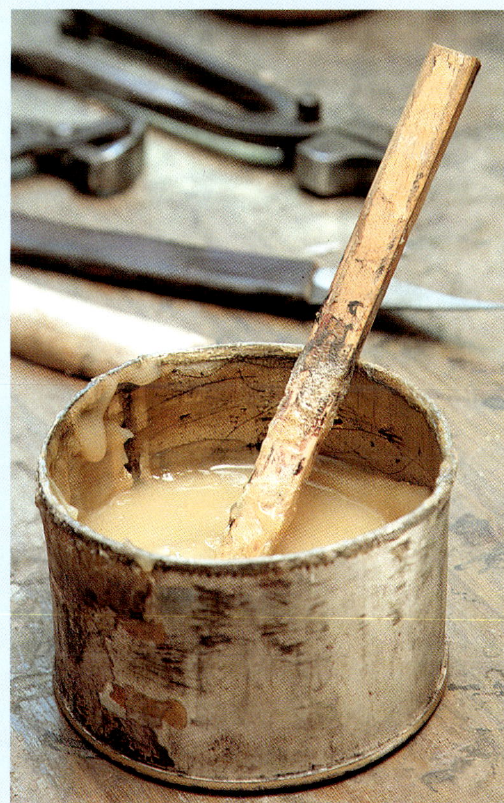

Der Kleister wird aus Wasser, Weizenstärke, Kastanien oder Kartoffelstücken angerührt. Der Schuhmacher stellt ihn selbst her und bewahrt das Rezept als Geheimnis.

Das Zwicken

Der Schuhmacher hat die Brandsohle auf dem Sohlenteil des Leistens angebracht, und mit Beenden der Vorbereitungsarbeiten kann die zweite wichtige Phase des Schuhaufbaus erfolgen: das Zwicken.

Das Wesentlichste dieses komplizierten Arbeitsschrittes ist, dem zusammengenähten Schaftteil eine dem Leisten entsprechende, plastische Form zu geben. Besondere Sorgfalt erfordert das Formen der Vorderkappe und des Fersenteils, bei denen das Leder mit Falten auf den Leisten gelangt und nun geglättet und gebogen werden muß.

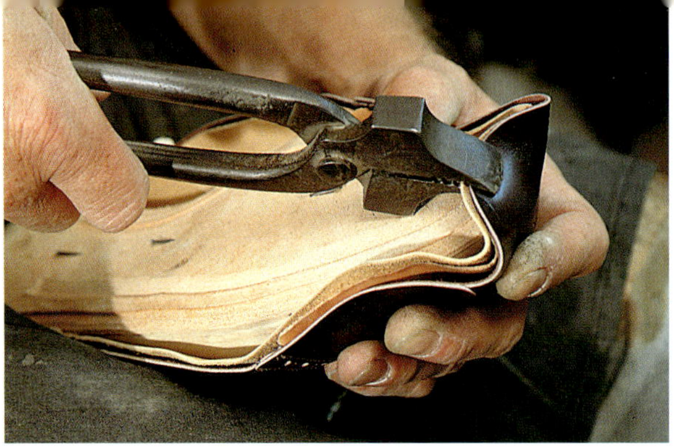

Von nun an wird von der Sohlenseite des Schuhs aus gearbeitet. Der Schuhmacher zieht das Oberteil mit der Falzzange nach vorn, wobei er an den inneren und äußeren Ballen beginnt, und strafft es gleichzeitig – diesen Arbeitsgang bezeichnet man als Vorziehen. Der Schuh beginnt Gestalt anzunehmen.

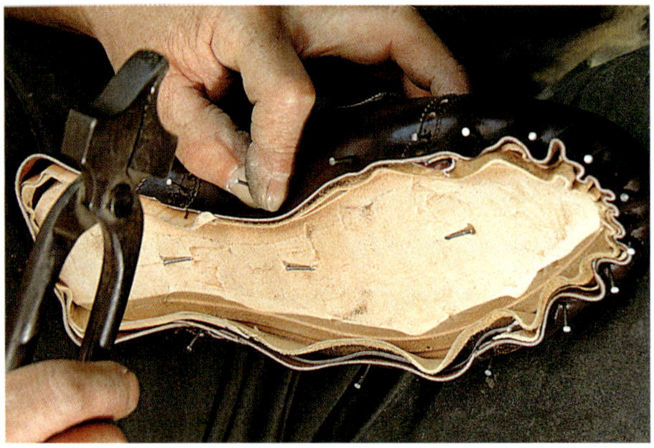

Die Falzzange hat zwei Funktionen: Mit ihren beiden gerippten Einspannbacken wird das Schaftteil gezogen und dabei gestrafft. Gleichzeitig verwendet der Schuhmacher die an der einen Seite der Zange hervorstehende quadratische Fläche zum Einschlagen von Nägeln. So kann er mit einem Werkzeug zwei Arbeitsgänge gleichzeitig erledigen, nämlich das Leder nach dem Strammziehen sofort mit dem nächsten Handgriff festnageln.

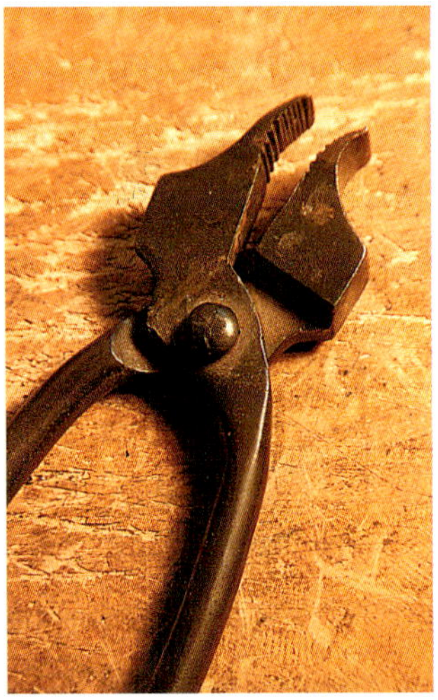

Das Schaftteil wird zunächst mit acht Metallnägeln – drei an der Vorderkappe, je zwei an den Seiten und einer an der Ferse – befestigt, damit es auf dem Leisten nicht verrutscht. Der Schuhmacher beginnt, das Leder mit Hilfe der Falzzange zu dehnen (in der Fachsprache das Ausrecken), wobei er jeweils in Abständen von 5–6 cm mit der Zange ansetzt. Er biegt das Leder zur Brandsohle hin um und befestigt es erneut mit Metallnägeln. Zwischendurch dreht der Schuhmacher von Zeit zu Zeit den Leisten, um zu überprüfen, ob sich das Oberteil von der Mittelachse entfernt hat.

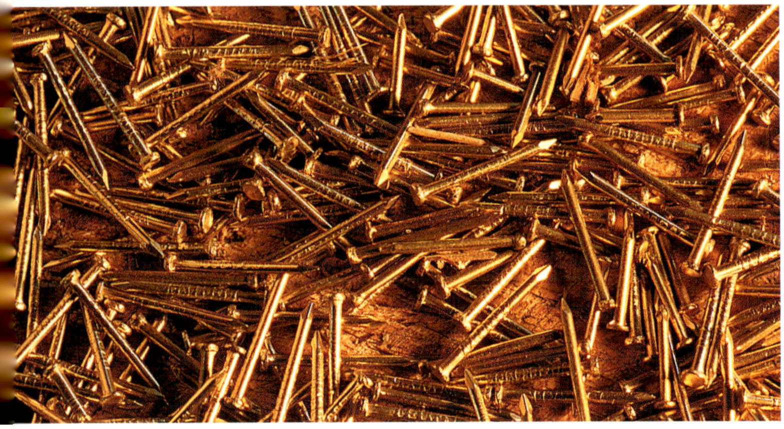

Die geeignete Länge der zum Zwicken verwendeten Metallnägel beträgt 25 mm und ihr Durchmesser 1,2–1,4 mm. Es ist wichtig, daß der Nagel beim Einschlagen nicht abbricht oder sich verbiegt. Ein guter Schuhmacher treibt einen Nagel mit einem einzigen Schlag so weit durch die drei Lederschichten, daß er weitere circa 5 mm in den Leisten dringt und das gestraffte Leder gut hält.

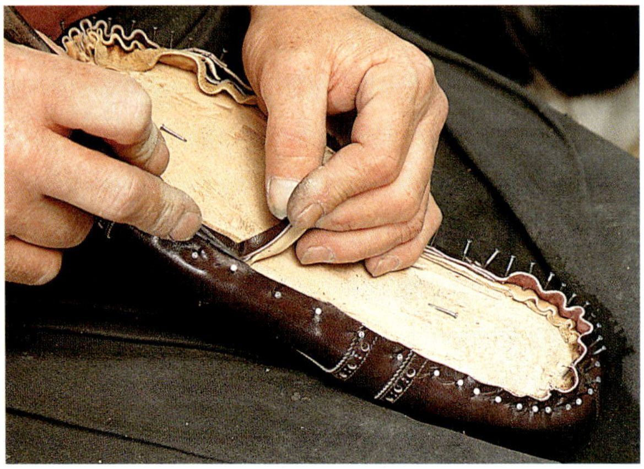

Auf dem Foto ist gut zu erkennen, daß alle drei Schichten des Oberteils – durch das Ausrecken gedehnt – etwas länger als notwendig sind. Das überstehende Leder wird mit einem Messer rundherum so weit abgeschnitten, daß sich der Rand des Oberteils in geeignetem Maße an den Einstechdamm anschmiegt.

Das Klopfen des Schuhs

Das Schaftteil wird nun mit dem scheibenförmigen Teil des Schusterhammers (circa 500 g schwer) vorsichtig und sehr gefühlvoll geklopft. Der Schuhmacher verdichtet damit die Fasern des Leders und optimiert so die Form und Haltbarkeit des Schuhs. Das Material der Leisten spielt hier eine wichtige Rolle: Ein Holz von guter Qualität vibriert im Takt der Hammerschläge und paßt sich automatisch deren Rhythmus an. Es wird sozusagen unter den Hammerschlägen des Schuhmachers lebendig.

Der Schusterhammer ähnelt dem auch im Haushalt gebräuchlichen Hammer, wird jedoch vielseitiger genutzt: Das eine Ende des Hammerkopfes läuft in einer etwas abgestumpften geraden Finne aus. Mit dieser Kante werden die Fältchen zwischen zwei Nägeln geglättet. Das andere Ende des Hammers besteht aus einer flachen Scheibe. Damit werden die Seiten der Schuhe geklopft, um die Lederfalten völlig zu beseitigen. Ebenso bearbeite der Schumacher damit die Oberseite der Hinterkappe und die Vorderkappe, um sanfte Übergänge zu erhalten. Die dritte nützliche Oberfläche ist der Hammerstiel selbst, der nach dem Annähen der Sohle zum Ausrichten verwendet wird.

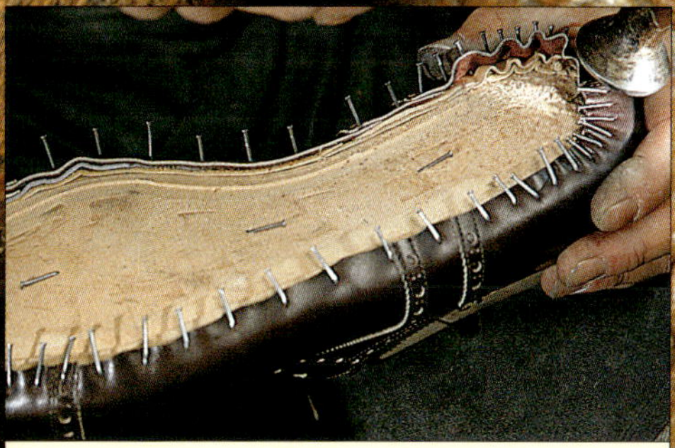

Wie Igelstacheln ragen Dutzende von Nägeln aus dem Leisten heraus. Sie werden mit dem Hammer in Richtung Mittellinie des Leistens umgebogen, damit sie flach auf ihm liegen.

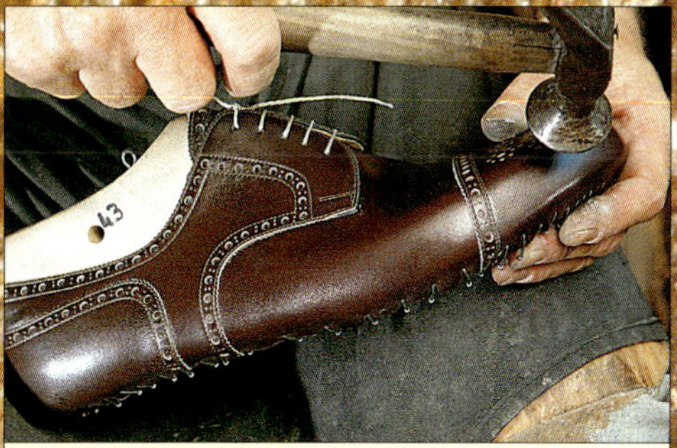

Nach dem Zwicken bringt der Schuhmacher die Oberteile durch vorsichtiges Klopfen mit dem Hammer in die plastische Form des Leistens.

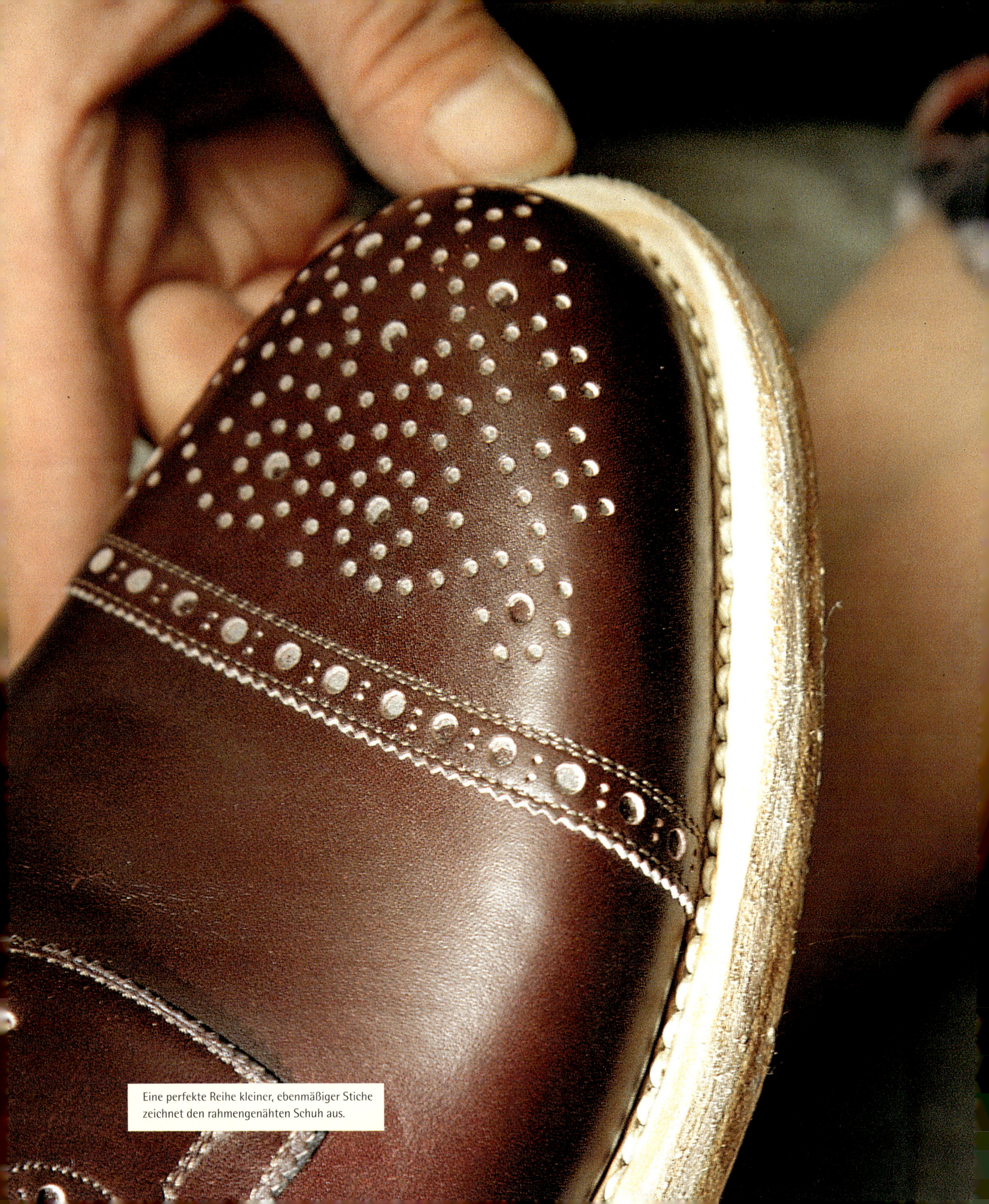

Eine perfekte Reihe kleiner, ebenmäßiger Stiche zeichnet den rahmengenähten Schuh aus.

Der rahmengenähte Schuh

Zurichten des Rahmens

Der Rahmen wird aus dem Bauchbereich der Rinderhaut in Form von 18 mm breiten und 3 mm dicken Lederstreifen zugeschnitten. Hier ist die Haut ausgesprochen dicht, straff und gleichzeitig biegsam.

Die Lederstreifen werden in Wasser eingeweicht und dann für eine Nacht, in Papier gewickelt, feucht gelagert, damit das Leder weich wird. In diesem aufgeweichten Zustand kann der Rahmen wesentlich leichter bearbeitet werden. (Wenn mit Beendigung des Rahmennähens das Leder getrocknet ist, erlangt es seine ursprüngliche Härte zurück). Der Schuhmacher schneidet eine Seite des Rahmens mit einem Messer in einem Winkel von 45° ab, damit sich der Lederstreifen gut an den Einstechdamm in der Brandsohle anschmiegt. Mit einem Glasstück ritzt er einen circa 1 mm tiefe Bahn in den Rahmen, dort wo später beim Nähen die Stiche eingebettet werden.

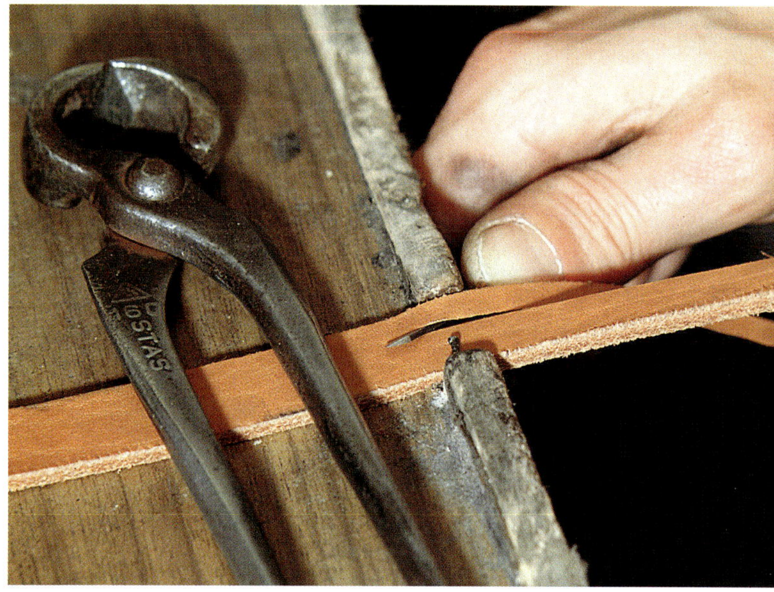

Der Rahmen wird auf einer Seite in einem Winkel von 45° beschnitten.

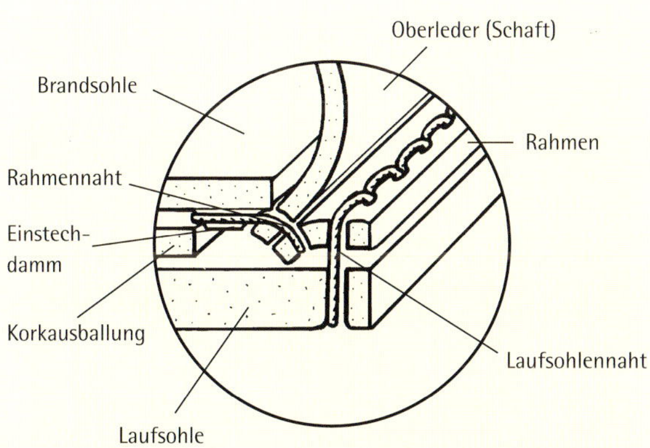

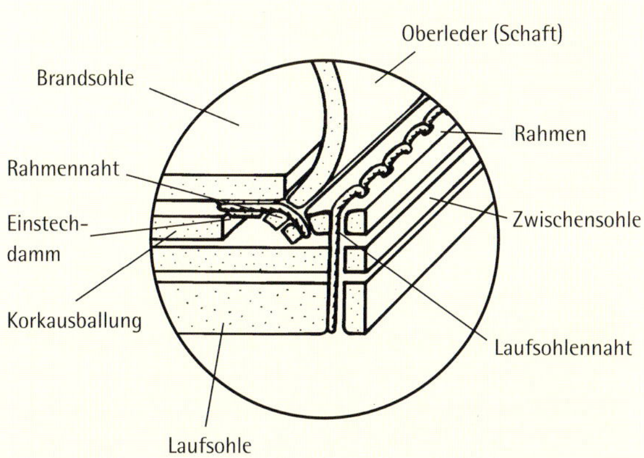

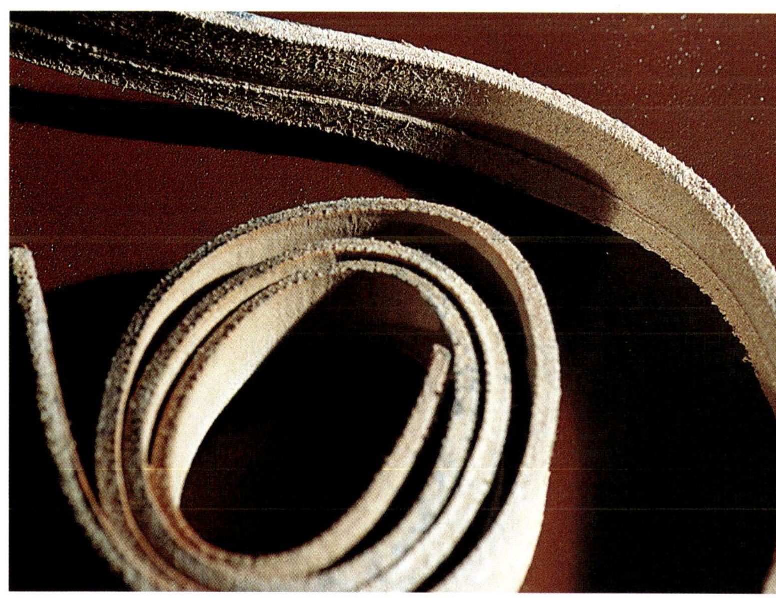

Dieser Rahmen ist auf das genaue Maß zugeschnitten und mit einer Einstechbahn versehen.

Die Rahmennaht hält Brandsohle, Oberleder und Rahmen zusammen. Sie bleibt unsichtbar, da die Laufsohle sie später verdeckt. Die Laufsohlennaht hingegen, die Rahmen und Laufsohle (bei einem Schuh mit einfacher Sohle) oder Rahmen, Zwischensohle und Laufsohle (bei einem Schuh mit doppelter Sohle) verbindet, ist von außen sichtbar.

Der Pechdraht

Zum Rahmennähen wird ein circa 2 m langer, aus etwa 12 Strängen (bei sehr festem Schuhwerk auch bis zu 24 Strängen) gleichmäßig gedrehter und entsprechend starker Leinen- oder Hanffaden verwendet, wobei der Hanffaden bevorzugt wird, da er mehr Pech aufnimmt und so besser abdichtet. Die Stränge werden vom Ursprungsfaden für gewöhnlich nicht abgeschnitten, sondern ausgespleißt, damit die Spitze möglichst glatt und fest gedreht werden kann. Der Schuhmacher bearbeitet den Faden mit selbsthergestelltem Pech so, daß er verschleiß- und wasserfest wird. Er erwärmt Harz mit Bienenwachs und Paraffin, gießt das geschmolzene Gemisch in kaltes Wasser und knetet nach kurzem Abkühlen aus der Masse kleine Rollen, durch die der Faden hindurchgezogen wird – und zwar so schnell wie möglich, damit das in der Hand erwärmte Pech nicht wieder auskühlt. Die Pechteilchen bleiben dabei gleichmäßig am Faden haften, umgeben ihn wie ein Überzug und halten die Fasern zusammen.

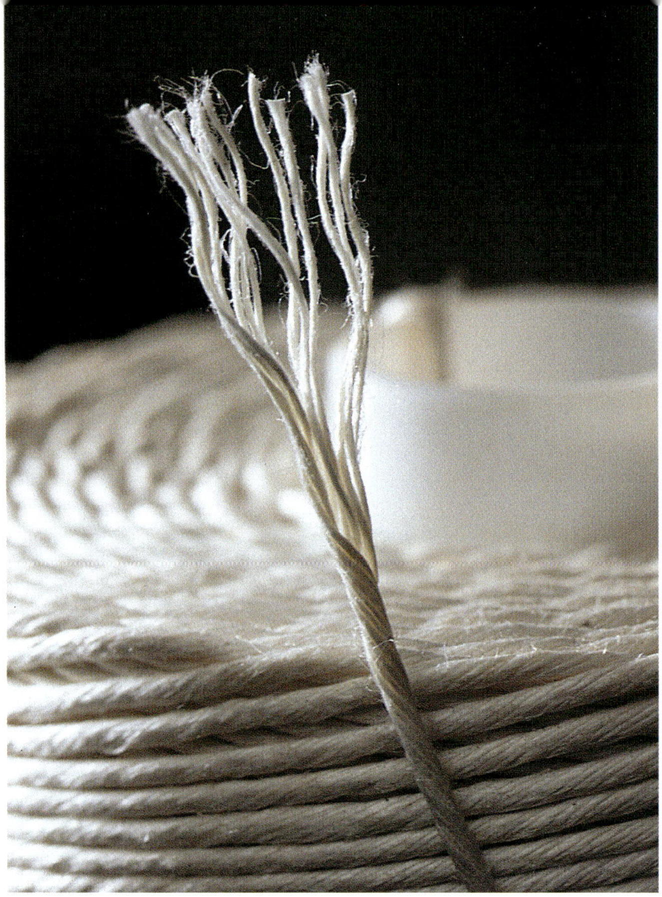

Der Schuhmacher schneidet ein 2 m langes Stück von der Rolle. Er teilt es wieder in seine 12 Stränge auf und schärft jeden einzelnen, ähnlich wie man einen Bleistift anspitzt. Anschließend dreht er die 12 Stränge wieder zu einem Faden zusammen. Das Ende des Fadens ist nun so spitz, daß er es bequem durch das Nadelöhr ziehen kann.

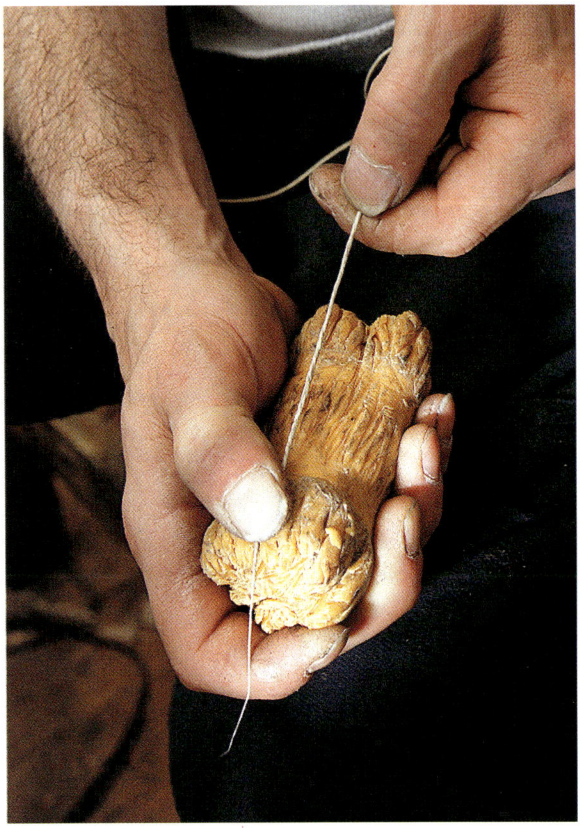

Der Schuhmacher zieht den 2 m langen Faden (meist aus Hanf) mehrere Male durch die Pechrolle. Das macht ihn wasserfest und haltbar.

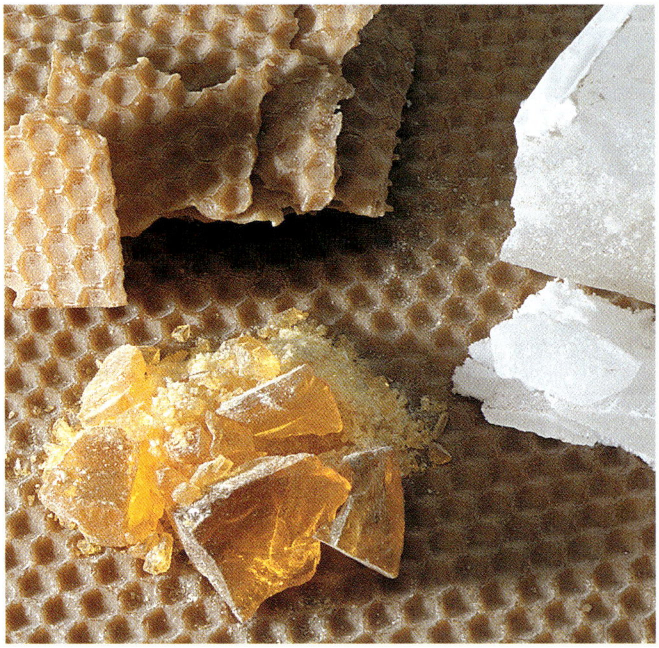

Der Schuhmacher bereitet sein eigenes Pech aus Harz, Bienenwachs und Paraffin. Aus der entstandenen Masse formt er geeignete Pechröllchen.

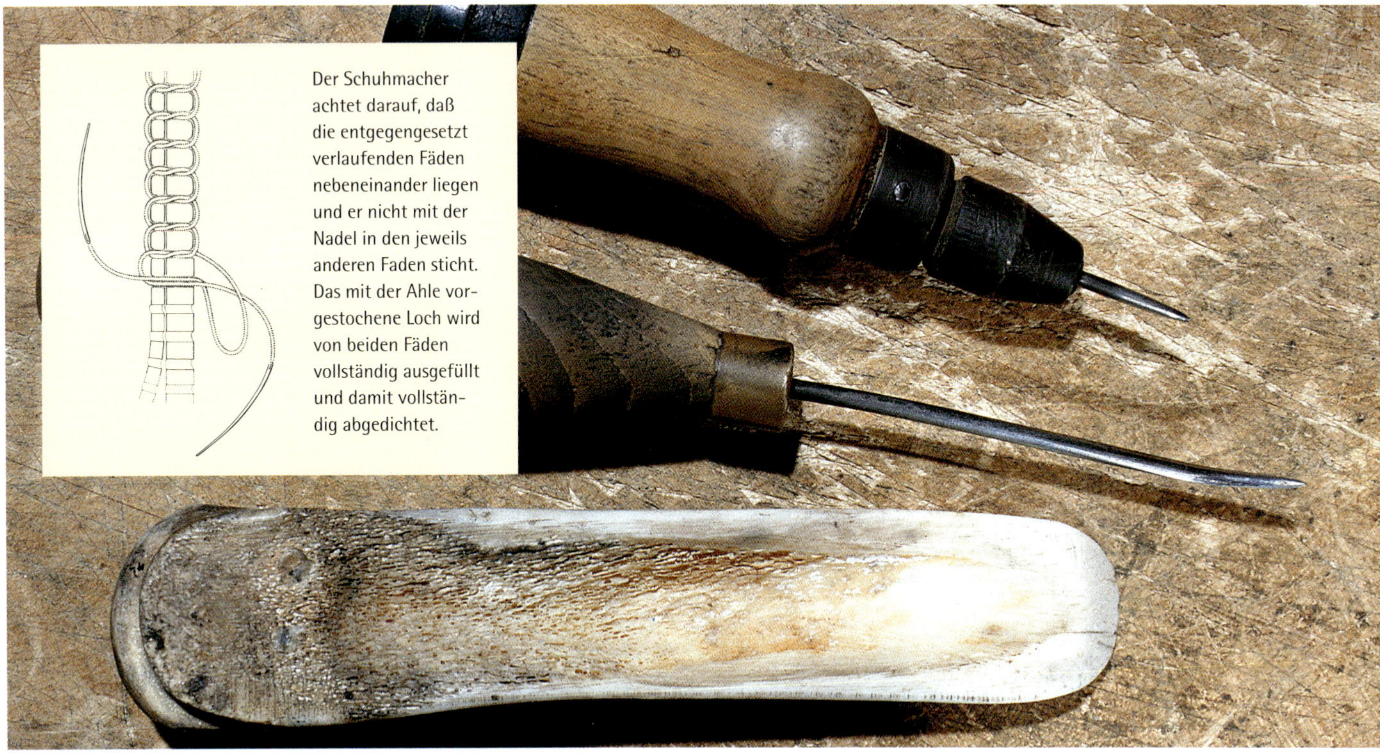

Der Schuhmacher achtet darauf, daß die entgegengesetzt verlaufenden Fäden nebeneinander liegen und er nicht mit der Nadel in den jeweils anderen Faden sticht. Das mit der Ahle vorgestochene Loch wird von beiden Fäden vollständig ausgefüllt und damit vollständig abgedichtet.

Die Werkzeuge für das Rahmennähen sind: die Rahmennähahle (Mitte), die kurze Ahle (oben) für das Vorstechen der Löcher und ein Knochenmesser (unten) für das Glattstreichen des Rahmens.

Die Naht

Bei rahmengenähten Schuhen entsteht zuerst die Naht, die Oberteil und Brandsohle verbindet. Diese Naht ist von außen nicht sichtbar. Besonders wichtig ist es, die Stiche der Naht stark und gleichmäßig zu setzen, weil sie entscheidend zur Haltbarkeit des Schuhs beitragen. Die Ausstellungsstücke in den Schuhmuseen der Welt beweisen, daß auf sorgfältige Nähte immer größter Wert gelegt wurde. Nicht selten findet man über hundert Jahre altes Schuhwerk ausgestellt, dessen Leder abgenutzt und gebrochen ist, dessen Nähte hingegen in einwandfreiem Zustand sind.

Zum Rahmennähen werden zwei entsprechende Rahmennähnadeln benötigt. Zur Erleichterung seiner Arbeit erwärmt der Schuhmacher die 8 cm langen, geraden Nadeln mit einem Durchmesser von 0,5–0,8 mm über einer Flamme und krümmt sie mit einer Zange zu einem leichten Bogen. Anschließend erwärmt er den mit Pech abgedichteten und zugespitzten Faden, fädelt ihn ein und bereitet Ahlen und Knochenmesser für die abschliessenden Arbeitsgänge vor. Mit der Rahmennähahle sticht er das Loch vor, durch das dann der Faden mit der Nadel hindurchgezogen wird. Auch das Nähen muß zügig vonstatten gehen, damit das Pech des angewärmten Fadens nicht wieder auskühlt.

Bei der Gleichmäßigkeit der Stiche muß sich ein guter Schuhmacher auf sein Augenmaß und die unzählige Male geübten Handgriffe verlassen können.

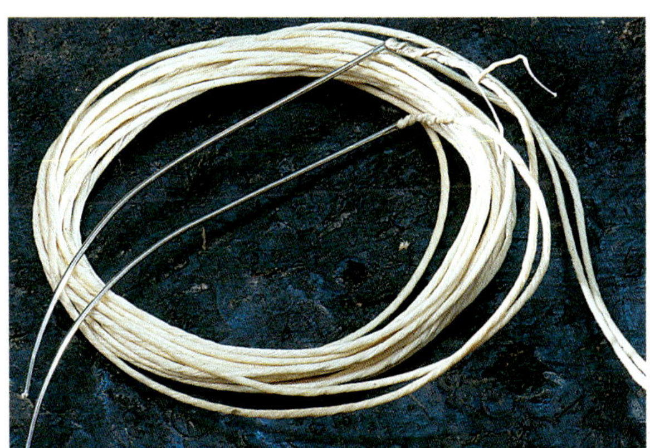

Für das Rahmennähen benötigt der Schuhmacher zwei 8 cm lange gerade Nadeln. Erwärmt und zurechtgebogen erleichtern sie das Nähen.

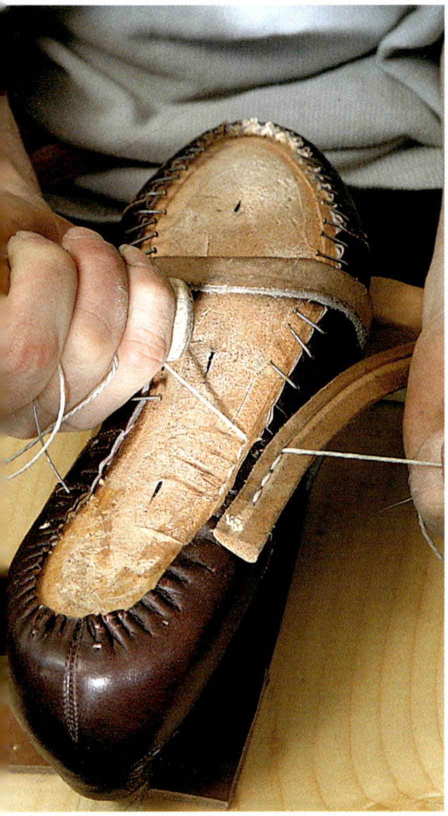

Das Rahmennähen wird am Absatz begonnen und geht weiter in Richtung der großen Zehe.

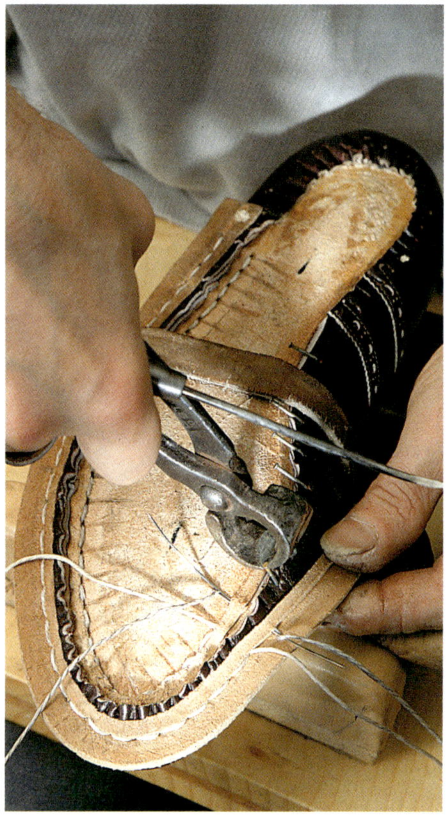

Wenn die Naht Schaft und Brandsohle zusammenhält, können die Holznägel nacheinander herausgezogen werden.

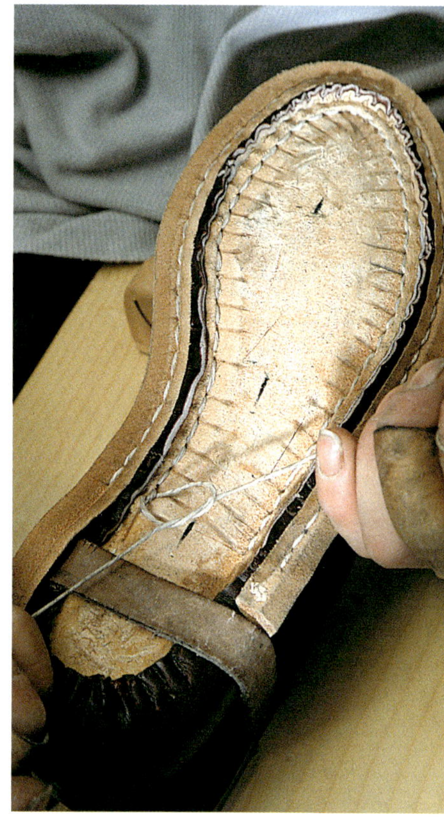

Die Naht endet wieder in Höhe des Absatzes. Beide Fadenenden werden fest miteinander verknotet.

Das Rahmennähen

»Kleine Stiche tun Not, große Stiche bringen Brot.« Dieses alte Schuhmachersprichwort beschwört die Notwendigkeit kleiner Stiche für größere Haltbarkeit und Festigkeit, weist aber gleichzeitig auf die geldbringende Effizienz durch Schnelligkeit, das heißt in diesem Fall große Stiche hin. In der Realität sind die Stiche im Fall des rahmengenähten Schuhs in der Regel 6 mm lang. Im Fall des zwiegenähten Schuhs sind die Stiche größer – circa 10 mm –, doch die drei statt zwei Nahtreihen gewährleisten dieselbe Stabilität (siehe Seite 157).

Der Schuhmacher legt den Rahmen an Oberleder und Brandsohle entlang des Einstechdamms an und näht ihn vom Absatz aus in Richtung Vorderkappe fest. Brandsohle, Rahmen und Oberleder werden so durchstochen, daß die Ahle durch den Einstechdamm sticht. Beim Nähen führt der Schuhmacher den Faden mit der einen Nadel von unten und durch das gleiche Loch mit der anderen Nadel von oben ein. Nach jedem Stich zieht er die Fäden fest an, damit die Stiche straff werden und sich in das Leder einbetten. Dabei schützt er mit einem kleinen Lederring seine Finger vor Verletzungen. Um noch mehr Kraft entfalten zu können, wickelt der Schuhmacher den Faden über die Ahle und zieht ihn fest. Sobald ein oder zwei Stiche getan sind, werden die Nägel herausgezogen, denn die Stiche haben von nun an ihre Funktion übernommen. Ist die Naht rundherum fertig, sind auch keine Nägel mehr vorhanden. Nach dem letzten Stich werden beide Fäden gut verknotet und die Fadenenden abgeschnitten.

Der Schaft ist stets länger und der Rahmen weiter angesetzt als benötigt – das vereinfacht das Zusammennähen. Nach Beendigung des Nähens schneidet der Schuhmacher das überflüssige Leder ab. Er verdichtet mit leichten Hammerschlägen das Material und richtet den Rahmen mit der Zange aus. Die Spuren der Zange werden mit dem Knochenmesser wieder beseitigt.

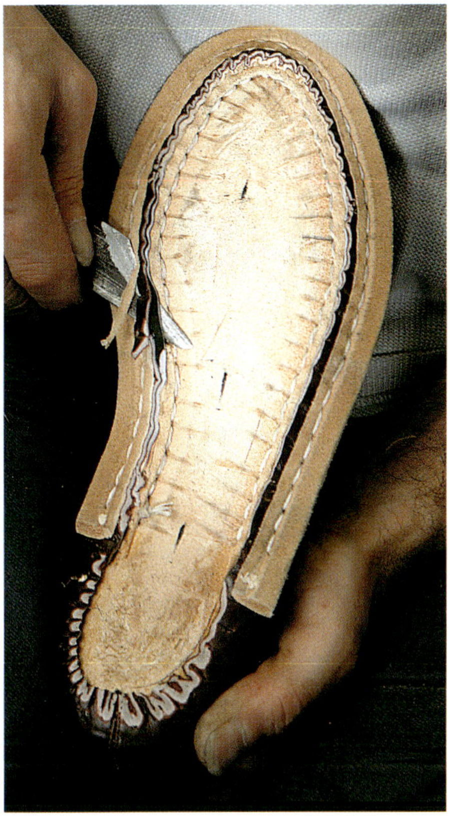

Der Schuhmacher schneidet vorsichtig, damit er die Naht nicht beschädigt, das überflüssige Material von Schaft und Rahmen ab.

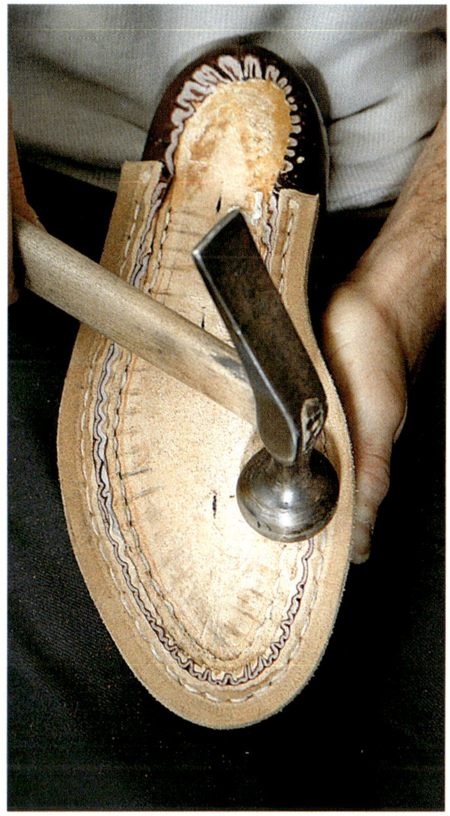

Mit vorsichtigem Klopfen verdichtet er die Schuhoberfläche, insbesondere Rahmen und Naht.

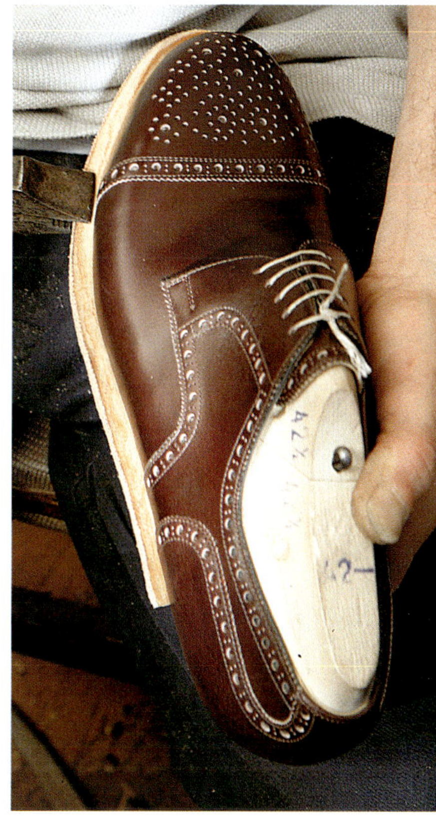

Mit der Zange wird der Rahmen ausgerichtet und das Erstellen der Laufsohlennaht vorbereitet.

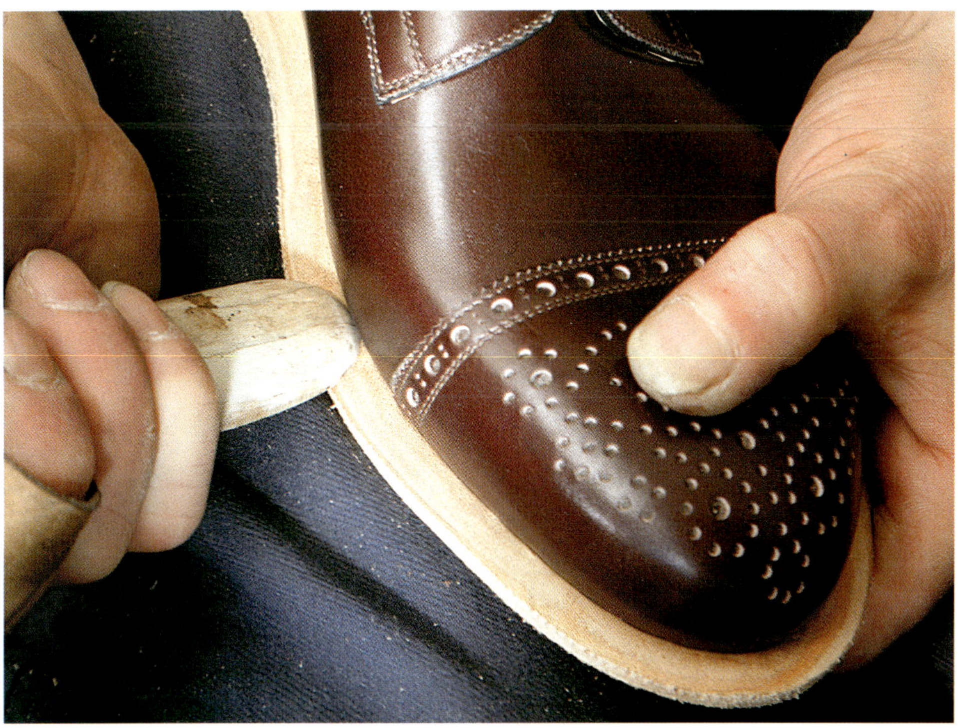

Der Rahmen wird mit dem Knochenmesser glattgestrichen.

Die Ergänzung des Rahmens: der Keder

Ein der Breite des Rahmens entsprechender Lederstreifen, in den kleine Dreiecke geschnitten sind, damit er der Fersenrundung folgen kann, dient als Ergänzung des Rahmens und als Ausgleich für das anschließende Aufsetzen der Laufsohle. Gleichzeitig hat der Keder eine zusammenhaltende Funktion, denn der Rahmen wurde sorgfältig genäht und der Keder mit Holzstiften befestigt, die durch die Schichten der Brandsohle, des eingeschlagenen Oberleders, der Hinterkappe und des Futterleders hindurchgetrieben werden. Breite und Dicke des Keders entsprechen der des Rahmens.

Nachdem der Keder am Fersenteil der Brandsohle mit einigen Holzstiften festgeheftet wurde, schneidet ihn der Schuhmacher auf die entsprechende Länge zu. Bei der endgültigen Befestigung werden die Einschläge verdichtet: Alle 6–7 mm wird mit dem Hammer ein Holzstift in ein mit einer kürzeren Ahle vorgestochenes und mit etwas Kleber versehenes Loch eingeschlagen. Das mit der Ahle gestochene Loch ist immer kleiner als der Durchmesser des Holzstifts, damit dieser im Material stramm sitzt und es gut zusammenhält. Die herausstehenden Enden der Holzstifte werden anschließend abgeraspelt.

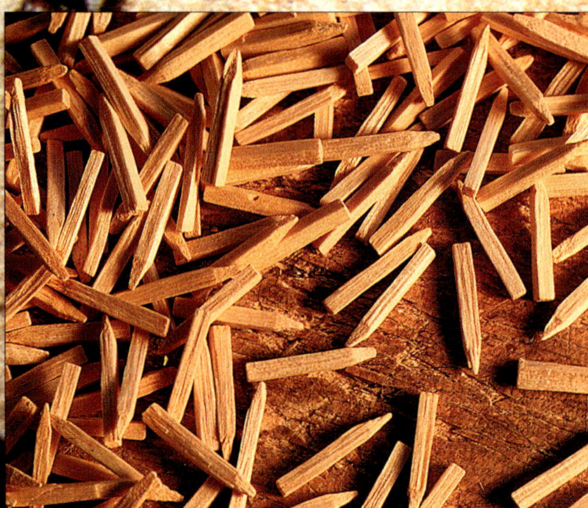

Die Holzstifte sind aus Birke, Hainbuche oder Rotbuche. Aus Birkenholz hergestellte Holzstifte werden generell bevorzugt, weil sie sich gut längs spalten lassen, quergerichtet jedoch nicht so leicht brechen und darum leicht zu verarbeiten sind. Die Länge der Holzstifte für die Befestigung des Keders beträgt in der Regel 14 mm, ihr Durchmesser 4 mm.

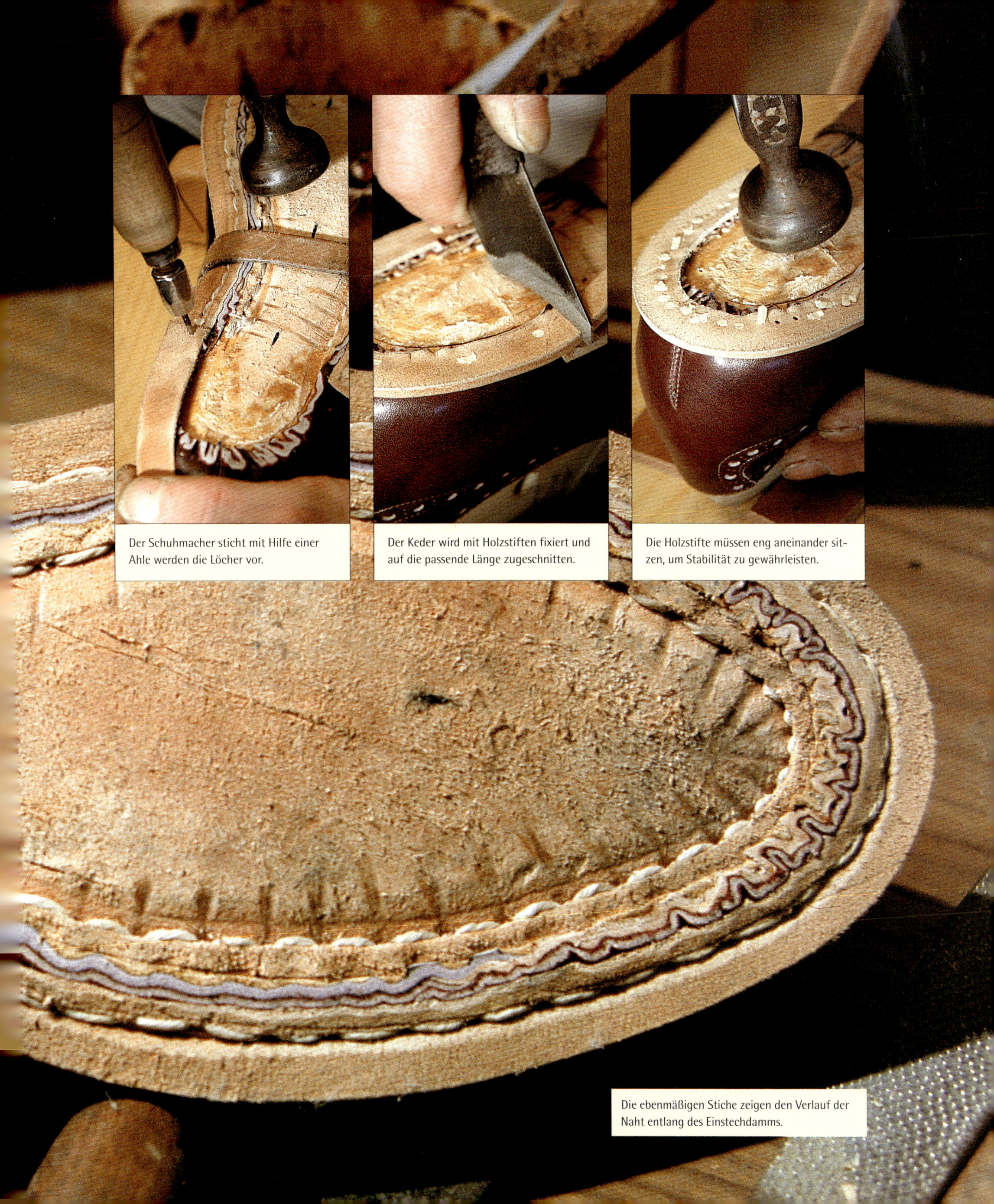

Der Schuhmacher sticht mit Hilfe einer Ahle werden die Löcher vor.

Der Keder wird mit Holzstiften fixiert und auf die passende Länge zugeschnitten.

Die Holzstifte müssen eng aneinander sitzen, um Stabilität zu gewährleisten.

Die ebenmäßigen Stiche zeigen den Verlauf der Naht entlang des Einstechdamms.

Das Besohlen

Durch die Materialstärke von Schaft, Keder und Rahmen würde zwischen Brandsohle und Laufsohle ein Hohlraum entstehen. Um dies zu vermeiden und dem Schuh zusätzliche Stabilität zu verleihen, wird eine Gelenkfeder eingelegt und der übrige Hohlraum mit Korkausballung gefüllt.

Je nach Modell hat der rahmengenähte Schuh eine einfache oder doppelte Sohle. Bei einer einfachen Sohle wird die Laufsohle unmittelbar an den Rahmen genäht. Bei der Variante mit doppelter Sohle wird eine im Verhältnis zur Laufsohle dünnere Sohle, die Zwischensohle aus der Halsrandpartie des Rindsleders auf den Rahmen und die Einlage aufgeklebt, bevor die Laufsohle auf den Schuh aufgesetzt wird. Anschließend näht der Schuhmacher die drei Lederschichten zusammen.

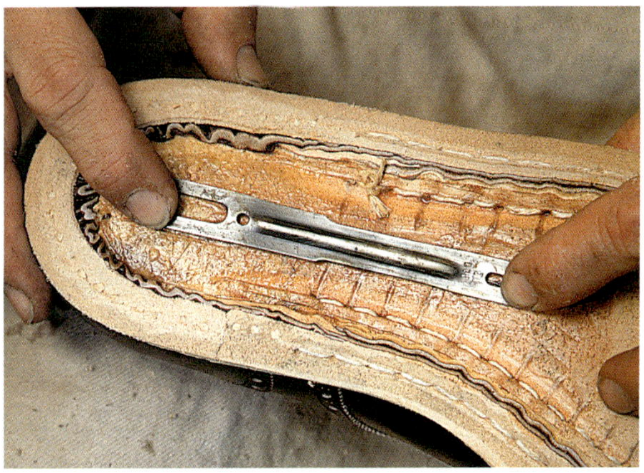

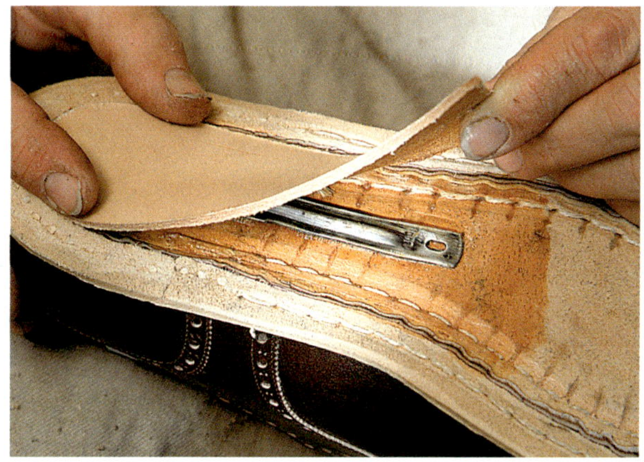

Beim Gehen darf sich nur das erste Drittel des Schuhs biegen. Sohle und Absatz müssen bei jedem Schritt stabil bleiben, damit der Absatz nicht kippelt und der Fuß Halt hat. Diesen Halt gewährleistet eine Stahlfeder, auch Gelenkfeder genannt, die in den Hohlraum der Sohle eingelegt wird, und zwar von der Hälfte des Absatzes bis zum Beginn des Fußballens – dem Gelenk der Sohle. Die Länge der Feder richtet sich nach Schuhgröße, Stärke und Grad der Biegung sowie nach dem Schuhmodell. Durch eine mit Holzstiften fixierte Lederabdeckung wird sie an der Brandsohle befestigt.

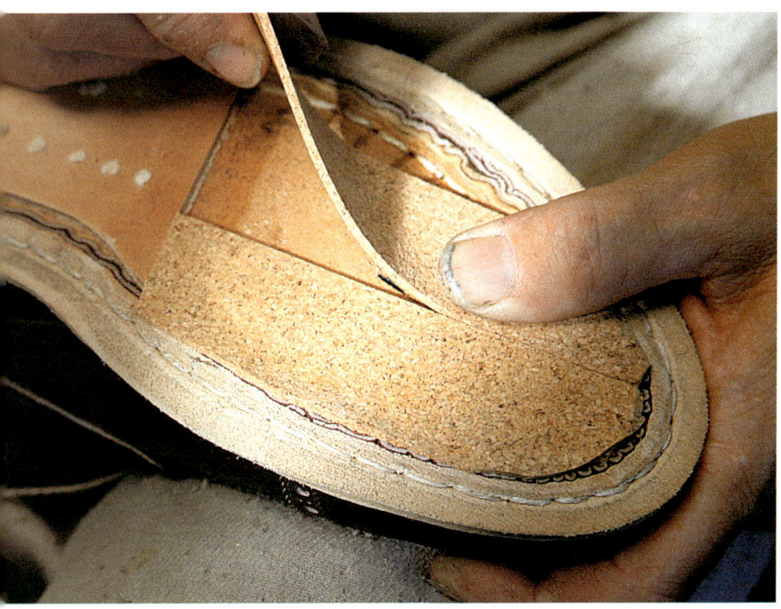

Der restliche Hohlraum des Schuhs wird mit leichten, flexiblen Korkauflagen ausgefüllt.

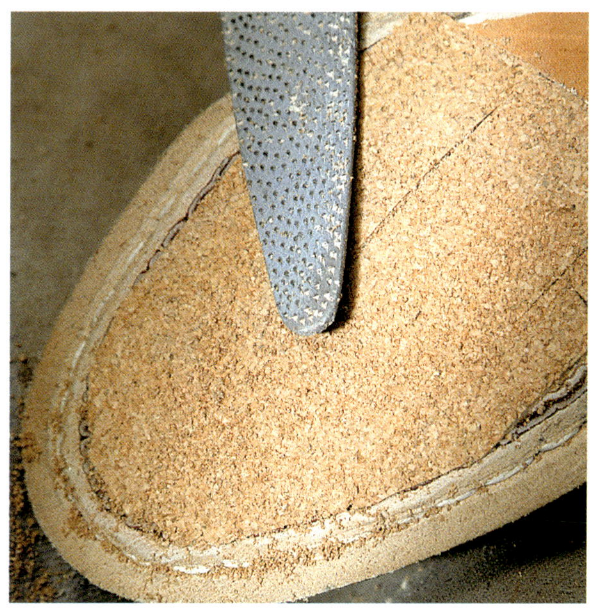

Gelenkbedeckung und Korksohle füllen den Sohlenzwischenraum völlig aus. Der Schuhmacher ebnet die Oberfläche mit einer Raspel.

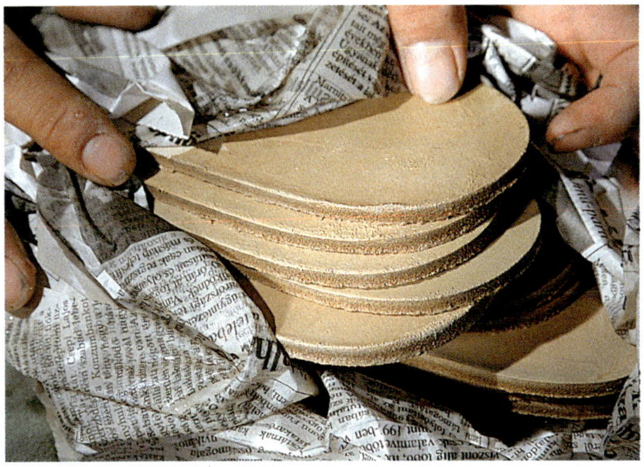

Die zugeschnittenen Ledersohlen werden wie der Rahmen in Wasser eingeweicht und 24 Stunden lang in Zeitungspapier gewickelt feucht gehalten, damit sie bei der Weiterverarbeitung einfacher zu handhaben sind.

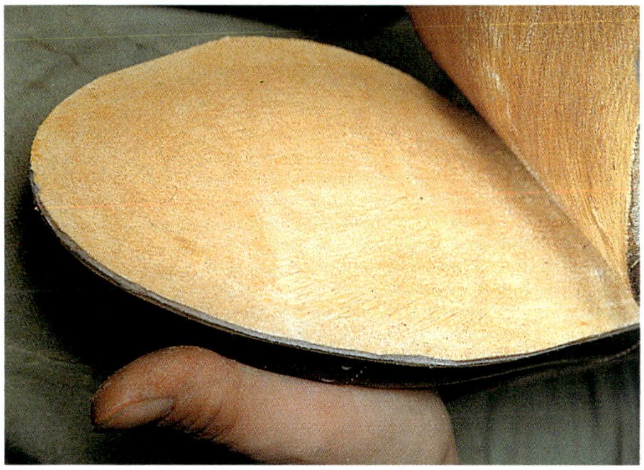

Der Schuhmacher rauht das zu verklebende Material mit einer Raspel auf, damit es besser aneinander haftet. Er muß dabei besonders darauf achten, daß die Stiche dabei nicht beschädigt werden.

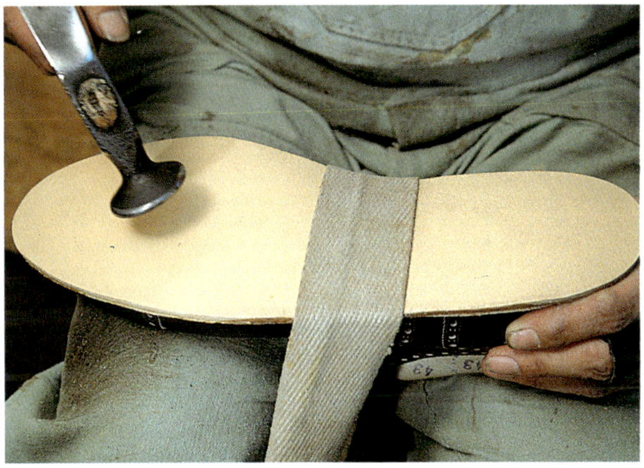

Die aufgeklebte Sohle wird mit dem Hammerstiel kräftig gepreßt und dann durchgehend geklopft, um den Kleber und die geklebten Stellen zu verdichten. Der Schuhmacher schnallt sich hierbei mit einem Beinriemen den Schuh auf den Schenkel.

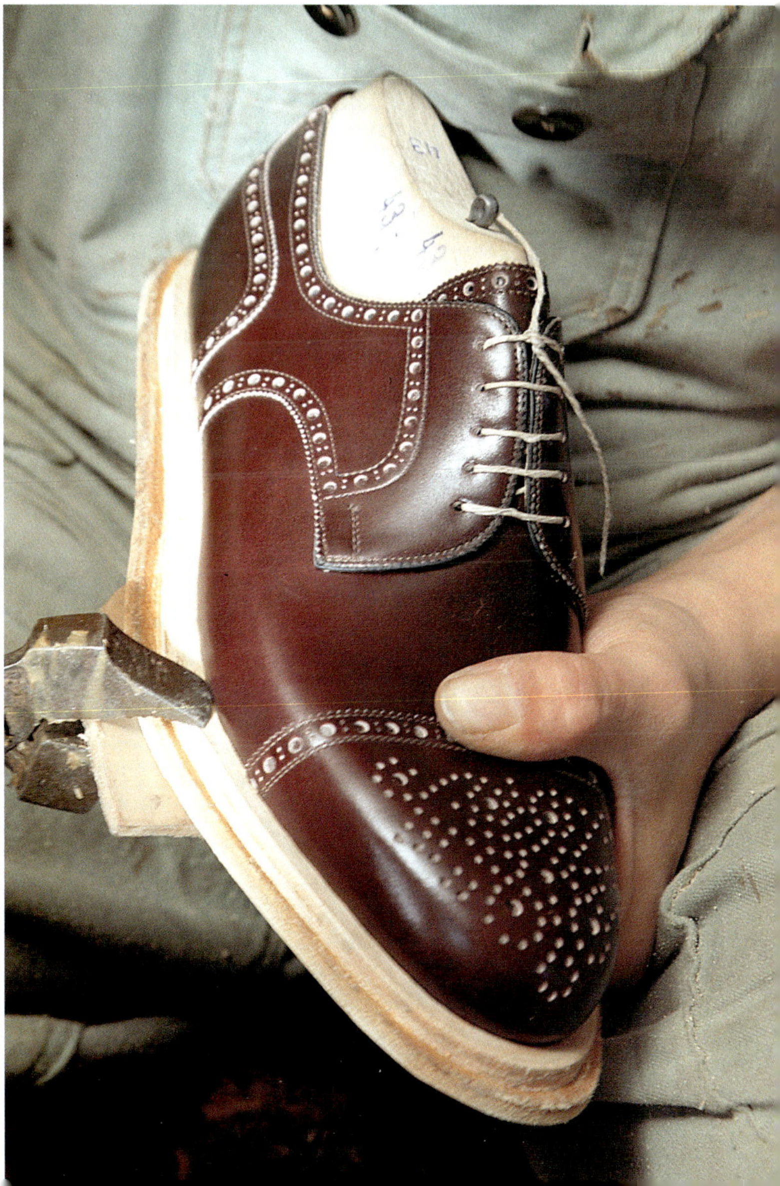

Rahmen und Sohle werden gleichmäßig mit der Zange rundherum zusammengedrückt und der Kleister auf diese Weise in das Leder hineingepreßt. Am Sohlenrand schneidet der Schuhmacher das überflüssige Leder mit einem Messer ab – die von Hand aus dem Leder ausgeschnittene Sohle ist stets etwas größer als nötig – und gleicht die Ränder von Rahmen und Sohle einander an.

Die Laufsohle

Beim rahmengenähten Schuh läßt nur eine einzige Stichreihe am Schuh – zwischen vorderer Sohle und Absatz – erkennen, daß Rahmen und Laufsohle nicht nur zusammengeklebt, sondern auch genäht sind. Diese Naht bleibt durch die Rißlippe von der Sohlenseite aus verdeckt.

Die Laufsohle wird 5–6 mm vom Sohlenrand entfernt mit einem Glasstück eingeritzt und mit einem im 45°-Winkel gehaltenen, scharfen Messer bis zur Hälfte der Sohlenstärke an der Markierungslinie entlang aufgeschnitten. Dieser Einschnitt wird mit einem Schrapper ausgeschabt und zu einer Bahn vertieft. Dabei entsteht auf der Sohle ein kleiner Lederrand, der nicht abgebrochen oder bei der Arbeit beschädigt werden darf, weil er nach dem Nähen die Stiche verdecken muß: die Rißlippe.

Die beim Ausschaben des Risses entstandenen kleinen Lederteilchen werden entfernt. Anschließend glättet der Schuhmacher mit dem gespitzten Knochenmesser – aus dem Schienbeinknochen eines Rindes zu einer handlichen Form mit glatter Oberfläche geschnitzt, gefeilt und geschliffen – mit gleichmäßigem Druck die Ränder des Risses.

Der Schuhmacher muß sorgfältig auf die korrekte Tiefe und Breite des Risses achten, um einerseits die Stiche – bei zu flachem Riß – vor möglicher Abnutzung zu schützen, andererseits – bei zu tiefem Riß – die Sohle vor dem Durchbrechen zu bewahren. Darüber hinaus müssen die Fäden im Riß eng aneinander liegen und die ganze Breite ausfüllen, damit die Naht ausreichend verdeckt ist und zugleich dicht schließt.

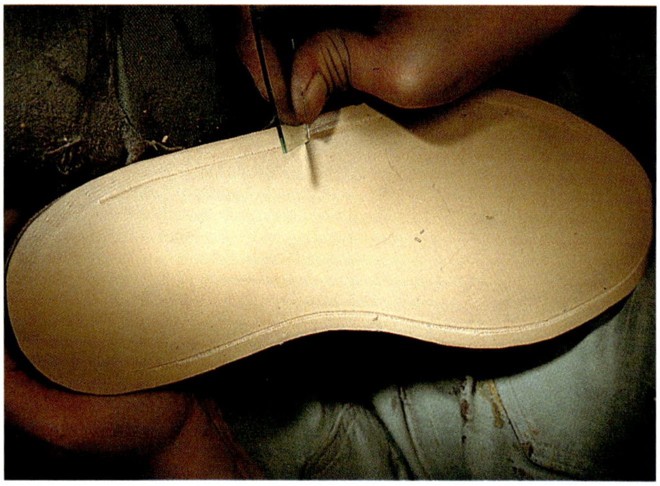

Der Schuhmacher schneidet in die Laufsohle einen Riß, dessen Tiefe der Hälfte der Laufsohlenstärke entspricht.

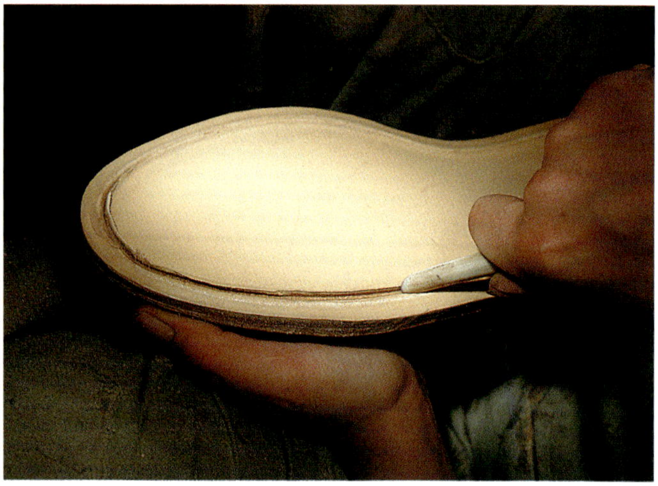

Der Einschnitt wird mit dem Schrapper ausgeschabt, zu einer Bahn vertieft und mit dem Knochenmesser geglättet. In diesem Riß verläuft die Laufsohlennaht.

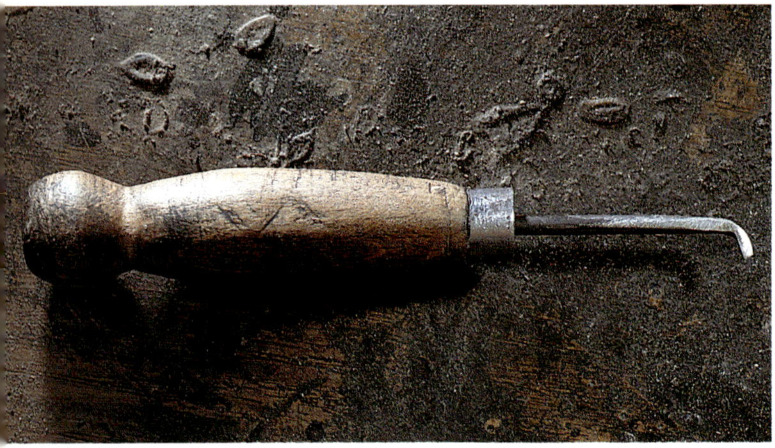

Zur Vertiefung des Risses dienendes Schabewerkzeug: der Schrapper.

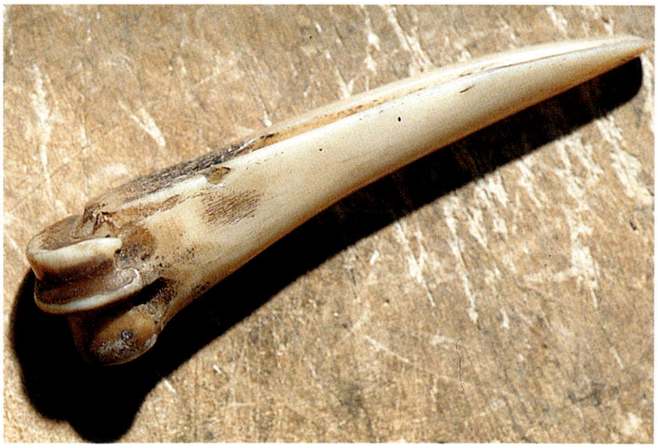

Vom Schuhmacher selbst angefertigtes Knochenmesser – hier mit Spitze.

Markieren der Stiche auf der Laufsohle

Beim Zusammennähen von Rahmen, Brandsohle und Schaftteil verläßt sich der Schuhmacher auf sein Augenmaß. Da diese Naht im Inneren des Schuhs verdeckt bleibt und lediglich eine funktionelle Rolle spielt, müssen ihre Stiche zwar präzise verlaufen, doch Erfahrung und Augenmaß reichen aus. Wenn der Schuhmacher entsprechend dicht sticht und die Fäden gut festzieht, wird die Naht ausreichend haltbar.

An den Außenseiten des Rahmens erfüllt die Naht, die Rahmen und Laufsohle zusammenhält, zusätzlich eine ästhetische Funktion, denn diese Reihe exakt gleichmäßiger Stiche stellt eine Zierde des Schuhs dar. Aus diesem Grund werden vor dem Zusammennähen des Rahmens und der Sohle die Einstichstellen markiert.

Der Schuhmacher verwendet dazu eine Stichpresse. Dieses Metallwerkzeug hat zwei abgerundete Zähne und dazwischen eine Wölbung. Es wird fest auf den Rahmen gedrückt, wobei die Zähne einen punktförmigen Abdruck auf dem Leder hinterlassen. Der Schuhmacher führt die Stichpresse auf dem Rahmen rund herum und markiert so jeden einzelnen Einstich. Bei den rahmengenähten Schuhen beträgt der Stichabstand circa 6,6 mm. Die markierten Punkte müssen so liegen, daß die Ahlenspitze – genau am Punkt angesetzt – beim kraftvollen Durchstechen der zahlreichen Lederschichten ausschließlich im Riß zum Vorschein kommt. Die Stärke der Lederschichten, die mit der Ahle durchstochen werden müssen, können bei einfacher Sohle bis zu 9 mm, bei doppelter Sohle sogar bis zu 12 mm betragen.

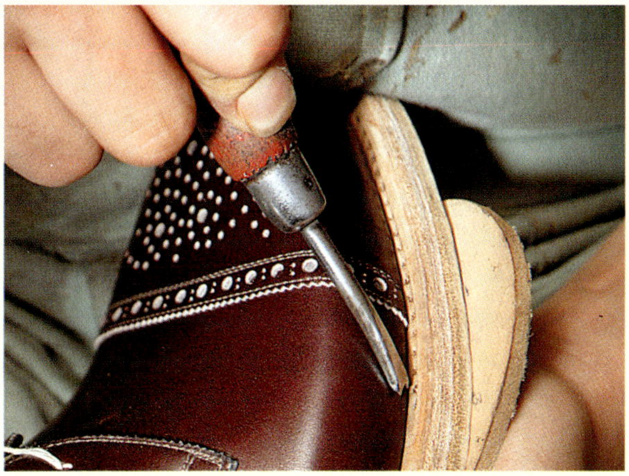

Mit der Stichpresse werden die Einstichstellen auf dem Rahmen markiert.

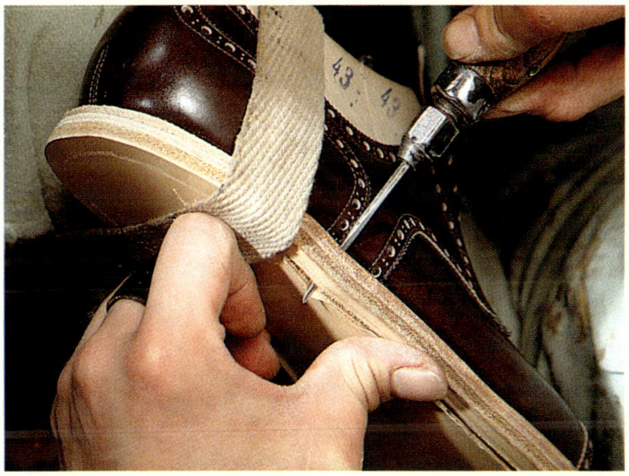

Die Lederschichten werden mit der Ahle bis zum Riß durchstochen.

Die Stichpresse hat zwei abgerundete Zähne, zwischen denen sich eine Wölbung befindet. Sie erfüllt zwei Funktionen: das Markieren der Einstichstellen für Rahmenahle und Nadel sowie das anschließende Glätten der Stiche. Die Stärke des zu durchstechenden Leders beträgt bei einem Schuh mit einfacher Sohle bis zu 9 mm, bei einem Schuh mit doppelter Sohle bis zu 12 mm.

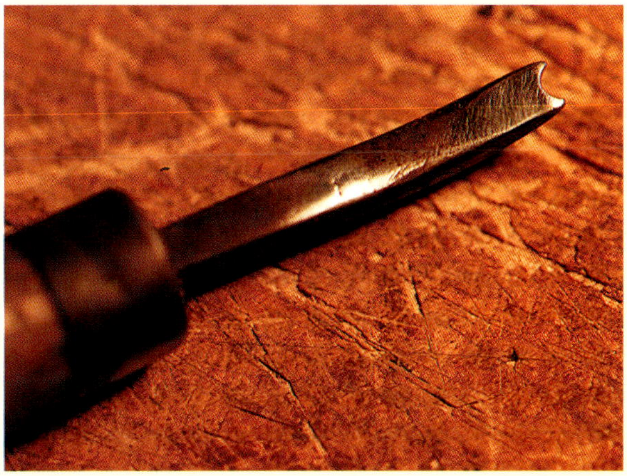

Das Doppeln

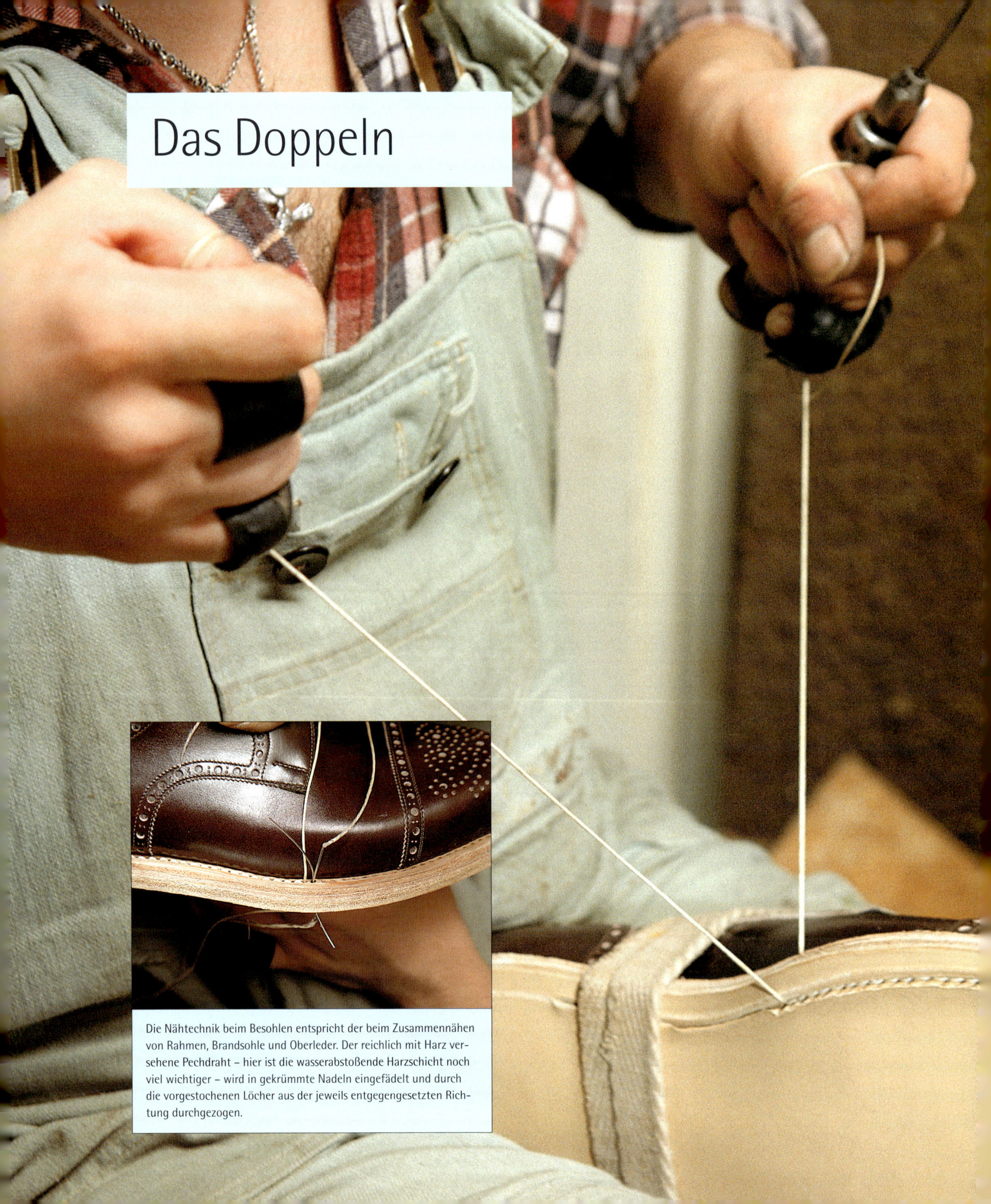

Die Nähtechnik beim Besohlen entspricht der beim Zusammennähen von Rahmen, Brandsohle und Oberleder. Der reichlich mit Harz versehene Pechdraht – hier ist die wasserabstoßende Harzschicht noch viel wichtiger – wird in gekrümmte Nadeln eingefädelt und durch die vorgestochenen Löcher aus der jeweils entgegengesetzten Richtung durchgezogen.

Der Abschluß des Rahmennähens

Dank der mit der Stichpresse markierten Punkte muß sich der Schuhmacher nur auf die Gleichmäßigkeit der Naht konzentrieren. Zudem muß er darauf achten, daß die Fäden mit gleichbleibender Kraftaufwendung durchgezogen werden, denn keiner der Stiche darf zu locker oder fester als notwendig sein. Nach dem letzten Stich werden die Fadenenden kräftig verknotet. Beim Festnähen der Laufsohle mußte besonders darauf geachtet werden, daß die Rißlippe nicht beschädigt wird, denn sie wird jetzt, beim nächsten Arbeitsgang, geschlossen. Indem das Sohlenleder damit die Naht in sich einschließt, wird gewährleistet, daß es seine ursprüngliche Dichte zurückerlangt.

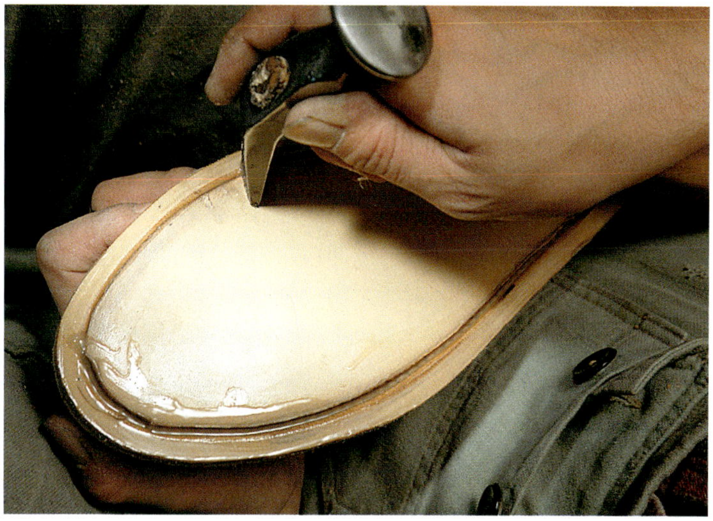

Der Riß wird mit Kleister gefüllt und mit der Rißlippe geschlossen. Der Schuhmacher drückt mit der kantigen Seite des Hammers das noch feuchte und gut formbare Sohlenleder zusammen. Ist das Leder getrocknet, sieht man an der Stelle der Naht nur noch eine hauchdünne Linie.

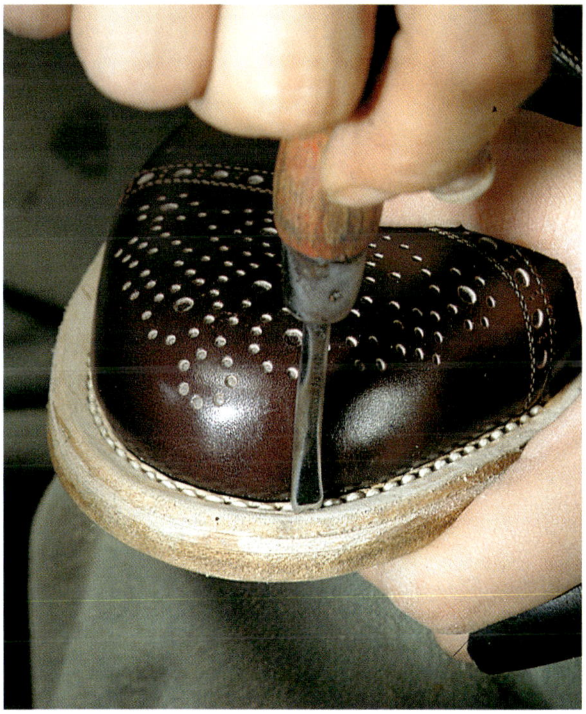

Um den perfekten Verlauf der Außennaht zu gewährleisten, fährt der Schuhmacher mit der Stichpresse an der Naht entlang. Die Zähnchen der Stichpresse greifen zwischen die Stiche und heben diese plastischer hervor. Die Stiche liegen nun wie kleine Perlen auf dem Rahmen.

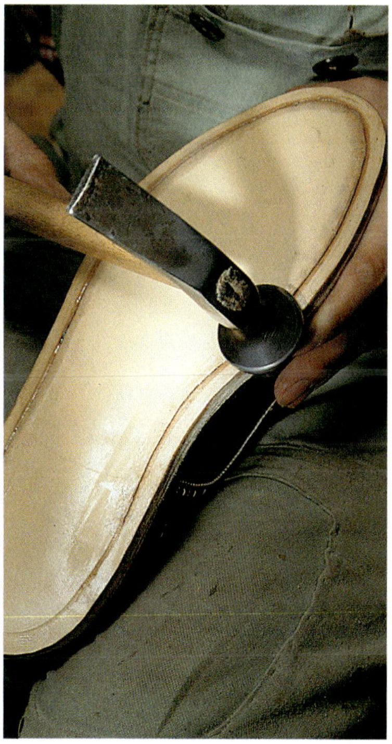

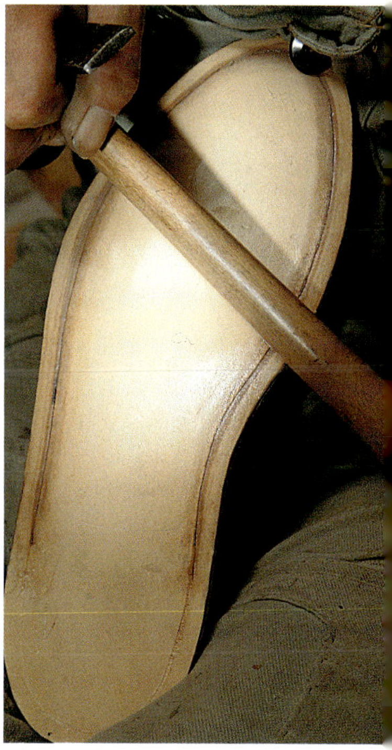

Zum Verdichten des Sohlenleders wird ein einziges Werkzeug verwendet – der Hammer. Seine drei Funktionen können hierbei gut verfolgt werden: Mit seiner Kante wurde die Rißlippe geschlossen und geglättet, mit seinem scheibenförmigen Hammerkopf nicht nur der Riß, sondern die ganze Sohle geklopft und so das Material verdichtet sowie Wölbungen und Senkungen geglättet. Anschließend wird der Hammerstiel unter kräftigem Druck mehrmals auf der Sohle entlanggezogen, um den Riß perfekt zusammenzupressen und eine völlig glatte Oberfläche zu erzielen.

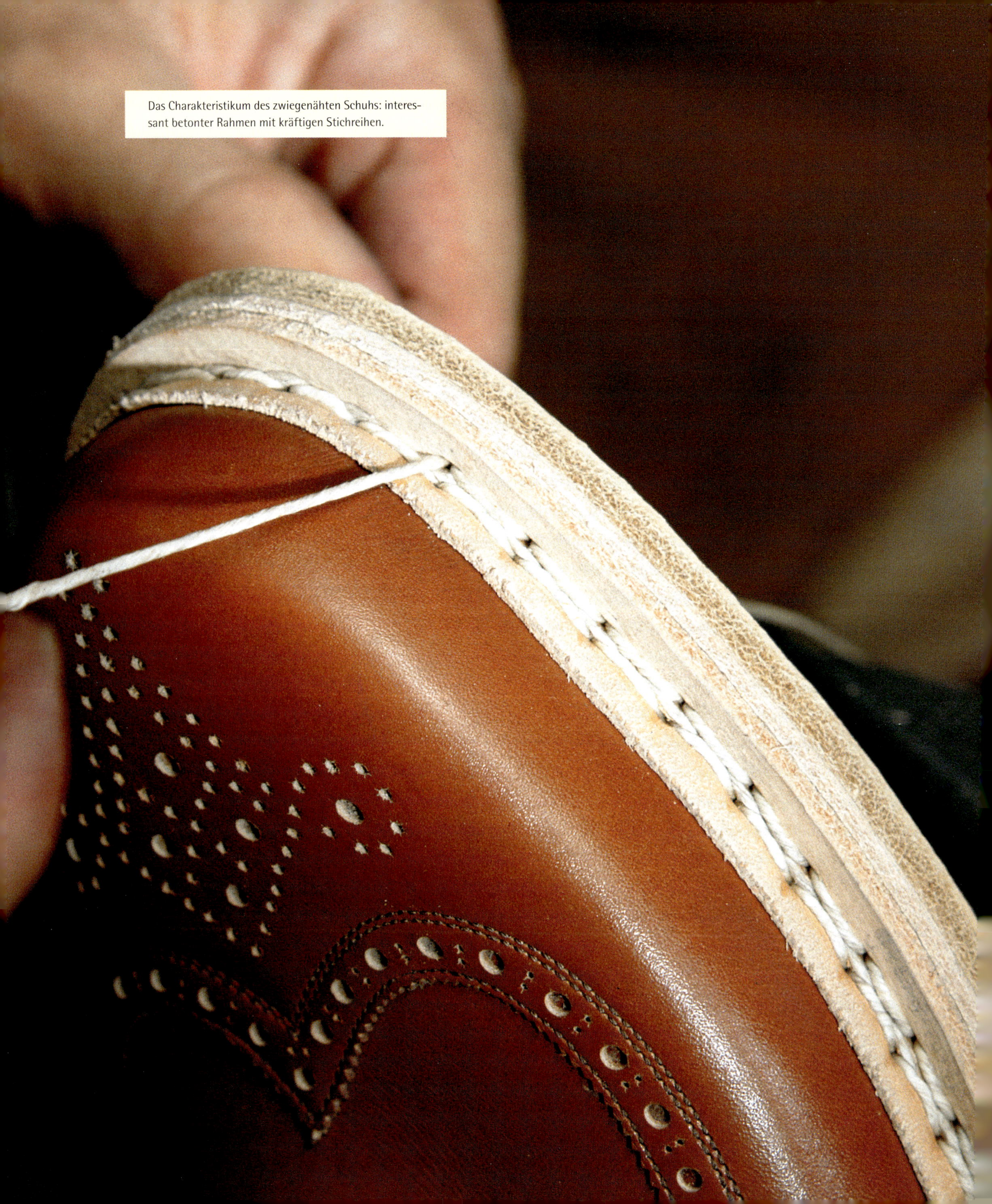

Das Charakteristikum des zwiegenähten Schuhs: interessant betonter Rahmen mit kräftigen Stichreihen.

Der zwiegenähte Schuh

Ein zwiegenähter Schuh mit einfacher Sohle hat zwei kraftvolle Stichreihen, einer mit doppelter Sohle – der in der Regel bevorzugt wird – drei Reihen. Auf den folgenden Seiten wird der Vorgang des Rahmennähens bei Schuhen mit doppelter Sohle Schritt für Schritt dargestellt. Sowohl beim rahmengenähten als auch beim zwiegenähten Schuh hat der Rahmen die Aufgabe, Schaftteil, Brandsohle und Laufsohle zusammenzuhalten. Der Unterschied zwischen beiden Schuhtypen liegt in der Betonung von Rahmen und Nähten: Im Gegensatz zum eleganteren und leichteren rahmengenähten Schuh erfüllen beim zwiegenähten Schuh Rahmen und Nähte sowohl eine konstruktive als auch eine ästhetische Funktion. Sie werden betont als Verzierungen eines eher sportlich robusten Schuhwerks hervorgehoben.

Hinsichtlich der Vorbereitungen zum Nähen besteht ein wesentlicher Unterschied zwischen den Schuhtypen: Für den zwiegenähten Schuh wird ein circa 22 mm breiter Rahmen zugeschnitten. Dieser ist 4 mm breiter als der des rahmengenähten Schuhs. Bei den übrigen Vorbereitungsarbeiten bestehen keine wesentlichen Unterschiede: die Brandsohle wird an der unteren Seite des Leistens befestigt, der zusammengestellte Schaft angepaßt, an den Leisten genagelt und die Nägel umgebogen.

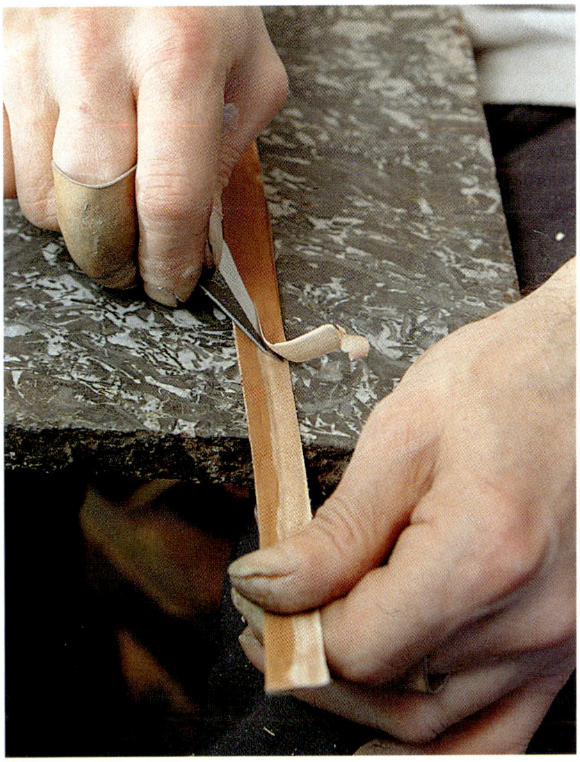

Der Rand des breiten Rahmens wird mit einem im 45°-Winkel geführten Messer verjüngt.

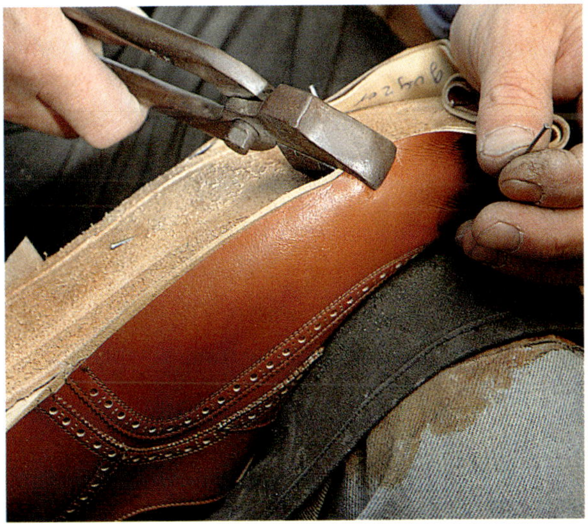

Der Einstechdamm ist in die Brandsohle eingearbeitet, das Zwicken kann beginnen. Dieser Prozeß verläuft genauso wie bei einem rahmengenähten Schuh. Der Schaft wird mit Metallnägeln an Brandsohle und Leisten befestigt.

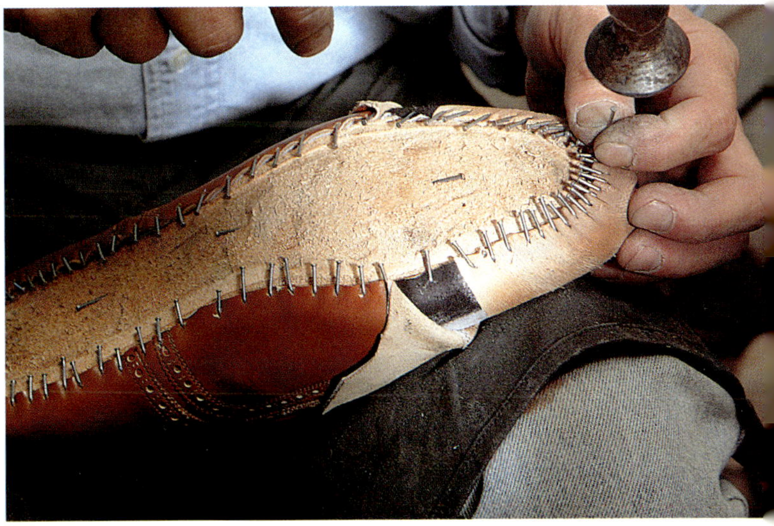

Im Falle eines Leistens mit speziell hohem Blattkappenteil (Schuhspitze) wird die Vorderkappe nicht zusammen mit dem Oberteil, sondern getrennt aufgenagelt. Als nächster Arbeitsgang folgt das Aufspannen des oberen Schuhspitzenteils. So wird vermieden, daß das Leder Falten wirft.

Die Rahmennaht

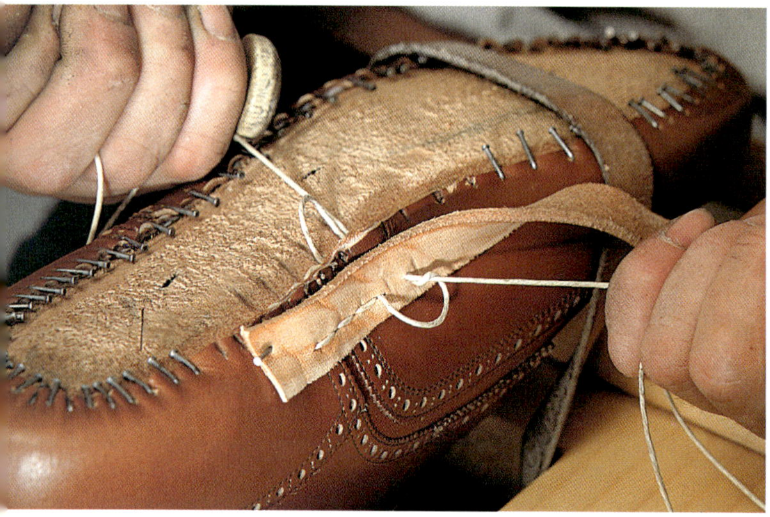

Mit der Ahle werden Rahmen, Oberteil und Brandsohle durchstochen. Durch diese Löcher wird mit Hilfe von zwei Nadeln der aus zwölf – bei sportlicheren Schuhen bis zu 24 – Fasersträngen bestehende Faden in entgegengesetzter Richtung durchgezogen. Die Länge eines Stichs beträgt beim zwiegenähten Schuh bis zu 10 mm. Diese Naht ist von außen sichtbar.

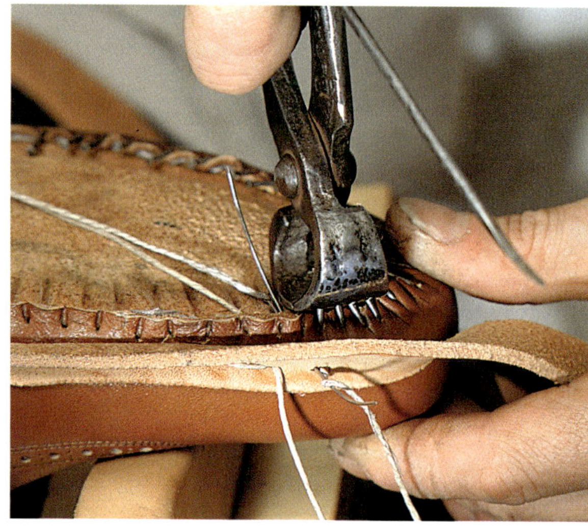

Die Nägel können dort, wo jetzt die stramm gezogene Naht Oberteil und Rahmen verbindet, Stück für Stück entfernt werden. Durch die großen Stiche geht das Nähen verhältnismäßig schnell voran, und die Nägel werden zügig nach und nach herausgezogen.

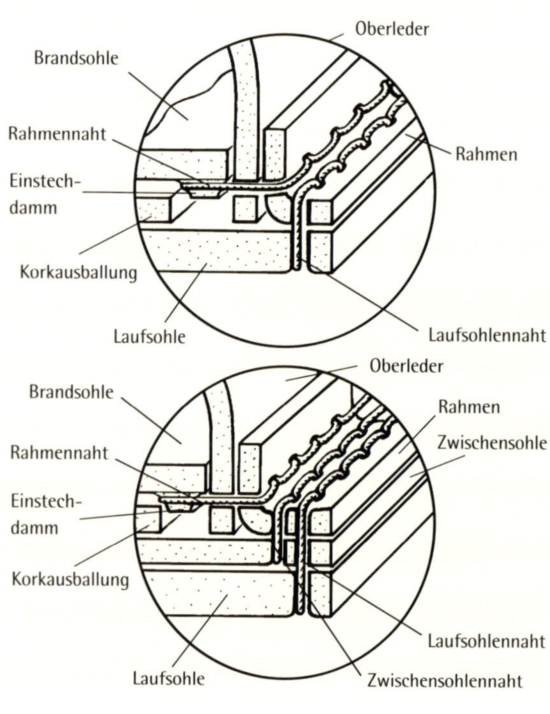

Die Zeichnung verdeutlicht, welche Teile die einzelnen Nähte – Rahmennaht, Zwischenrahmennaht, Laufsohlennaht – jeweils zusammenhalten. Alle Nähte sind von außen sichtbar.

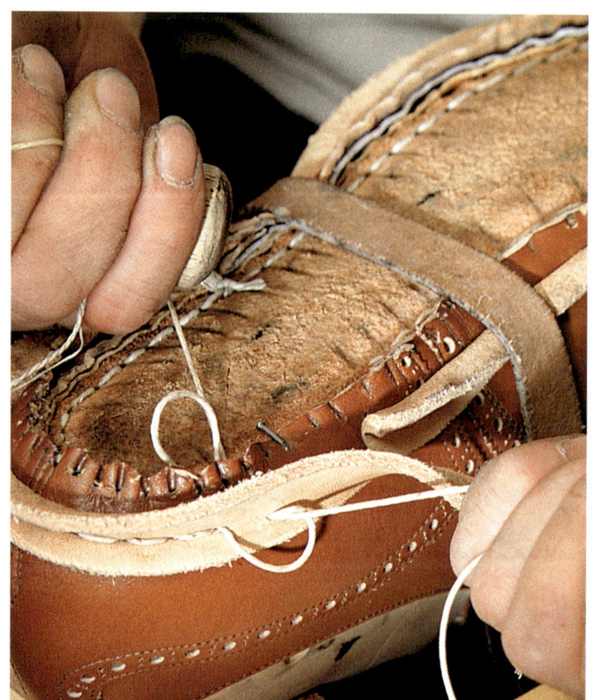

Hier umfaßt der Rahmen den ganzen Schuh; die Rahmenenden treffen an der Ferse aneinander. Mit der Zange wird der Rahmen in einem Winkel von 90° in die Horizontale gebogen.

Vorbereitungen zur zweiten Stichreihe

Bevor der Schuhmacher die zweite Stichreihe in Angriff nimmt, sind dieselben Arbeitsvorbereitungen nötig wie beim rahmengenähten Schuh (siehe Seite 143 ff.). Der Schuhmacher füllt den Hohlraum auf der Brandsohle mit Gelenkfeder, Lederauflage und Korkausballung aus. Er klopft die Korkausballung mit dem Hammer etwas auf, damit sich der Kleister anschließend besser darauf verteilt.

Ein Schuh mit doppelter Sohle ist wesentlich komfortabler beim Laufen, da er den Fuß aufgrund der zusätzlichen Zwischensohle besser gegen die Unebenheiten des Bodens schützt. Diese 3–4 mm starke Sohle ist dünner und daher flexibler als die Laufsohle. Die Oberfläche des Leders wird leicht aufgerauht, damit der Kleister besser haftet, anschließend mit diesem bestrichen und auf die Lederauflage, die Gelenkfeder und Korkausballung bedeckt, geklebt. Mit Druck preßt der Schuhmacher die Zwischensohle mit dem Hammerkopf auf den Kleister.

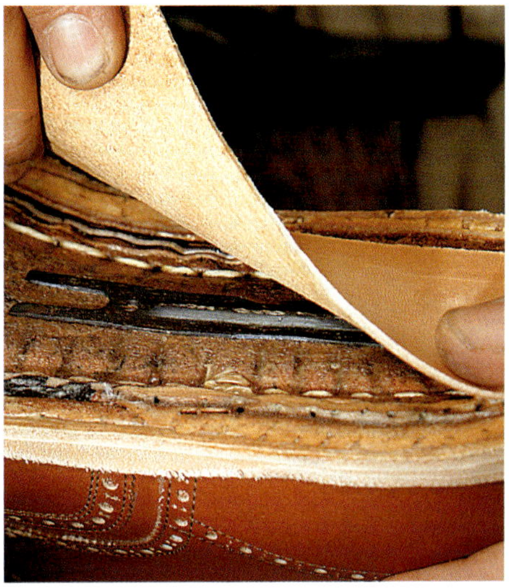

Die Gelenkfeder im Sohlenzwischenraum wird mit einer Lederauflage abgedeckt.

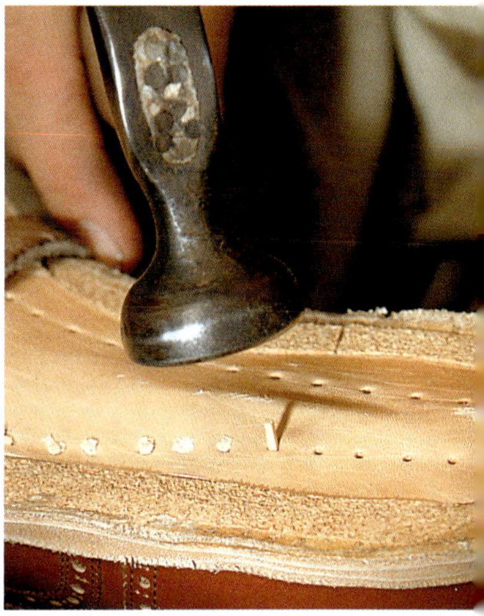

Anschließend wird die Gelenkfeder rundherum mit Holznägeln befestigt.

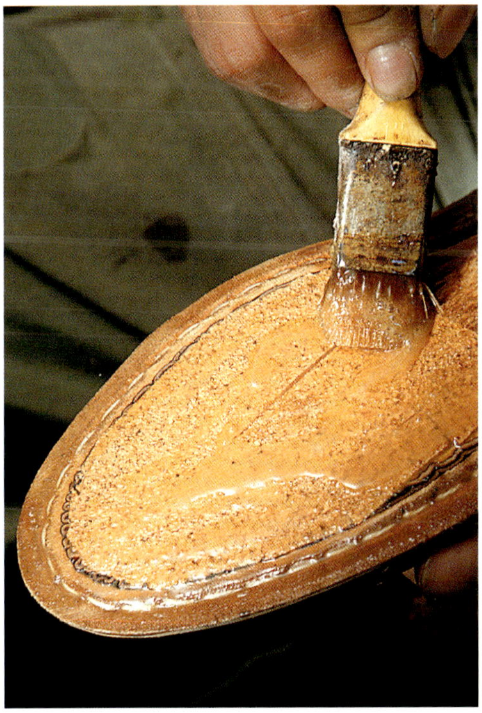

Rahmen, Korkausballung des Sohlenzwischenraums und Lederauflage werden mit Kleister bestrichen.

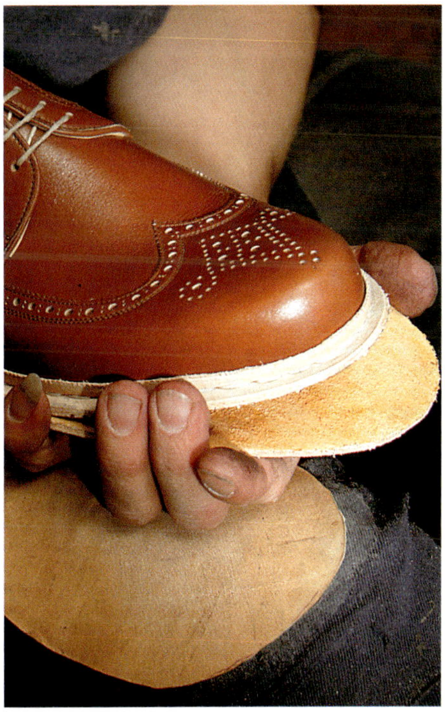

Die Zwischensohle ist festgeklebt. Hier ist sehr gut zu sehen, daß der gebogene Rahmen gegen den Schaft und gegen die Zwischensohle gepreßt wird.

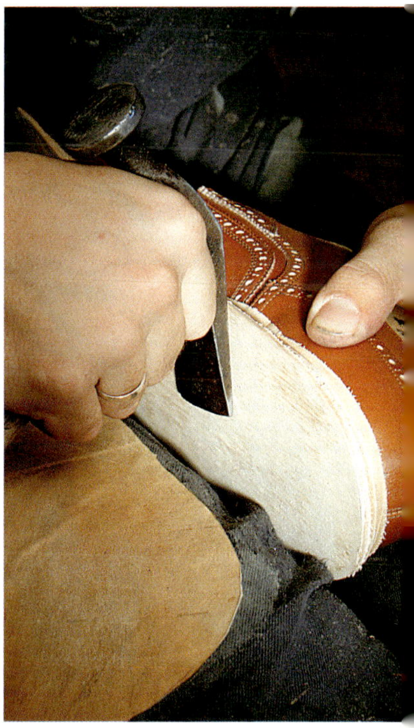

Durch kräftigen Druck mit dem Hammerkopf wird die Zwischensohle befestigt.

Die Zwischen-sohlennaht

Die zweite Stichreihe verbindet Rahmen und Zwischensohle, die bereits vom Kleister festgehalten werden, miteinander. Der Schuhmacher durchsticht diese Lederschichten ebenfalls mit der Ahle und zieht anschließend den Faden mit zwei Nadeln aus entgegengesetzten Richtungen hindurch. Jeder Stich dieser Sohlennaht wird in der Mitte eines Stichs aus der ersten Reihe begonnen; die Nähte verlaufen zwar parallel zueinander, jedoch um jeweils 5 mm versetzt. Dadurch wird eine Verteilung der Belastung gewährleistet: Rollt beim Gehen der Fuß ab, werden die beiden Nähte nicht gleichzeitig, sondern in einer Art »Wellenbewegung« belastet.

Der Schuhmacher muß während des Schuhaufbaus sorgfältig darauf achten, daß er die Nähte nicht beschädigt. Diese sind jedoch auf verschiedene Weisen geschützt: Die Rahmennaht ist aufgrund ihrer Lage nicht so gefährdet, die Zwischenrahmennaht wird von der Laufsohle bedeckt, und die Laufsohlennaht ist unter der Rißlippe versteckt.

Die Laufsohlen-naht

Die dritte Stichreihe muß drei Lederschichten von einer Stärke bis zu 12 mm (je nach Robustheit des Schuhs und vor allem der Laufsohle) zusammenhalten: Rahmen, Zwischensohle und Laufsohle. Letztere wird aus einem circa 6 mm dicken Croupon ausgeschnitten und mit Kleister an die Zwischensohle geklebt. Die Art der Besohlung beim zwiegenähten Schuh entspricht der des rahmengenähten Schuhs (siehe Seite 150 ff.): In die Laufsohle werden 2–3 mm vom Sohlenrand (je nach Breite des Rahmens) Riß und Rißlippe eingearbeitet und durch diese mit der Ahle die Löcher der Laufsohlennaht vorgestochen. Das Durchstechen der Lederschichten mit der Ahle ist selbst beim rahmengenähten Schuh keine leichte Aufgabe – es erfordert besonderen Kraftaufwand. Die Einstichstellen der dritten Stichreihe sind von der Seite der Laufsohle aus so zu treffen, daß die Stiche parallel zur zweiten Stichreihe und von der Stichabfolge symmetrisch zur ersten Stichreihe verlaufen – eine weitere Herausforderung an die Präzisionsarbeit des Schuhmachers.

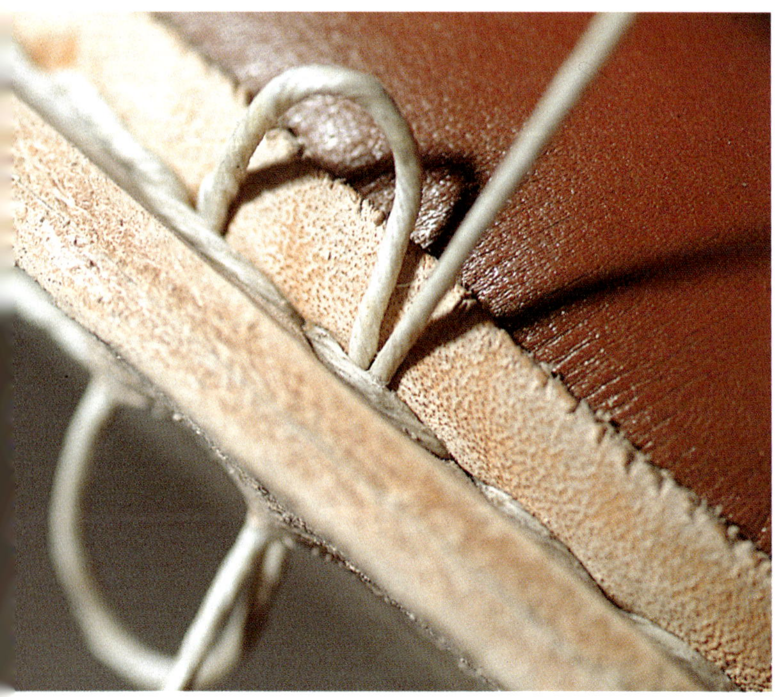

Die 10 mm langen Stiche der Rahmen- und Laufsohlennaht laufen zwar parallel zueinander, aber um 5 mm versetzt.

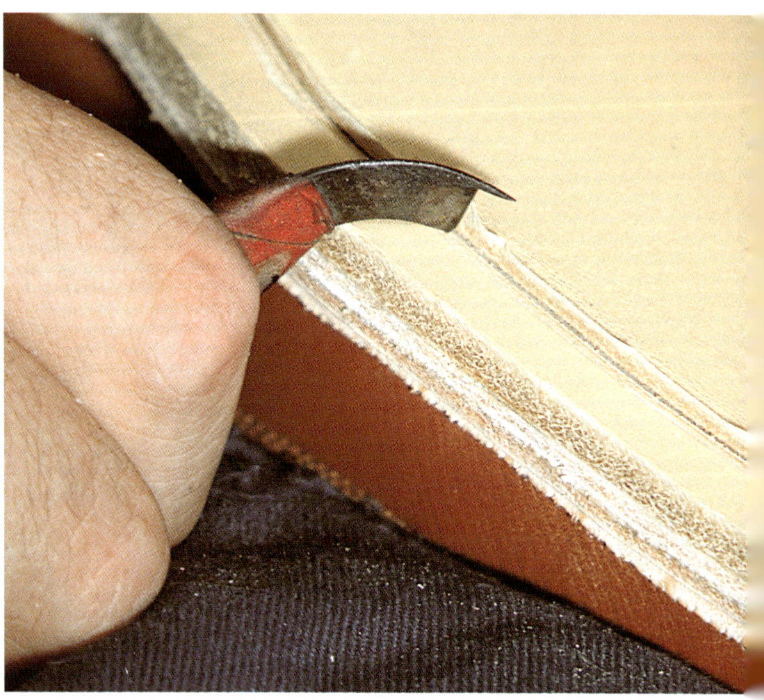

Der Einschnitt in der Laufsohle ist ausgeschabt, der Riß für die Laufsohlennaht fertig.

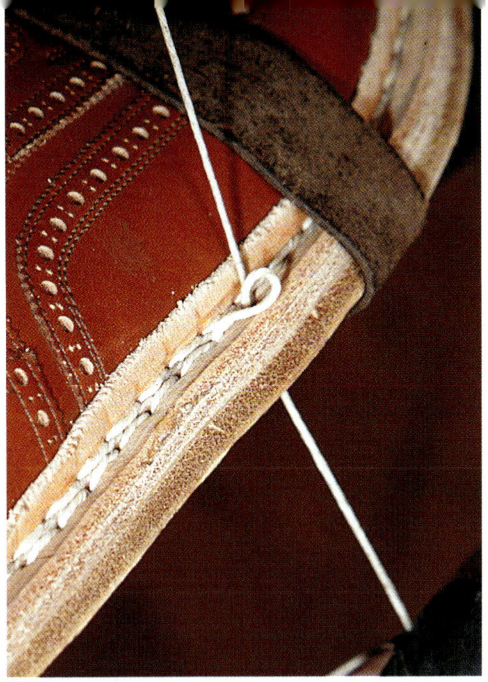

Die dritte Stichreihe entsteht.

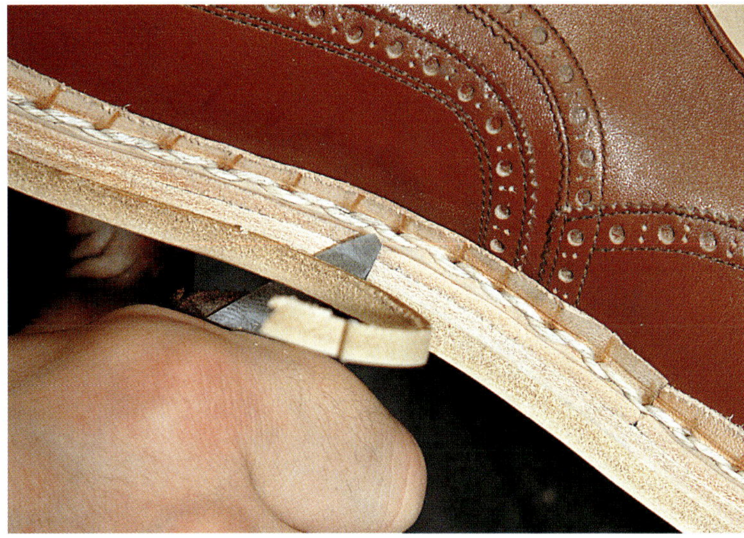

Der Rand der Laufsohle wird der Zwischensohle angepaßt.

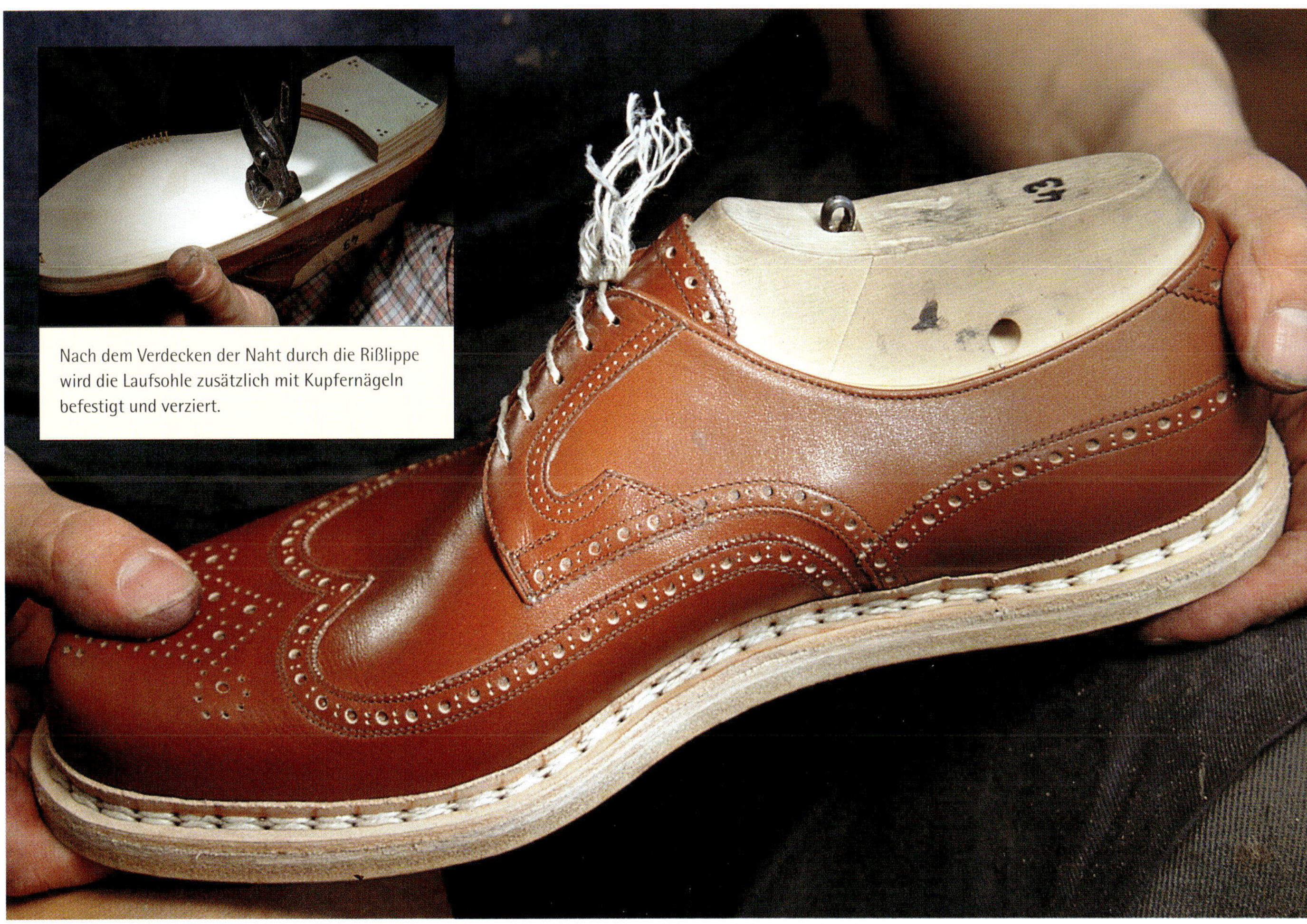

Nach dem Verdecken der Naht durch die Rißlippe wird die Laufsohle zusätzlich mit Kupfernägeln befestigt und verziert.

Der doppelsohlige zwiegenähte Schuh ist bereit für den Aufbau des Absatzes.

Der Absatz

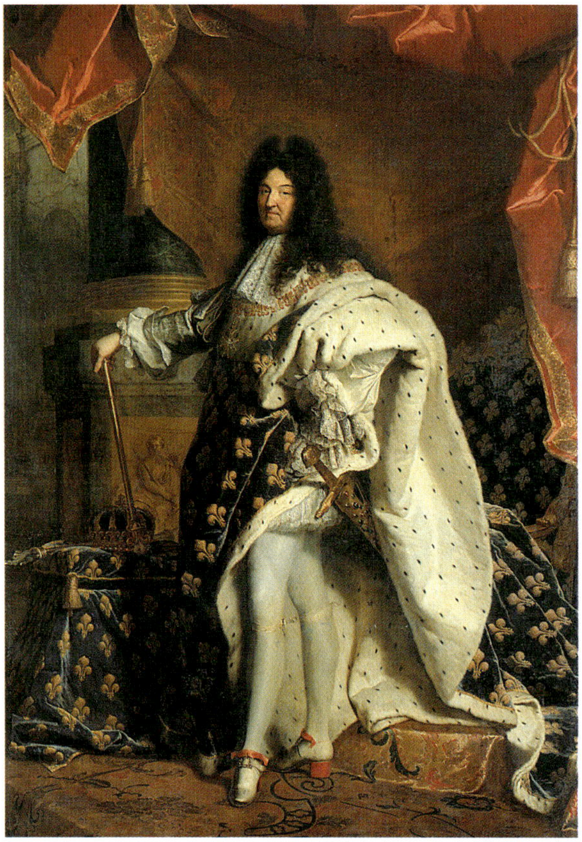

Hohe Absätze sollten Ludwig XIV. zu einer imposanten Körpergröße verhelfen (Gemälde von 1701 im Königsornat von Hyacinthe Rigaud, Louvre, Paris).

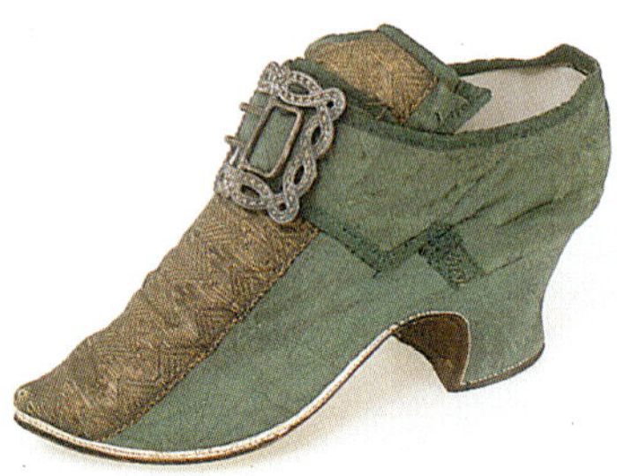

Bis ins 17. Jahrhundert hatten nur Reitstiefel Absätze. Seit dem Barock kamen auch edlere Modelle – wie hier aus Brokatstoff – auf Absätzen daher (Bally Schuhmuseum, Schönenwerd).

Der Schuhabsatz wurde im 12. Jahrhundert n.Chr. in Persien erfunden, um den Reitern einen besseren Halt im Steigbügel zu geben und ihnen ein Aufrichten im Kampf zu ermöglichen. Er verbreitete sich sehr langsam über die Türkei (erste Funde von 1350 n.Chr.) und Ungarn nach Europa. Vermutlich trugen die modebewußten Männer im Frankreich des 16. Jahrhunderts bereits Schuhe mit hohem Absatz; nachweislich kommen sie jedoch erstmals in einer Preisliste von 1605 vor. Zu dieser Zeit handelte es sich wahrscheinlich noch um einen zwischen der Ferse des Fußes und der Sohle eingelegten Holzkeil, der jedoch weniger der Stabilisierung des Fußes diente als vielmehr den Träger größer erscheinen lassen sollte. Der außen angebrachte Absatz ließ nicht lange auf sich warten. Im Barockzeitalter fand er in extremen Ausmaßen und Verzierungen seinen Höhepunkt. Die oft viel zu hohen Absätze verhinderten eine natürliche Fußhaltung und ein stabiles Gleichgewicht. Nach 1800 verbannte man den Absatz wieder, und es kamen für zwei bis drei Jahrzehnte flache und leichte Seidenschuhe in Mode.

Die Modelaunen (zumindest in der Herrenschuhmode) sind vergangen, der Absatz ist geblieben. Inzwischen haben sowohl Schuhmacher als auch Schuhträger bemerkt, daß ein gut geformter Absatz von geeigneter Höhe gerade aufgrund der anatomischen Gegebenheiten des Fußes diesen sowohl beim Stehen als auch beim Gehen unterstützt, eine gleichmäßige Lastenverteilung zwischen Fußspitze und Ferse ermöglicht und gleichzeitig die Flexibilität des Schuhs erhöht.

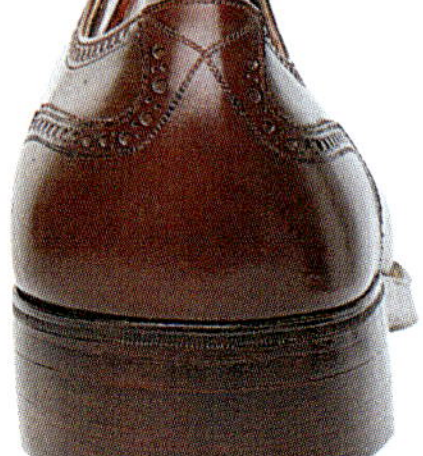

Die komfortabelste und geläufigste Absatzform ist leicht asymmetrisch.

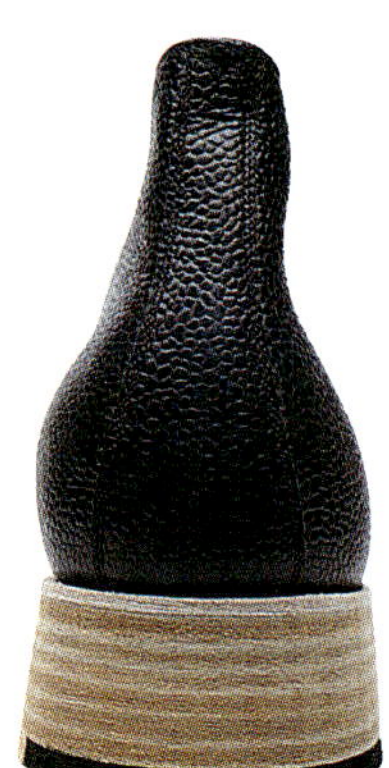

Zu sportlicheren Schuhen mit breiter Schuhspitze paßt ein Absatz in einer sich nach unten hin verbreiternden Trapezform.

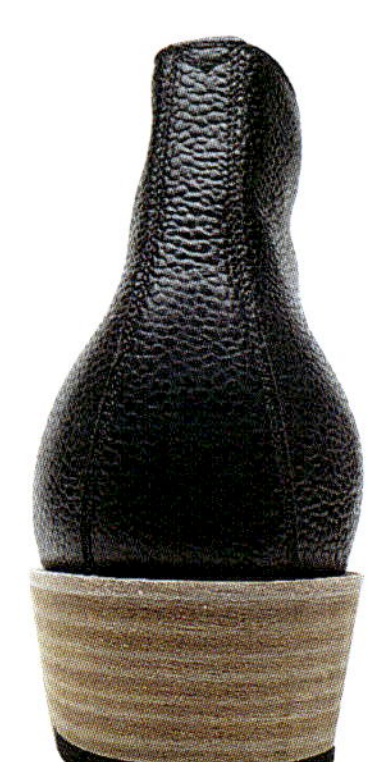

Zu einem Schuhmodell mit schmaler Schuhspitze gehört ein Absatz, dessen Trapezform sich nach unten hin verjüngt.

Das rechte Maß

Bei den Absätzen klassischer Herrenschuhe sollte sich der Schuhmacher an die Formel »ein Viertel der Sohle plus 1 cm« halten, um eine optimale Unterstützung gewährleisten zu können. Am gebräuchlichsten sind symmetrische, hufeisenförmige Absätze. Es werden aber auch asymmetrische Absätze hergestellt, die an der Innenkante des Schuhs weiter überstehen als an der Außenkante, um ein Nach-innen-Treten des Schuhträgers zu vermeiden.

Eine Absatzhöhe von 2,5 cm ist ideal beim Herrenschuh. Natürlich kann diese Höhe auf Wunsch des Auftraggebers herauf- oder herabgesetzt werden, jedoch möglichst nicht um mehr als 1 cm. Das angenehmste Gehgefühl verleiht ein nicht genau auf die Mittellinie gesetzter symmetrischer, nach außen hin leicht abgeschrägter Absatz. Zu spitzeren Schuhen paßt eher ein sich nach oben verbreiternder, trapezförmiger Absatz, zu sportlichen Schuhen wiederum eine sich nach unten verbreiternde Trapezform.

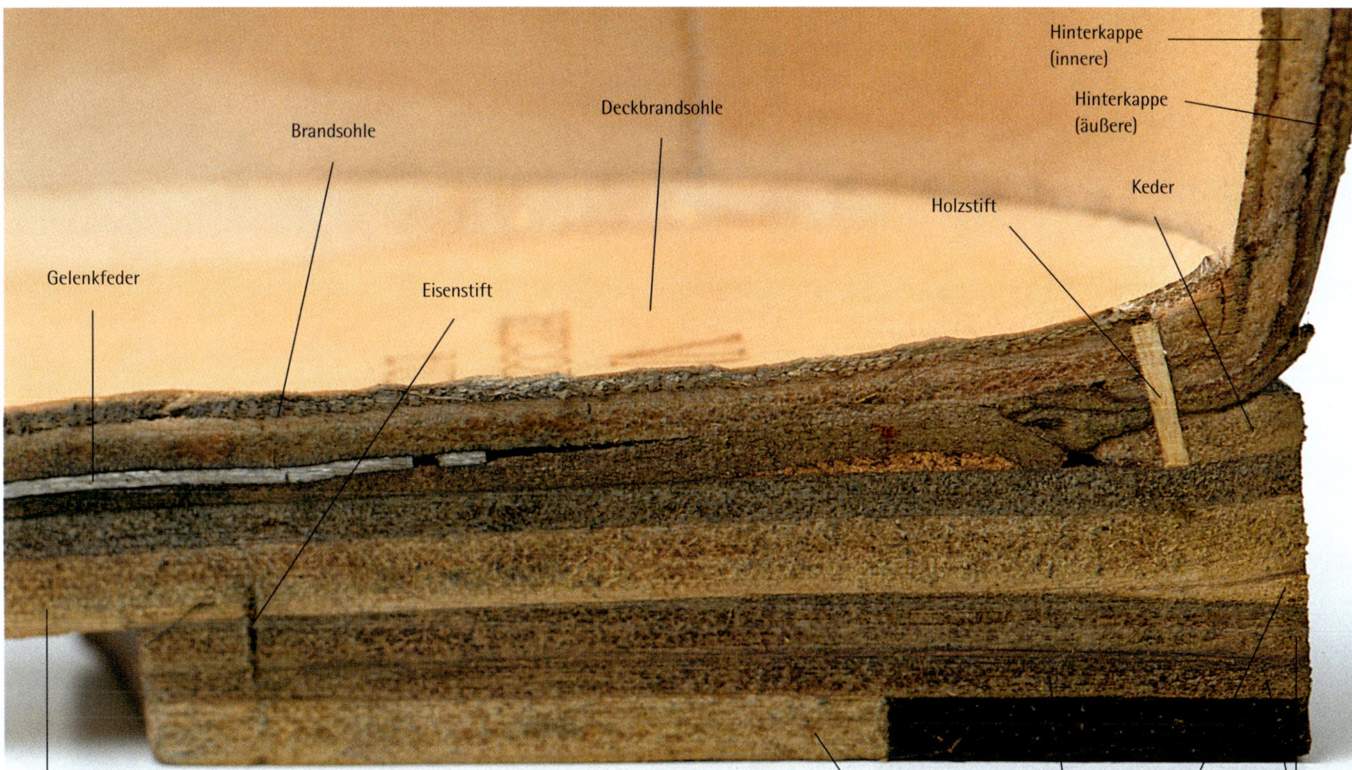

Zum Aufbau eines guten und stabilen Absatzes braucht man ein besonderes Gespür, denn der Schuhmacher schafft diese aus mehreren Lederschichten bestehende Form ohne Schablone oder Vorlage. Es erfordert eine große Fertigkeit, die Rundung des Absatzes gleichmäßig und harmonisch verlaufen zu lassen, vor allem unter dem Gesichtspunkt, daß sie beim linken und beim rechten Schuh perfekt übereinstimmen muß. Dies gilt auch für die Stärke und Höhe der einzelnen Schichten. Aus diesem Grund erfolgt der Aufbau des Absatzes stets paarweise.
Er wird aus mehreren 4–6 mm dicken Lederschichten auf einem zweiten, mit Holzstiften auf der Laufsohle befestigten Keder aufgebaut. Der Schuhmacher verdichtet die in Wasser eingeweichten und feucht gelagerten Lederstücke mittels Klopfen, damit das Material verschleißfester wird und nicht unter der ständigen Beanspruchung anfängt zu brechen.
Nach Fertigstellung jeder einzelnen Schicht wird die Absatzhöhe beider Schuhe gemessen und verglichen. Erweist sich der Absatz bei einem der Schuhe als zu hoch, wird die Schichthöhe mit Raspeln und Klopfen verringert und erneut überprüft.
Die letzte Schicht auf dem Absatz bezeichnet man in der Fachsprache als Laufabsatz (oder Laufabsatzfleck), weil er mit dem Boden in Berührung kommt.

Der zweite Keder

Zum Aufbau des Absatzes wird zunächst die Länge und die Absatzfront mit einem Bleistift markiert. Die Höhe eines Absatzes hängt von der Größe des Schuhs ab: Schuhe in kleineren Größen erhalten einen niedrigeren, Schuhe in größeren Größen einen höheren Absatz. Dies garantiert eine bessere Stabilität beim Gehen. Der Schuhmacher benutzt einen vorgefertigten Absatzfleck als Schablone, um Größe und Form des anzufertigenden Absatzes festzulegen. Er raspelt die markierte Oberfläche glatt und schabt sie mit einem Glasstück ab, damit sie so eben wie nur möglich ist. Die Ränder des Absatzteils werden in der Breite des zweiten Keders dünn mit Kleister bestrichen. Nach dem Aufkleben des Keders werden mit der Ahle die Löcher vorgestochen, in die anschließend die Holzstifte geschlagen werden. Diese sollten so lang sein, daß sie durch Sohle, ersten Keder und den umgeschlagenen Hinterkappenrand dringen, diese Schichten fest miteinander verbinden und so dem Absatz eine stabile Grundlage bieten. Anschließend werden die Oberfläche des Keders mit einem scharfen Messer beschnitten und die Köpfe der Holzstifte abgeraspelt, damit für den ersten Absatzfleck eine möglichst ebene Fläche entsteht.

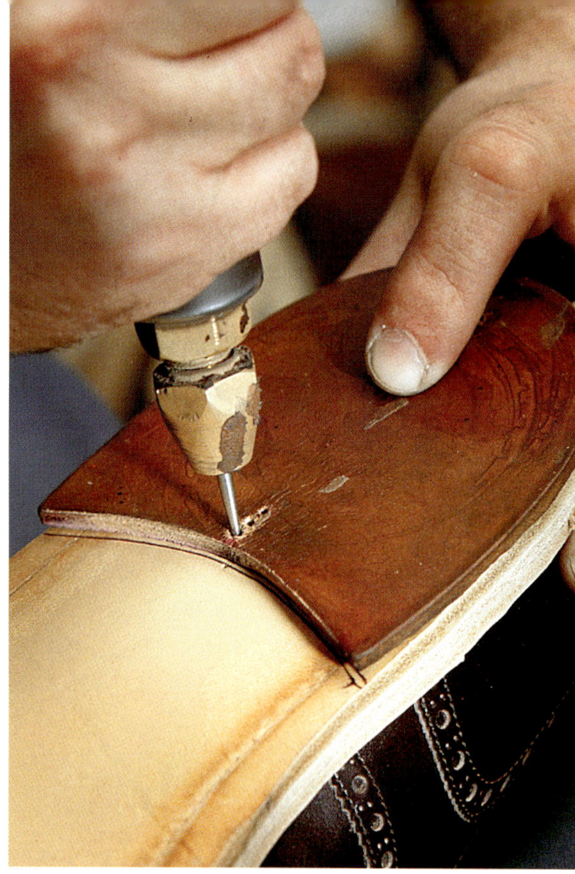

Mit dem vorgefertigten Absatzfleck als Schablone wird die Größe des Absatzes festgelegt. Die drei Löcher markieren das Ende des Absatzes bei bestimmten Schuhgrößen: die beiden ersten die Schuhgrößen 45 und 46, das dritte die Größen 39 und 40.

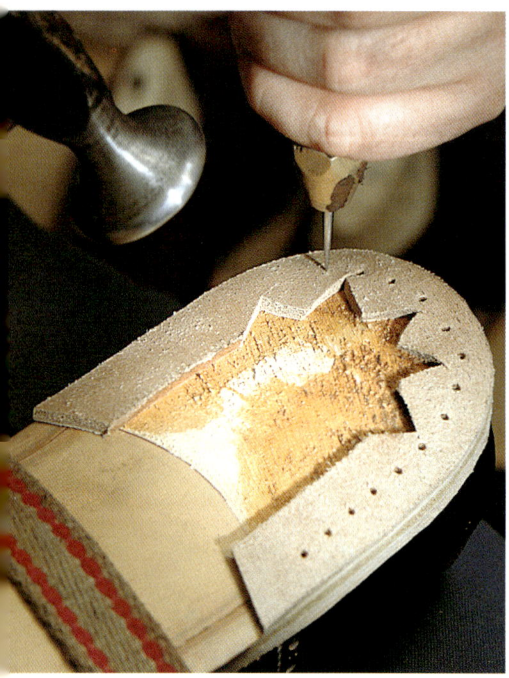

Auf der inneren Kante des Keders werden vier bis fünf dreieckige Formen ausgeschnitten, um den Lederstreifen dem Absatzrund anzupassen.

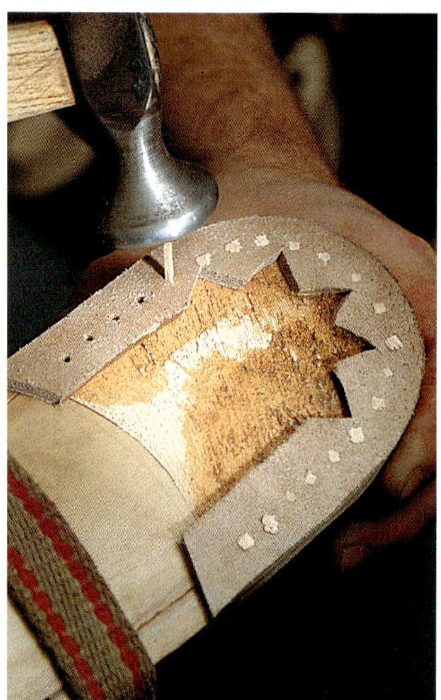

Der Schuhmacher schlägt in die mit der Ahle vorgestochenen Löcher die Holzstifte in den angeklebten Keder ein.

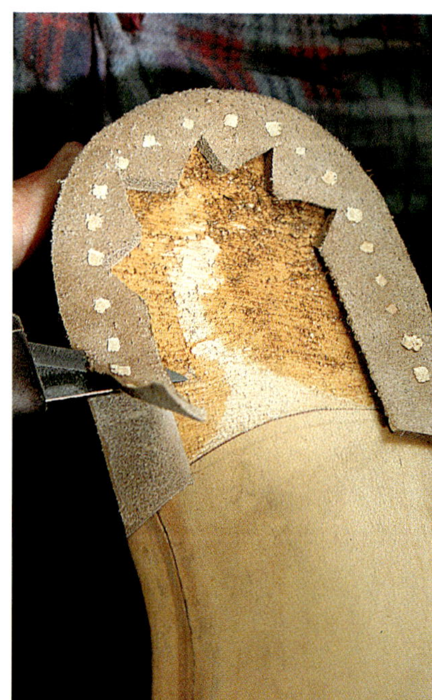

Mit dem Messer werden einige Lagen des Leders vom Keder entfernt, um eine möglichst ebene Fläche für den Absatzaufbau zu erhalten.

Der Aufbau des Absatzes

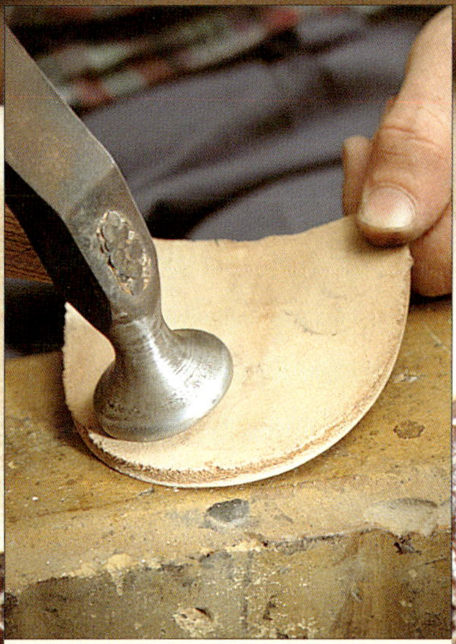

Die zum Aufbau des Absatzes ausgeschnittenen Absatzflecken werden auf Basaltstein gelegt und geklopft, damit sich die Fasern verdichten und das Material so fest wie möglich wird.

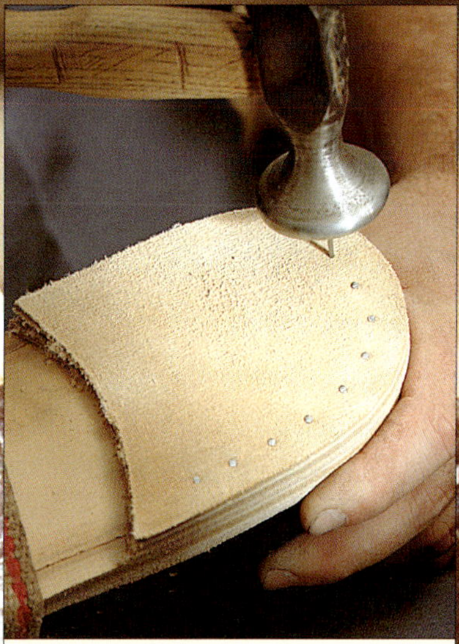

Die erste Lederschicht wird am Rahmen angeklebt und mit Metallnägeln angenagelt. Der Schuhmacher klopft die angenagelte Absatzschicht kräftig, rauht das Leder mit einer Raspel auf, bestreicht es mit Kleber und legt die nächste Schicht auf.

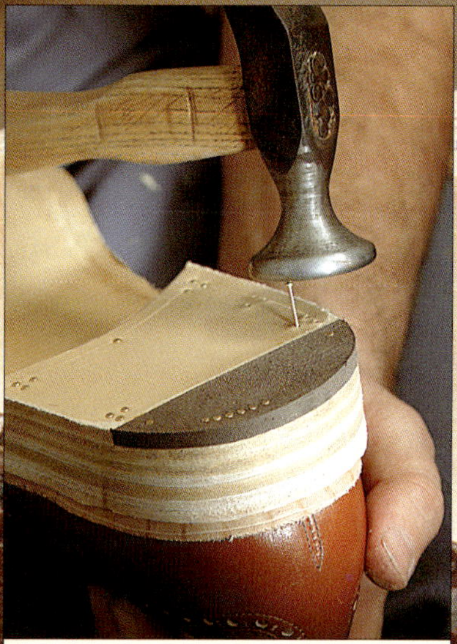

Die harte, verschleiß- und rutschfeste Gummiauflage mit einer Stärke von 5 mm, die sich am hinteren Teil des Absatzes, der am stärksten in Anspruch genommen wird, befindet, paßt sich dem Laufabsatzfleck und den darunter liegenden Lederschichten an.

Auf dem Foto ist sehr schön zu sehen, daß der Absatz aus mehreren Lederschichten zusammengesetzt ist.

Messen und Formen des Absatzes

Ein Charakteristikum des Absatzaufbaus ist, daß er nur paarweise erfolgen kann, da sich jede Schicht bei beiden Absätzen auf gleicher Höhe befinden muß. Nach Fertigstellung jeder einzelnen Schicht mißt der Schuhmacher nach. Erweist sie sich bei einem Absatz als zu hoch, wird sie durch Raspeln und Klopfen dem anderen Absatz angepaßt. Sind beide Absätze aufgebaut, überprüft der Schuhmacher abschließend noch einmal die Höhe.

Nun folgt ein Arbeitsschritt, der größte Sorgfalt erfordert: die Herausbildung des Absatzmantels. Der Absatz wird mit einem scharfen Messer rundherum so in Form geschnitten, daß der Bereich der inneren Knöchelseite mit der Gehfläche einen Winkel von 90° bildet und der äußere Teil sich gegenüber der Gehfläche leicht nach innen neigt, um ein Kippeln des Fußes beim Gehen zu vermeiden.

Auch der Absatzmantel wird geklopft, um sein Material zu verdichten und zu härten. Der Schuhmacher befeuchtet die Oberflächen kontinuierlich mit einem nassen Pinsel und preßt die Lederränder mit der kantigen Seite des Hammers und kurzen Schlägen fest ineinander.

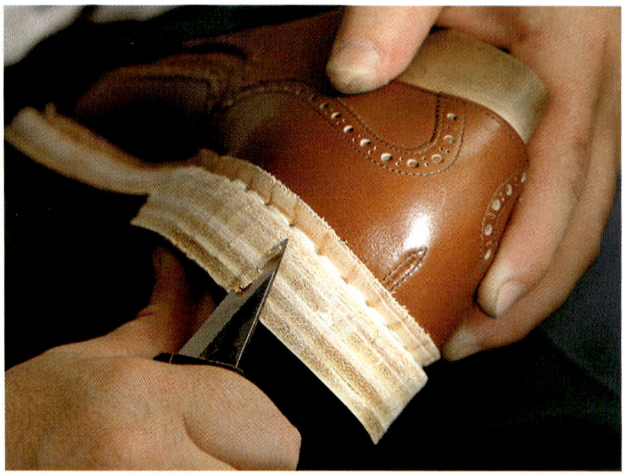

Jedes Mal, wenn der Schuhmacher einen weiteren Absatzfleck aufgeklebt hat, schneidet er das überstehende Material ab und paßt ihn an den vorherigen Fleck an. Auf diesem Foto fehlen noch Laufabsatz und Gummiabsatzfleck.

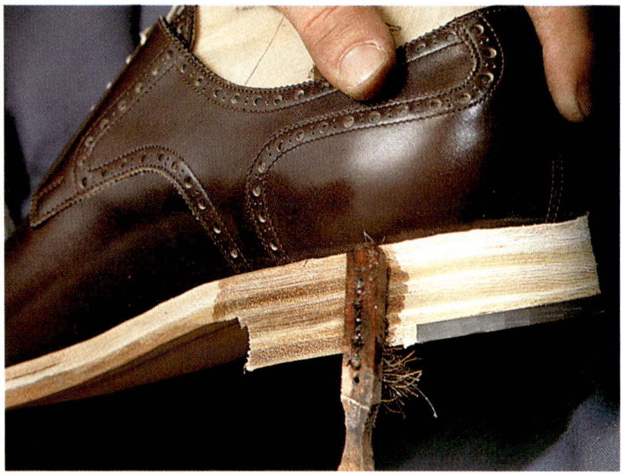

Nasses Leder ist weicher als trockenes. Deshalb ist es für den Schuhmacher einfacher, den Absatzmantel mit dem Messer oder Hammer zu bearbeiten, wenn die Lederschichten vorher mit Wasser befeuchtet werden.

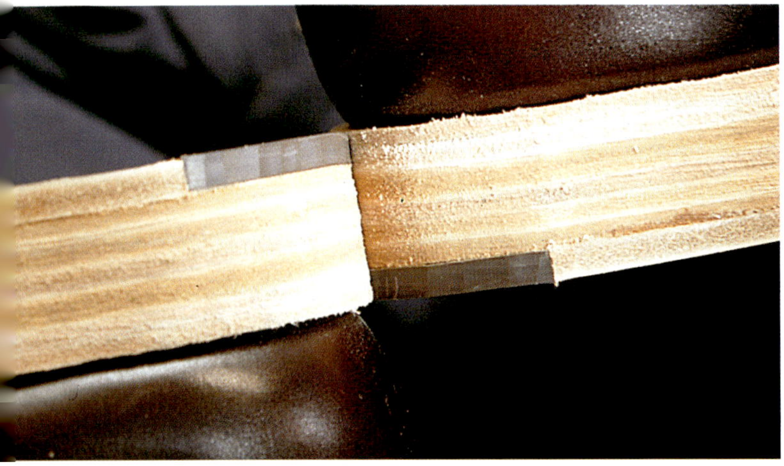

Aufgrund der Rundung der Hinterkappe kann der Absatz nur gemessen werden, wenn man die Schuhe Absatz an Absatz aneinander stellt.

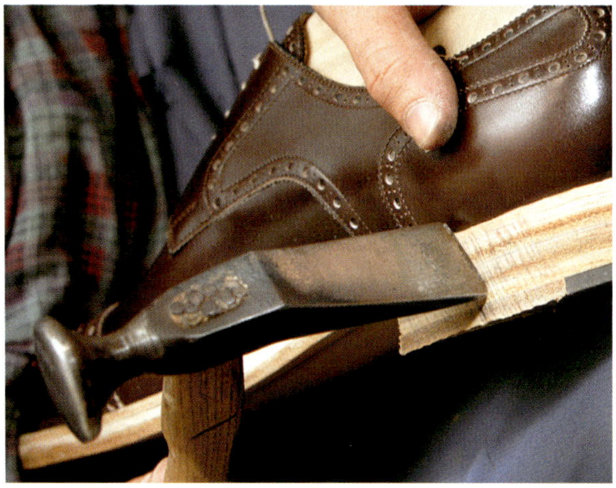

Der nasse Absatzmantel ist rundherum geklopft und verdichtet worden. Die Hammerspuren werden mit einer Raspel entfernt.

Gummiabsatz-flecke

Der Absatz nutzt sich am schnellsten an derjenigen Stelle ab, an der er beim Gehen zuerst mit dem Boden in Berührung kommt: hinten außen. Diese Fläche wird mit verschiedenen, verschleißfesten Auflagen, die im Verhältnis zur Mittellinie des Absatzes etwas versetzt angebracht werden, besonders verstärkt. Am häufigsten handelt es sich um harte Gummiauflagen unterschiedlicher Formen, aber auch genoppte Stahlplättchen sind sehr beliebt.

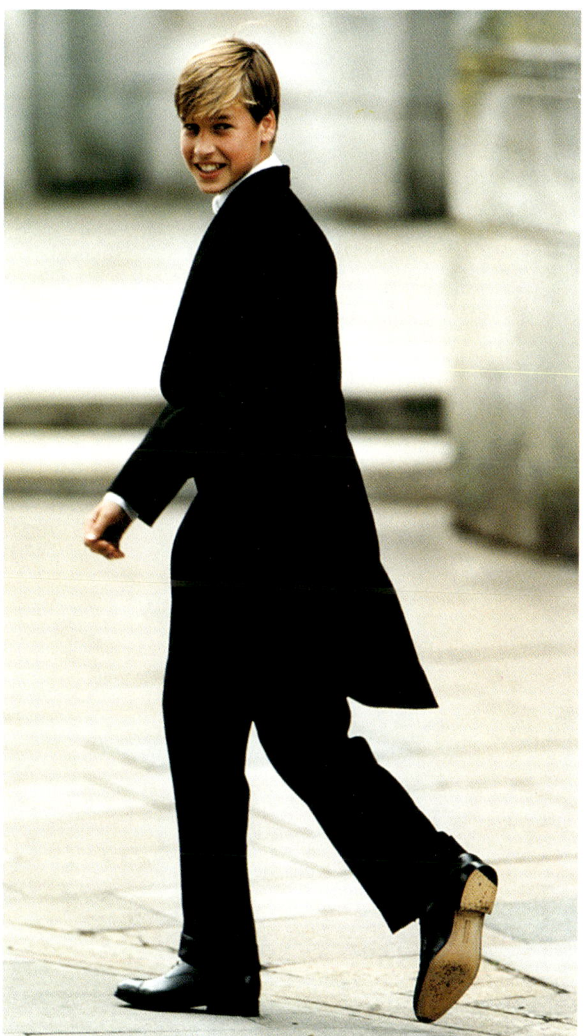

Prinz William von England trägt, wie sein Vater, Schuhe der Werkstatt Lobb in London – selbstverständlich mit Absatzfleck.

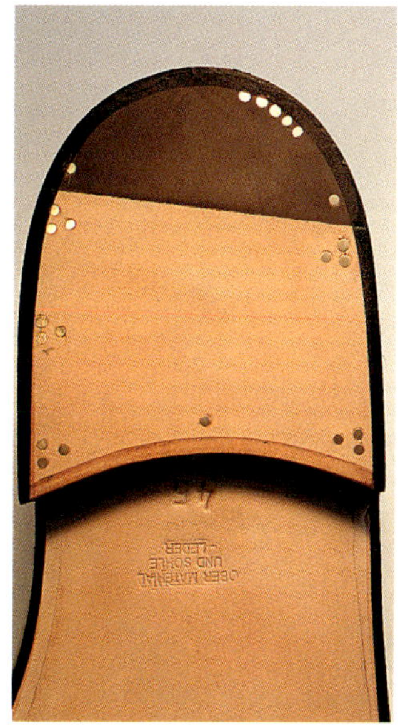

Die häufigste Absatzform: Sie ist symmetrisch, und der Gummiabsatzfleck ist an der äußeren Seite etwas länger.

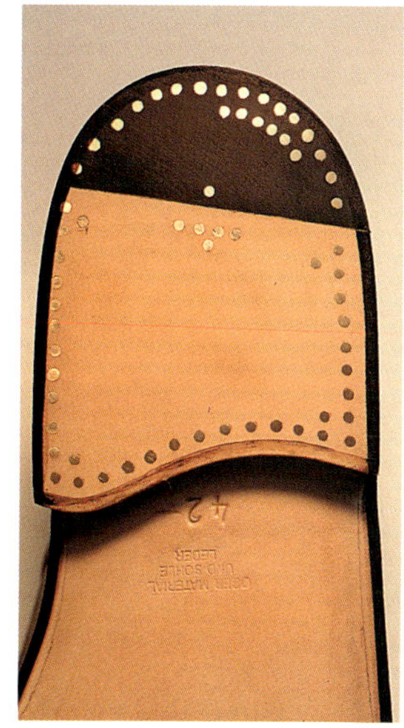

Ein leicht asymmetrischer Absatz gibt Plattfüßen einen besonderen Halt.

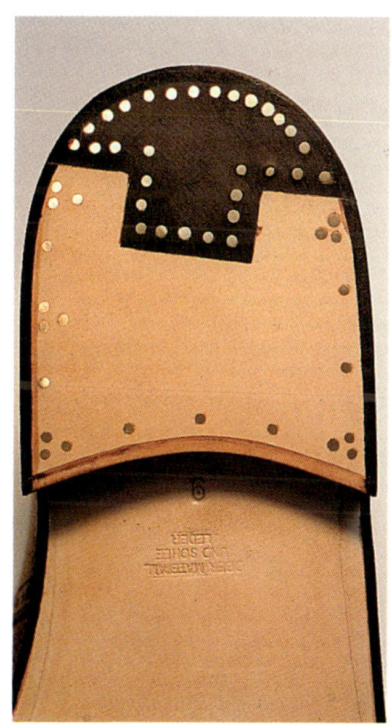

Der Gummiabsatzfleck kann viele verschiedene Formen haben. Hier reicht er tief in den Laufabsatz hinein.

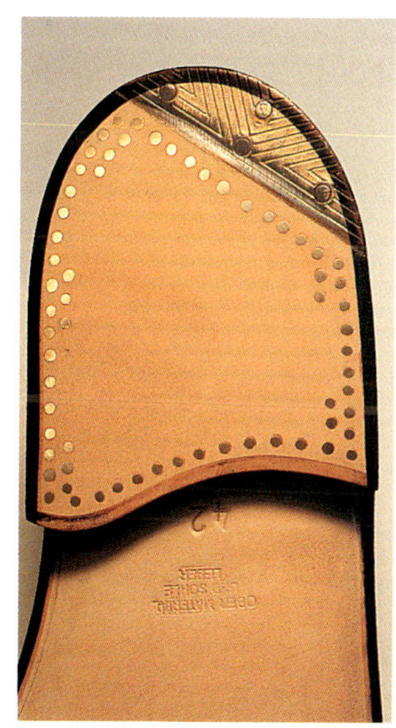

Der Laufabsatz kann auch mit einem genoppten Stahlplättchen haltbarer und rutschfester gemacht werden. Hauptsächlich in Wien ist diese Methode sehr beliebt, auch wenn der Schuh beim Gehen laut klingt.

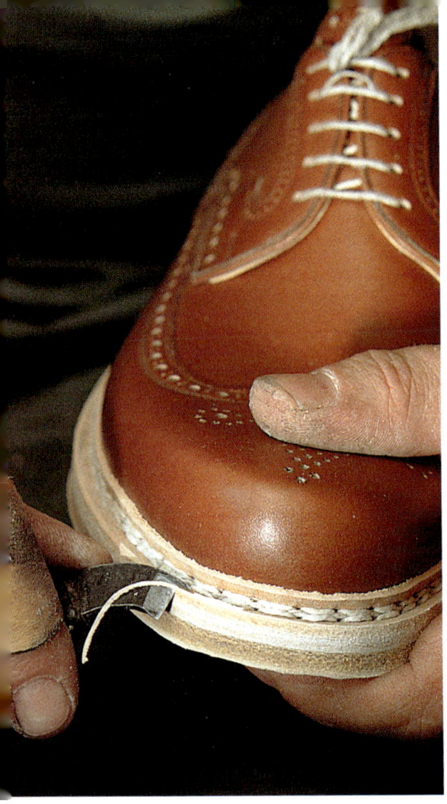

Mit dem Abnehmer, einem scharfen Hobel mit Führungsschiene, werden die hervorstehende Lederflächen millimeterweise entfernt und Sohlenrand und Absatzkante angeglichen.

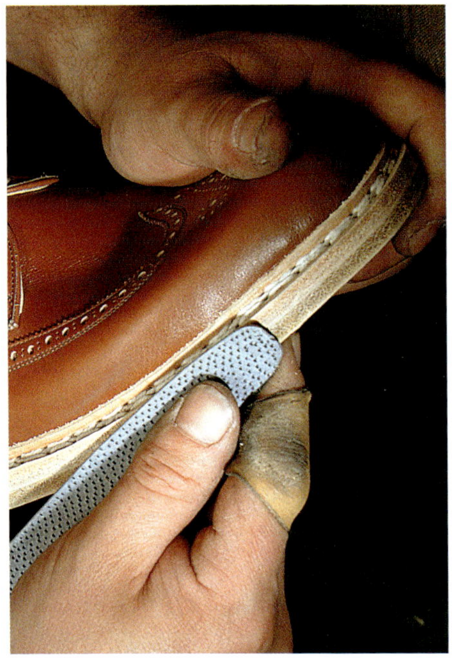

Die wiederholt der Schuhmacher mit einer Raspel, formt damit den Bogen und verdichtet gleichzeitig die Oberfläche.

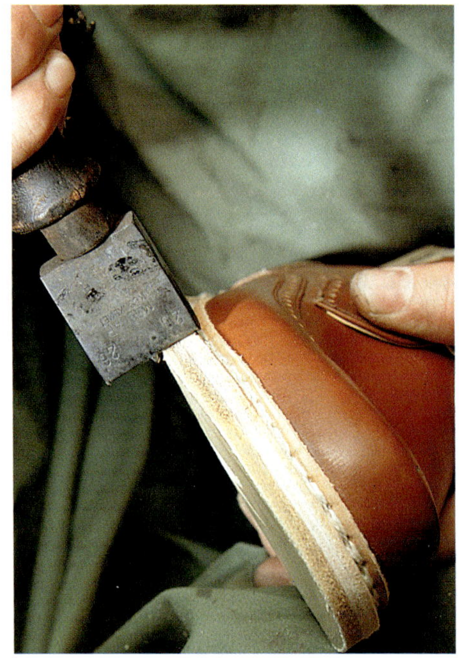

Er umfährt den angefeuchteten Sohlenrand unter kräftigem Drücken mit dem kalten Schnitteisen, um das Material noch mehr zu verdichten und die Spuren der Raspel zu beseitigen.

Der Ausputz von Sohle und Absatz

Sohle und Absatz sind nun fertig, aber die Arbeit ist damit noch nicht vollendet: Sohlenrand (Schnitt) und Absatzmantel haben noch die Naturfarbe des Leders, und auf ihrer Oberfläche sind Arbeitsspuren sichtbar. Der Schuhmacher beginnt jetzt mit dem Ausputz, wie es in der Fachsprache heißt, den letzten Verschönerungsarbeiten, die gleichzeitig zur Verbesserung der Haltbarkeit beitragen.

Wenn ein Sommerschuh in Weiß oder in einem sehr hellen Farbton (zum Beispiel Hellcognac) gehalten ist, werden Sohlenrand und Absatzmantel nicht eingefärbt, sondern in der natürlichen Farbe des Leders belassen. In der Regel werden Sohlenrand und Absatzmantel in der Farbe des Oberleders eingefärbt. Schwarz ist ein Muß, wenn das Oberleder schwarz ist, bei andersfarbigen Schuhen ist jeder Farbton möglich. Er sollte allerdings stets eine Schattierung dunkler sein als das Oberleder. Werden Sohlenrand und Absatzmantel nicht eingefärbt, glättet der Schuhmacher diese lediglich mit einem Glasstück und behandelt sie mit farbloser oder gelblicher Schuhcreme, die in das Leder eingepreßt wird, um es wasserfest zu machen. Der natürliche Farbton des Leders wird dadurch besonders hervorgehoben. Die mit Schuhcreme behandelte Sohle ist zunächst etwas rutschig. Doch ein paar Schritte rauhen die obere Lederschicht auf, so daß der nötige Halt geboten wird. Werden Absatzmantel und Sohlenrand eingefärbt, muß die Farbe den ganzen Laufabsatz bedecken sowie die Laufsohle im Bereich des Gelenks. Eine schmale Linie von 2–3 mm in der entsprechenden Farbe läuft um die Laufsohle herum. Hinsichtlich des Einfärbens der Laufsohle sind zwei Variationen am gebräuchlichsten: Bei einem Semi-Brogue schließt der Schuhmacher den eingefärbten Bereich mit einer geraden Linie ab, welche die gerade Vorderkappe des Schuhtyps widerspiegelt. Bei einem Full-Brogue mit geflügelter Vorderkappe erhält die Abschlußlinie eine geflügelte Form. Die schöne Ausarbeitung der Schuhsohle währt lediglich bis zur Übernahme der Schuhe durch den Auftraggeber und das erste Tragen; aber um dieses wundervollen Augenblicks willen verrichtet der Schuhmacher gerne eine Reihe mühevoller Arbeitsgänge.

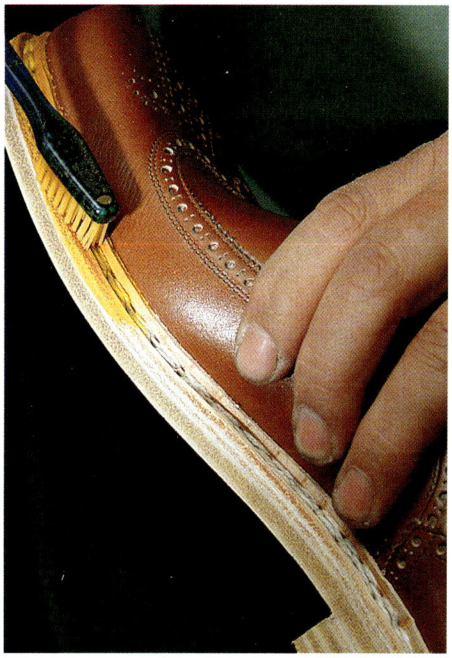

Wenn die von Hand gefertigten Nähte am Schuh betont werden sollen – wie es bei den zwiegenähten Schuhen der Fall ist – trägt der Schuhmacher auf Stiche und Rahmen eine kräftig gelbe Beize auf. Die Stiche können jedoch auch von gleicher Farbe wie Oberleder oder Sohlenrand sein.

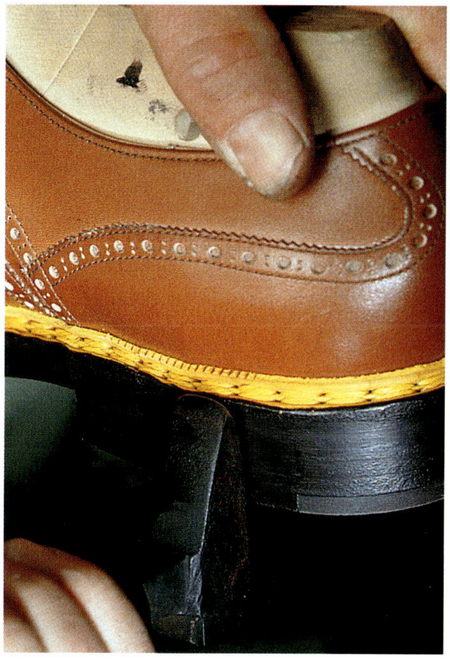

Sohlenrand und Absatzmantel werden mit der gewünschten Farbe behandelt. Darauf folgt eine dünne Schicht Ausputzwachs. Der Schuhmacher preßt die Farbe und das Wachs mit Amboß und Schnitteisen in das Leder hinein. Das Resultat ist eine seidig glänzende, farbige Oberfläche.

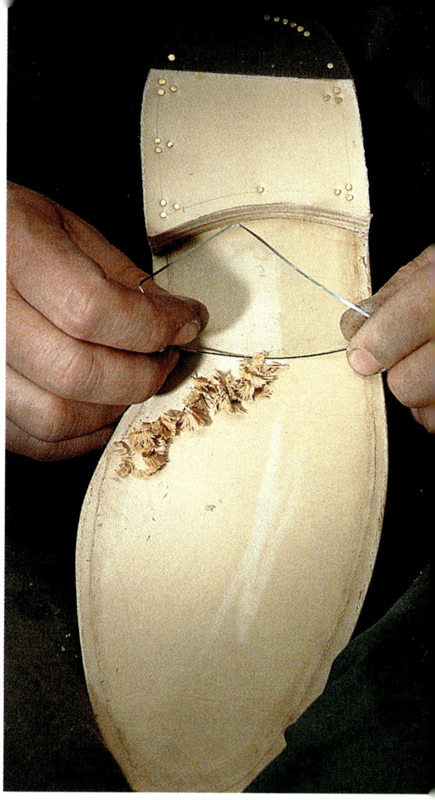

Während der Arbeit können auf der Oberfläche Unebenheiten entstehen. Diese Spuren werden mit einer Glasscherbe, die derartige Unebenheiten in feinen, circa 0,2–0,4 mm dünnen Schichten vom Sohlenleder abnimmt, beseitigt.

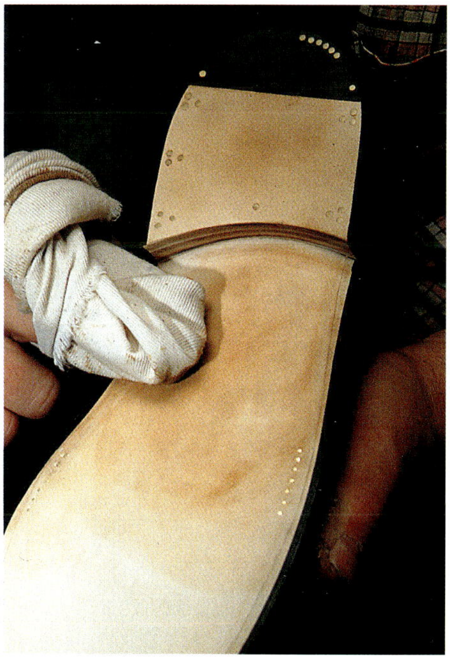

Bleiben Laufsohle und Laufabsatz naturfarben, wird das Leder mehrmals mit farbloser Schuhcreme eingerieben und etwas ruhen gelassen, damit die Farbe so gut wie möglich in das Leder einziehen kann.

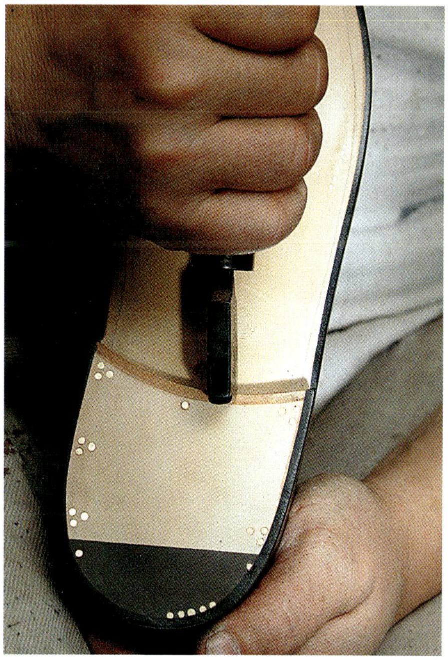

Mit dem heißen Schnitteisen wird die Schuhcreme in das Leder »hineingeschmolzen«.

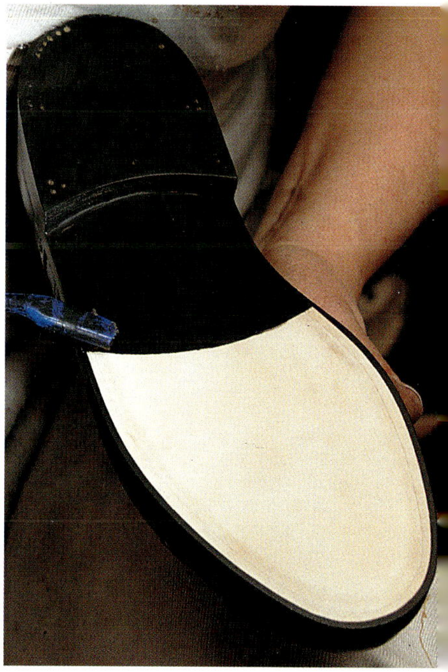

Eine sehr ansprechende Lösung ist, wenn Gelenk und Laufabsatz von gleicher Farbe wie der Schuhrand sind.

Verzierungen

Die Gestaltungs- und Verzierungsweise von Sohle und Absatz ist für viele Schuhmacherwerkstätten im Laufe der Jahre zum Markenzeichen geworden. Diese Verzierungen betonen den handgefertigten Charakter des Schuhs, da sie nicht maschinell hergestellt werden und daher ganz individuell sind. Das entsprechende Werkzeug ist das Zierrädchen.

Mit ihm werden verschiedene Abschlußlinien hervorgehoben, zum Beispielder obere Rand des Absatzes oder die Linie auf der Sohle, wo sich die gefärbten und naturfarbenen Oberflächen treffen. Dafür wird das Zierrädchen über einer Flamme auf die benötigte Temperatur erhitzt und mit kräftigem Druck auf der zu verzierenden Oberfläche entlanggerollt.

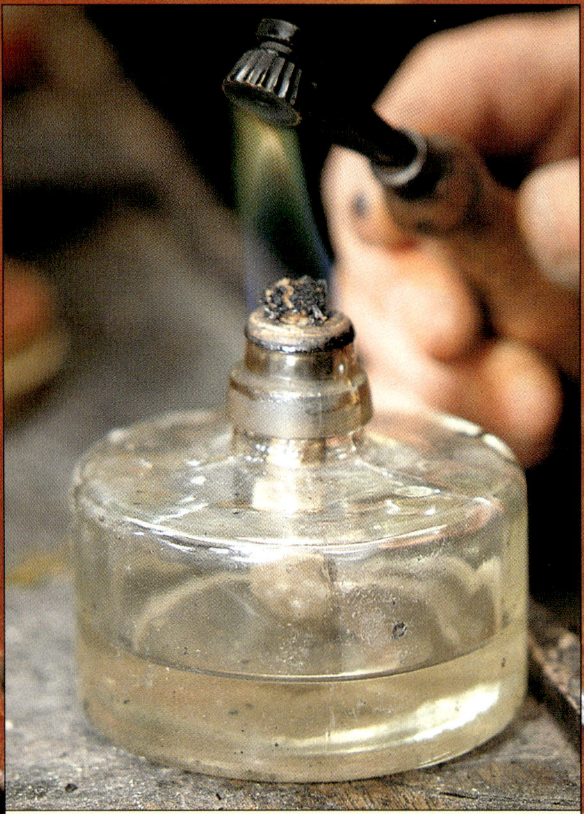

Das Zierrädchen und der Amboß werden über der Flamme auf die gewünschte Temperatur gebracht.

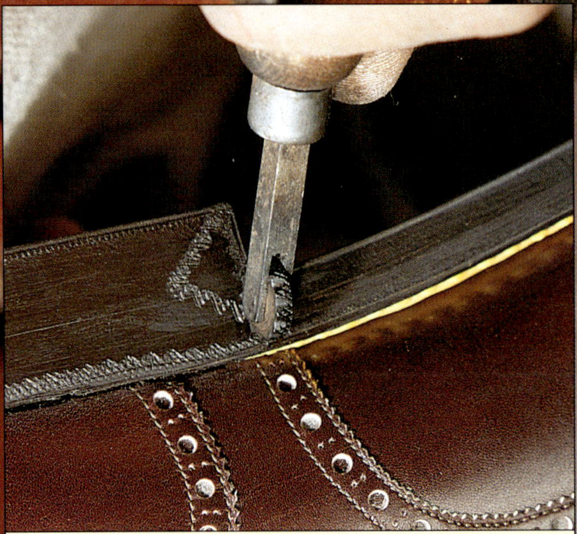

Auf den oberen Absatzrand und die Absatzkante wird bei diesem Schuh ein Zickzackmuster geprägt.

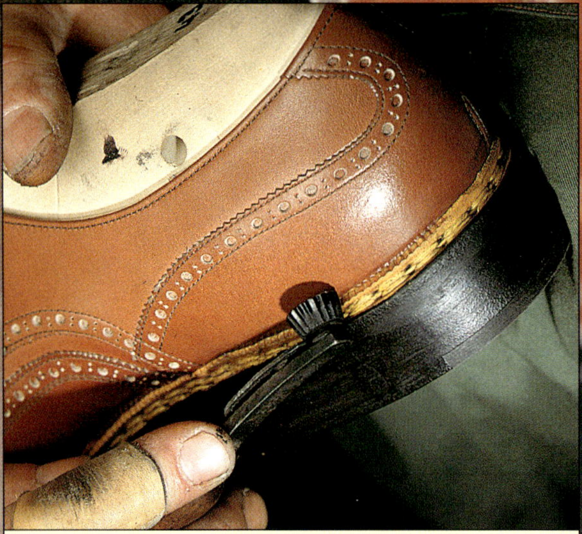

Der Rahmenrand des zwiegenähten Schuhs, der sich an das Oberteil anschmiegt, wird mit dem Zierrädchen verziert.

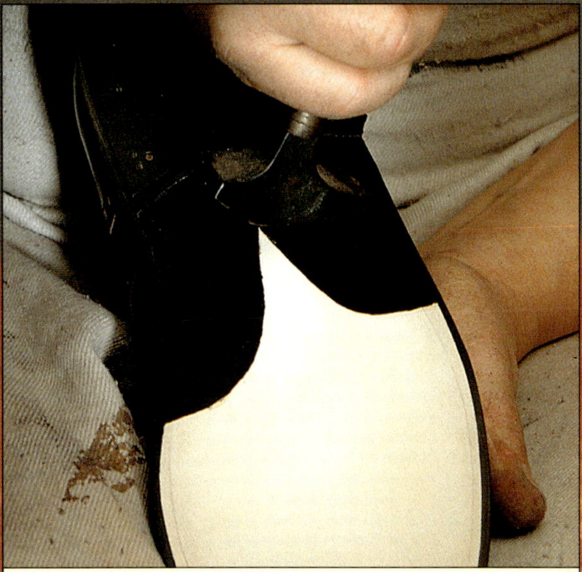

Das Gelenk kann mit Motiven, die fast verzierenden Charakter haben, versehen werden. Das hier abgebildete Motiv ist typisch für einen Full-Brogue-Typ.

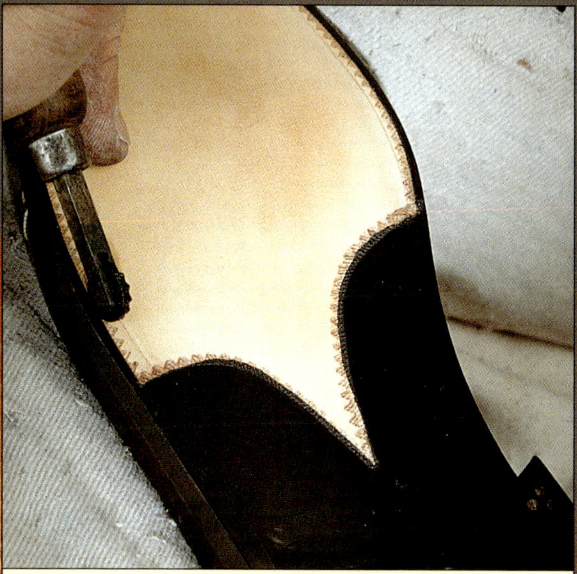

Die gebogene Abschlußlinie und die farbige Linie um die Laufsohle herum werden bei diesem Modell mit Hilfe des Zierrädchen noch um ein feines Muster ergänzt.

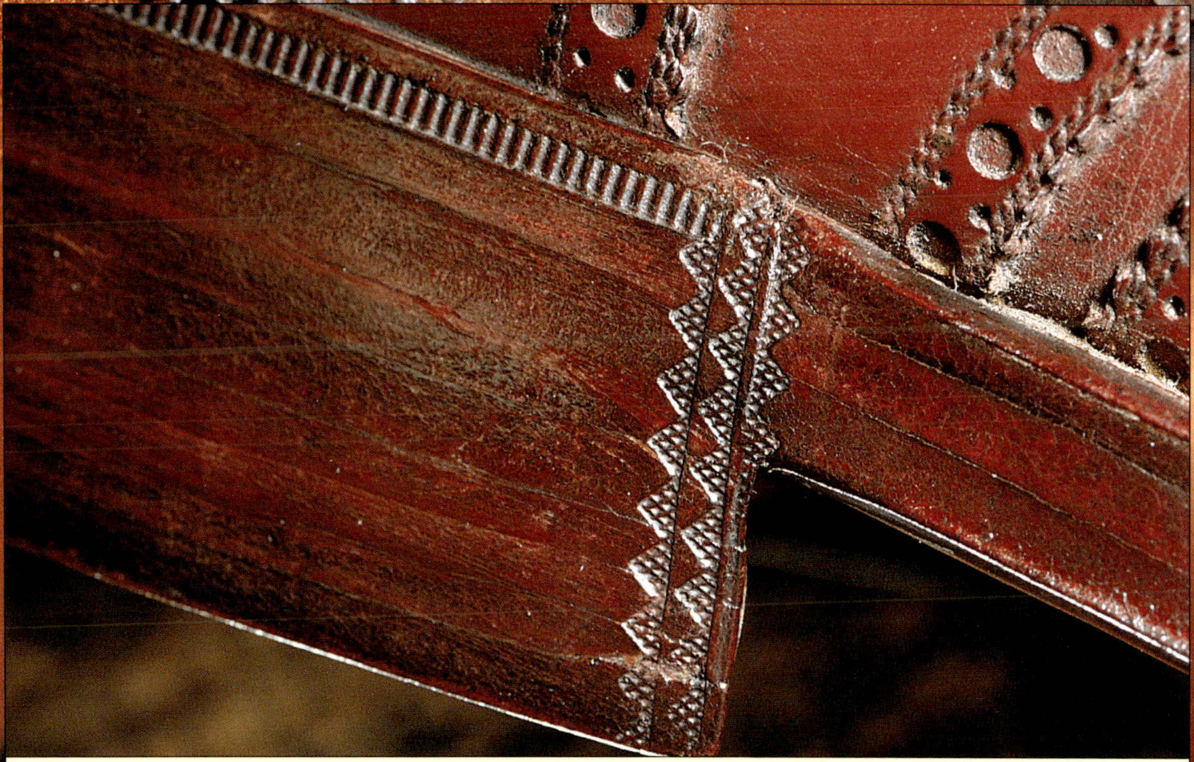

Eine historische Besonderheit des Schuhmacherhandwerks: Der Absatz dieses mehr als fünfzig Jahre alten Schuhs wurde mit zwei verschiedenen Mustern verziert. Am oberen Rand der Absatzkante verlaufen parallel zueinander kleine, senkrechte Linien und im rechten Winkel zu ihnen eine doppelte Reihe von Dreiecken, die mit Punkten ausgefüllt sind.

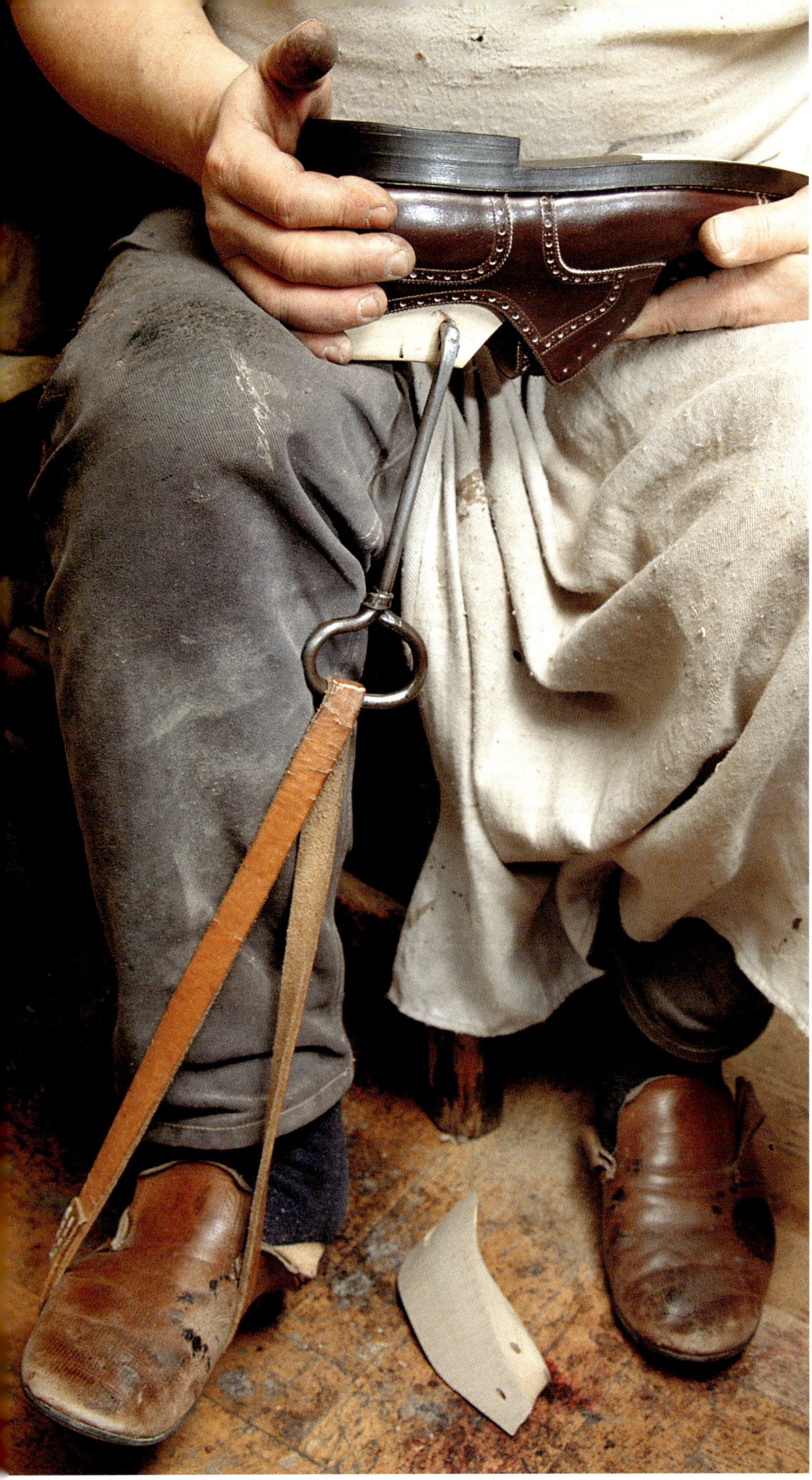

Das Ausleisten

Der Leisten hat seine Funktion erfüllt – der Schuh ist fertig. Für die Durchführung der letzten Abschlußarbeiten zieht der Schuhmacher mit Hilfe des Beinriemens und eines 6–7 mm starken Eisenhakens den Leisten vorsichtig aus dem Schuh, wobei er den Zug mit dem Beinriemen reguliert. Der hervorgebrachte Leisten wird sorgfältig verwahrt.

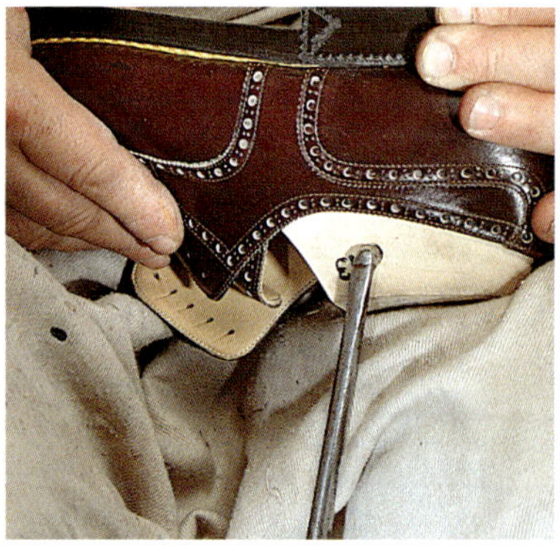

Der Eisenhaken wird in die Bohrung an der Seite des Leistens eingehängt und mit dem Beinriemen ein wenig angezogen.

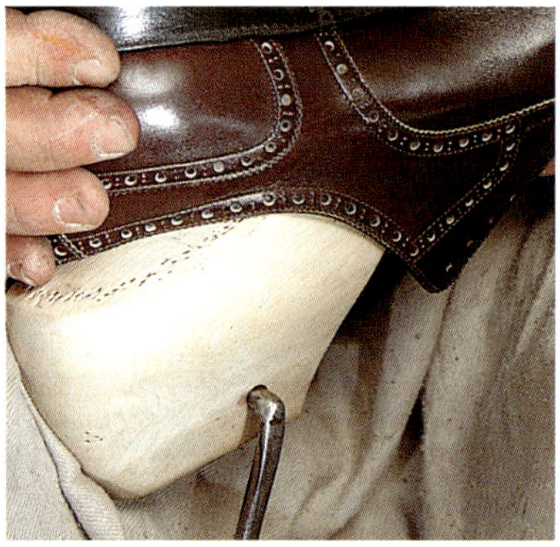

Die Holzstifte, die mitunter durch die Brandsohle in den Leisten getrieben wurden, können recht fest sitzen. Auch hier muß der Leisten vorsichtig herausgezogen werden.

Abschlußarbeiten am Schuhinnern

Während der einzelnen Arbeitsschritte können unter Umständen Holzstifte die innere Seite der Brandsohle durchbohren oder die Metallnägel, die die Absatzflecken zusammenhalten, Löcher verursachen. Greift man in das Schuhinnere hinein, aus dem gerade erst der Leisten herausgezogen wurde, kann man die Nagelenden oder auch kleinere Erhebungen sehr gut fühlen. Mit speziellen Raspeln glättet der Schuhmacher erneut die gesamte Innenfläche. In den meisten Fällen versieht er den Schuh mit einer Ganz-Deckbrandsohle. Sie wird aus dem Futterleder ausgeschnitten, wobei die Brandsohle als Vorlage dient. Beide Sohlen müssen von der gleichen Größe sein. Der Vorteil einer Ganz-Deckbrandsohle besteht darin, daß sie dem Fuß in seiner ganzen Länge eine weiche Unterlage bietet. Sie muß sorgfältig eingeklebt sein, da sie sich ansonsten beim Laufen löst und Falten wirft, was für den Fuß unangenehm wäre.

Viele Kunden bevorzugen den unmittelbaren Kontakt der Füße mit der pflanzlich gegerbten Brandsohle und verzichten auf die Deckbrandsohle. In diesen Fällen wird nach dem Ausraspeln zuerst mit grobem und dann mit immer feinerem Schleifpapier die Brandsohle förmlich auf Hochglanz gerieben und nur eine Dreiviertel- oder eine Viertel-Deckbrandsohle eingeklebt.

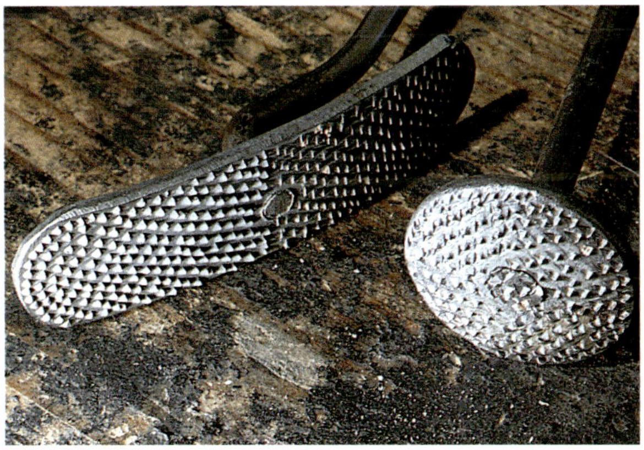

Mit der schmalen, länglichen Spezialraspel wird die Brandsohle an der Spitze und mit der runden Raspel an der Ferse glatt gefeilt.

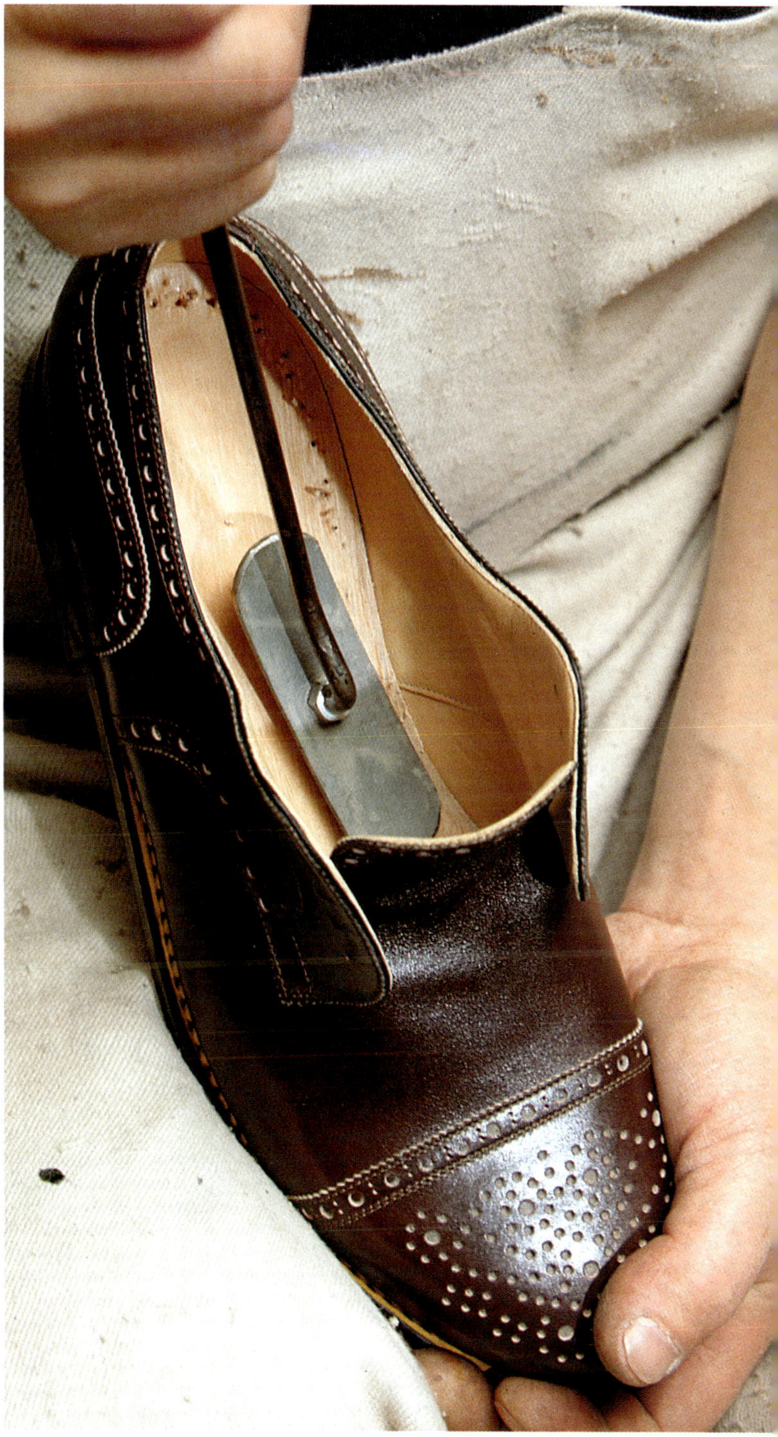

Wenn der Schuhmacher beim Raspeln der Schuhspitze auf Metall stößt, handelt es sich um einen abgebrochenen Nagel im Schuhinnern, den er mit einer Kneifzange herausziehen muß.

Deckbrand- sohlen

Auf die geglättete Brandsohle gelangt nun die Deckbrandsohle aus dem weichen Leder, das auch für das Innenfutter der Schuhe verwendet wurde. Auf Wunsch des Auftraggebers wird entweder eine Ganz-, Dreiviertel- (von Ferse bis Ballen) oder auch nur eine Viertel-Deckbrandsohle (nur Ferse) eingearbeitet.

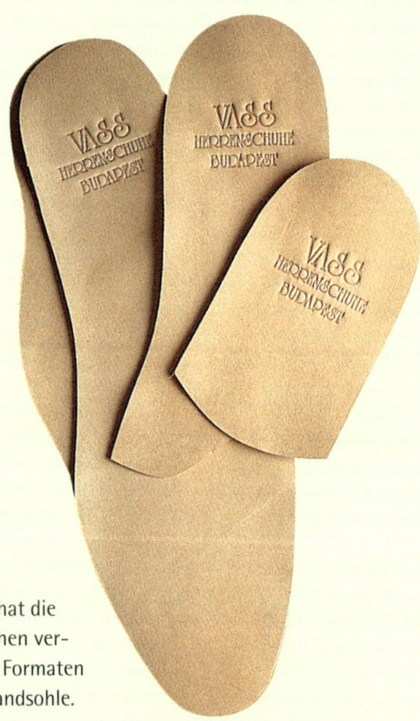

Der Kunde hat die Wahl zwischen verschiedenen Formaten der Deckbrandsohle.

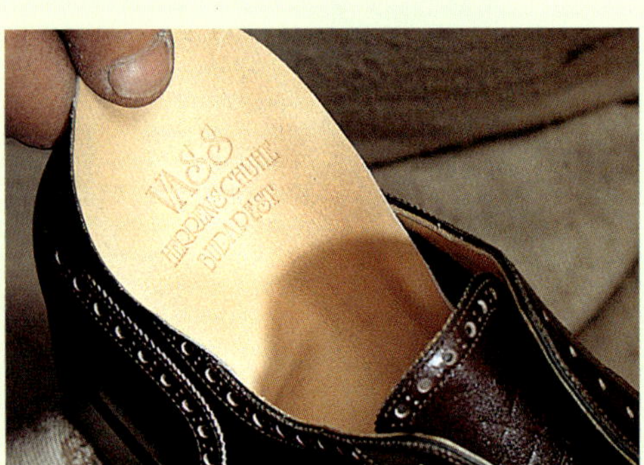

Die Deckbrandsohle in der gewünschten Größe wird dünn mit Leim bestrichen und in den Schuh geklebt.

Gewölbehebende Einlagen

Viele Leute bevorzugen Schuhe, in denen gewölbehebende Einlagen eingearbeitet sind, obwohl sie nicht unbedingt unter einer ausgesprochenen Senkung der Fußgewölbe oder Plattfüßen leiden. Aufgrund des Maßblatts fertigt der Schuhmacher in Kenntnis des Fußgewölbes eine gewölbehebende Einlage aus Kork sowie eine Scheibe mit einem Durchmesser von 2 cm, die er unter dem Quergewölbe auf der Mittellinie der Ballen plaziert.

Diese beiden Korkstücke klebt er nur provisorisch zwischen Brandsohle und Deckbrandsohle. Erst wenn der Auftraggeber die fertigen Schuhe anprobiert und einige Schritte darin tut, wird er feststellen, ob die Korkeinlagen groß genug sind und an der richtigen Stelle liegen.Anschliessend korrigiert der Schuhmacher die Einlagen, wenn erforderlich, oder stellt die Höhe und Lage der Korkeinlage unter dem Quergewölbe endgültig ein und verklebt die Deckbrandsohle sorgfältig.

Vom Arzt verschriebene Einlagen werden nicht vom Schuhmacher in den Schuh eingearbeitet, sondern getrennt auf die Deckbrandsohle gelegt. Informationen dazu wurden beim Maßnehmen notiert und während der Schuhfertigung mitbeachtet. In solchen Fällen wird das Innere des Schuhs um 1 cm weiter als üblich gelassen und Schaft und Hinterkappe höher geschnitten, damit die Weite des Schuhs auch nach Plazieren der Einlagen bequem mit den Schnürsenkeln zu regulieren ist und Schaft und Hinterkappe den Fuß entsprechend unterstützen.

Eingearbeitete Einlagen sind den vom Arzt verschriebenen natürlich nicht gleichwertig. Sie stellen für den Fuß lediglich eine angenehme Stütze dar.

Die an den Rändern verjüngten Korkeinlagen werden gewölbehebend zwischen Brandsohle und Deckbrandsohle gelegt.

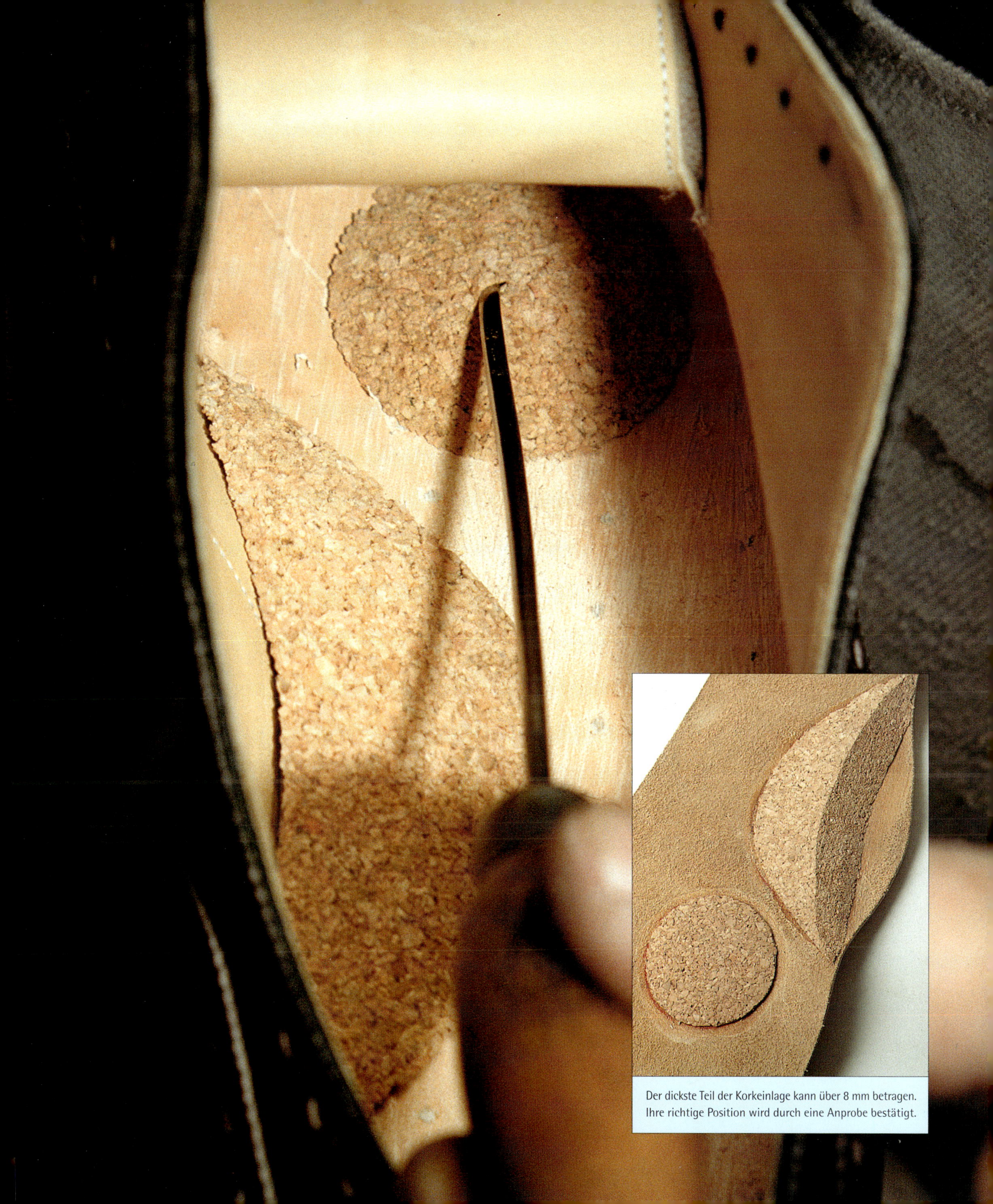

Der dickste Teil der Korkeinlage kann über 8 mm betragen. Ihre richtige Position wird durch eine Anprobe bestätigt.

Schuhspanner

So wichtig der Leisten als Utensil für die Schuhfertigung ist, so wichtig ist die Rolle des Schuhspanners für das weitere Dasein des Schuhs. Seine Hauptaufgabe besteht darin, die vom Schuhmacher geschaffene Form so lange wie nur möglich zu erhalten. Bei Maßschuhen wird diese Funktion am besten von einem entsprechend dem Leisten maßgefertigten Schuhspanner erfüllt.

Der Schuhspanner ist bei weitem nicht solchen Bewährungsproben ausgesetzt wie der Leisten, deshalb verwendet man zu seiner Herstellung auch anderes Material. Die generellen Anforderungen an das Material bestehen darin, daß das zu verarbeitende Holz leicht ist, auf einer Drehbank mühelos bearbeitet werden kann und anschließend eine völlig glatte Oberfläche aufweist. Dies erfüllen vor allem Schwarzerle (lat. alnus glutinosa), Linde (lat. tilia cordata), Zeder (lat. cedrus) oder Kirsche (lat. prunus); letztere wird hauptsächlich aufgrund ihrer schönen Maserung gewählt.

Das gefällte Holz wird auf die gleiche Art und Weise und ebenso langwierig wie das Holz für den Leisten bearbeitet. Bis zu einem gewissen Punkt ähneln sich die Arbeitsschritte der Formgebung bei Schuhspanner und Leistenbau in so hohem Maße, daß man auf den ersten Blick nicht sagen kann, um welche Herstellung es sich gerade handelt.

Die Abschlußarbeiten beim Leistenbau und die der Schuhspannerfertigung unterscheiden sich jedoch wesentlich: Der aus dem Holzblock gedrehte Schuhspanner muß leicht in die Schuhe einzuführen und auch wieder herauszunehmen sein. Die zwei häufigsten und auch beliebtesten Schuhspannertypen sind der sogenannte dreiteilige und der gefederte Schuhspanner (siehe Seite 188).

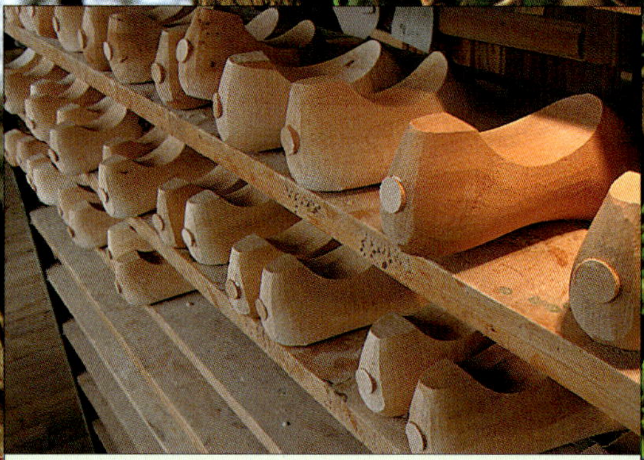

Die sorgfältig vorbereiteten Stücke, die bereits die Form eines Schuhspanners vermuten lassen, warten auf ihre Weiterverarbeitung zum maßgefertigten Schuhspanner.

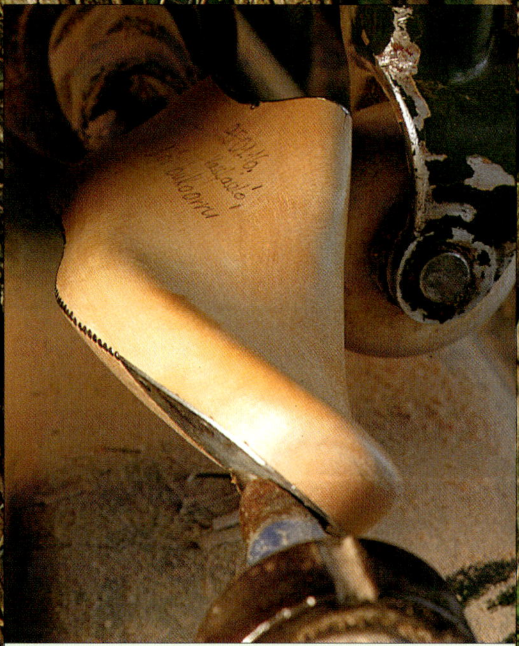

Der Maßleisten wird in die Drehbank eingespannt und seine Form von den Sensoren abgetastet; so entsteht sein Ebenbild in Form des Schuhspanners.

Eines der beliebtesten Ausgangsmaterialien für Schuhspanner: die Schwarzerle, die in wasserreichen, sumpfigen Landschaften in einer verhältnismäßig kurzen Zeit von 30–40 Jahren einen Stamm von 40 cm Durchmesser bildet.

Der dreiteilige Schuhspanner

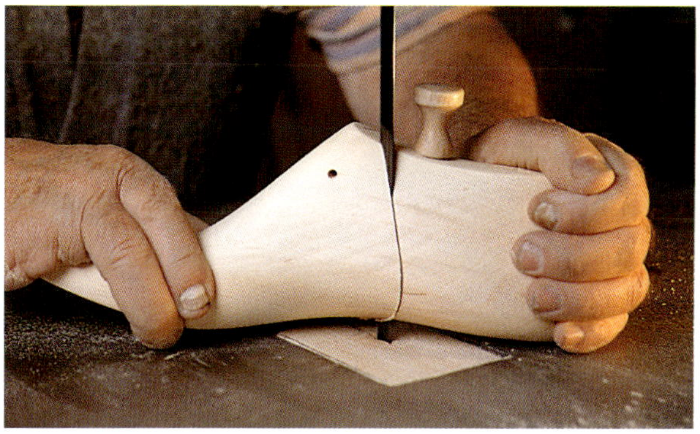

Vor dem Knopf wird der Schuhspanner in zwei Teile gesägt, wobei das Werkstück etwas schräg gehalten wird.

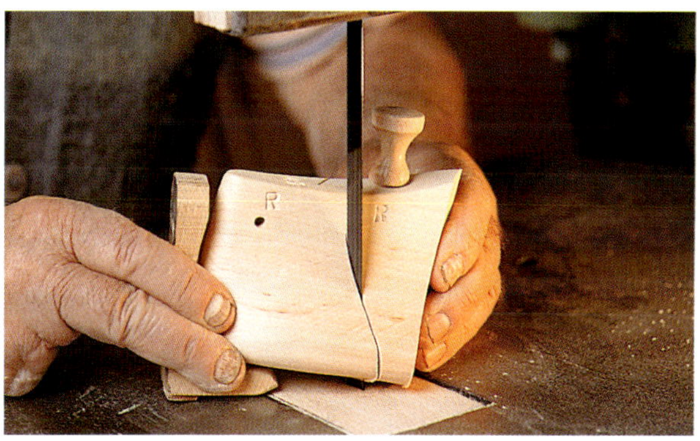

Der gleiche Arbeitsgang erfolgt auch hinter dem Knopf am Fersenteil: der Schuhspanner ist nun in drei Teile geteilt.

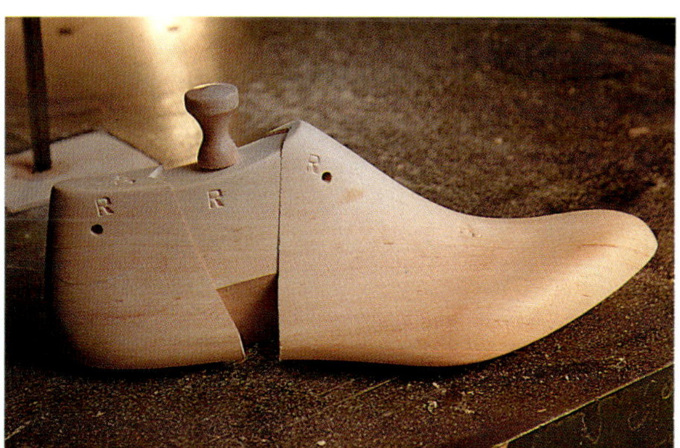

Zuerst wird die Spitze des Schuhspanners in den Schuh geschoben und dann das Fersenteil. Der keilförmige Mittelteil mit dem Knopf wird fest zwischen beide Teile geschoben und spannt so den Schuh.

Der gefederte Schuhspanner

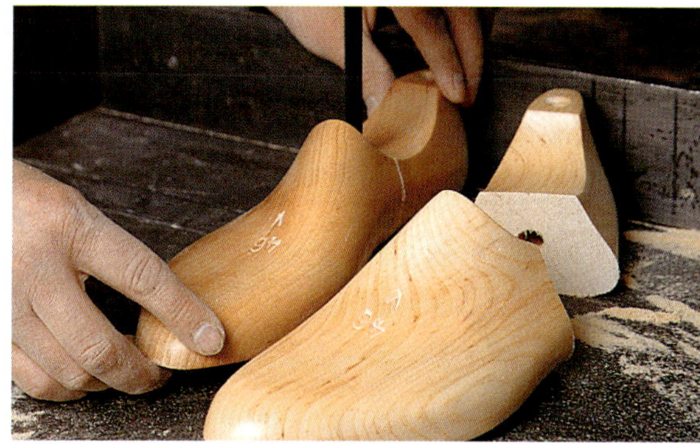

Der Schuhspanner wird in drei Teile gesägt, das Mittelteil jedoch herausgenommen.

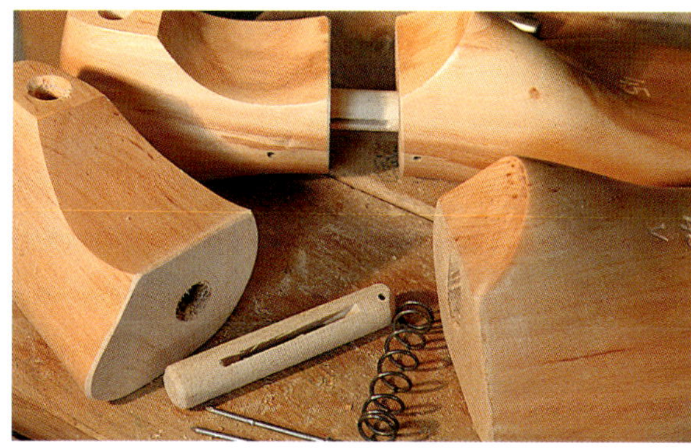

Bestandteile des gefederten Schuhspanners sind: Fersenteil, Kolben, Feder, Haltestifte und Vorderteil. Sie werden ineinander geschoben und fixiert.

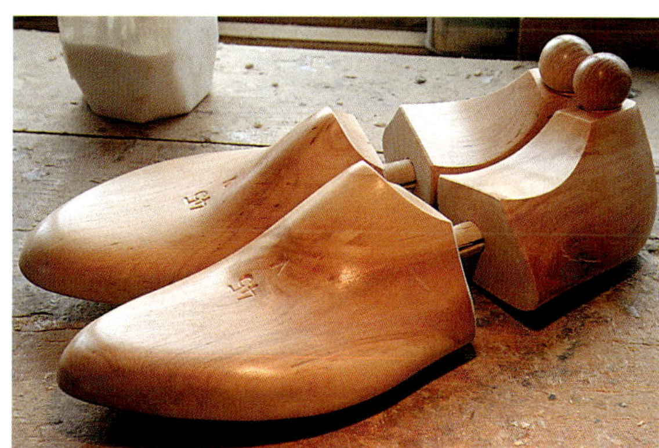

Die fertigen Schuhspanner werden mit einer dünnen Schicht Bienenwachs eingerieben und mit einem weichen Tuch auf Hochglanz poliert.

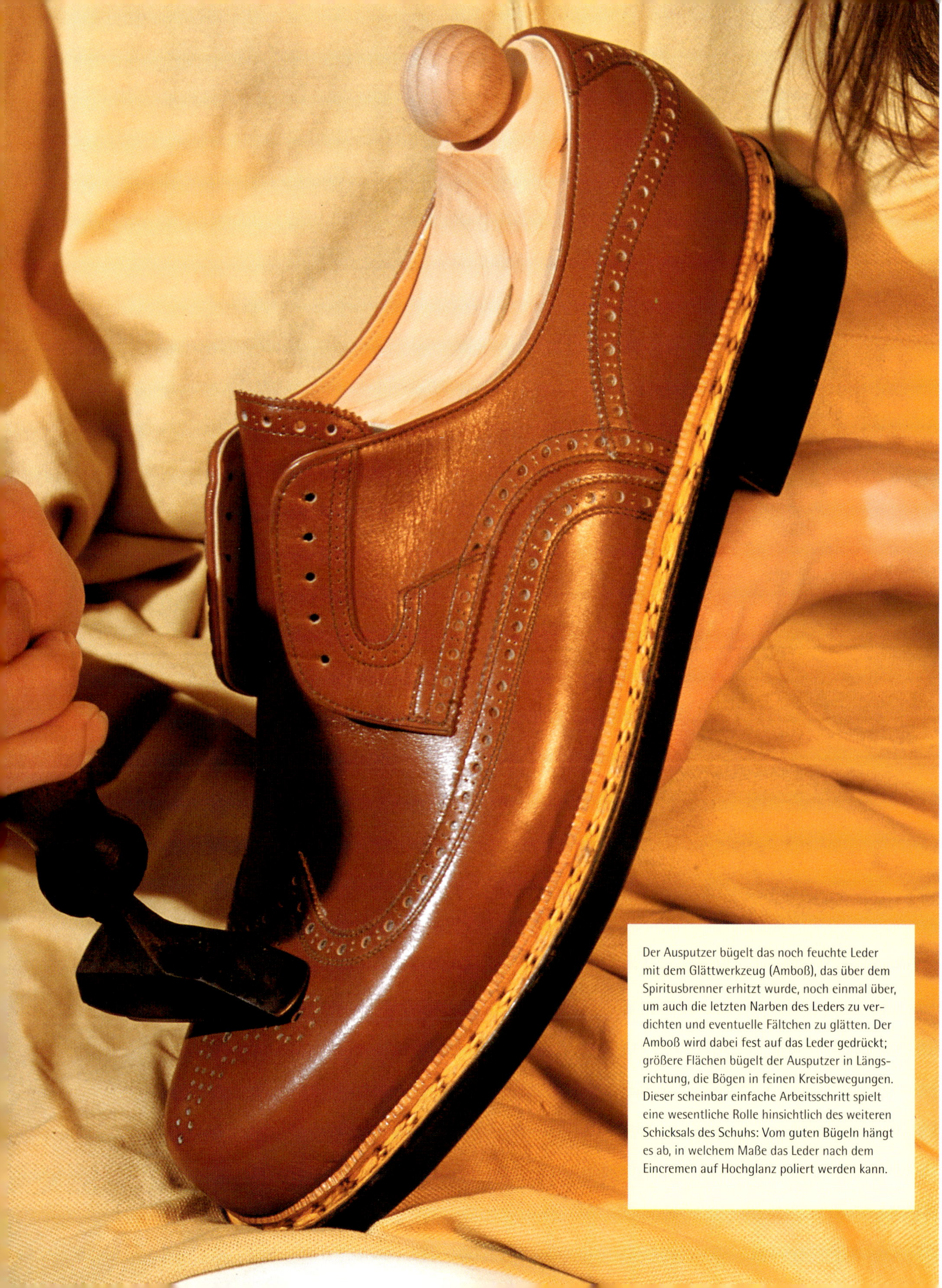

Der Ausputzer bügelt das noch feuchte Leder mit dem Glättwerkzeug (Amboß), das über dem Spiritusbrenner erhitzt wurde, noch einmal über, um auch die letzten Narben des Leders zu verdichten und eventuelle Fältchen zu glätten. Der Amboß wird dabei fest auf das Leder gedrückt; größere Flächen bügelt der Ausputzer in Längsrichtung, die Bögen in feinen Kreisbewegungen. Dieser scheinbar einfache Arbeitsschritt spielt eine wesentliche Rolle hinsichtlich des weiteren Schicksals des Schuhs: Vom guten Bügeln hängt es ab, in welchem Maße das Leder nach dem Eincremen auf Hochglanz poliert werden kann.

Der Ausputz des fertigen Schuhs

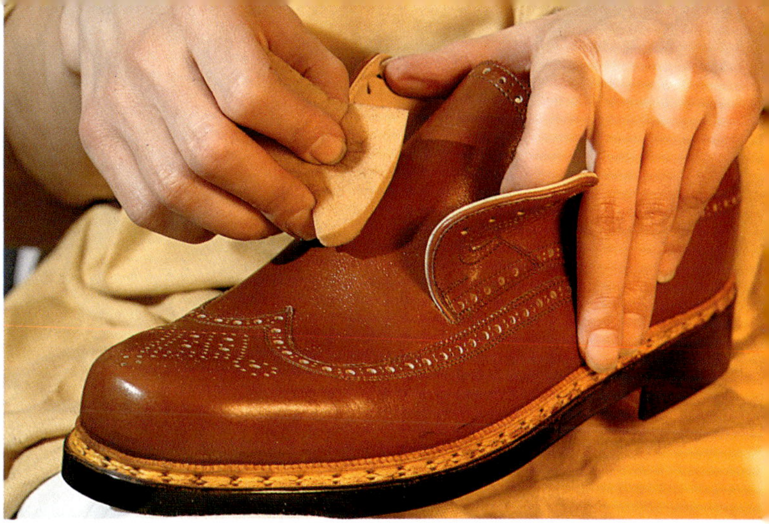

Nun stehen noch letzte Feinarbeiten an. Unter den Händen des Ausputzers entfaltet sich das Schuhoberteil zu einem Kunstwerk. Auch wenn wir unsere Schuhe zu Hause mit größter Sorgfalt pflegen, werden sie nie mehr so glänzen wie zum Zeitpunkt des Kaufs. Der Ausputzer verwendet vielleicht die gleichen Cremes und Tücher oder Bürsten, doch sein Ergebnis ist – vielleicht aufgrund seiner Erfahrung – besser. Kleiner Trost: Der Kunde kann seine Schuhe jederzeit zum Säubern in die Werkstatt bringen!

Mit lauwarmem Seifenwasser werden Kleisterreste und Fingerabdrücke des Schuhmachers vom Oberteil entfernt. Sosehr der Meister auch aufpaßt, es ist nicht zu vermeiden, daß der Kleister von seinen Fingern auf dem Oberteil Flecken hinterläßt.

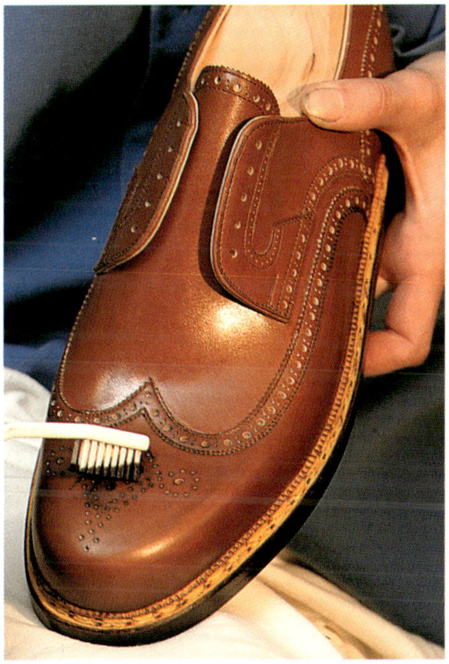

Beim Bügeln, Eincremen mit Schuhcreme und Polieren des Oberteils müssen auch die kleinsten Details beachtet werden. So ist zum Beispiel bei den Schuhen vom Typ Full-Brogue das Leder unter den Rändern der Lochverzierungen heller als die gefärbte Oberfläche und muß entsprechend nachgefärbt werden. Mit Hilfe der Borsten einer Zahnbürste gelangt die Schuhcreme auch in die kleinsten Löcher.

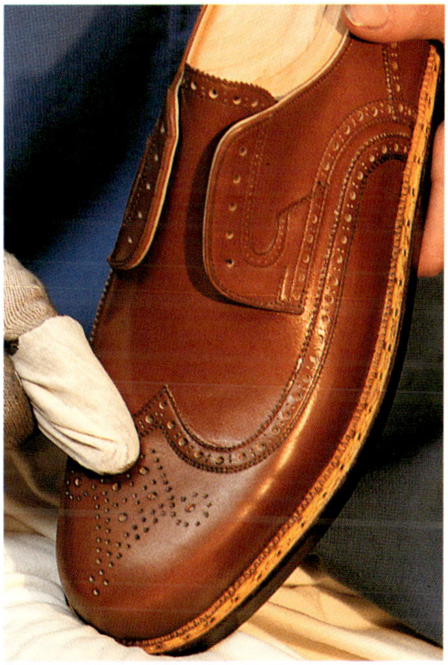

Der Glanz des Schuhs hängt davon ab, wie gut die mit bloßem Auge unsichtbaren Zwischenräume zwischen den Narben ausgefüllt sind. Auf der durch das Bügeln verdichteten Oberfläche beseitigt der Ausputzer die noch verbliebenen kleinen Unterschiede mit Schuhcreme. Dazu werden mit einem um den Finger gewickelten, weichen und mit Schuhcreme getränkten Tuch unter leichtem Druck kreisförmige Bewegungen beschrieben und somit eine fast spiegelglatte Oberfläche erzeugt. Das Geheimnis dieser spiegelglatten Fläche besteht darin, daß die Schuhcreme in einer dünnen Schicht auf das Leder aufgetragen wird und danach mindestens 15 Minuten einzieht; dieser Vorgang wird drei- bis viermal wiederholt. Schließlich bringt der Ausputzer den Schuh mit einer weichen Bürste und einem Flanelltuch auf Hochglanz.

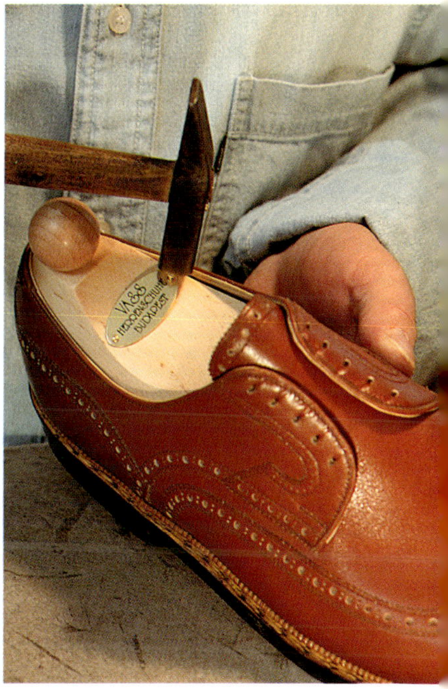

Jede renommierte Schuhmacherwerkstatt ist stolz auf ihre Produkte und versieht sie deshalb mit einem Markenzeichen. Das kann der Name der Werkstatt oder ein leicht identifizierbares Logo sein, aber auch ein indirekter Hinweis wie die Art des Färbens der Schuhsohle oder die Herausbildung der Laufabsatzoberfläche. Die direkte Art ist sicherlich die effektivste. Das Firmenlogo erscheint zum Beispiel auf der Deckbrandsohle und als kleine Kupferplatte mit dem Logo auf dem Schuhspanner (wie hier von der Werkstatt Vass, Budapest).

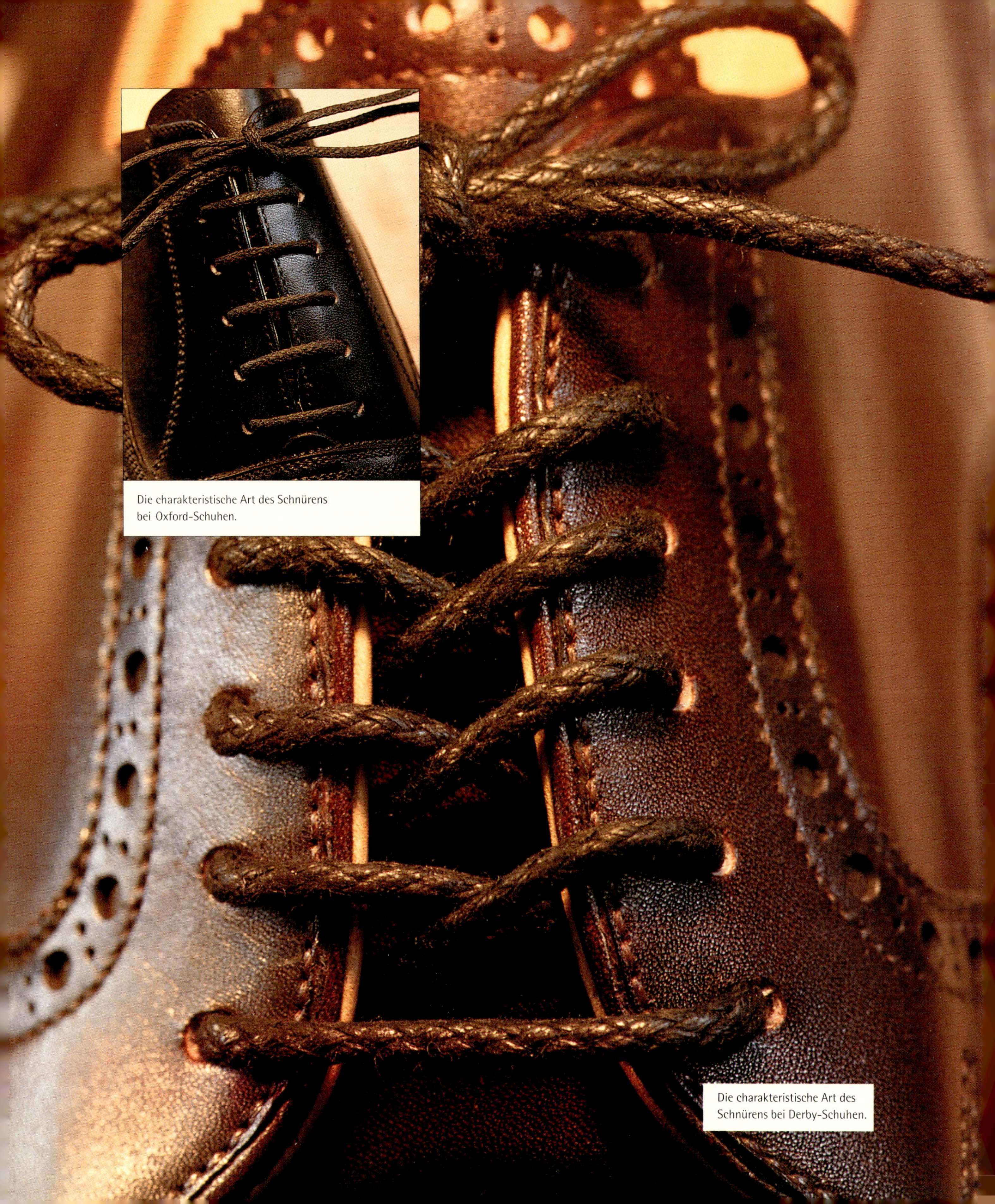

Die charakteristische Art des Schnürens bei Oxford-Schuhen.

Die charakteristische Art des Schnürens bei Derby-Schuhen.

Passende Schnürsenkel

Zu maßgefertigten Herrenschuhen passen am besten Textilschnürsenkel: zu eleganten Varianten Rundschnüre und zu Schuhen mit sportlicherem Äußeren sowohl Rundschnüre als auch Bandschnürsenkel. Beide Schnürsenkelarten werden auf Schnurmaschinen geflochten. Rundschnüre sind zylinderförmig und mit einer Einlage aus Baumwollabfallgarn oder Hanfgarn versehen. In Bandschnürsenkeln befinden sich für gewöhnlich keine Einlagen. Zur Erleichterung des Einfädelns werden an den Enden der Schnürsenkel zylinderförmige Metallplättchen angebracht.

Die Farbe der Schnürsenkel muß immer mit der des Oberleders übereinstimmen; sie darf höchstens um einen Ton dunkler sein, aber auf keinen Fall heller. Besteht das Schuhoberteil aus einer Lederkombination verschiedener Farben, sollte sich der Schnürsenkel an die dunklere Farbe anpassen. Seine Länge richtet sich nach der Anzahl der Schnürlöcher: Für Schuhe mit 5–6 Schnürlöchern beträgt die ideale Länge der Schnürsenkel circa 75 cm, bei bis zu vier Schnürlöchern 60 cm. So kann nach dem Einfädeln der Schnürsenkel noch bequem eine Schleife entsprechender Größe gebunden werden. Für Boots benötigt man Schnürsenkel von 120 cm Länge.

Sowohl bei Oxford- als auch bei Derby-Schuhen wird eine charakteristische Art des Schnürens angewendet, jedoch kann diese – je nach Belieben – auch variiert werden. Sie ist nicht mehr an das ursprüngliche Modell gebunden.

Das Verpacken

Die Schuhverpackung kann dazu dienen, den Schuh zu schützen, bis ihn der Auftraggeber übernimmt, oder auch als »Aufbewahrungsort« für längere Zeit fungieren. Schuhe sollten übrigens generell im Dunkeln aufbewahrt werden, da Licht auf die Dauer das Leder zersetzt.

Es empfiehlt sich, die Schuhe einzeln zu schützen. Dazu eignet sich ein kleiner Beutel aus weichem Flanell, Leinen oder Kaschmir, in den der Schuh gelegt wird; mit einer Schnur zieht man den Beutel zusammen und schützt so den Schuh vor Staub oder vor Beschädigungen des Oberteils durch den Sohlenrand des anderen Schuhs. In einem Karton entsprechender Größe können die Schuhe sowohl stehend als auch auf der Seite liegend aufbewahrt werden.

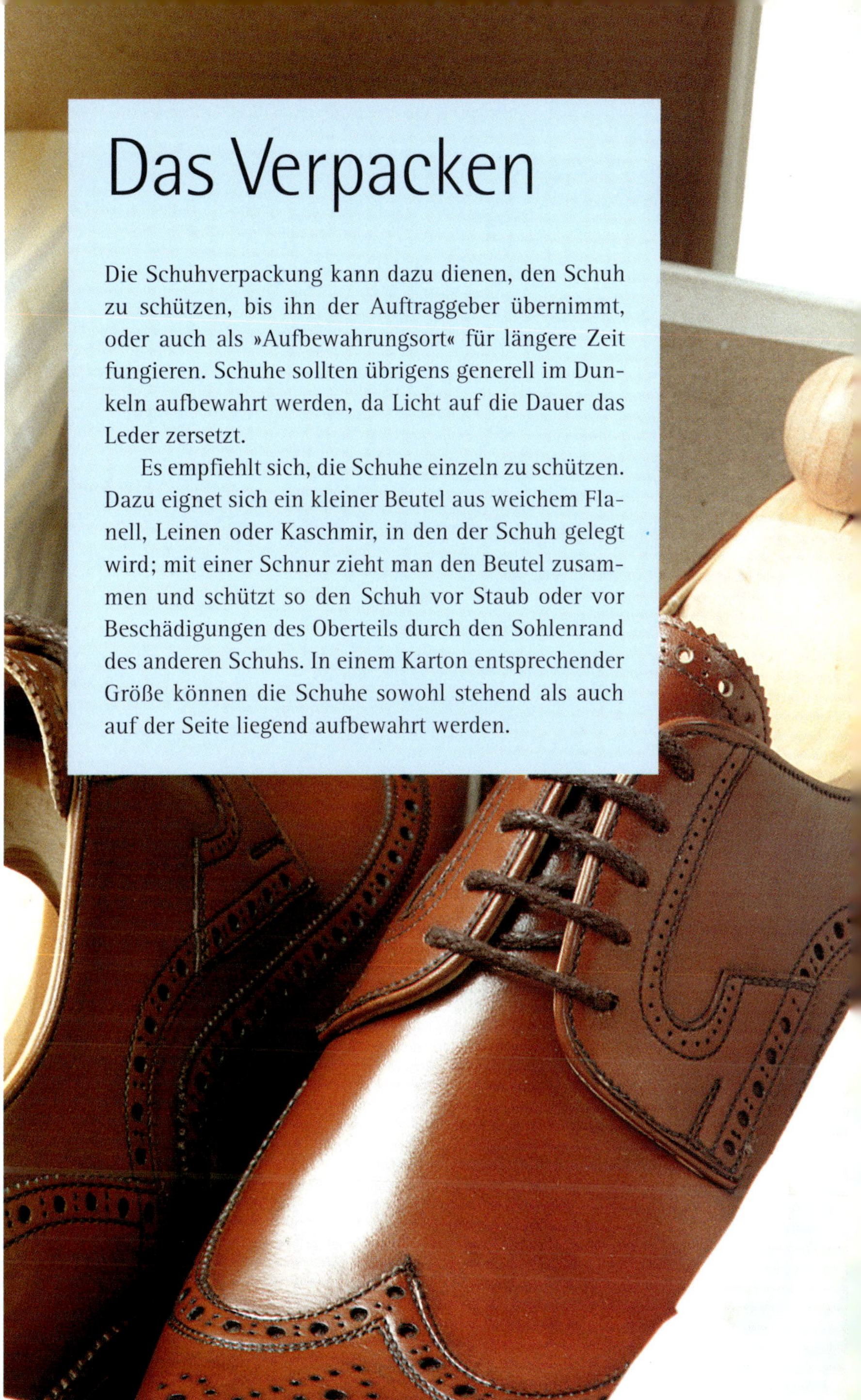

Die Verpackung hat nur vorübergehende Funktion: Sie schützt den Schuh bis zur Übergabe an den Käufer. Doch man sollte den Stoffbeutel aufbewahren, denn es ist pfleglicher, die Schuhe darin zu lagern als in einem Schuhregal oder Karton. Der Beutel hält den Staub ab und bietet keine harte Oberfläche, an der sich der Schuh eventuell, wie beim Karton, reiben könnte.

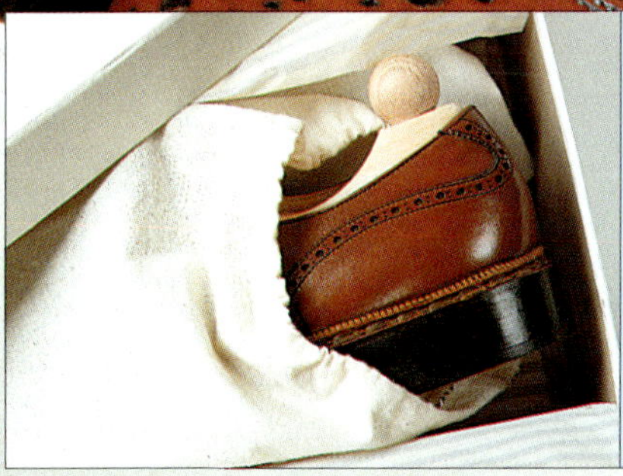

Der Kunde erhält seine Maßschuhe in einem Karton. Dieser sollte nicht zu groß und nicht zu klein sein: Die Schuhe dürfen darin weder gequetscht liegen noch sich bewegen.

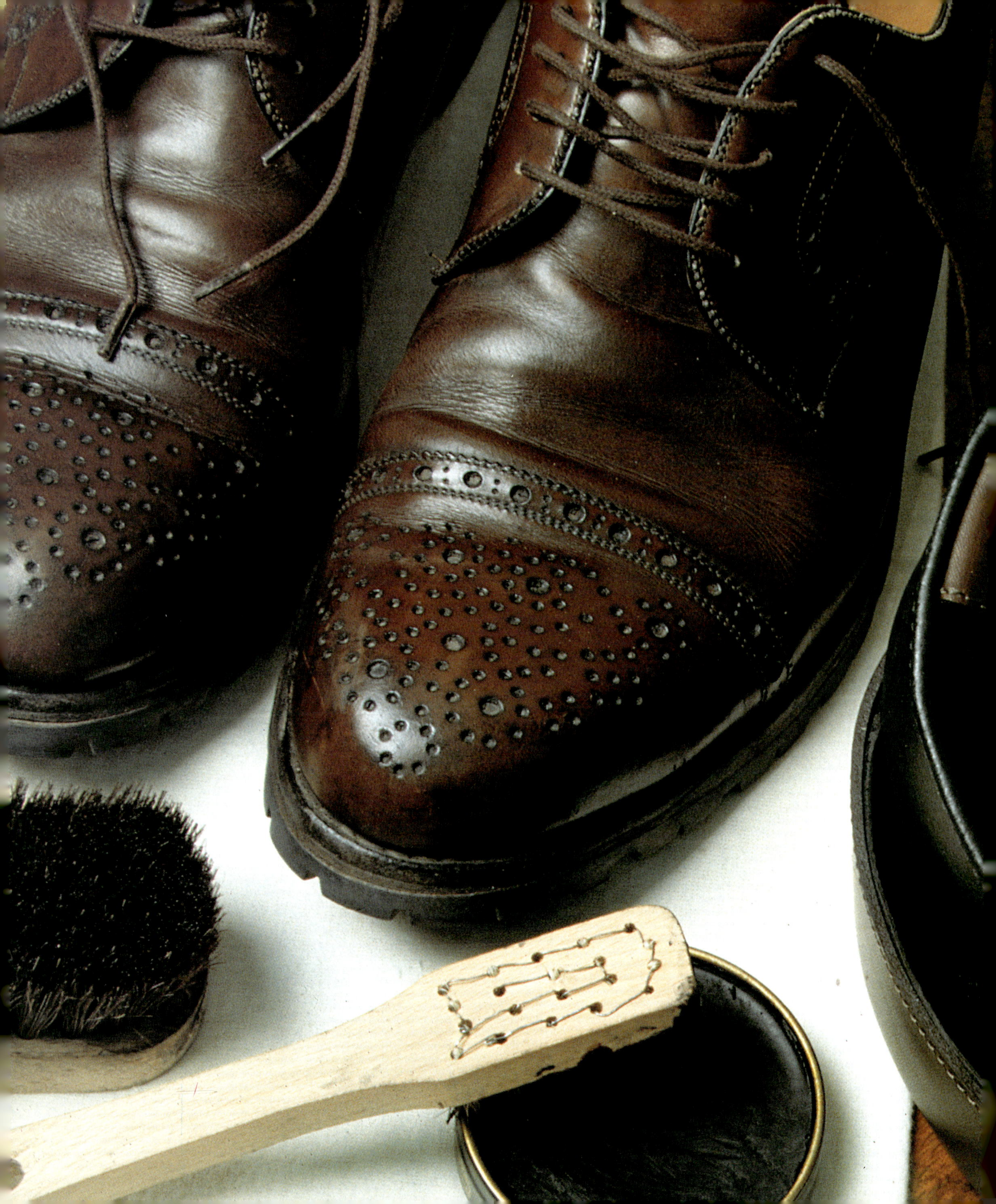

Die Pflege

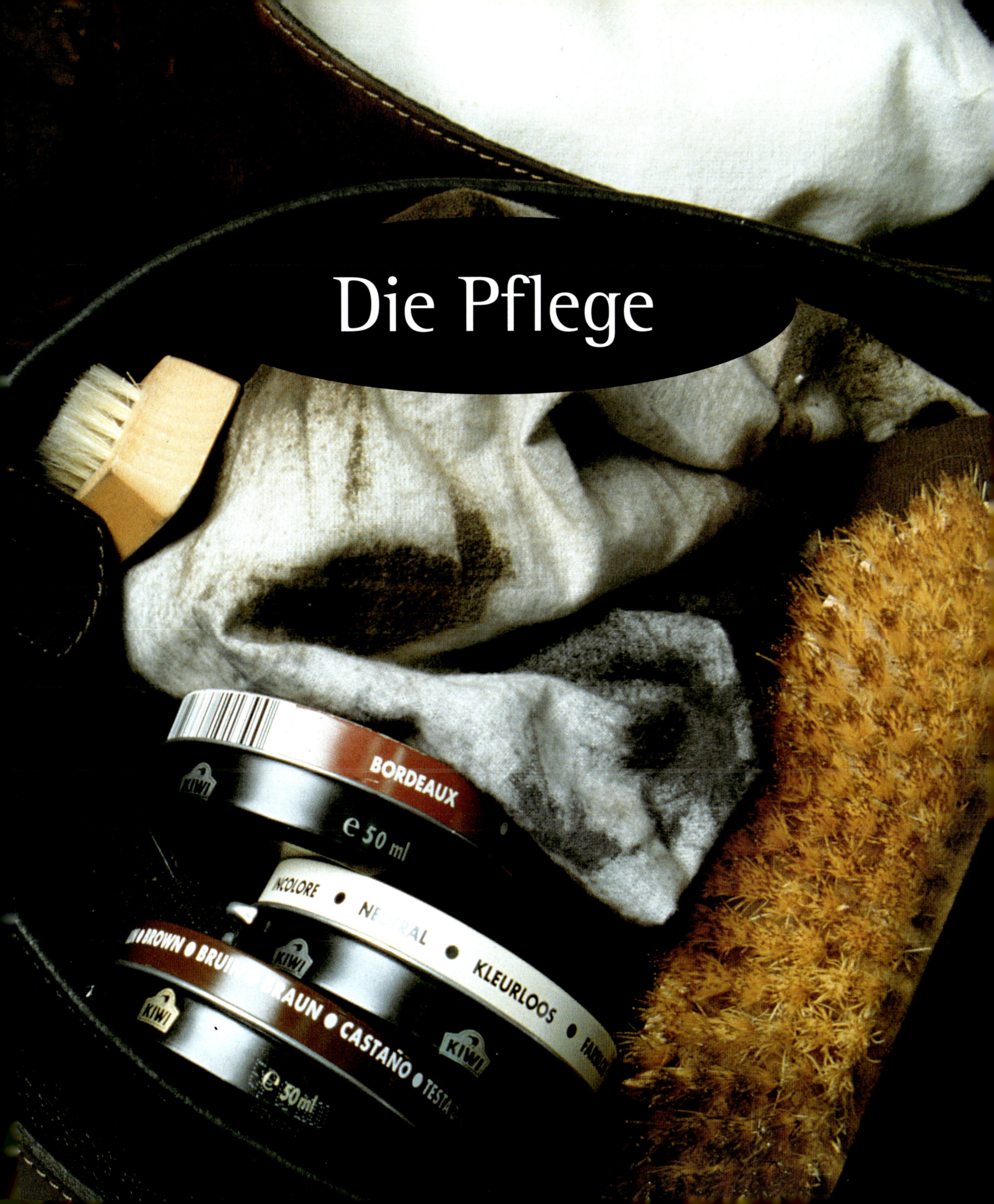
BORDEAUX
KIWI
e 50 ml
KLEURLOOS
KIWI
BROWN
CASTAÑO
KIWI
e 50ml

Reinigen der Schuhe

Nur durch sorgfältige Pflege behält das Oberleder eines Schuhs seine Geschmeidigkeit, Elastizität und seinen schönen Glanz lange bei. Gleichzeitig läßt ein gepflegter und sauberer Schuh seinen Träger sehr vorteilhaft angezogen erscheinen. Das Leder von ungepflegtem Schuhwerk trocknet früher oder später aus, wird brüchig – vor allem an den Beugestellen – und reißt. Ungepflegte Schuhe haben eine relativ kurze Lebenserwartung.

Sorgfältige Schuhpflege wird zu einer angenehmen Routineaufgabe für den Schuhbesitzer, wenn er über ein entsprechend gut ausgestattetes Schuhpflegeset verfügt. Sind sämtliche erforderlichen Utensilien in diesem Set zu finden, muß nur noch auf die richtige Reihenfolge der einzelnen Arbeitsschritte geachtet werden.

Das Set sollte mindestens eine Schmutzbürste aus Schweinsborsten, Rinder- oder Pferdeschwanzhaaren enthalten; beliebt sind auch Bürsten aus Agavenfibern, den widerstandsfähigen und flexiblen Blattfasern einer südamerikanischen Agavenart. Mit den starken Borsten dieser dichten Bürsten werden angetrockneter Schlamm und ähnliche Verschmutzungen beseitigt.

Von den meist aus weichen Pferdehaaren gefertigten Auftragebürsten benötigt der Schuhbesitzer für jede Schuhfarbe eine. Die Verwendung einer einzigen Bürste für das Auftragen verschiedener Farben sollte vermieden werden, da sich die angetrockneten Farbreste vermischen und dadurch farbliche Unregelmäßigkeiten oder gar andere Farbtöne erzeugen können. Schuhe aus kombiniertem Leder in unterschiedlichen Farbtönen komplizieren den Pflegevorgang. Gehört zur eigenen Schuhkollektion zum Beispiel ein Spectator, benötigt der Träger allein für diesen Schuh zwei Bürsten: eine schwarze Bürste für das schwarze Leder und eine weiße für das weiße Leder. Zur Not können die Auftragebürsten durch Zahnbürsten oder weiche Tücher ersetzt werden.

Der Anzahl der Reinigungsmittel – Cremes, Flüssigkeiten – sollte die Anzahl der Auftragebürsten entsprechen. Es ist selbstverständlich zweckmäßig, bei exklusivem Schuhwerk auch erstklassige Reinigungsmittel zu benutzen, die exakt mit der Farbe des Oberleders übereinstimmen – es sei denn, man möchte dem Oberleder der Schuhe so schnell wie möglich ein »antikes« Aussehen verleihen. Dann empfiehlt es sich, eine immer um einige Farbtöne dunklere Schuhcreme zu verwenden: zu hellem Bordeauxrot dunkelbordeauxrote, zu einem hellen Cognacton hell- oder dunkelbraune und zu Braun schwarze Schuhcreme. Die Reinigungsmittel werden in einer dünnen Schicht gleichmäßig auf das Leder aufgetragen und müssen mindestens zehn Minuten einziehen.

Ein weiterer Bestandteil des Schuhputzsets sind die aus Pferdehaaren oder Pferdeschwanzhaaren bestehenden Glanzbürsten – denn je nach Anzahl der Farben benötigt man auch davon mehrere – mit denen der Schuhbesitzer die dünn aufgetragene und eingezogene Schuhcreme auf Hochglanz poliert. Als Ersatz für die Glanzbürste bietet sich auch ein weiches Tuch an. Bei Schuhen mit sehr dünnem Oberleder ist es in der Tat äußerst ratsam, diese wegen der Abnutzungsgefahr nur mit Tüchern zu polieren.

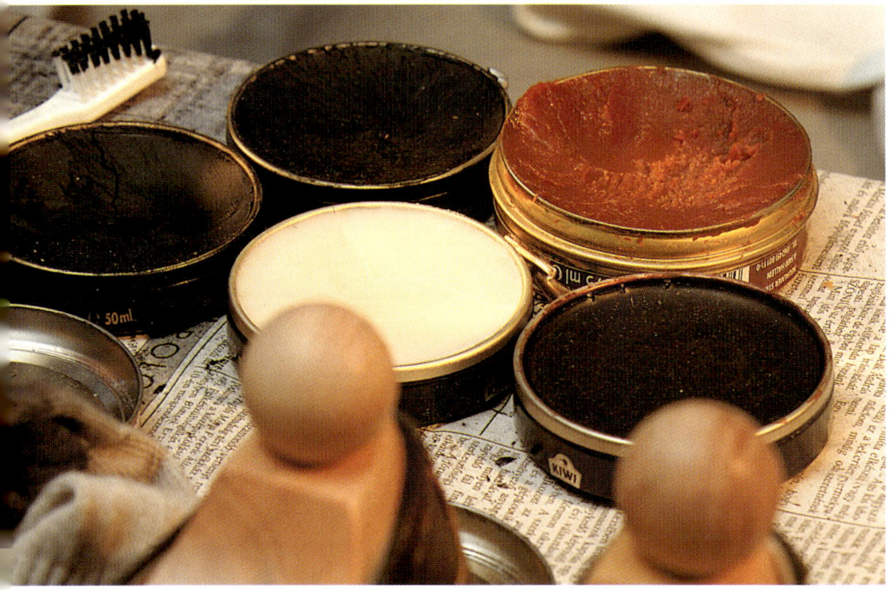

Jeder Schuhinhaber sollte für seine handgemachten Schuhe ein Pflegeset besitzen, das auf der Basis der Farbe des jeweiligen Schuhs sorgfältig ausgewählt wurde. Das beste Ergebnis bei der Schuhpflege erzielt man mit einer Schuhcreme, die einen Farbton dunkler ist als die Farbe des Schuhs. Helles Sommerschuhwerk wird mit farbloser Schuhcreme behandelt.

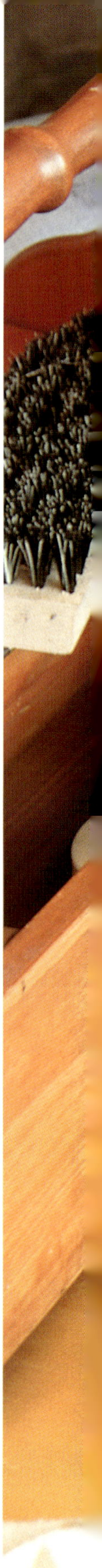

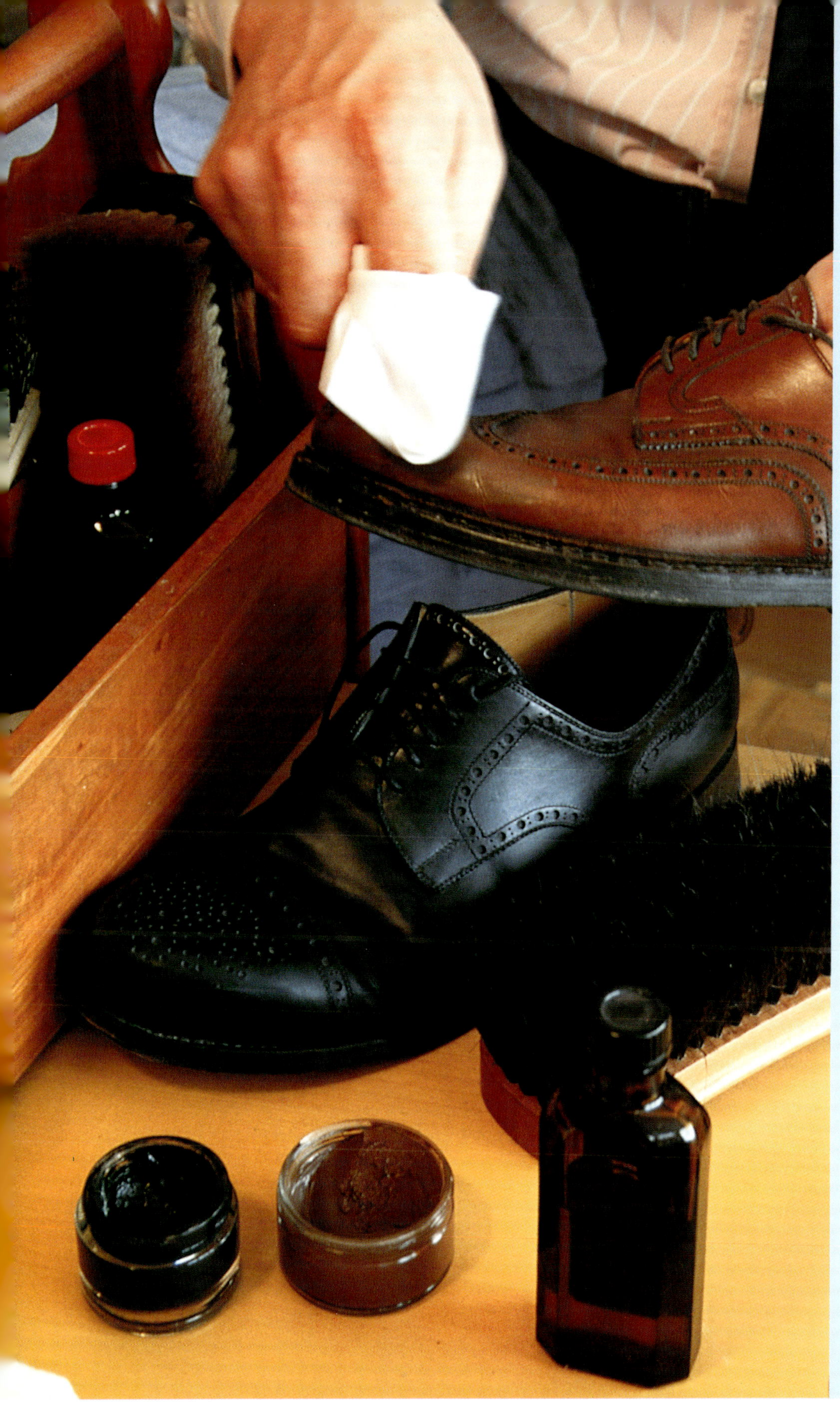

Zehn goldene Regeln der Schuhpflege

Der Schuhmacher weist seinen Auftraggeber bei der zeremoniellen Schuhübergabe – ein einzigartiges Kunstwerk wandert vom Künstler zum Käufer – in die Geheimnisse der Schuhpflege ein. Die Lebensdauer und das schöne Aussehen von neuen Maßschuhen hängen einerseits von der Qualität des verwendeten Materials und dem Fachwissen des Herstellers ab, andererseits aber zu einem großen Teil von der Fürsorge ihres Trägers. Während einer kurzen Anprobe und einigen Minuten Gehens überzeugt sich der Auftraggeber davon, ob die Schuhe passen. Um diese Eigenschaften auch über eine lange Zeit hin zu bewahren, empfiehlt es sich, einige »goldene Regeln« zu befolgen:

1. Neue Schuhe sollten anfangs höchstens zwei bis drei Stunden getragen werden. Erst wenn sich Fuß und Schuh perfekt aneinander »gewöhnt« haben, kann man es wagen, sie den ganzen Tag zu tragen.

2. Dasselbe Paar Schuhe sollte nicht an zwei aufeinander folgenden Tagen angezogen werden, sondern mindestens 24 Stunden ruhen.

3. Zum Anziehen benutze man stets einen Schuhlöffel, ganz gleich, ob es sich um Schnürschuhe, Schuhe mit Schnallen oder Slipper handelt.

4. Beim Ausziehen von Schnürschuhen lockere man die Schnürsenkel zuerst an allen Stellen, damit der Fuß leicht und ohne Anstrengung aus dem Schuh herausrutschen kann.

5. Sofort nach dem Ausziehen müssen die maßgefertigten Schuhspanner in die Schuhe eingelegt werden.

6. Auch in Schuhe, die von Regen oder Schnee durchnäßt wurden, sollte man sofort die Schuhspanner einlegen und sie nicht auf der Sohle stehend, sondern auf der Seite liegend mindestens einen ganzen Tag lang trocknen lassen.

7. Es empfiehlt sich, die Schuhe nach jedem Tragen abzuwischen und sie mit Schuhcreme zu polieren, auch wenn sie scheinbar nichts von ihrem früheren Glanz verloren haben.

8. Werden die Schuhe längere Zeit nicht getragen, creme man sie dünn ein und lege sie in den vom Schuhmacher erhaltenen Textilbeutel, um sie, auf die Sohle gestellt, im Karton aufzubewahren.

9. Kein Besitzer maßgefertigter Schuhe sollte seine Schuhe verleihen, denn es gibt keine zwei identischen Paar Füße.

10. Jeder neue Schuh hat seinen speziellen Charakter: Seine wahre Schönheit kommt erst dann zur Geltung, wenn er zusammen mit der entsprechenden Kleidung und zum entsprechenden Anlaß getragen wird.

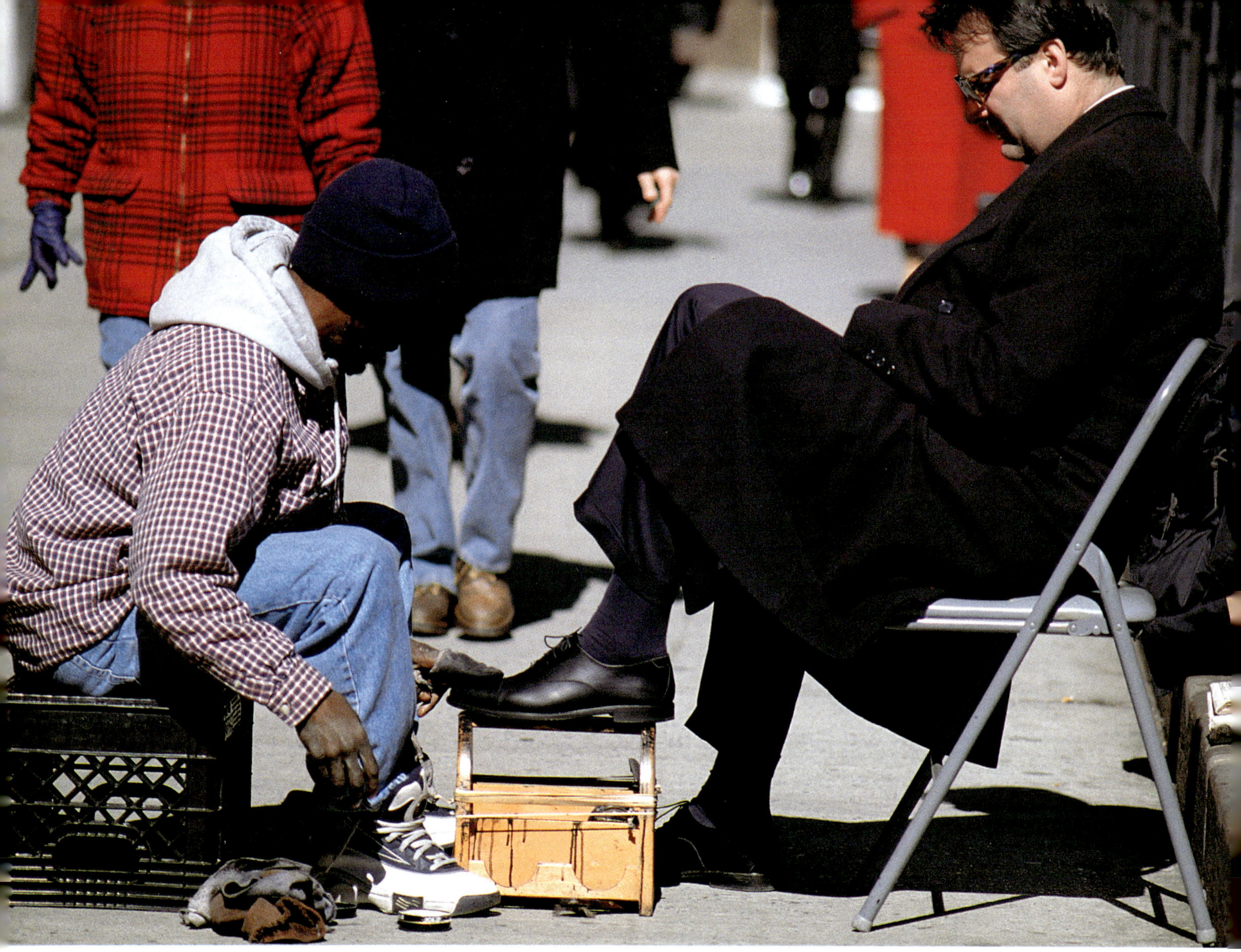

Die Kunst des Schuhputzens

Das Schuhputzen hat sich um die Jahrhundertwende in den Vereinigten Staaten von Amerika zu einem eigenständigen Beruf entwickelt. Der »Shoe Shine Service«, das Schuhputzen auf der Straße, verfügt heute noch über einen gewissen Zauber: Manch ein Schuhputzer gehört nach jahrzehntelanger Arbeit zum Straßenbild der New Yorker Wall Street, und seine Kunden sind ihm treu ergeben. Als professionelle Schuhputzer beherrschen sie sämtliche Kunstgriffe des Schuhputzens perfekt.

Das Schuhputzen ist eine langwierige Arbeit. Selbst die kleinste Verschmutzung muß sorgfältig mit der Bürste entfernt werden, denn mit dem Eincremen sollen nicht die Schmutzreste beseitigt, sondern diejenigen Stoffe – Fett, Wachs und Feuchtigkeit –, die beim Tragen verlorengehen, dem Leder zurückgegeben werden.

Der Schuhputzer trägt die Schuhcreme mit langsamen, kreisförmigen Bewegungen auf – gerade so viel, wie das Leder benötigt. Ist das Leder sehr ausgetrocknet, läßt der Schuhputzer die erste Schicht Schuhcreme einige Minuten einziehen, bevor die nächste Schicht folgt. Dick aufgetragene Schuhcreme zieht kaum ein, und das Leder läßt sich anschließend schlecht polieren.

Ob man nun mit einer Bürste oder einem Tuch poliert: die Hauptsache ist, daß das Arbeitsgerät immer sauber ist.

Full-Brogue-Schuhe beanspruchen aufgrund ihrer aufwendigen Lochmuster eine sehr zeitaufwendige und intensive Pflege. Die in die Löcher geratene Creme muß so lange gebürstet werden, bis auch das letzte Restchen entfernt ist. Verbleibt Schuhcreme in den Lochmustern, setzt sich dort sofort Staub ab. Auch wenn der Schuh nach dem Polieren noch so glänzt, sieht er trotzdem ungepflegt aus.

Die heutigen Schuhcremes entsprechen den höchsten Anforderungen. Doch ein altes Mittel bewährt sich immer noch: die Schuhe beim Putzen ab und zu mit Speichel zu befeuchten – dieser besitzt eine sowohl reinigende als auch polierende Wirkung.

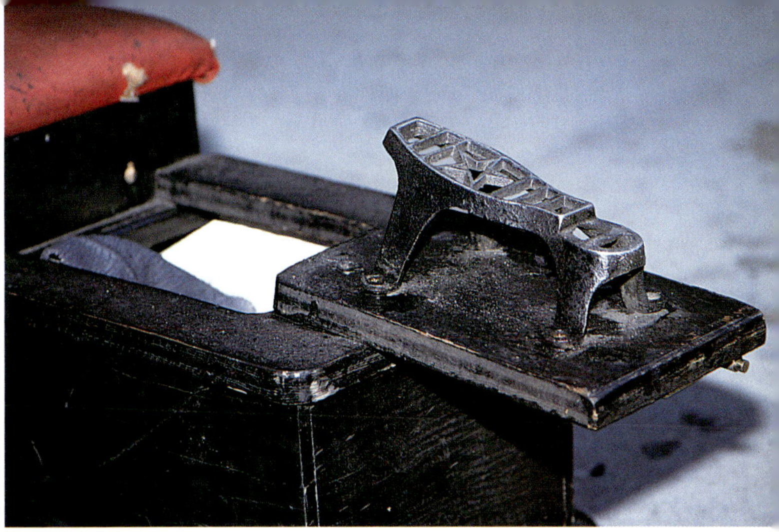

Auf dieses Gestell kommt der zu säubernde Schuh.

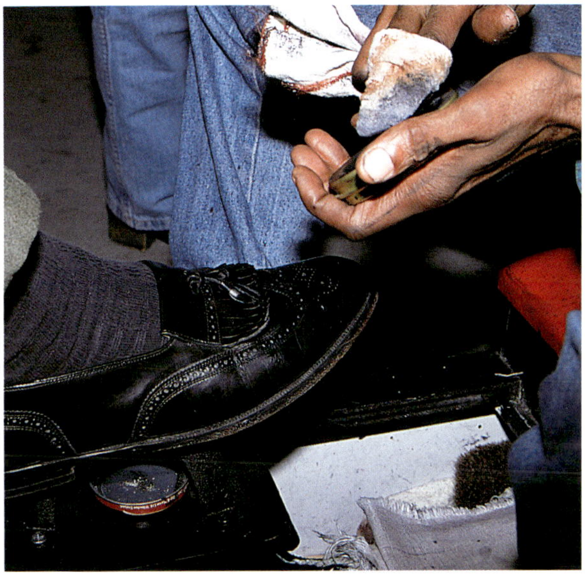

In jedes Loch des Full-Brogue soll Schuhcreme gelangen.

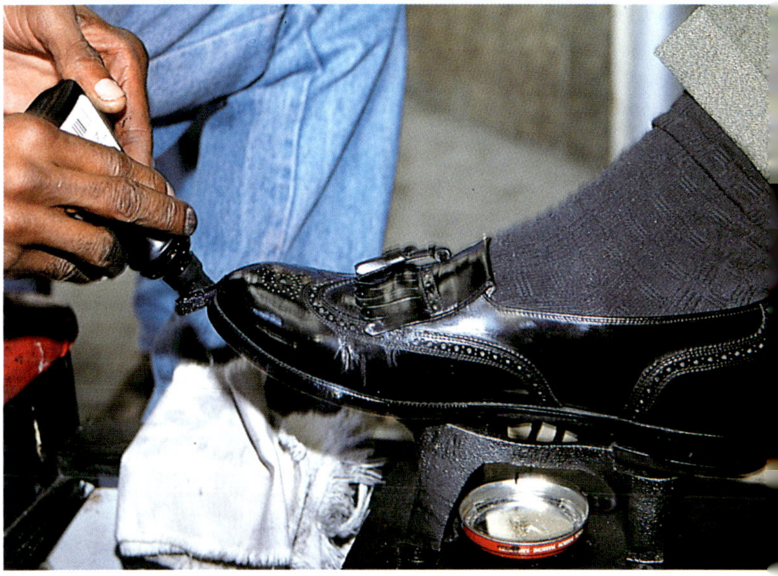

Auch Sohlenrand und Absatz müssen eingecremt werden.

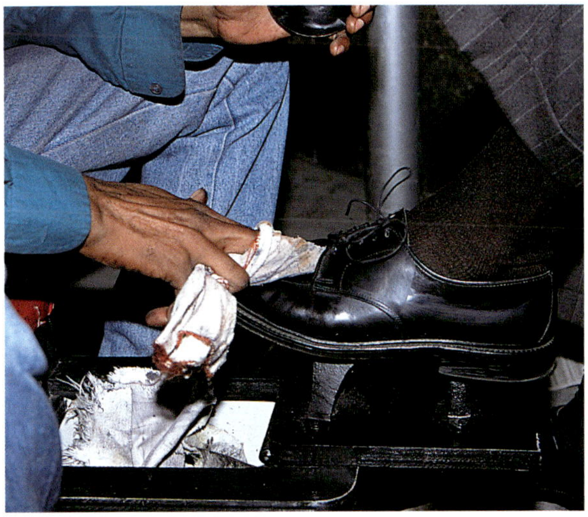

Überflüssige Schuhcreme sollte abgewischt werden.

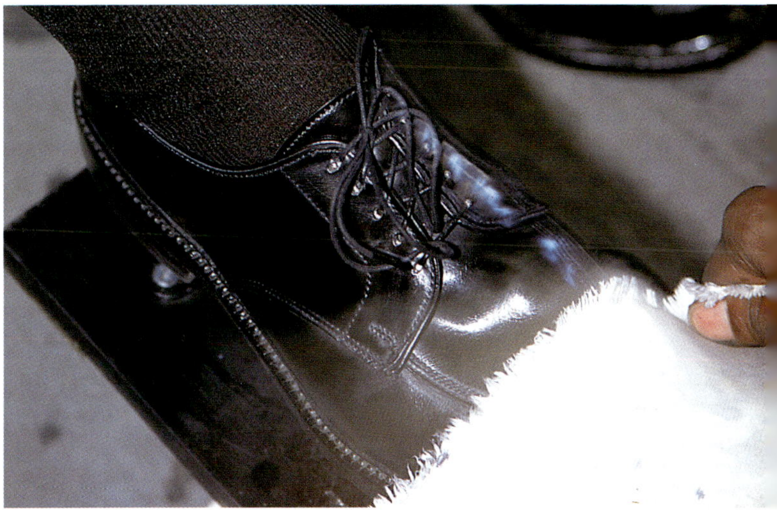

Die Kappe wird mit waagerechten Bewegungen gesäubert.

Schuhspannertypen

Die zu Maßschuhen passend angefertigten, dreiteiligen Spanner – auch Gelenkspanner genannt – sind ein wichtiger Bestandteil der Schuhpflege. Ohne Schuhspanner gelagerte Schuhe verlieren früher oder später ihre Form, das Oberleder wirft Falten und bricht. Schuhe, die überdurchschnittlichen Schweißabsonderungen ausgesetzt sind und ohne Schuhspanner gelagert werden, deformieren sich außerordentlich schnell. Auch ist die Pflege und Säuberung leichter und effektiver, wenn man es mit Schuhen zu tun hat, die mit Schuhspannern aufbewahrt werden, weil ihr Leder die nötige Spannkraft und Glätte behalten hat.

Es ist eine weit verbreitete Ansicht, daß Schuhe nach dem Tragen erst »kalt werden« und trocknen müßten, bevor man die Schuhspanner einlegt. In Wirklichkeit empfiehlt es sich, die Schuhspanner sofort nach dem Ausziehen in die noch warmen Schuhe zu legen, damit sich etwaige Falten glätten und die ursprünglich schöne Form bis zum nächsten Tragen erhalten bleibt.

Maßgefertigte Schuhspanner gehören ausschließlich zu den Schuhen, für die sie ursprünglich angefertigt wurden. Der Schuhbesitzer darf sie auf keinen Fall für andere Schuhe verwenden, da diese dann nicht in ihrer ursprünglichen Form gespannt werden.

Hinsichtlich des Gewichts sind die dreiteiligen Schuhspanner – obwohl aus leichtem Holz gefertigt – am schwersten. Viele Schuhbesitzer bevorzugen daher die leichteren gefederten Schuhspanner mit herausnehmbarem Mittelteil. Noch weniger Gewicht weisen die sogenannten Scharnierspanner oder die mit einer Schraube regulierbaren Stielspanner auf.

Schuhspanner beanspruchen keine besondere Pflege, jedoch sollte man sie alle drei Monate mit einem feuchten Tuch abwischen.

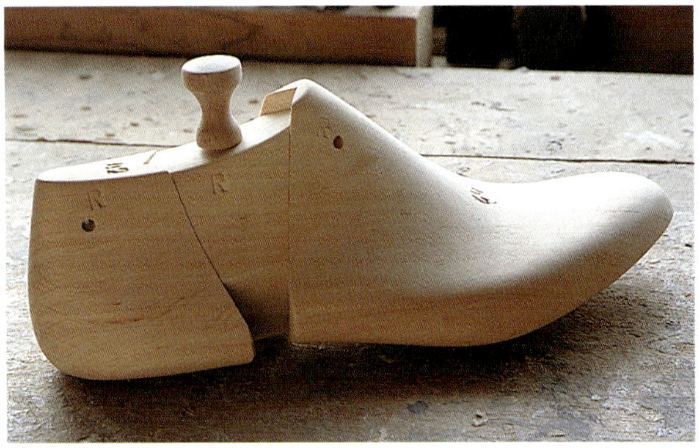

Der klassische Schuhspanner hat eine schlichte, dreiteilige Form.

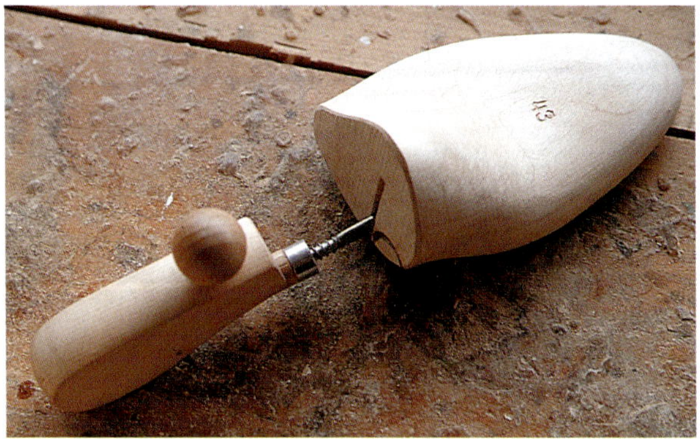

Beim gefederten Schuhspanner wurde vom eleganten Vorder- und Fersenteil das überflüssige Holz entfernt.

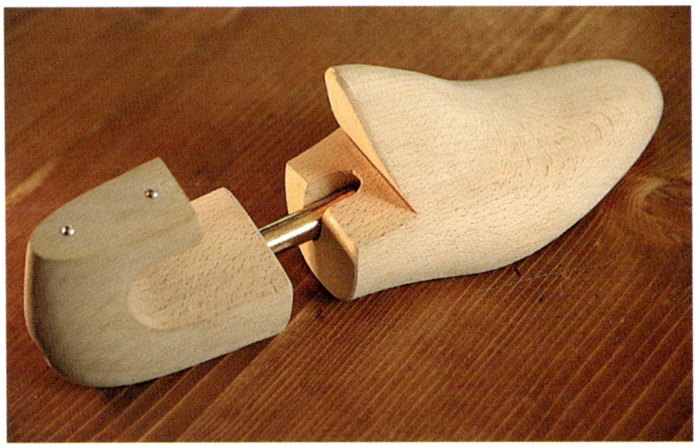

Der mit einer Schraube regulierbare Stielspanner spannt zwar die Schuhspitze gut, gibt jedoch der Hinterkappe keinen Halt. Er ist in erster Linie zweckmäßig für die Reise.

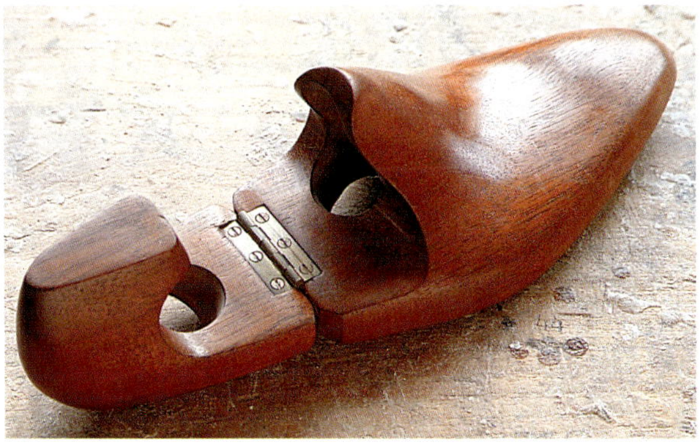

Der Scharnierspanner in passender Farbe und eleganter Form läßt sich mit einem einfachen Scharnier öffnen und schließen.

Der Schuhlöffel

Die Hinterkappe eines jeden Halbschuhs wird heruntergetreten, weitet sich aus und reißt leicht ein, wenn man ihn ohne Schuhlöffel anzieht. Bei der Auswahl des Schuhlöffels – unabhängig davon, ob aus Metall, Holz oder Horn – sollte darauf geachtet werden, daß er eine völlig glatte Oberfläche hat und bei Belastung nicht zerbricht.

Der Schuhlöffel bildet in den Schuh gesteckt eine Art Leitschiene, die die Hinterkappe bedeckt und strafft, während der Fuß in den Schuh hineinrutscht. Ist der Schuh noch neu, kann es vorkommen, daß sein Oberteil nur wenig nachgibt und es selbst mit einem Schuhlöffel beim Anziehen Schwierigkeiten gibt; dann sollte der Träger seinen Fuß mit kleinen Bewegungen Stück für Stück vorsichtig hineinschieben.

Wenn kein Schuhlöffel zur Hand ist, bieten beide Zeigefinger einen guten Ersatz – allerdings tut das auf Dauer weder den Fingern noch der Hinterkappe gut. Eine bessere Einstiegshilfe bietet der Trick mit dem Taschentuch: Man lehnt es innen gegen die Hinterkappe und rutscht mit der Ferse in den Schuh hinein. Gleichzeitig wird dabei das Taschentuch aus dem Schuh wieder herausgezogen.

Für das Anziehen von Stiefeletten empfiehlt sich ein entsprechend langer Schuhlöffel, der natürlich auch für Halbschuhe geeignet ist.

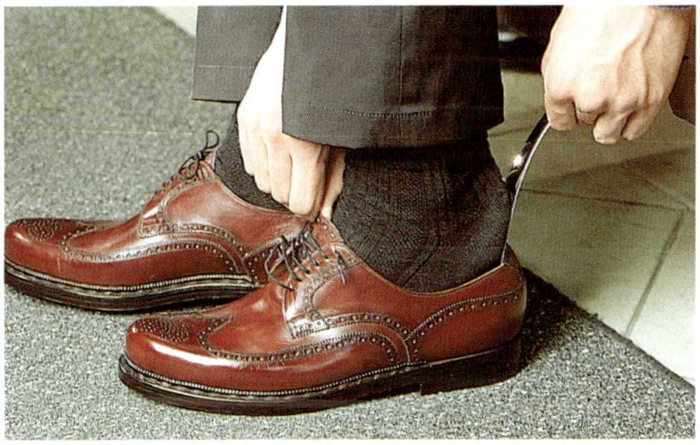

Selbst der einfachste Metallschuhlöffel erfüllt seinen Zweck.

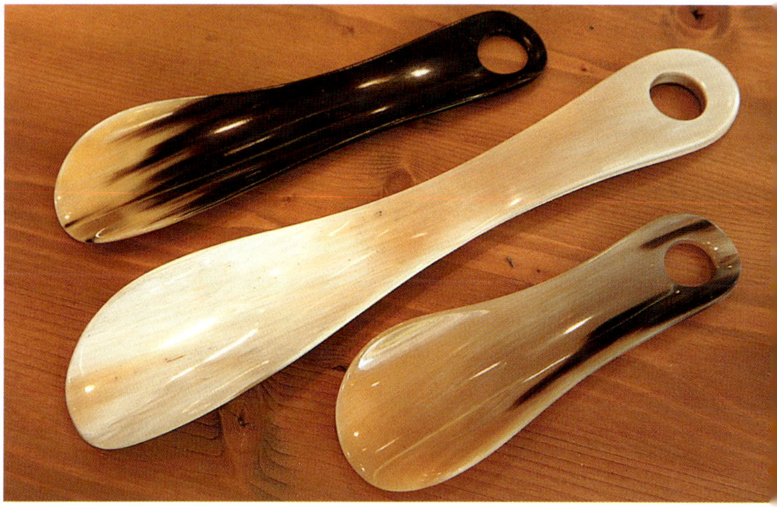

Hornschuhlöffel (hier in verschiedenen Längen) sind besonders flexibel und komfortabel.

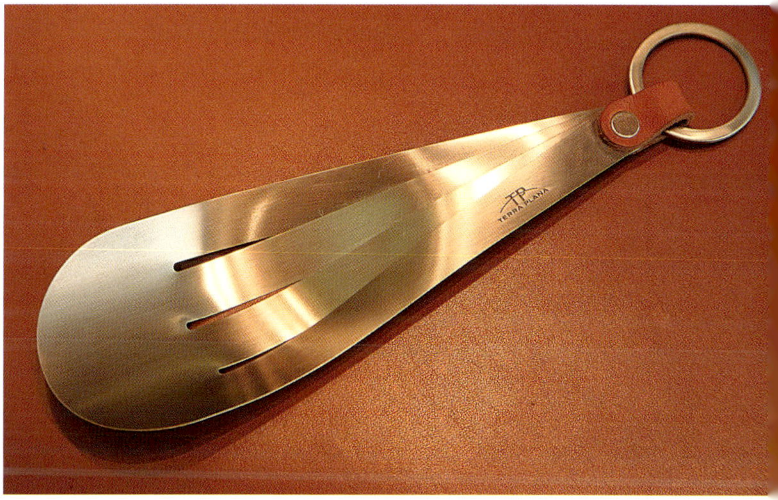

Ein besonders schönes Design aus Metall mit einer Ausbuchtung, die den Krümmungen der Ferse folgt.

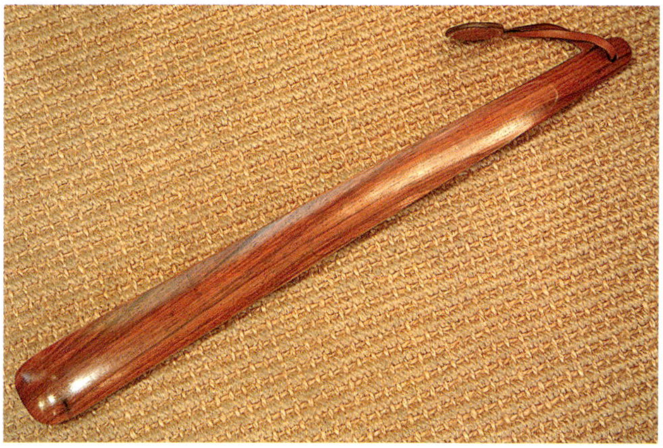

Der längere Schuhlöffel wird für Boots, aber auch für Halbschuhe verwendet.

»Wenn der Schuh drückt ...«

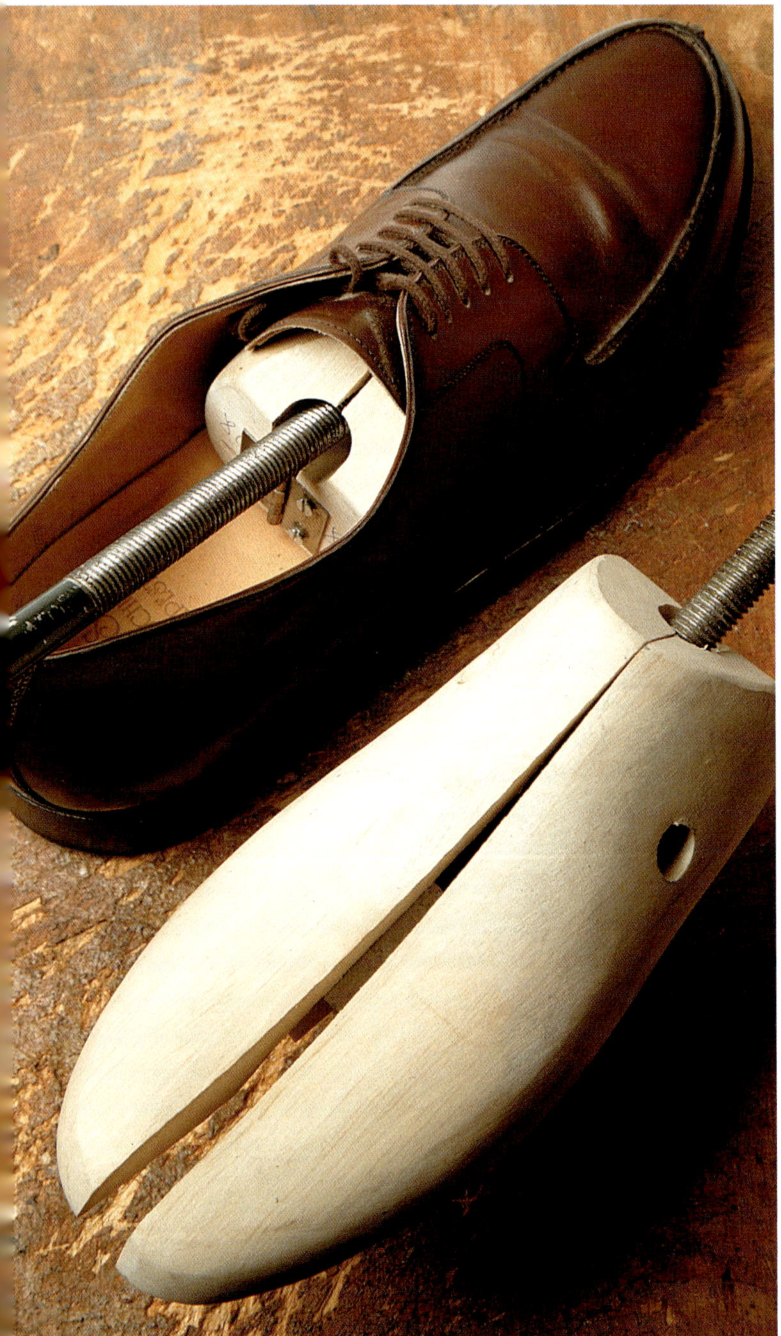

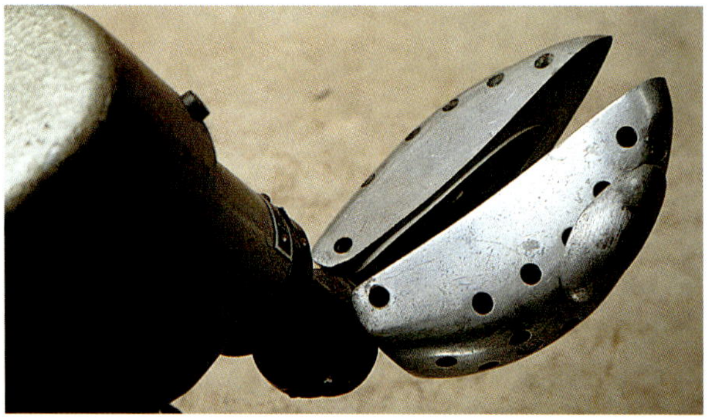

Die Weite des Oberteils kann auch mit einem Streckgerät aus Metall, dessen Vorderteil mit einer Schraube zu öffnen ist, bis zu einem halben Zentimeter vergrößert werden. In der Regel genügen ein bis zwei Minuten, jedoch kommt es – abhängig von der Stärke des Oberleders – durchaus vor, daß der Schuh 24 Stunden lang aufgespannt werden muß.

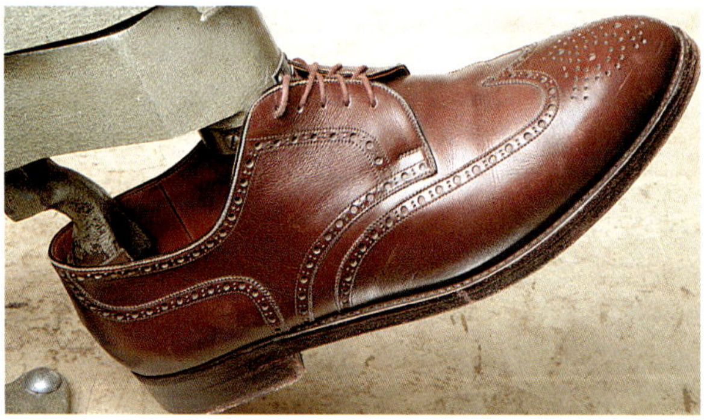

Der Schuhmacher schiebt den vorderen Teil des Streckgeräts in den Schuh, befeuchtet das Oberleder und spannt den Schuh mit langsamen Drehungen der Schraube, damit die Nähte oder das Leder nicht reißen.

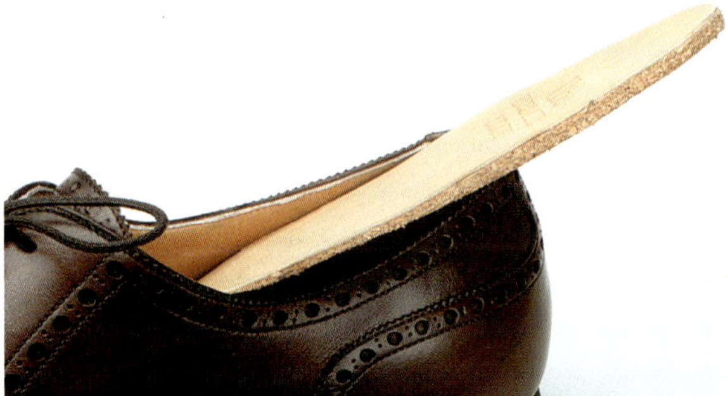

Zum Weiten von Hand dient ein Schraubspanner, der eigentlich ein in zwei Teile zersägtes Vorderteil eines Leistens darstellt, das in den Schuh eingeführt wird. Den Abstand zwischen beiden Teilen vergrößert der Schuhmacher – wie auch beim Streckgerät – mit Hilfe einer Schraube. Der Vorteil hierbei ist, daß der Schuhmacher den Schuh während des Spannens in der Hand hält und daher besser spürt, wie weit er gespannt werden muß.

Ist der Schuh zu weit, wird unter die Deckbrandsohle über die gesamte Länge des Schuhs eine 2–3 mm dicke Korkeinlage gelegt, häufig genügt auch schon eine Einlage im vorderen Teil des Schuhs. Der Schuhbesitzer reguliert die Weite des Oberteils zusätzlich mit den Schnürsenkeln. Befindet sich der obere Rand des Schaftes zu nahe am Knöchel, hebt der Schuhmacher das Fersenteil durch eine bis zu 5 mm dicke Korkeinlage an.

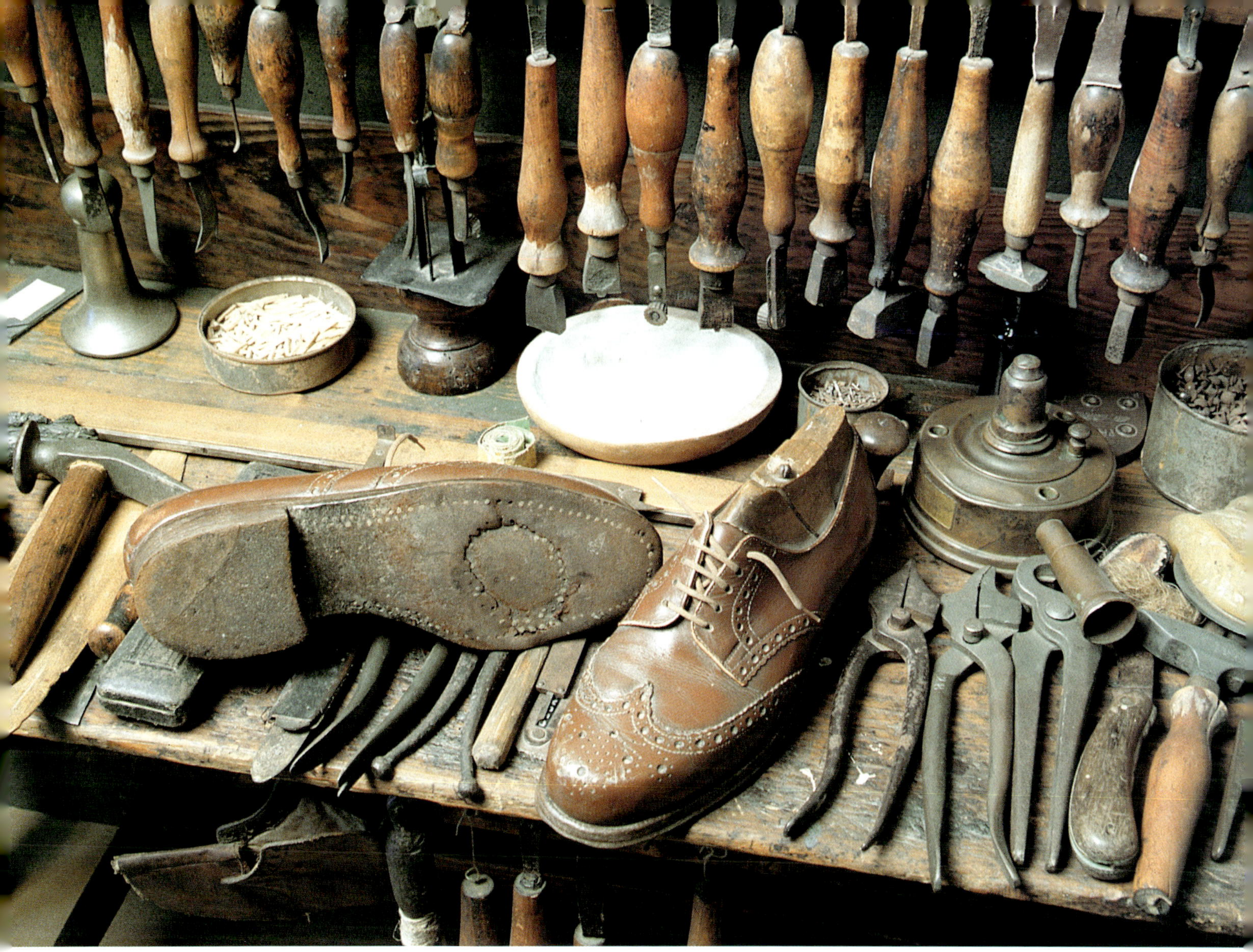

Schuhe werden immer paarweise repariert. Selbst wenn nur bei einem der Schuhe die Sohle durchgelaufen ist, wird der Schuhmacher trotzdem beide Schuhe neu besohlen, um große Unterschiede im Erhaltungszustand zu vermeiden – die benutzten Werkzeuge bleiben dieselben wie beim Schuhaufbau.

Die Schuhreparatur

Handgenähte klassische Schuhmodelle kommen nie aus der Mode. Die mit Sorgfalt hergestellten und entsprechend gepflegten Schuhe können mehrere Jahrzehnte lang getragen werden, und während des Tragens wird dieses Schuhwerk sogar noch »veredelt«. Dem Schuhbesitzer sind seine Schuhe nach langem Tragen oft lieber als zu dem Zeitpunkt des Kaufes. Er hat sich an sie gewöhnt, sie sind ein Teil von ihm geworden.

Nach einer langen Zeit beginnen sich aber auch die perfektesten Schuhe abzunutzen. Wann dieser Zeitpunkt eintritt, hängt vom Gewicht und der Gehweise des Trägers, der Pflege und der Häufigkeit des Tragens ab. Zu den häufigsten Abnutzungen gehören die von Absatz und Sohle sowie Beschädigungen an der Schuhspitze. In diesen Fällen lohnt es sich, die Schuhe zum Reparaturservice in die Herstellerwerkstatt zu bringen. Die Werkstätten übernehmen solche Reparaturen aus Kulanzgründen gerne.

Es gibt nur zwei Fälle, in denen man sich von seinen geliebten Schuhen trennen muß: wenn die Hinterkappe eingeknickt ist, die Nähte des Oberteils oder das Oberleder selbst in einer Weise geplatzt sind, die eine Reparatur ausschließt.

Die Reparatur von Sohlenvorderteil und Absatz

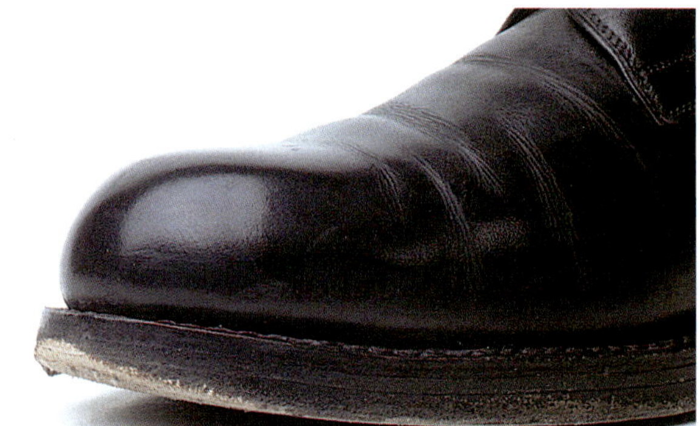

Nach längerer Zeit des Tragens nutzen sich zuerst der vordere Teil der Sohle und der Absatz ab. Zwischen Sohlenspitze und dem Rest der Sohle gibt es bei starker Abnutzung bis zu 3 mm Unterschied in der Lederstärke. Man sollte darauf achten, daß die Naht in der Einstechbahn nicht beschädigt wird. Die Wiederherstellung der ursprünglichen Sohlenstärke ist ein verhältnismäßig einfacher Reparaturvorgang.

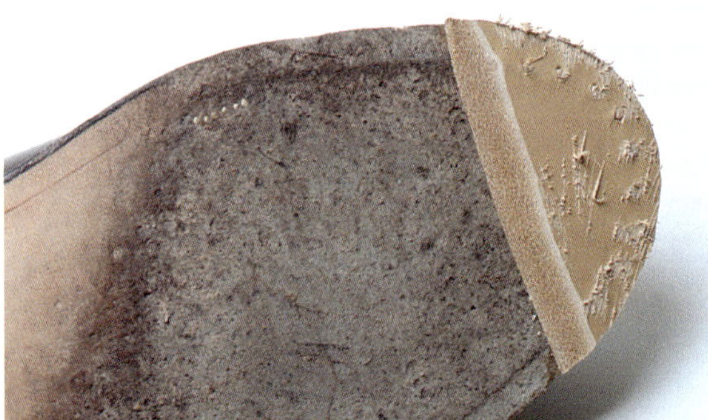

5 cm von der Schuhspitze entfernt schneidet der Schuhmacher die Sohle ein und trägt mit einem scharfen Messer das abgenutzte Leder millimeterweise ab. Dabei muß er darauf achten, daß die Handnaht nicht beschädigt wird. Aus dem Kernleder schneidet er ein passendes Stück aus, klebt es auf die zu reparierende Stelle und fixiert es zusätzlich mit Holzstiften.

Ist jedoch auch der Laufabsatz angegriffen, muß der Schuhmacher das abgenutzte Leder, die Gummiauflage und die darunter liegende Lederschicht entfernen und den Absatz neu aufbauen.

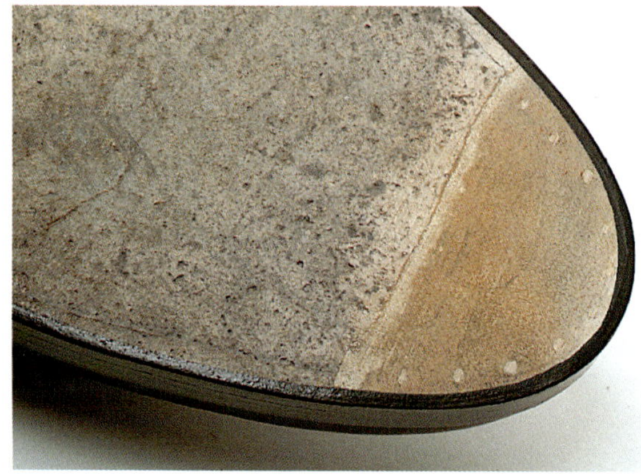

Der Schuhmacher säubert das eingesetzte Lederstück mit einer Raspel, einer Glasscherbe sowie mit grobem und feinem Schleifpapier, bis die alte Sohle und das neue Sohlenvorderteil wieder eine glatte Ebene darstellen, beziehungsweise der Sohlenrand gleichmäßig verläuft.

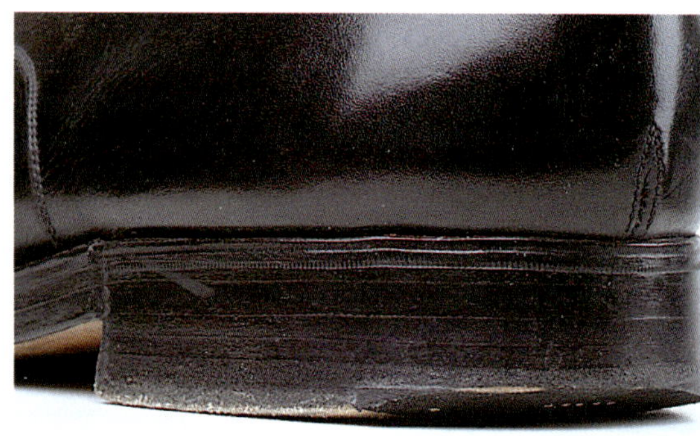

Obwohl in den Absatz generell ein besonders harter Gummieinsatz eingearbeitet wird, nutzt sich dieser als erster ab, denn seine Fläche ist mit jedem Schritt der größten Beanspruchung ausgesetzt. Trifft dies nur den Gummibelag des Absatzes, erfolgt der Austausch auf die gleiche Weise wie beim Ersatz der Sohle.

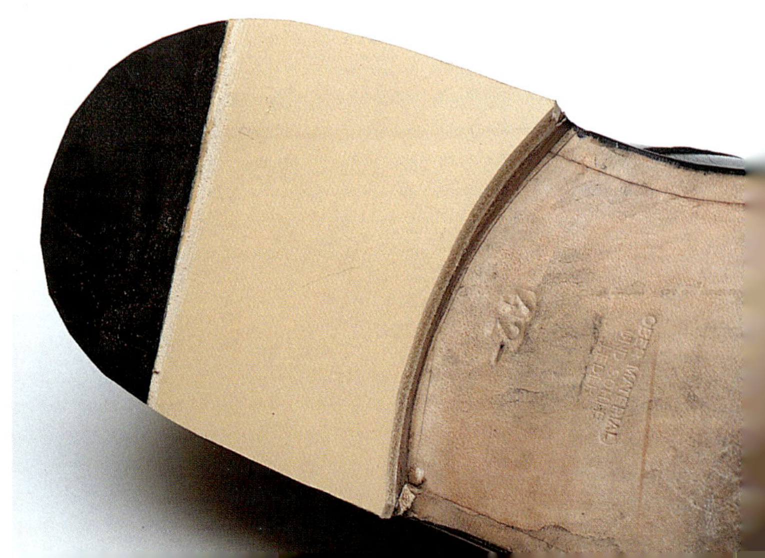

Das Auswechseln von Sohle und Absatz

Im Falle einer stark abgenutzten oder gar durchgelaufenen Schuhsohle sind aufwendige Reparaturarbeiten nötig, bei Schuhen mit doppelter Sohle hält diese sich dagegen noch in einem erträglichen Rahmen: Sind Sohlennähte und Zwischensohle unbeschädigt, genügt der Einsatz einer Halbsohle, einer verlängerten Sohlenspitze. Mit Rücksicht auf die Nähte trägt der Schuhmacher den abgenutzten Sohlenteil mit einem Messer vorsichtig bis zum Gelenk ab und ersetzt dann die Laufsohle.

Es kann vorkommen, daß aufgrund einer ausgeprägten Gehweise des Schuhbesitzers nicht die Mitte der Sohle, sondern der äußere oder innere Rand stark leidet. Diese Abnutzung kann so beträchtlich sein, daß sie selbst die Sohlennaht in Mitleidenschaft zieht, wodurch sich die Stiche lockern und sogar der Rahmen eine gewisse Instabilität erfährt. In diesem Fall besteht die Reparatur aus zwei wesentlichen Arbeitsphasen: Der Maßleisten gelangt erneut in den Schuh, den der Schuhmacher bis auf die Basis (den Rahmen) zerlegt und anschließend wieder neu aufbaut.

Bei einer derartigen »Generalüberholung« ist es zweckmäßig, auch den Rahmen auszuwechseln. Nach Ausfüllen des Sohlenzwischenraums wird die neue Laufsohle an den Rahmen genäht und der Absatz wieder aufgebaut.

Unvermeidlich stellt sich die Frage, ob sich derartig aufwendige Reparaturen überhaupt lohnen, doch die Erfahrung zeigt: Der bequeme Schuh, der sich bereits der Fußform seines Trägers angepaßt hat, ist kaum zu ersetzen und erlebt bei größeren oder kleineren Reparaturen eine Art Wiedergeburt.

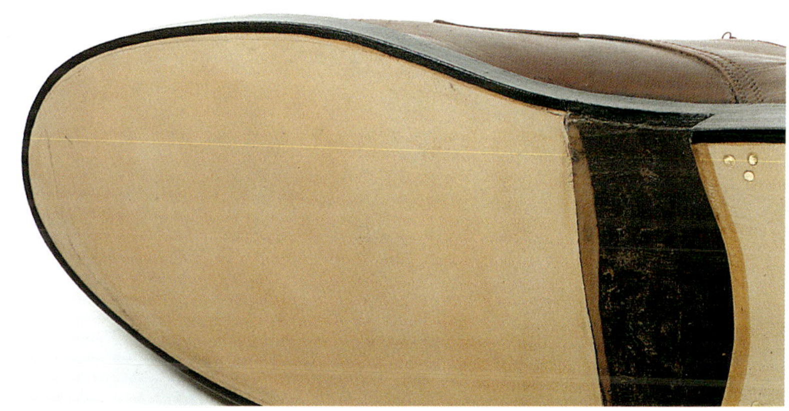

Die Sohle und der Absatz waren zwar durchgelaufen, doch die Nähte an der Seite waren nicht beschädigt. Es genügte also, nur die halbe Sohle und den Absatz zu ersetzen.

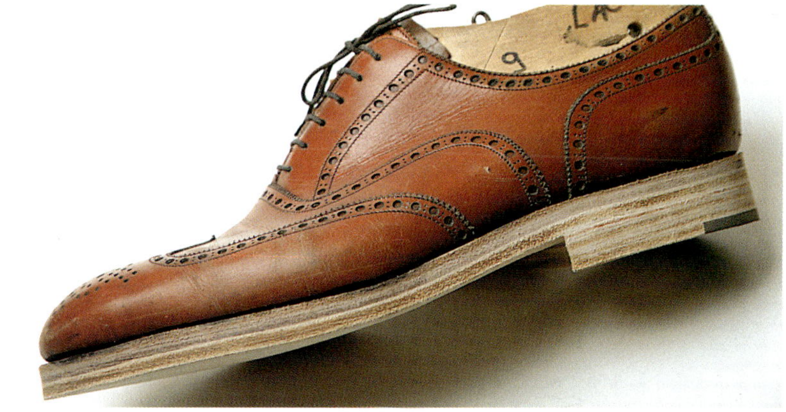

Die alten Schuhe beginnen mit neuen Sohlen und Absätzen ein neues Leben.

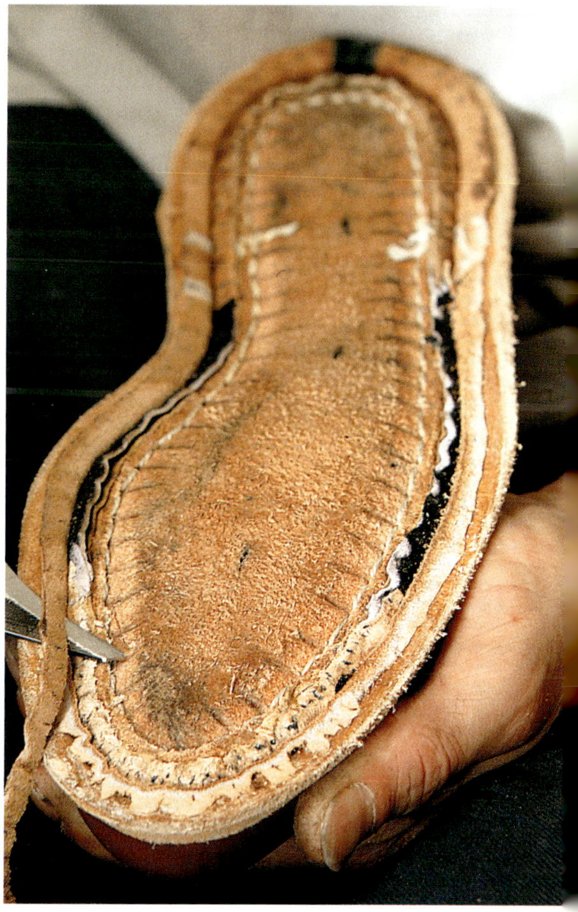

Wird die Naht abgenutzt oder beschädigt, empfiehlt es sich, auch den Rahmen auszuwechseln.

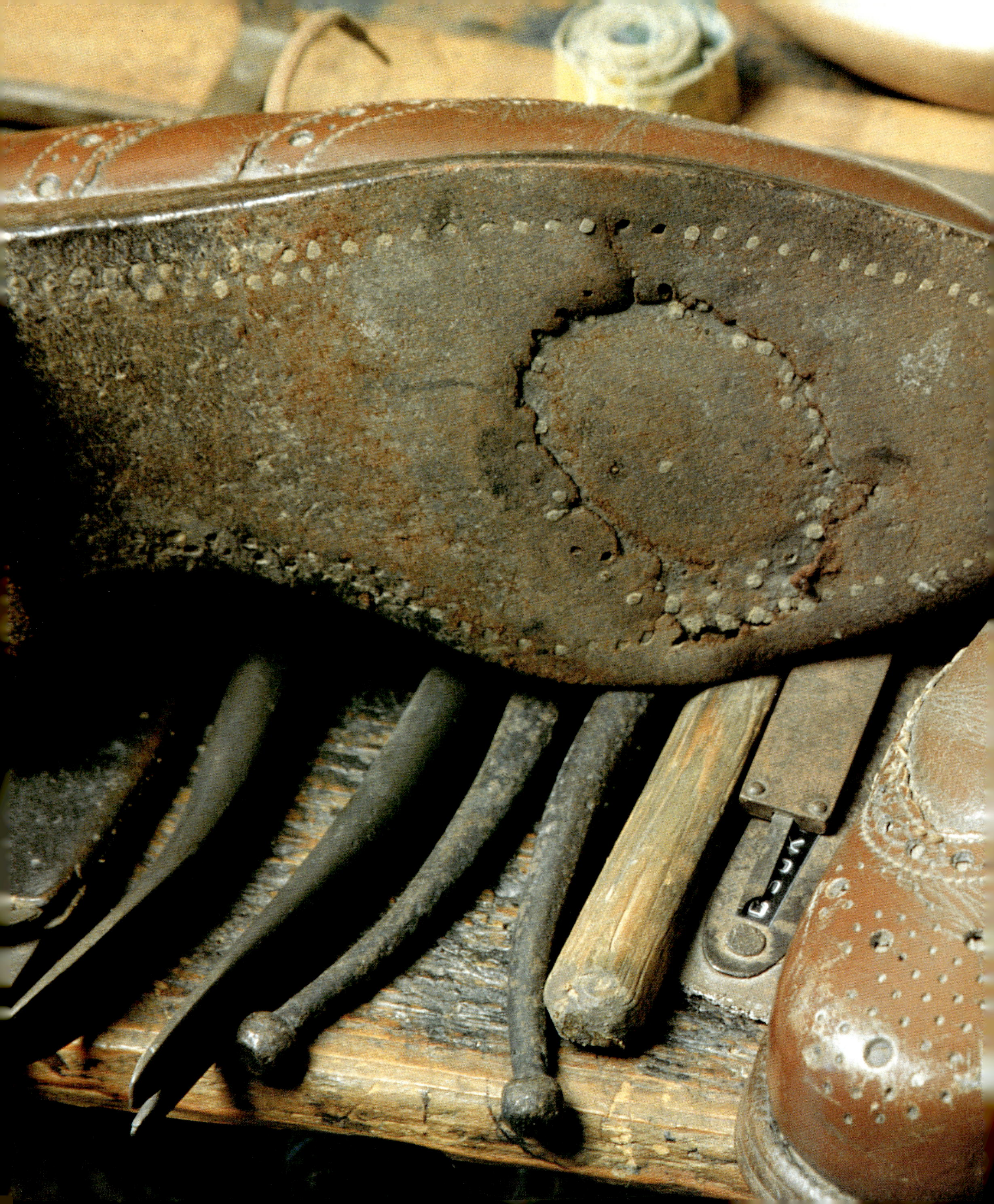

Werkstätten

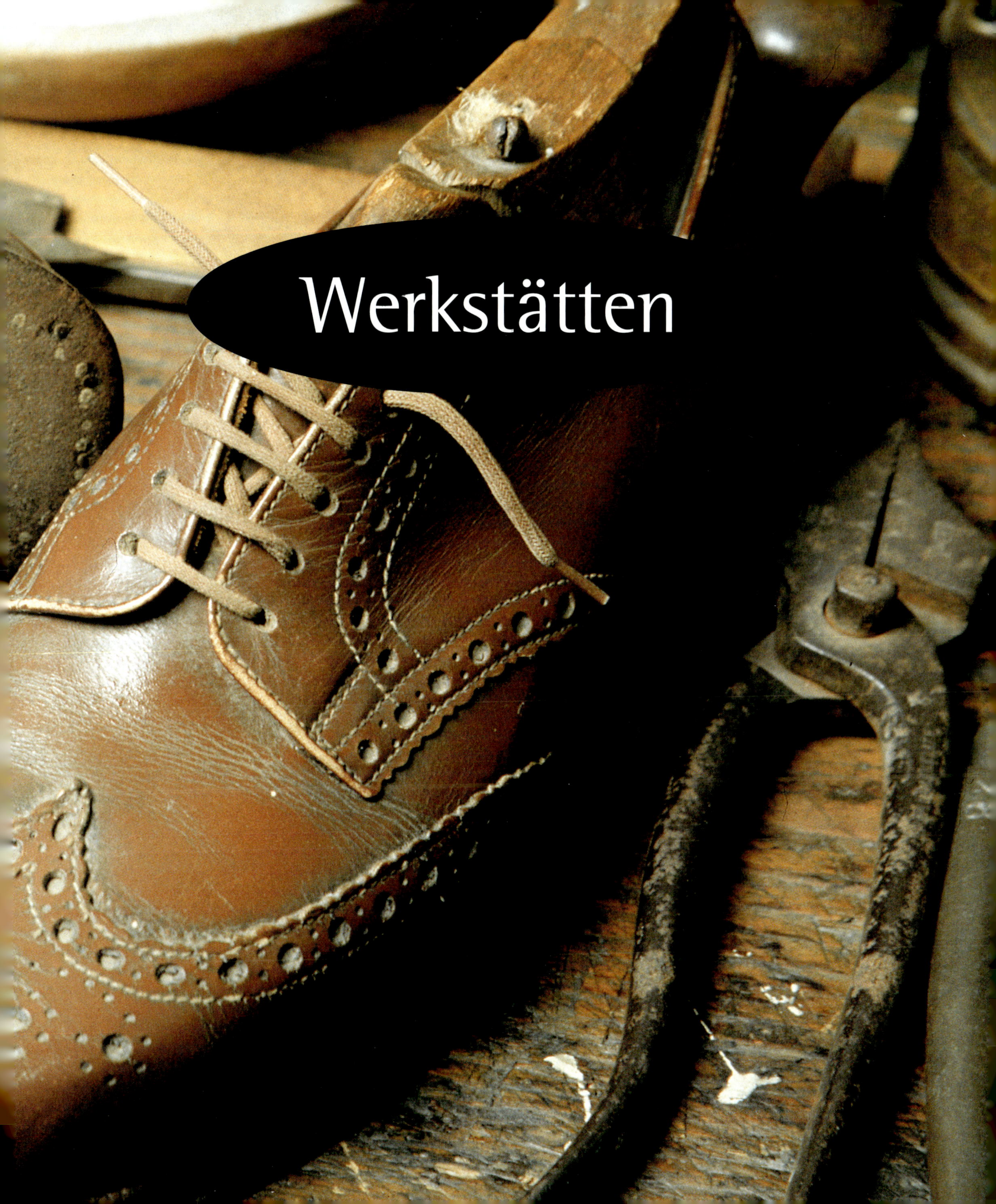

Königliche Schuhe: Lobb in London und Paris

Der Begründer der Werkstatt in der St. James's Street in London, John Lobb, geboren 1829 in Tywardreath in Cornwall, war ein Bauernsohn, dessen meisterhafte Beherrschung des Handwerks ihm große Auszeichnungen im Rahmen internationaler Ausstellungen in der viktorianischen Zeit brachten.

Lobb wurde 1863 stolzer Besitzer des »Royal Warrant«, das ihn als Schuhmacher von Prinz Edward auswies. Der Name des späteren Königs Edward VII. (1841–1910) steht noch heute für eine Ära, die von Wohlstand und Glanz geprägt war – eine Ära, in der die Schuhe von Lobb ein Synonym für höchste Eleganz und Qualität darstellten. Was der Prinz vorgab und vorlebte, ahmten die Reichen und Berühmten in und außerhalb Englands nach: Könige, Nawabs und Maharadschas (mohammedanische und hinduistische Fürsten in Indien), Schauspieler, Opernsänger, Politiker und Schriftsteller. Opernfans konnten Lobb besuchen und hoffen, dort Enrico Caruso, Fjodor Schaljapin oder John McCormack anzutreffen. Geschäftsleuten bot sich die Möglichkeit, bei Lobb Tips von Andrew Carnegie, Bernard Oppenheimer oder Guglielmo Marconi aufzuschnappen, während angehende Schriftsteller hier George Bernard Shaw oder sogar den Namensgeber des bedeutendsten Literaturpreises, Joseph Pulitzer selbst, bewundern konnten.

Lobb überstand weit über 100 Jahre lang alle sozialen Veränderungen und finanziellen Schwankungen im Geschäftsleben, denen besonders die traditionellen Schuhmacher im West End von London unterworfen waren, und bewahrte die Traditionen seines Handwerks für seine Kollegen und Nachfolger wie für Kunden, die heute in die Fußstapfen berühmter Persönlichkeiten treten möchten.

Solange es anspruchsvolle Kunden gibt, die den einzigartigen Komfort und die besondere Qualität der glänzenden, handgemachten Schuhe aus bestem Leder, die für jeden individuellen Fuß perfekt passend gearbeitet werden, zu schätzen wissen, so lange wird es einen Lobb geben.

Das Familienunternehmen bewahrt den einzigartigen, dreifachen »Royal Warrant«, der Lobb als Schuhmacher Ihrer Majestät der Königin Elisabeth II., Ihrer Königlichen Hoheit, des Herzogs von Edinburgh, und Ihrer Königlichen Hoheit, des Prinzen von Wales, auszeichnet. Die Lobb-Tradition ist lebendig geblieben und floriert bis auf den heutigen Tag.

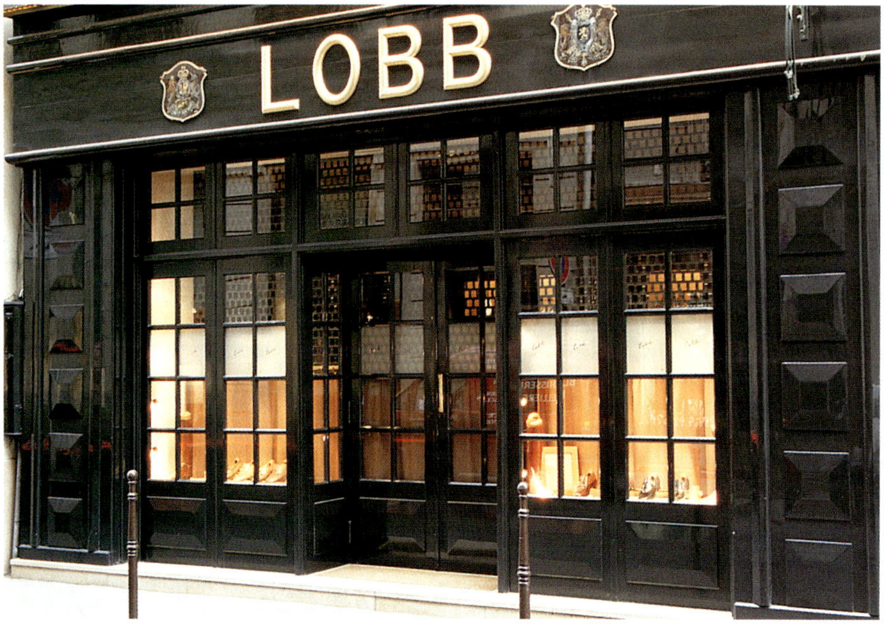

Als 1901 viele traditionelle Schuhmacherwerkstätten aufgrund der aufblühenden Schuhindustrie, die den Markt mit modischen und preisgünstigen Schuhen überschwemmte, schließen mußten, eröffnete Lobb in Paris eine Filiale. Dieses Geschäft brachte englische Traditionen – sowohl in bezug auf die Geschäftsausstattung und den Kundenservice als auch in bezug auf die Schuhe – mit in die französische Metropole.

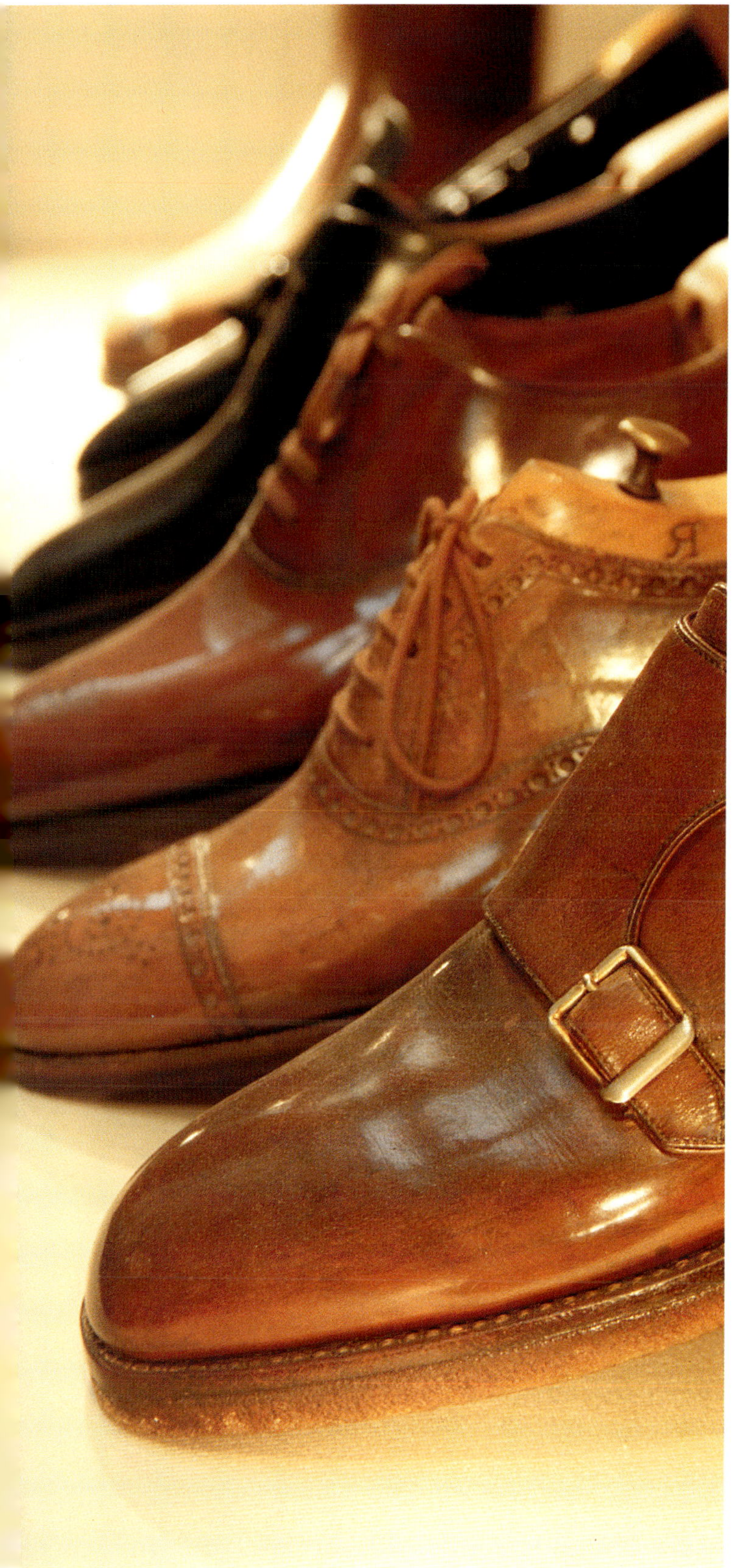

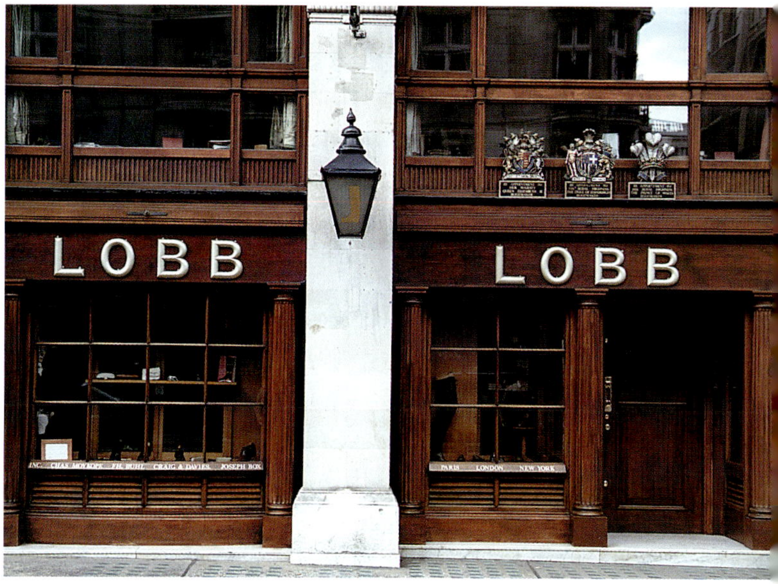

Im Schatten des großen Tores von St. James's Palace in London, königliche Residenz von 1699–1837, befindet sich in der St. James's Street Nr. 9, dem einstigen Junggesellenwohnsitz des englischen Dichters Lord Byron (1788–1824), das Geschäft des Schuhmachers John Lobb – mit den drei »Royal Warrants« – über der Tür sofort als Hoflieferant identifizierbar. Die St. James's Street ist mit ihren Kaffeehäusern, Herrenklubs und eleganten Modeausstattern seit Jahrhunderten das Mekka nicht nur der Londoner vornehmen und modebewußten Herren.

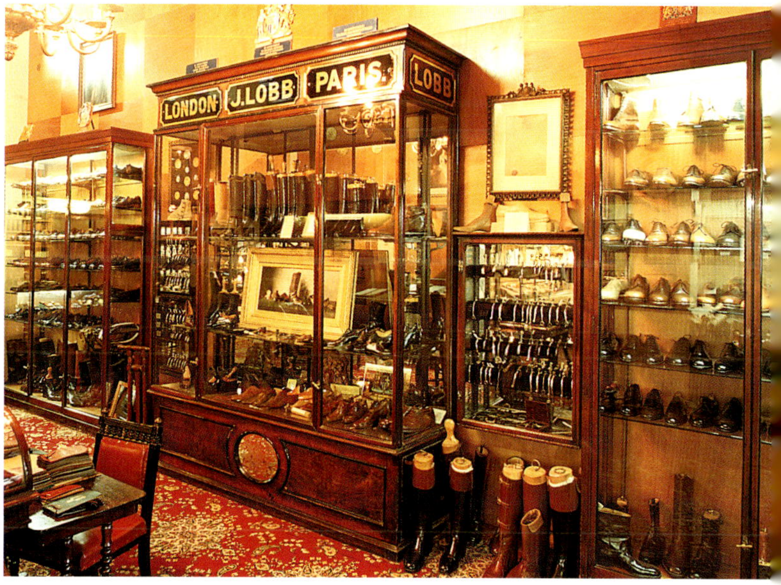

»Das schönste Schuhgeschäft der Welt ... « – so beschrieb die englische Zeitschrift »Esquire« die eleganten, holzgetäfelten Räumlichkeiten von John Lobb. In einem der Schaufenster des Londoner Geschäfts sind Exemplare aus der Pariser Kollektion ausgestellt.

London und Budapest begegnen sich: Benjamin Klemann in Basthorst

Benjamin Klemann, 1959 auf der Nordseeinsel Föhr geboren, betreibt seit 1990 eine Maßschuhmacherei in einer kleinen Werkstatt auf dem idyllischen Gutshof Basthorst östlich von Hamburg. Bereits während seiner Jugend hegte Klemann den Wunsch, Schuhmacher zu werden. Von der Pike auf erlernte er bei dem Ungarn Julius Harai – ein Name, der nicht nur Kennern der Branche ein Begriff ist – in Neumünster das Handwerk des Maßschuhmachers. Harai bildete ihn in der Tradition des ungarischen Schuhbaus aus. Während der anschließenden Gesellenzeit perfektionierte Klemann seine Fertigkeiten und ging 1986 nach England, wo er fast fünf Jahre lang als freier Mitarbeiter für den Hoflieferanten Lobb arbeitete. Klemann war zusätzlich für Foster and Son, New and Lingwood und Alan McAfee in London tätig und eignete sich so die Kunst der Herstellung eleganter britischer Modelle an.

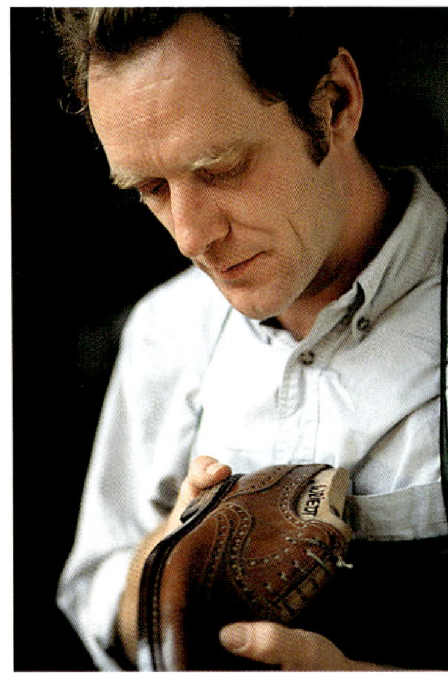

Gemeinsam mit seiner Frau und Schaftmachermeisterin Magrit bildet Klemann seit Jahren Lehrlinge aus und legt großen Wert darauf, daß alle Arbeitsgänge im Haus und unter seiner persönlichen Kontrolle ausgeführt werden.

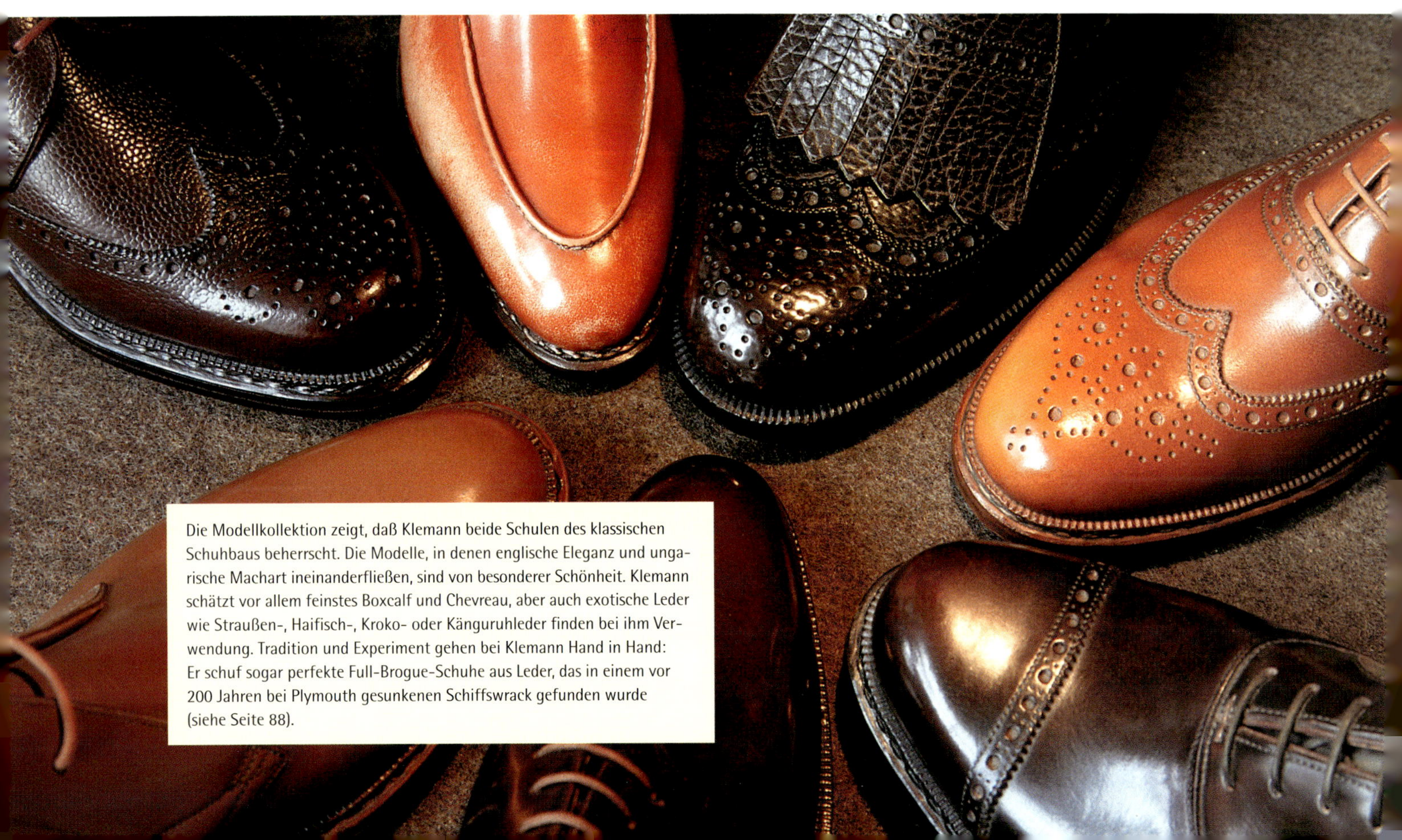

Die Modellkollektion zeigt, daß Klemann beide Schulen des klassischen Schuhbaus beherrscht. Die Modelle, in denen englische Eleganz und ungarische Machart ineinanderfließen, sind von besonderer Schönheit. Klemann schätzt vor allem feinstes Boxcalf und Chevreau, aber auch exotische Leder wie Straußen-, Haifisch-, Kroko- oder Känguruhleder finden bei ihm Verwendung. Tradition und Experiment gehen bei Klemann Hand in Hand: Er schuf sogar perfekte Full-Brogue-Schuhe aus Leder, das in einem vor 200 Jahren bei Plymouth gesunkenen Schiffswrack gefunden wurde (siehe Seite 88).

Form follows function: Himer & Himer in Baden-Baden

Die Idee, Schuhmacher zu werden, kam Axel Himer, 1965 geboren, beim Besuch der Werkstatt eines befreundeten Orthopädieschuhmachers. Man könnte, so dachte sich der Junior der traditionellen Maßschuhmacher in Europa, schönere und edlere Schuhmodelle fertigen als die derzeit üblichen orthopädischen. »Dafür gibt es keinen Markt«, prophezeite der Orthopädieschuhmacher vernichtend. »Das werden wir ja sehen«, sagte sich Axel Himer und nahm sein Vorhaben in Angriff.

Seine solide Ausbildung in Köln, Stuttgart, Hannover und Heidelberg und seine Tätigkeit als Orthopädieschuhmacher kommen ihm heute zugute: Umfangreiche Kenntnisse im anatomischen und technischen Bereich erleichtern die Arbeit und ermöglichen ihm die Lösung auch schwieriger Fälle.

Die Charakteristika der Himerschen Handwerkskunst: bestes Leder und andere erlesene Materialien werden zu einem Meisterwerk an Tragekomfort und Paßform verarbeitet. Axel Himer fügte den üblichen Arbeitsschritten beim Maßnehmen (siehe Seite 12 ff.) einen weiteren hinzu: Er fertigt einen Schaumabdruck von den Füßen seiner Kunden an, um unter anderem ein perfektes Fußbett herstellen zu können. Für ihn ist ein Probeschuh nur hilfreich, wenn er aus echtem Leder gefertigt ist und der Kunde ihn 14 Tage lang trägt. Sollten in dieser Zeit noch Mängel auftreten, führt der Schuhmacher die nötigen Korrekturen am Leisten aus. Die Firma Himer & Himer ist bekannt für ihre Golfschuhe: Schließlich gibt es nicht nur Rechts- und Linkshänder, sondern auch »Rechts- und Linksfüßer«, da beide Füße asymmetrisch in ihrer Funktion sind. Die Himerschen Golfschuhe werden unter Berücksichtigung dieser Asymmetrie gebaut.

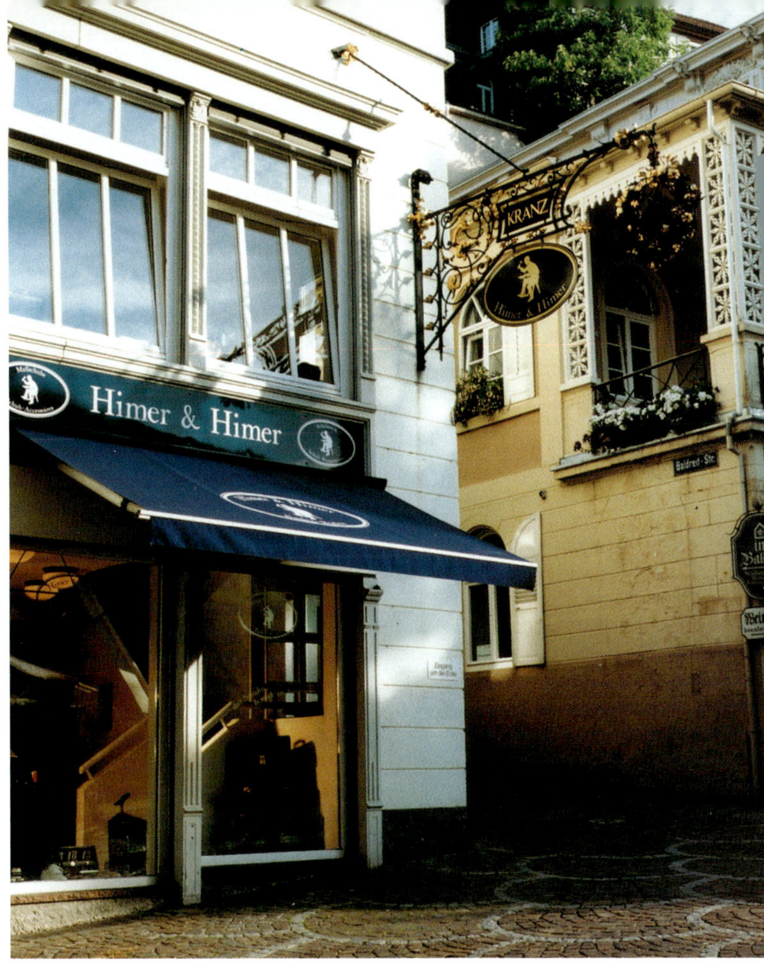

Die Maxime »form follows function« machte dieses kleine Geschäft berühmt. Der Fuß ist das Maß aller Dinge, daher muß die Paßform ideal sein. Axel Himer und seine Frau Christine legen großen Wert auf Tragekomfort und orthopädisch einwandfreies Gehen.

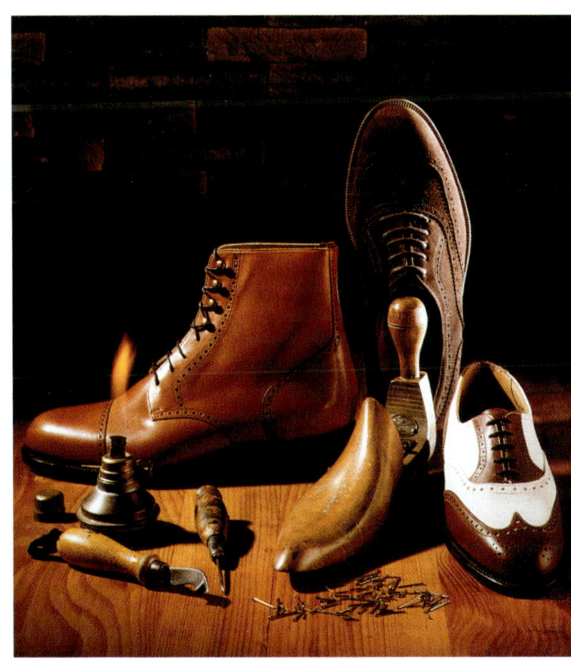

Eine besondere Herausforderung seines Handwerks sieht Axel Himer darin, Problemfüßen zu ästhetischem Schuhwerk und schmerzfreiem Laufen zu verhelfen.

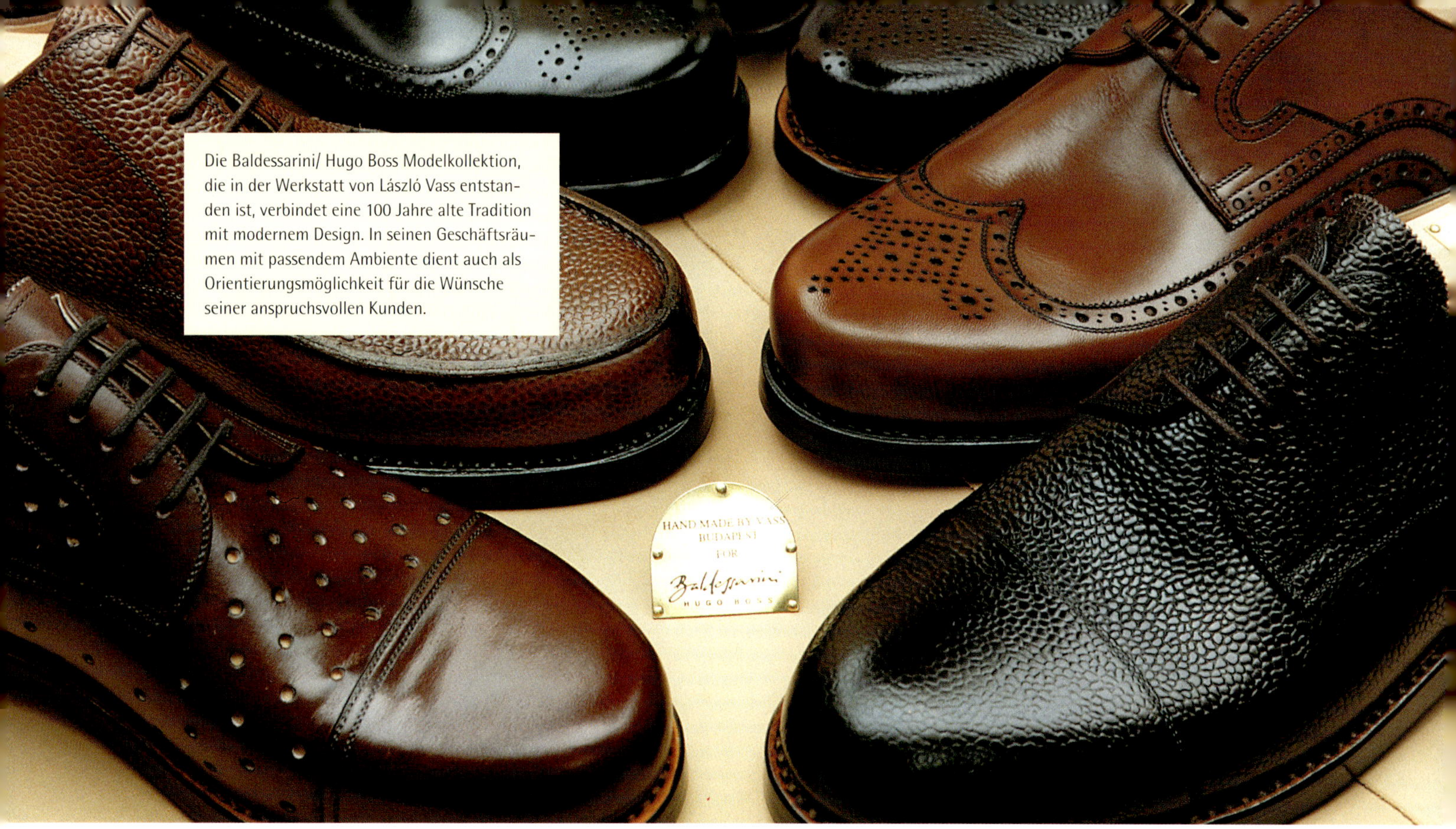

Die Baldessarini/ Hugo Boss Modelkollektion, die in der Werkstatt von László Vass entstanden ist, verbindet eine 100 Jahre alte Tradition mit modernem Design. In seinen Geschäftsräumen mit passendem Ambiente dient auch als Orientierungsmöglichkeit für die Wünsche seiner anspruchsvollen Kunden.

Ein Budapester Revival: László Vass

László Vass, 1946 in Budapest geboren, gehört zu der Generation von Schuhmachern, die mutig und energiegeladen genug waren, zu den Wurzeln ihres Handwerks zurückzukehren und eine alte und reiche Tradition wieder ins Leben zu rufen. Sie gaben der Kunst des Schuhemachens neuen Auftrieb.

Die Kunst der Schuhmachermeister, die zu Beginn des 20. Jahrhunderts in Budapest an der Donau lebten und arbeiteten, fand ihren Höhepunkt in einem bestimmten Schuhtyp, der ihnen zu Ehren den Namen ihrer Stadt erhielt. Der Budapester – ein Full-Brogue Derby mit hoher Vorderkappe – wurde unter diesem Namen in London, Paris, New York und Rom berühmt und beliebt.

1970 absolvierte Vass eine besondere Schuhmacherprüfung, bei der er einen handgenähten Budapester fertigen mußte. Seitdem hat er sich zum Ziel gesetzt, die höchste Perfektion in der Herstellung dieses Schuhtyps zu erlangen. Die Geschäftsräume von László Vass befinden sich im Herzen Budapests, in der Haris Köz Nr. 2. Sie stellen fast eine Pilgerstätte dar: Seine Kunden kommen aus ganz Europa, um bei ihm handgenähte Schuhe höchster Qualität zu bestellen.

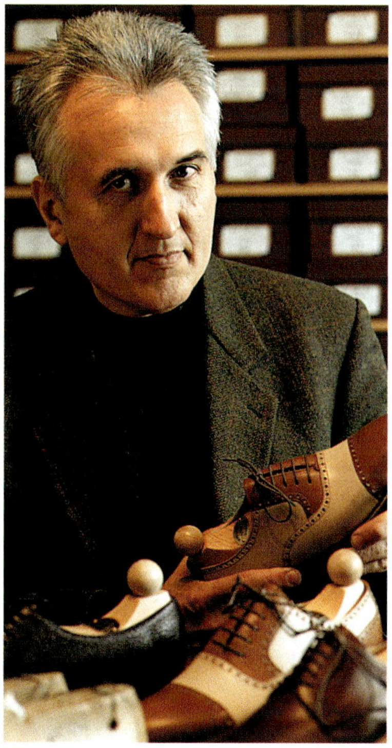

Nachdem Vass fünf Jahre in dem ungarischen Modehaus Magyar Divatintézet als Zuschneider, Schaftstepper, Schuhmacher und Designer gearbeitet hatte, kannte er alle Geheimnisse des Schuhemachens. Ziel all dieser Tätigkeit ist, daß die nach Maß gefertigten Schuhe in verschiedenen Modellen, Formen und Farben möglichst bequem, elegant und langlebig sind.

Der Name ist ein Markenzeichen:

Bálint in Wien

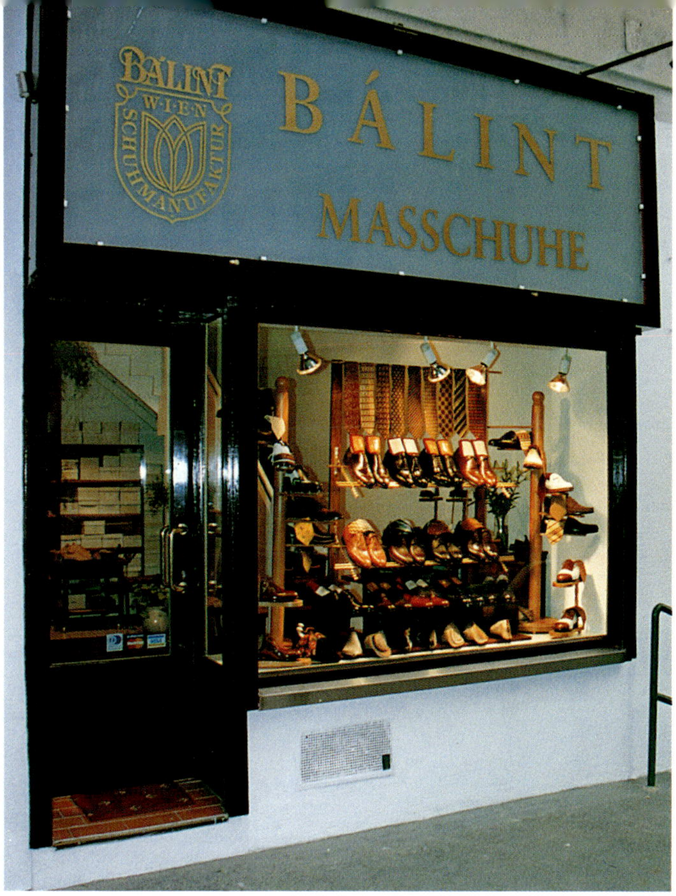

Der 45 Jahre alte Lajos Bálint, gebürtiger Ungar aus Transsilvanien, begann mit seiner Frau Kati 1988 als unbekannter Handwerker ein neues Leben in Wien. Doch bereits innerhalb eines Jahrzehnts entwickelte sich sein Name zu einem Markenzeichen. Bálints Genauigkeit beim Maßnehmen und die Perfektion bei der Herstellung des Leistens machten ihn bekannt. Gute Schuhe sind für ihn ein Zeichen für Selbstbewußtsein und Gesundheitsbewußtsein.

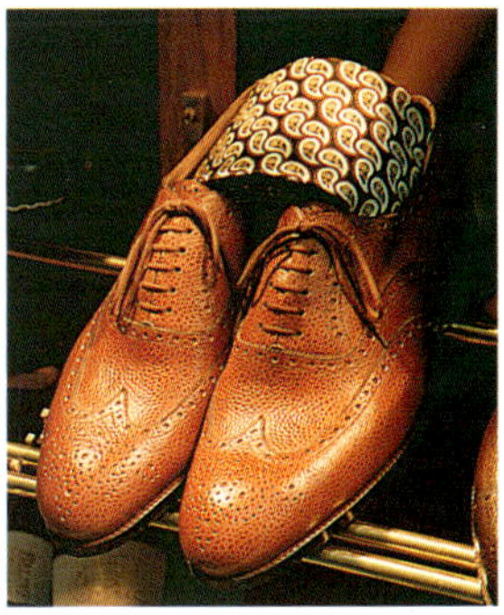

Die handgemachten Schuhe von Bálint heben sich hervor, da sie jahrhundertealte Traditionen widerspiegeln. Sie sind klassisch, und ein perfektes Outfit ist dazu ein absolutes Muß.

Maßschuhe zeigen Stil und Erfolg:

Materna in Wien

Der Besitzer des wunderschönen Geschäfts im Schatten des berühmten Wiener Opernhauses, der 59jährige Georg Materna, ist der König der Wiener Maßschuhmacher. Aus der Trittspur, dem Abdruck der Füße, und den gemessenen Daten liest er die nötigen Informationen wie ein Arzt aus dem Röntgenbild. Hochwertige Materialien und perfekte Handarbeit sind untrennbar mit einem Materna-Schuh verbunden. Dafür warten die Kunden gerne sechs bis acht Wochen auf ihre Schuhe. Die Philosophie der Werkstatt von Materna: teure Schuhe sind ein gutes Geschäft – nicht nur für den Schuhmacher, sondern auch für den Kunden. Wer seine Schuhe sachgemäß pflegt, wird sich auch nach 20 Jahren noch an ihrem Komfort und ihrer Eleganz erfreuen können. Das Handwerk hat eine lange Tradition in der Familie: bereits Vater und Großvater waren Schuhmacher. Nicht einmal die Enkel schaffen es, die Materna-Schuhe ihrer Großväter aufzutragen.

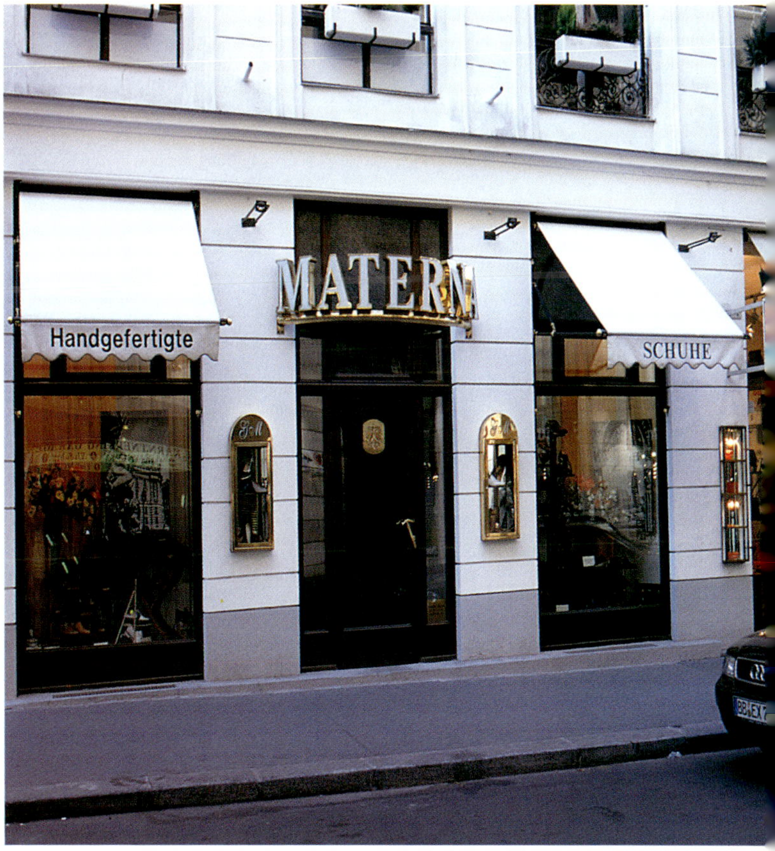

Die beeindruckende Kollektion der Materna-Modelle – rahmengenähte und zwiegenähte Schuhe, Oxford, Derby, Monk, Slipper, Boots oder Golfschuhe – ist im Schaufenster zu bewundern.

Vier Generationen hervorragender Qualität: Berluti in Paris

Alessandro Berluti (1865-1922) wurde in Senigallia, einem Dorf bei Urbino, Italien, geboren. Er schuf dank seiner geschickten Hände Lederkreationen, die sehr schnell große Anerkennung fanden. 1887 ging er, bepackt mit seinem alten Schuhmacherwerkzeug, nach Paris. Bis heute bewahrt und befolgt das Haus Berluti die damals übliche Kunst handgemachter Schuhe.

Berlutis Sohn Torello (1885-1959) kreierte den Esprit Berluti und gewann dadurch Kunden wie James de Rothschild, Sascha Distel, Bernard Blier oder Yul Brunner. Er fand in der Rue Marbeuf Nr. 26 einen idealen Platz für sein Geschäft. Torellos Sohn Talbinio erweiterte zwischen 1960 und 1980 das Unternehmen, das immer mehr internationale Anerkennung gewann, und überließ schließlich alles seiner Kusine Olga.

Ihre Modellkollektion spiegelt die Welt des Ästhetischen, die Olga Berluti vertritt: Wie schaffe ich einen Schuh, der die Qualitäten klassischer Schönheit, das Lyrische, das Solide, das Exquisite verkörpert? Diese Frage immer wieder von neuem zu lösen, und bislang unbekannte Farbtöne zu kreieren, ermöglicht Olga Berlutis meisterhafte Beherrschung der Patina. Sie trat 1959 dem Familienunternehmen bei, und nach zehn Jahren wurde ihr Stil in Form und Farbgebung das Markenzeichen der Firma.

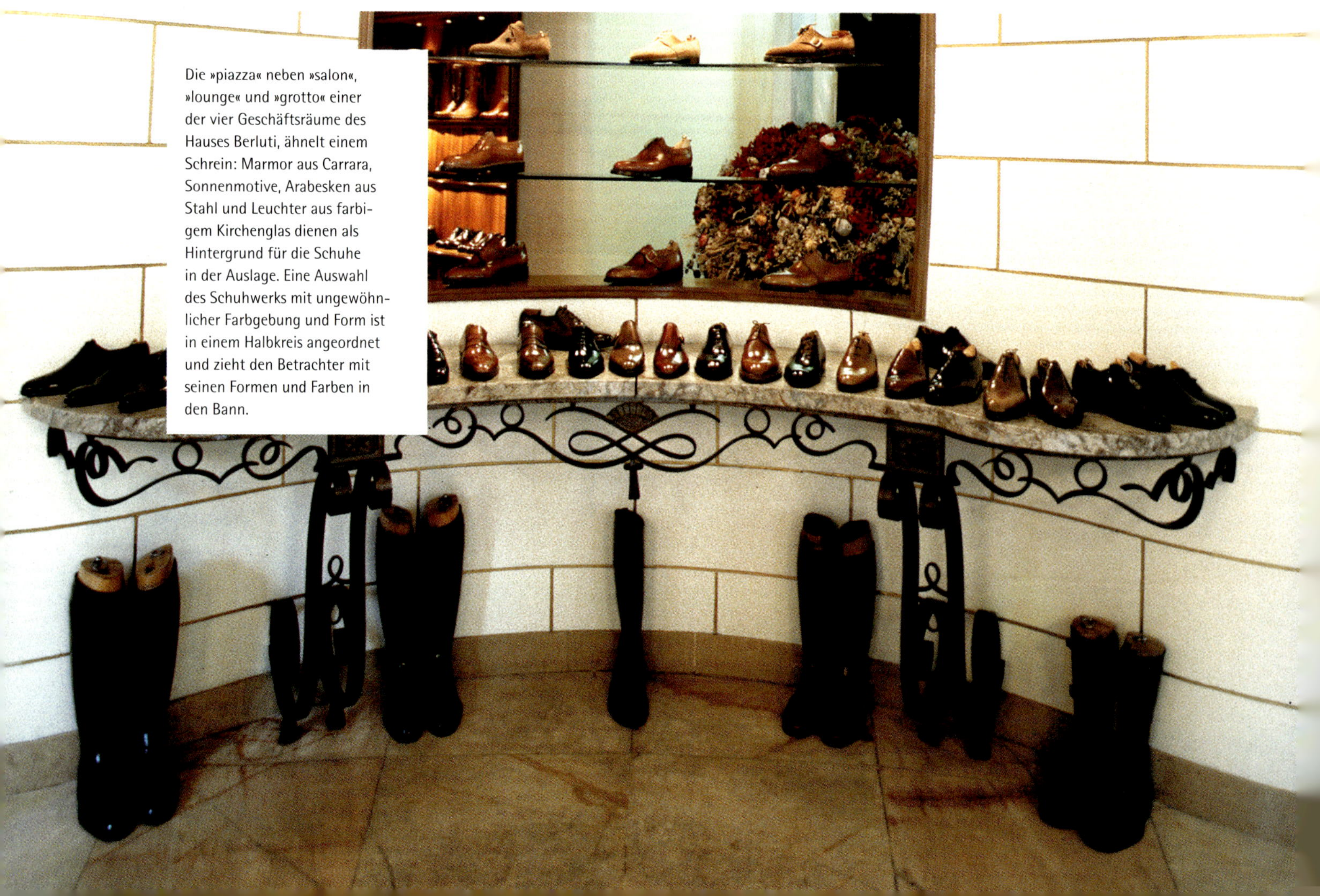

Die »piazza« neben »salon«, »lounge« und »grotto« einer der vier Geschäftsräume des Hauses Berluti, ähnelt einem Schrein: Marmor aus Carrara, Sonnenmotive, Arabesken aus Stahl und Leuchter aus farbigem Kirchenglas dienen als Hintergrund für die Schuhe in der Auslage. Eine Auswahl des Schuhwerks mit ungewöhnlicher Farbgebung und Form ist in einem Halbkreis angeordnet und zieht den Betrachter mit seinen Formen und Farben in den Bann.

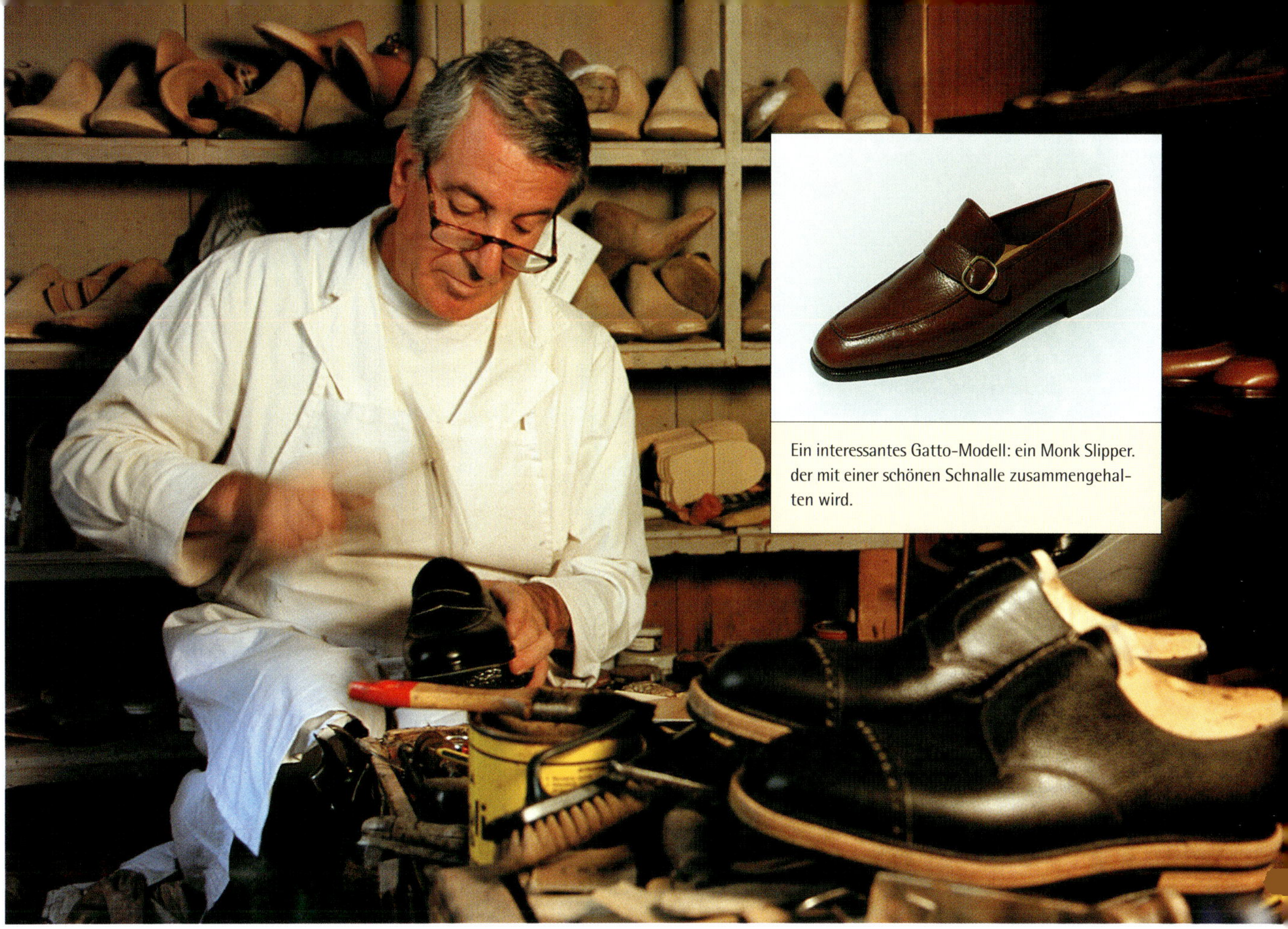

Ein interessantes Gatto-Modell: ein Monk Slipper. der mit einer schönen Schnalle zusammengehalten wird.

Ein Gatto-Schuh sieht so zeitlos aus, daß er an die Ewigkeit gemahnt. »Unsere Kunden – viele von ihnen adeliger Provenienz – bleiben uns meist jahrzehntelang treu«, berichtet Vincenzo Gatto, der derzeitige Geschäftsinhaber.

Ein Wunder in Rom: Gatto

Keine Schaufenster, keine Leuchtreklame – lediglich ein einfaches Schild mit der Aufschrift: »Gatto 1. Stock« weist auf eine der berühmtesten europäischen Schuhwerkstätten in der Via Salandra Nr. 34 in Rom hin. In einem Bericht des Magazins »Der Stern« aus dem Jahr 1988 charakterisierte ein berühmter Kunde der Firma Gatto – der spanische König Alfons XIII. – die kleine Werkstatt mit den Worten: »Zwei Wunder gibt es in Rom: die Sixtinische Kapelle und die Schuhe von Gatto.« Die Werkstatt wurde 1912 von Angelo Gatto gegründet und empfängt seit den 30er Jahren berühmte Kunden in ihren Räumen: Prinzen, Könige, Botschafter, Industrielle und Stars aus Film und Musik – zum Beispiel Vittorio de Sica, Tony Curtis, Alain Delon, Maurice Chevalier oder Paul Anka.

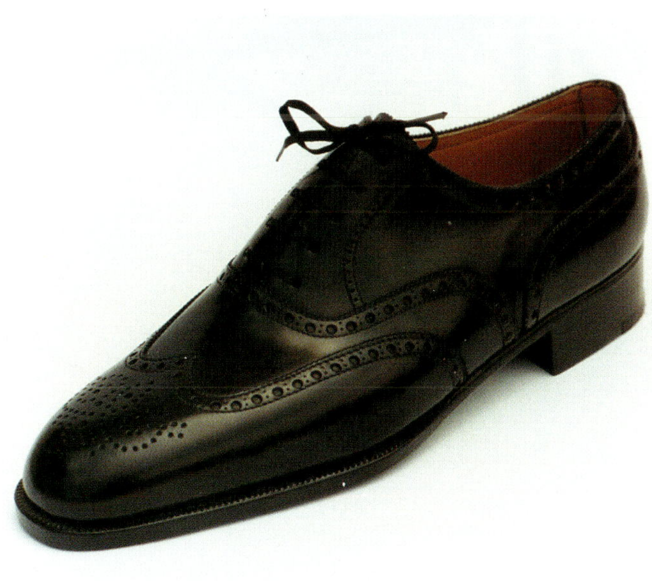

Ein Full-Brogue Oxford aus der Gatto-Werkstatt. Die meisten italienischen Schuhe haben eine lange, schmale Form. Mit den Verzierungen entlang der Nähte des Schafts ist dies ein wirklicher Klassiker.

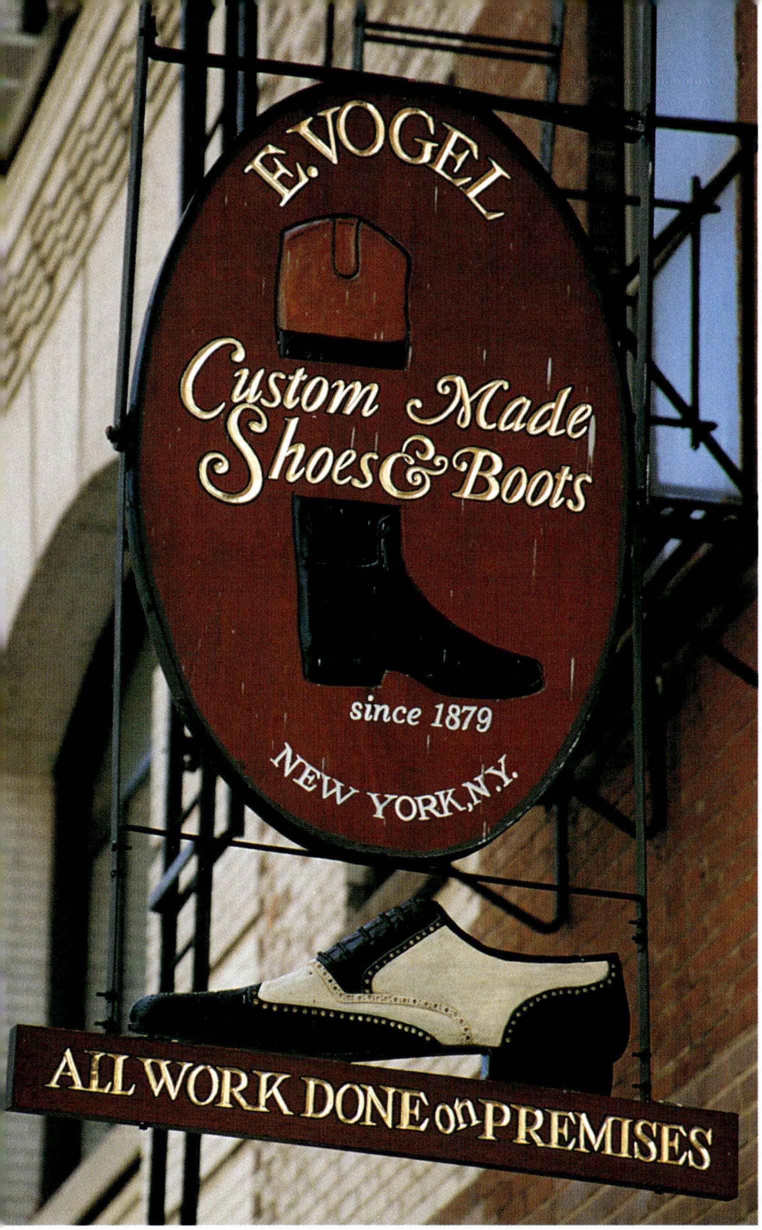

In der Chinatown von New York ist auf einem Schild an einem dreistöckigen Haus aus rotem Ziegelstein zu lesen: E. VOGEL, Custom Made Shoes & Boots since1879. Das »E« steht für »Egidius«, den Vornamen eines deutschen Immigranten, der mit seinem damals als radikal angesehenen neuen Schuhdesign für Aufregung sorgte: die geflügelte Vorderkappe war nämlich auffallend kurvenreicher als üblich.

Eine Verpflichtung gegenüber Qualität: E. Vogel in New York

Seit 1879 ist die Firma E. Vogel in Familienbesitz und dem Grundsatz verpflichtet, ihre Kunden mit bestem Schuhwerk auszustatten. E. Vogels handgemachte Schuhe werden in perfekter Ausgewogenheit und mit dem größten Komfort für ein müheloses Fortbewegen zu Fuß geformt. Ausarbeitung bis ins kleinste Detail und außergewöhnliche Haltbarkeit sind das Gütesiegel dieser Werkstatt.

Lange Zeit fertigte Dean Vogel, der Urenkel von Egidius und derzeitiger Geschäftsführer, die Reitstiefel für die olympische Mannschaft der USA, aber auch für andere berühmte Männer zu Pferd. »Ich hatte Kunden«, erzählt er, »die jahrelang bei uns Stiefel bestellten, bis sie merkten, daß wir auch Halbschuhe in unserer Kollektion haben. Wenn sie dann fragten, wie lange wir schon Schuhe herstellten, sagte ich: Oh, seit ungefähr 120 Jahren!«

Howard Street Nr. 19 in der Nachbarschaft billiger Chinarestaurants und Süßigkeitenläden ist ein einzigartiges Gebäude: Im Keller befindet sich ein Archiv mit mehr als 1600 maßgefertigten Leisten, und die Kartei liest sich wie ein Who's who historischer Persönlichkeiten: General Pershing, Charles Lindbergh oder Paul Newman.

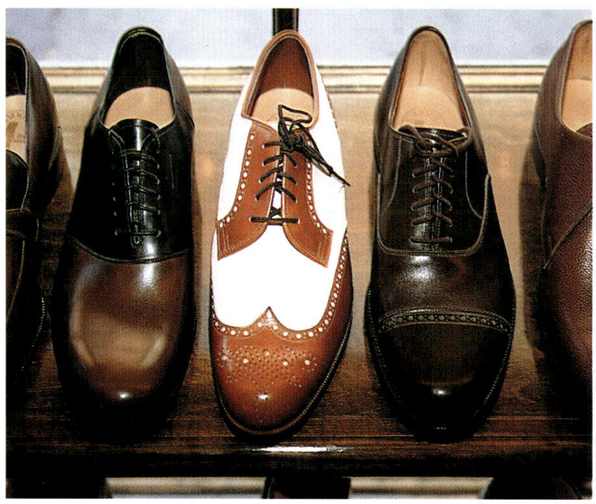

Jede renommierte Schuhmacherwerkstatt ist selbstverständlich bestrebt, ihren Auftraggebern eine möglichst breite Auswahl an Modellen und Varianten anzubieten. Ein Maßschuh aus der Modellkollektion von E. Vogel hebt sich in besonderer Weise hervor: Der Name des Kunden steht handgeschrieben im Lederfutter des Schuhs.

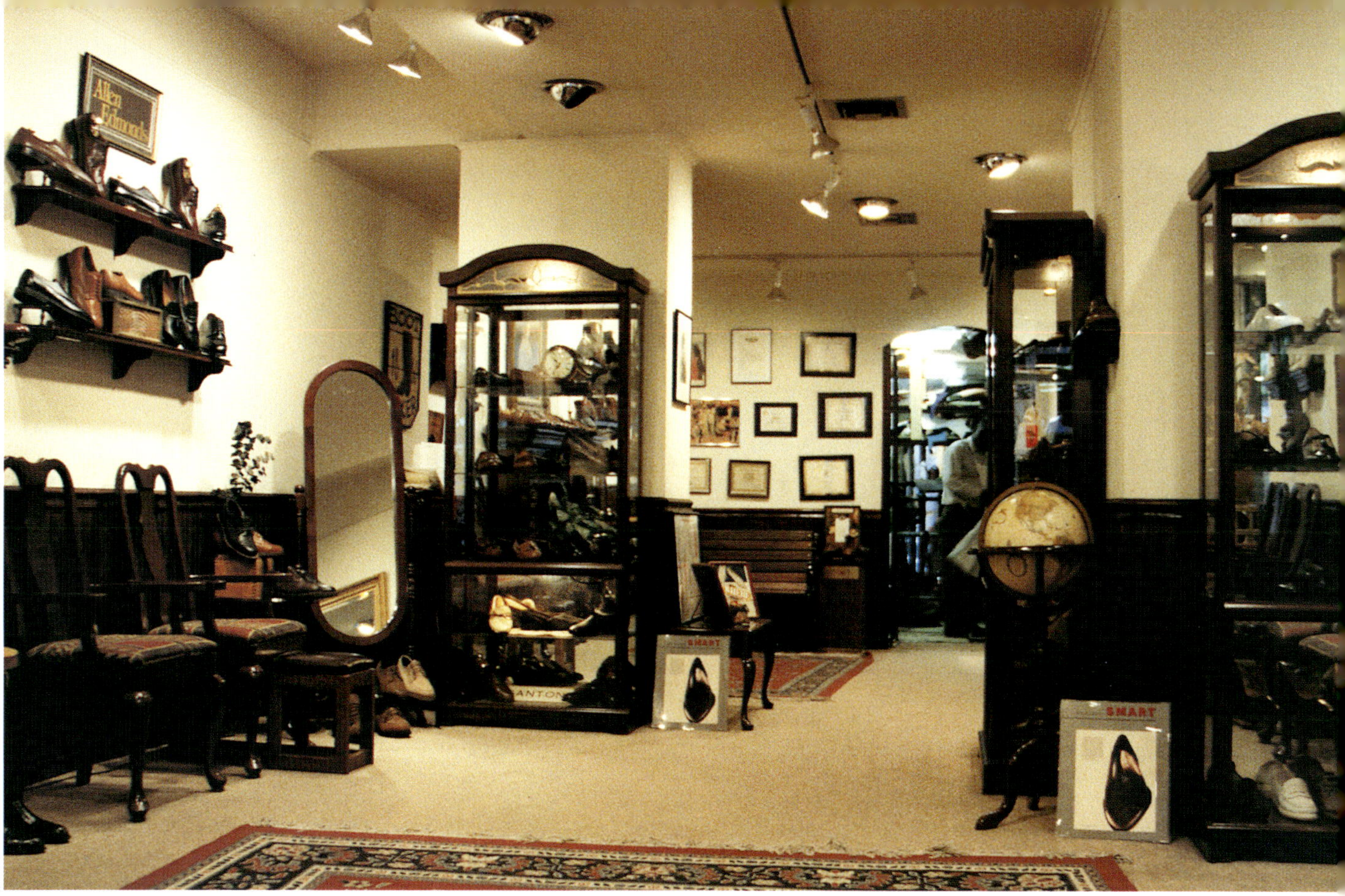

In diesem freundlichen Interieur der Werkstatt Oliver Moore führt der Schuhmacher seinen Kunden in die Geheimnisse perfekter Schuhherstellung ein. Hier wird nicht nur Maß genommen, sondern auch Modell und Material ausgesucht. Das nächste Mal findet sich der Kunde an diesem Ort zur abschließenden Anprobe ein.

These shoes are made for walking: Oliver Moore in New York

Oliver Moore ist verantwortlich für einige der schönsten handgefertigten Schuhe in New York. Elisabeth Moore, die Witwe von Thomas Moore, dem Urenkel des Firmengründers, ist die derzeitige Geschäftsinhaberin.

Der Namensgeber und Gründer der Firma, Oliver Moore, erlernte das Schuhmacherhandwerk in England und nahm seine Kenntnisse und seine Liebe für die Tradition 1878 mit in die USA. Seit dieser Zeit zählt die Firma Moore berühmte Persönlichkeiten wie Theodor Roosevelt, George Raft oder Leonard Lauder zu ihren Kunden.

Aufgrund der hohen Qualität der handgemachten Schuhe hat die Werkstatt viele Stammkunden, die bereits einen maßgefertigten Leisten bei Moore auf Lager haben. Sie können neue Schuhe direkt telephonisch bestellen.

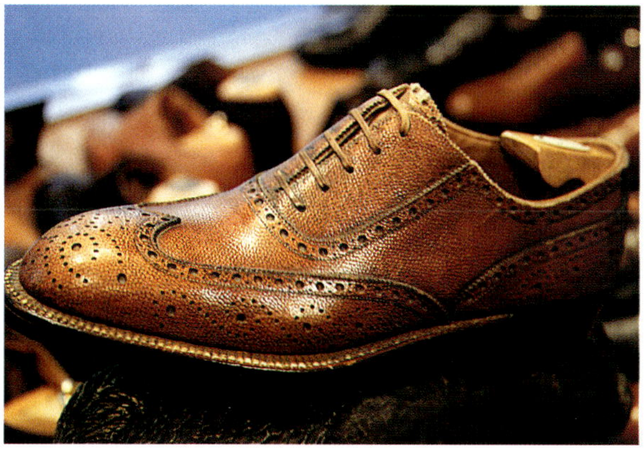

Ein junger Schuhmacher benötigt fünf bis sechs Jahre Berufserfahrung, um solch einen perfekten Full-Brogue-Oxford der Marke Oliver Moore fertigen zu können.

Glossar

A

Abnahmemethode
Methode zur Fertigung des Maßleistens. Ist der Fuß schmaler oder der Spann flacher als der Durchschnitt, entfernt der Schuhmacher das überflüssige Holz mit einer Raspel vom Rohleisten – das heißt, er nimmt Holzmaterial ab.

Abnehmer
Kleiner, scharfer Hobel mit Führungsschiene, mit dem hervorstehende Lederflächen millimeterweise entfernt und Sohlenrand und Absatzkante angeglichen werden.

Absatz
Formkörper aus mehreren Lederflecken, der zur Unterstützung beim Gehen dient. Für einen Herrenschuhabsatz werden vier bis sechs Flecken benötigt. Ideal ist eine Höhe von 2,5 cm.

Absatzflecke
Zwei bis vier in Form des Absatzes ausgeschnitte Unterlederstücke. Diese Lederschichten bilden den Absatz.

Absatzmantel
Fläche innerhalb der Absatzkanten. In den meisten Fällen wird er schwarz gefärbt, manchmal erhält er die Farbe des Oberleders. Ist der Absatzmantel nicht eingefärbt, sind die einzelnen Schichten der Absatzflecke gut erkennbar.

Accessoires zum Schuhoberteil
Elemente zur Verstärkung und Verzierung des Schaftoberteils: Vorderblattleinen, Seitenleinen, Schnürlochstreifen, Unterlage, Paspel und Futterleder.

Ahle
Mit einer langen Ahle sticht der Schuhmacher die Löcher für die Nähte vor im Rahmen , mit der kurzen Ahle bereitet er die Löcher für die Holzstifte im Keder.

Amboß
Werkzeug aus Eisen, das der Schuhmacher über einer Flamme auf die gewünschte Temperatur bringt und mit dem er Farbe und Schuhcreme in das Leder preßt.

Aufbau des Absatzes
Mehrere Lederflecke, Laufabsatzfleck und Gummiabsatzfleck werden zu einem Absatz zusammengebaut.

Aufbau des Schuhs
Arbeitsphase bei der Schuhherstellung, die das Nageln der Brandsohle auf den Leisten, das Befestigen der Brandsohle am Schaftrand (Zwicken), das Annähen des Rahmen, sowie das Festnähen der Laufsohle und den Aufbau des Absatzes beinhaltet.

Aufsatz-Methode
Methode zur Fertigung des Maßleistens. Ist der Fuß breiter, der Spann oder die große Zehe höher oder die Ferse kräftiger als der Durchschnitt, korrigiert der Schuhmacher den vorgefertigten Leisten mittels des Aufsatzes verschiedener Lederauflagen. Anhand dieses korrigierten Leistens kann der Schuhmacher nun den Maßschuh herstellen, doch es empfiehlt sich, vorher auf der Basis dieser Änderungen einen endgültigen Maßleisten mittels des Feinkopierens herzustellen.

Auftragebürsten
Bürsten aus weichen Pferdehaaren zum Auftragen der Schuhcreme; es empfiehlt sich, für jede Farbe eine Bürste zu verwenden.

Ausleisten
Entfernen des Leistens aus dem Schuh nach Abschluß des Aufbaus. Der Schuhmacher zieht mit Hilfe des Beinriemens und eines 6–7 mm starken Eisenhakens den Leisten vorsichtig aus dem Schuh, wobei er die Ziehkraft mit dem Beinriemen reguliert.

Ausputz
Verschönern des Schuhs nach Abschluß des Schuhaufbaus. Dieser Arbeitsprozeß beinhaltet das Waschen, Eincremen und Polieren des Schafts, das Färben, Wachsen und Eincremen des Sohlenrands und Absatzmantels. Der Sohlenrand wird mit dem Schnitteisen gepreßt, der Absatzmantel mit dem Amboß geglättet; anschließend werden beide durch das Zierrädchen mit individuellen Mustern versehen. Laufabsatz und Laufsohle werden eingecremt oder eingefärbt.

Ausputzwachs
Wachs, mit dem der Schuhmacher die eingefärbten Oberflächen des Schuhs dünn überzieht. Anschließend preßt er es gemeinsam mit der Farbe mittels eines erwärmten Ambosses in das Leder ein.

Auszacken
Beseitigen von Schnittkanten und gleichzeitig Verzieren der Lederkanten. Der Schuhmacher benutzt dafür eine Auszackmaschine, in die Stahlwerkzeuge mit unterschiedlichen Mustern und Profilen eingespannt werden.

B

Besohlen
1. Das Festkleben und -nähen der aus dem Croupon ausgeschnittenen Lauf sohle an den Rahmen.
2. Zur Reparatur gegebene Schuhe werden mit einer neuen Laufsohle versehen.

Blöße
Gerbfertige, gesäuberte Lederhaut.

Boots
Stiefel oder Stiefeletten für die kalten Tage. Die Seitenteile reichen 5–10 cm über den Knöchel. Schnürlöcher, Ösen oder Knöpfe dienen als Verschlußmöglichkeiten der Seitenteile. Die doppelte Sohle bietet dem Fuß mehr Schutz.

Boxcalf
Chromgegerbtes Kalbsleder, das als bestes Material für die Schaftteile gilt.

Brandsohle
Fundament des Schuhs. Eine circa 2,5–3,5 mm dicke Lederschicht (je nach erforderlicher Robustheit des Schuhs), auf die der Schuh aufgebaut wird. Als erster Arbeitsschritt beim Schuhaufbau wird die Brandsohle auf den Leisten genagelt. Ein Einstechdamm wird mit Hilfe des Brandsohlenhobels herausgearbeitet.

Brandsohlenhobel
Eisenwerkzeug, um den Einstechdamm aus der Brandsohle herauszuarbeiten.

Budapester
Ein bekanntes Full-Brogue Derby-Modell mit hoher Vorderkappe.

C

Cordovan
Chromgegerbtes Pferdeleder, das für die Schaftteile verwendet wird.

Croupon
Der wertvollste, härteste und massivste Teil der wasser- und temperaturresistenten und gut zu bearbeitenden 5–8 mm starken Rinderhaut, die mindestens 12–15 Monate in Gerbgruben (Lohgerbung) geweicht und gelagert wurde. Laufsohle, Laufabsatzfleck und Absatzflecke werden daraus geschnitten.

D

Deckband
Teil des Seitenteils, das die Zunge abdeckt und in das die Schnürlöcher eingearbeitet sind.

Deckbrandsohle
Futterleder, das unmittelbar mit dem Fuß in Berührung kommt. Auf Wunsch des Auftraggebers bedeckt es die Brandsohle ganz, zu einem Dreiviertel oder auch nur zu einem Viertel (nur unter der Ferse).

Dehnungsrichtung
Die Dehnungsrichtung des Oberleders ist wichtig beim Auflegen der Schablonen. Die Schablone für das Vorderblatt muß zum Beispiel so auf das Leder gelegt werden, daß es sich in Längsrichtung dehnen kann, aber nicht quer. Das Seitenteil wiederum darf sich nicht in die Längsrichtung dehnen, weil es sich sonst beim Tragen 1–2 cm ausweitet und der Schuh Halt und Form verliert.

Derby
Auf dem europäischen Kontinent verbreiteter Schuhtyp mit offener Schnürung. Häufig als zwiegenähter Schuh mit doppelter Sohle. Auch bekannt als »blucher«. Seine charakteristischen Versionen sind der Plain, Full- und Semi-Brogue.

E

Einschläge
mit der Ahle vorgstochene Löcher für die Holzstifte zur Befestigung des Keders. Bei der endgültigen Befestigung werden die Einschläge mit Kleber verdichtet.

Einstechdamm
Circa 6 mm breite und 2 mm hohe Erhebung, die ungefähr 6 mm vom Brandsohlenrand entfernt verläuft – außen stellenweise nur 3 mm, innen entlang des Gelenks allerdings bis zu 1 cm, da der Schuhbesitzer, der gewöhnlicherweise mit dem Fuß vermehrt nach innen kippt, sonst zu schnell auf der Naht laufen würde. In dem Einstechdamm verläuft die Naht, die Brandsohle, Rahmen und Schaft verbindet.

F

Feinkopieren
1. Methode beim Anfertigen des Leistens, bei der die Maße der Leistenschablone maschinell und millimetergenau auf den neuen Leisten übertragen werden.
2. Anfertigung eines Maßleistens, bei der ein durch die Aufsatz-Methode korrigierter Leisten als Leistenschablone fungiert.

Fersenteil
hinterer Teil des Schuhs.

Flügelkappe
Herzförmige Vorderkappe. Die elegante Wellenlinie erstreckt sich entlang des Vorderblatts bis fast zur Hinterkappe.

Full-Brogue
Ein mit Lochmustern verzierter Schuhtyp mit geflügelter Vorderkappe und Lochmusterreihen.

Fußabdruck
Abdruck des Fußes, der mit dem Trittspurgerät erstellt wird. Er gibt ein genaues Bild vom Fußgewölbe, den Kreuzungspunkte der Gewölbebögen und der Lage der Zehen.

Fußansicht
Auf Papier übertragene Seitenansicht und Fersenansicht des Fußes.

Fußdokumente
Alle wichtigen Informationen über die Füße und ihren Auftraggeber als Ergebnis des Maßnehmens: Maßkartei, Fußabdruck, Rißzeichnungen, mit Markierungen versehener Leisten.

Fußgewölbe
Längs- und Quergewölbe des Fußes. Beim Stehen oder Gehen lastet das gesamtes Körpergewicht darauf. Es hat die Funktion einer Federung, indem es Erschütterungen auf Kopf und Wirbelsäule beim Gehen abfängt.

Fußumriß
Der Schuhmacher kopiert mit einem Stift im Winkel von 90° den Umriß des Fußes auf ein Blatt Papier; auf der Basis des Fußumrisses werden Länge und Weite der Schuhe ausgemessen.

Futterleder
Lohgegerbtes Leder aus dem Fleischspalt der Haut mit einer durchschnittlichen Stärke von 1,2 mm. Mit dem Futterleder wird das Schuhinnere ausgekleidet. Es ist besonders weich, aber trotzdem strapazierfähig.

G

Gelenkfeder
siehe Stahlfeder

Gerbung
Behandeln der Lederhaut mit Gerbmittel; dadurch wird sie haltbar, elastisch, strapazierfähig und weich. Es wird unterschieden in:
1. pflanzliche Gerbung (Lohgerbung): Gerben der Lederhäute in Gruben mit pflanzlichen Extrakten wie Fichten-, Eichen- oder Erlenholz, Schalen von Galläpfeln, Granatäpfeln oder Eicheln; lohgegerbt werden hauptsächlich die unteren Teile des Schuhs.
2. mineralische Gerbung: Gerben der Lederhäute in Gerbfässern mit Alaun (Weißgerbung) oder Chromsalz; letzteres verkürzt die sonst übliche lange Gerbzeit auf sechs bis sieben Wochen; mineralisch gegerbt wird hauptsächlich Oberleder.

Gerbgrube (Grubengerbung)
verschalte Eichenholz- oder Zementgruben für die Lohgerbung. Die Häute werden – abwechselnd mit pflanzlichen Extrakten – in die Grube geschichtet, mit Gerbbrühe übergossen und darin eine bestimmte Zeit geweicht.

Gewölbehebende Einlagen
Es besteht die Möglichkeit, den Senkungen der Fußgewölbe rechtzeitig mit Einlagen entgegenzuwirken. Deshalb ist es für den Schuhmacher wichtig, sich ein genaues Bild über den Zustand der Fußgewölbe zu verschaffen.

Glanzbürsten
Bürsten aus Pferdehaaren oder Pferdeschwanzhaaren zum Polieren. Es sollte nur eine Bürste pro Farbe verwendet werden.

Grobkopieren
Die Maße der Schablone werden erst grob auf einen Holzklotz maschinell übertragen und so der Rohleisten herausgearbeitet.

Golfschuh
Sportschuh, häufig handgemacht. Die Laufsohle ist mit neun bis elf Spikes für einen besseren Halt im Grasboden versehen.

Größe
Eine Nummer, die die Länge des Schuhs anzeigt. Verschiedene Maßsysteme sind dabei gebräuchlich: das französische, englische, amerikanische und metrische Maß.

Grundschablone
Damit entsteht der Schnitt für den Schaft. Der Modelldesigner überträgt den Entwurf vom Leisten auf das Papier.

Gummiabsatzfleck
6 mm dicker, harter und rutschfester Fleck aus Gummi, der auf den Laufabsatz genagelt wird.

Gummilösung
In Benzin gelöster Kautschuk. Diese Art von Kleber trocknet innerhalb von 10–15 Minuten und bleibt auch nach dem Trocknen biegsam und elastisch.

H

Half-Brogue
siehe Semi-Brogue

Handgenähter Schuh
Nach traditioneller Art hergestellter Schuh. Die zwei wichtigsten handgenähten Schuhtypen sind: der rahmengenähte und der zwiegenähte Schuh.

Hinterkappe
1. Die innere Hinterkappe ist ein verstärkendes Lederteil an der hinteren Verbindung der beiden Seitenteile.
2. Die äußere Hinterkappe ist ein Oberlederteil, das die zusammengenähten Seitenteile von außen bedeckt. Es kann ein schmaler Streifen oder ein größeres Lederstück in der Länge des Absatzes sein.

K

Keder

1. Ein auf die Brandsohle genagelter 2 cm breiter und 3 mm dicker Lederstreifen, der als Ergänzung des Rahmens die Basis für die Laufsohle schafft. 2. Ein spezieller Rahmen im Absatzbereich. Im Fall des rahmengenähten Schuhs ist er genagelt, im Fall des zwiegenähten Schuhs genäht.

Kleister

Aus Weizenstärke, getrockneten Kastanien- oder Kartoffelstücken und Wasser angerührter Brei. Der Kleister hat nicht nur eine festigende, sondern auch eine versteifende und verstärkende Funktion.

Korkausballung

Ausballmasse für den beim Rahmennähen entstandenen Hohlraum. Sie verleiht der Sohle beim Gehen eine gewisse Federung und Stabilität.

L

Laufabsatz

Oberste Lederschicht des Absatzes, die unmittelbar mit dem Boden in Berührung kommt.

Laufsohlennaht

Diese Naht verbindet Rahmen und Laufsohle (bei einfacher Sohle) oder Rahmen, Zwischensohle und Laufsohle (bei doppelter Sohle).

Leisten

Werkzeug aus Holz für die Erstellung von Schuhen. In einer abstrakten Form entspricht er in seinen Maßen und Formen dem Fuß des Auftraggebers und dem gewünschten Schuhmodell.

1. asymmetrischer Leisten – Die Form der beiden Leisten entspricht der Rechts-Links-Unterscheidung beim Fuß; in der Antike und dann erst wieder zu Beginn des 19. Jahrhunderts in Gebrauch.

2. symmetrischer Leisten – Für die Form beider Leisten wurde nur an einem Fuß Maß genommen; vom 15. Jahrhundert bis zum Ende des 18. Jahrhunderts in Gebrauch; brachte dem Kunden stets Einlaufschwierigkeiten.

3. Maßleisten – Aufgrund der Fußdokumente gefertigter Leisten, der alle charakteristischen Merkmale des individuellen Fußes und Leistentyps besitzt.

Leistentyp

Bestimmt die Form des Schuhs. Die Unterschiede liegen in der Form und Breite der Vorderkappe. Es liegt in der Verantwortung des Schuhmachers, seinem Kunden den passenden Leistentyp auszusuchen.

Linienspiel

Ein meist geometrisches, dekoratives Muster von Löchern auf der Vorderkappe. Charakteristisch für den Full- und Semi-Brogue-Schuhtyp.

Loafer

siehe Slipper

Lochmusterreihe

Anordnung von Löchern gleicher oder unterschiedlicher Größe in regelmäßigen Abständen entlang der Linien und Bögen, an denen sich die Schaftteile aneinanderfügen.

M

Maßleisten

siehe Leisten

Maßnehmen

Aufnahme der wichtigsten Daten über den Fuß, um die nötigen Fußdokumente zu erstellen. Dabei ist der richtige Zeitpunkt zu treffen, an dem sich die Füße in ihrem Idealzustand befinden. Das Maßnehmen hat einen zeremoniellen Charakter.

Maßschuhe

Handgemachte Schuhe, die perfekt auf den individuellen Fuß passen. Er wird auf der Grundlage der beim Maßnehmen gewonnen Informationen gefertigt.

Modell

Schuh mit den speziellen formalen und ästhetischen Elementen eines Schuhtyps. Der Kunde wählt sich aus den verschiedenen Modellen aus, welches er für seine Maßschuhe wünscht.

Modelldesigner

Der Modelldesigner entwirft – auf der Basis klassischer Traditionen – die Form und Verzierungen des Schafts, die Proportionen der Schaftteile, variiert Farben und Material und kreiert neue Kombinationen. Er startet immer wieder Versuche, um den klassischen Traditionen Neues hinzuzufügen.

Modellentwurf

Zeichnung des herzustellenden Schuhtyps mit seinen Verzierungen, Nähten und Formen der einzelnen Schuhteile direkt auf dem Leisten. Der Entwurf liefert eine dreidimensionale Betrachtungsmöglichkeit.

Modellkollektion

Kollektion der Schuhmodelle in den Geschäftsräumen der Schuhmacherwerkstatt.

Modellschablone

Schablone für die Schaftteile. Sie gibt an, wo sich die Schaftteile aneinanderfügen, in welchem Größenverhältnis sie zueinander stehen und zeigt alle Linien, Bögen und Verzierungselemente auf. Mit ihrer Hilfe entstehen weitere Schablonen für die einzelnen Elemente des Schaftteils.

Monk

Puritanisch gestaltetes Schuhmodell (dt. Mönch). Auffallendstes Merkmal: Seitenteile werden von einer Schnalle zusammengehalten – häufig auch zwei Schnallen oder besonders verzierte Ausführungen. Seine Eleganz liegt in dem langem Vorderblatt.

N

Nähzwirn

Baumwollfaden oder stärkerer Leinzwirn. Für das Steppen der ganz feinen Oberteile empfiehlt sich ein Seidenfaden. Der Nähzwirn für die Schuhoberteile besteht aus drei, vier, sechs oder neun Strängen. Die Feinheit eines Zwirns entnimmt man aus dem Verhältnis von Länge (Meter) und Gewicht (Gramm). Die Farbe des Zwirns sollte eine Ton dunkler sein als die Farbe des Oberleders.

Narbenbild

Die oberste Schicht des Leders ist die Narbenschicht (auch Papillarschicht). Sie ist durchsetzt von Haarlöchern und Ausscheidegängen der Fett- und Schweißdrüsen (Narben). Jedes Leder besitzt sein charakteristisches Narbenbild.

Norweger

Variante des Grundtyps Derby; umstrittenes extravagentes, jugendliches Modell mit einer außergewöhnlichen Teilung des Vorderblatts sowie Handnähten am Oberteil. Sein rustikaler Charakter wird häufig durch stark genarbtes Oberleder unterstrichen.

O

Oberleder

Chromgegerbtes Leder aus der wertvollsten Schicht der Lederhaut. Aus ihm wird der Schaft gefertigt. Für das Oberleder wird meistens eine Stärke von 1,2–1,5 mm benötigt.

Oxford

Ästhetisch elegantes Schuhmodell mit geschlossener Schnürung. Seine charakteristischen Versionen sind der Plain, Full- und Semi-Brogue.

P

Paspel
Dünner, umgeschlagener Lederstreifen, der zur Verzierung und Verstärkung des oberen Bereichs der Seitenteile dient.

Penny Loafer
siehe Slipper

Plain
Modell, bei dem das Vorderblatt nicht unterteilt und mit Lochmuster versehen ist.

Probeschuh
Auf der Basis des Maßleistens angefertigter Schuh aus Leder mittlerer Qualität. Sollte der Probeschuh an einigen Stellen nicht passen, so können noch Korrekturen am Leisten durchgeführt werden.

R

Rahmen
Dieser durchschnittlich 60 cm lange, 2 cm breite und 3 mm dicke Lederstreifen ist die Tragekonstruktion des Schuhs. Er hält Schaft, Brandsohle und Sohle zusammen.

Rahmengenähter Schuh
Eleganter, handgenähter Schuh. Die Rahmennaht, die Oberteil und Brandsohle verbindet, ist von außen nicht sichtbar. Die Laufsohlennaht verbindet Rahmen und Laufsohle (bei Schuhen mit einfacher Sohle) oder Rahmen, Zwischensohle und Laufsohle (bei Schuhen mit doppelter Sohle) und ist von außen sichtbar.

Rahmennadeln
8 cm lange, gebogene Nadeln. Zwei davon werden für das Rahmennähen benötigt.

Rahmennaht
Naht, die Schaft, Brandsohle und Rahmen verbindet.

Reparaturdienst
Jede gute Schuhmacherwerkstatt bietet ihren Kunden einen Reparaturservice an. Wichtig ist dabei die regelmäßige Inanspruchnahme, damit die Schuhe lange erhalten bleiben.

Rindbox
Chromgegerbtes Rindleder, das für die Schuhoberteile verwendet wird.

Rindleder
Rohmaterial für die Schuhherstellung. Der stärkste und massivste Teil der Haut befindet sich rechts und links von der Wirbelsäule. Aus der Halspartie werden Brandsohle und Zwischensohle, aus der Bauchpartie Rahmen, Hinterkappe und Vorderkappe ausgeschnitten. Lohgegerbtes Rindleder eignet sich für das Futter oder die unteren Teile des Schuhs, chromgegerbtes für die Schaftteile (siehe auch Croupon).

Riß
Einschnitt, in dem die Laufsohlennaht verläuft.

Rißlippe
Lederrand, der bei der Ausarbeitung des Risses entsteht. Sie verdeckt die Laufsohlennaht, da diese sonst beim Gehen mit jedem Schritt den Boden berührt und sich sehr schnell abnutzt; dadurch würde sich die Sohle früher oder später ablösen.

Rohhäute
Unbehandelte tierische Häute.

S

Sandale
Schuhtyp griechischen Ursprungs, heutzutage reiner Sommerschuh.

Schaft
Oberer Teil des Schuhs. Je nach Schuhtyp und Modell besteht er aus einem oder mehreren Elementen: Vorderkappe, Vorderblatteinlage, Zunge, Seitenteile und Hinterkappe.

Schaftstepperei
Werkstatt, in der die Schaftteile verstärkt und zusammengenäht werden.

Schaftsteppereien
Werkstätten, die Svhaftteile zusammennähen. Heutzutage liefert die Industrie die Schäfte an den Schuhmacher.

Schleifpapier
Papier mit leicht oder grob aufgerauhter Oberfläche zum Glätten von Kanten.

Schmutzbürste
Grobe Bürste aus Schweinsborsten, Rinderhaaren, Pferdeschwanzhaaren oder Agavefibern zur Beseitigung von Schmutz.

Schnitteisen
Werkzeug mit Profilen unterschiedlicher Größe, mit dem der Schuhmacher den Sohlenrand und Absatzmantel glättet und das Material verdichtet.

Schnürlöcher
Löcher von 2–3 mm im Abstand von 1–1,5 cm, durch die die Schnürsenkel gezogen werden. Bei klassischen Herrenschuhen sind fünf Paar Schnürlöcher üblich.

Schnürtechnik
Die horizontale Version ist eleganter (charakteristisch für den Oxford-Typ), die Über-Kreuz-Version sportlicher (charakteristisch für den Derby-Typ), doch man kann sie auch individuell variieren.

Schraubspanner
Gerät zum Weiten des Schuhs von Hand.

Schuhlöffel
Eine Art Leitschiene aus Holz, Horn oder Metall, die die Hinterkappe bedeckt und strafft, während der Fuß in den Schuh hineinrutscht. Ein kürzerer Schuhlöffel eignet sich für Halbschuhe, ein längerer für Stiefeletten oder Stiefel.

Schuhmachermesser
Stahlmesser, dessen geschärfter Teil etwas gedreht ist. Wird zum Ausschneiden der unteren, 6–8 mm dicken und harten Lederteile des Schuhs (Sohle, Absatzflecken) verwendet.

Schuhpflegeset
Jeder Schuhbesitzer sollte ein gut zusammengestelltes Set aus Schmutzbürsten, Auftragebürsten, Cremes, Tüchern und Glanzbürsten besitzen, damit die Pflege seiner Schuhe entsprechend gewährleistet ist.

Schuhspanner
Nach Vorbild des Leistens gefertigte Holzformen, die die Form der Schuhe erhalten sollen. Die zwei häufigsten und auch beliebtesten Schuhspannertypen sind der dreiteilige und der gefederte Schuhspanner.

Schusterhammer
Der Schusterhammer (circa 500 g schwer) ähnelt dem auch im Haushalt gebräuchlichen Hammer, wird jedoch vielseitiger genutzt.

Schustermaßband
Formbeständiger Textilstreifen, auf dem auf der einen Seite das französische Stichmaß, auf der anderen Seite das metrische Maß eingezeichnet sind.

Scotchgrain
Variante des Rindboxleders, dessen Oberfläche nicht glatt ist, sondern in die unter hohen Temperaturen ein Muster eingebrannt wurde. Es werden ganze Schaftteile aus Scotchgrain gefertigt, aber auch für Lederkombinationen ist es gut geeignet.

Seitenteil
Element des Schafts im Falle eines mehrteiligen Schuhoberteils. Zwei Seitenteile bedecken die innere und äußere Seite des Fußes. Sie reichen vom Spann bis zur Hälfte des Fersenteils, wo sie sich treffen. Bei Halbschuhen beträgt die Höhe der Seitenteile im Bereich der inneren Knöchelt 5 cm, bei Boots weitere 5–10 cm über den Knöchel hinaus.
Semi-Brogue
Ein mit Lochmuster verzierter Schuhtyp mit gerader Vorderkappe und Linienspiel.
Slipper
Schuhtyp, auch Loafer genannt, ohne Schnürsenkel oder Schnallen, in den man mit dem Fuß einfach hineinschlüpfen kann (engl. to slip). Der indianische Mokassin ist sein Vorfahre. Heute gibt es vom Slipper auch rahmengenähte Varianten. Eine davon ist der Penny Loafer, bei dem eine Lederspangenverzierung über der Zunge liegt, in die einst ein Ein-Penny-Stück eingesetzt wurde.
Sohlenleder
siehe Croupon
Sohlenrand
Die Kante von Rahmen und Laufsohle oder von Rahmen, Zwischensohle und Laufsohle.
Stahlfeder (Gelenkfeder)
Eine circa 10 cm lange und 1,5 cm breite Feder aus Stahl, die im entstandenen Hohlraum von Rahmen und Brandsohle den Bereich des Gelenks festigt. Sie bietet diesem Teil des Schuhs, der sich beim Gehen nicht bewegen muß, stabilen Halt.
Stahlplättchen
Häufig anstelle des Gummiabsatzflecks verwendet für besseren Halt auf rutschigem Untergrund.
Steppen
Zusammennähen der Schaftteile mit ein- oder mehrreihigen Steppnähten – je nach Belastungsgrad, dem die Teile ausgesetzt sind.
Stichpresse
Metallwerkzeug mit zwei abgerundeten Zähnen und einer Wölbung in der Mitte. Der Schuhmacher markiert mit ihm die Einstichstellen auf dem Rahmen. Ist die Laufsohlennaht fertig, drückt er mit der Stichpresse auf die Stiche, um diese gleichmäßig und dekorativ aussehen zu lassen.
Stichreihe
1. Mit der Maschine erstellte Naht, die die Schaftteile zusammenhält und gleichzeitig einen dekorativen Charakter besitzt. 2. Mit der Hand erstellte Naht beim Rahmennähen. Siehe auch Rahmennaht, Zwischensohlennaht und Laufsohlennaht.
Streckgerät
Metallgerät zum Weiten des Schuhs.
Sohle
Teil des unteren Schuhbereichs. Schuhe mit einfacher Sohle haben nur eine Laufsohle, die den Boden beim Laufen berührt. Schuhe mit doppelter Sohle besitzen eine Laufsohle und eine Zwischensohle.

U

Überstemme
Aus dem Material des Oberleders zugeschnittene und im Schaft zwischen Oberleder und Futterleder, sowie zwischen Vorderkappe und Hinterkappe angebrachte, schmale Stücke, die ein Ausdehnen des Oberleders verhindern und beiden Schuhseiten starken Halt bieten.
Umfangmaße
Charakteristische Maße für den individuellen Fuß. Für einen Maßschuh wird der Ballen-, Spann-, Fersen- und Knöchelumfang gemessen.
Unterlagen
Aus dem Material des Oberleders zugeschnittene, verstärkende Lederteile, die zum Beispiel unter das Linienspiel oder am oberen Teil der Zunge eingesetzt werden.

V

Verstärkung der Oberteile
Leder- oder Textilunterlagen für die Bereiche des Schafts, wo die Dehnungsgefahr am größten ist.
Vorderblatt
Vorderteil des Schuhs; besteht aus einem (beim Slipper) oder mehreren Teilen (Vorderkappe, Vorderblatteinlage). Die Form richtet sich nach dem jeweiligen Schuhmodell.
Vorderkappe
1. innere: verstärkendes Lederteil an der Spitze des Schuhs. Es wird in Schuhen eingesetzt, bei denen das Oberteil aus einem Stück besteht; in diesem Fall ist nicht auf den ersten Blick ersichtlich, ob der Schuh mit oder ohne Vorderkappe gefertigt wurde. Ist das Vorderblatt geteilt, kann die Vorderkappe eine gerade (Semi-Brogue) oder geflügelte (Full-Brogue) Form erhalten.
2. äußere: Teil des Schafts, der der Form nach der inneren Vorderkappe entspricht.

W

Weitennummerierung
Setzt sich aus 5–8 Umfangmaßen zusammen. Aus Schuhgröße und entsprechender Weitennummer läßt sich die Weite von Ballen, Spann, Ferse und Knöchel errechnen.

Z

Zierrädchen
Metallwerkzeug, um zum Beispiel den oberen Teil des Sohlenrands und verschiedene Teile des Absatzmantels und der Laufsohle zu verzieren.
Zunge
Lederlasche, die am Innen- oder Außenschaft befestigt wird und den Verschlußbereich vor Reibung, Druck und Eindringen von Fremdkörpern schützt. Häufig auch Verzierungselement.
Zuschneiden
Ausschneiden der Schaftoberteile aus dem entsprechenden Leder nach Vorlage der Modellschablonen.
Zwicken
Befestigen des Schafts mit Metallnägeln an den mit der Brandsohle bedeckten Leisten. Der Schaft erhält nun durch den Leisten eine entsprechend plastische Form.
Zwiegenähter Schuh
Handgenähter Schuh mit einfacher Sohle und zwei Stichreihen oder mit doppelter Sohle und drei Stichreihen. Alle Stichreihen sind von außen sichtbar. Kraftvoller, sportlicher Schuhtyp. Beim zwiegenähten Schuh findet man zwei weit verbreitete Varianten: bei der ersten verläuft der Rahmen von Absatzrand zu Absatzrand, bei der zweiten umfaßt der Rahmen auch den Absatz. Hier fällt der Absatzbereich breiter als üblich aus. Zu den zwiegenähten Schuhen paßt ein stärkeres, glattes Leder oder eines mit rauher Oberfläche; auch Farbkombinationen sind häufig. Sehr beliebt sind knöchelbedeckende Varianten oder Stiefel.
Zwischensohle
Sohle zwischen Rahmen und Laufsohle. Charakteristisch für Schuhe mit doppelter Sohle.
Zwischensohlennaht
Naht, die Rahmen und Zwischensohle verbindet.

Weiterführende Literatur

Andritzky, M., Kämpf, G., Link, V. (Hg.): Z.B. Schuhe, Gießen 1995
Asensio, F. (Hg.): The Best Shops, Barcelona 1990
Bally Schuhmuseum (Hg.): Graphik rund um den Schuh, in: Schriften des Bally Schuhmuseums, Schönenwerd 1968
Baynes, K. u. K. (Hg.): The Shoe Show. British Shoes since 1790, London 1979
Blum, S.: Everyday Fashions of the Thirties as Pictured in Sears Catalogs, New York 1986
Broby-Johansen, R.: Krop og klaer, Kopenhagen 1966
Deutsches Ledermuseum (Hg.): Katalog, Heft 6, Offenbach 1980
Durain-Ress, S.: Schuhe. Vom späten Mittelalter bis zur Gegenwart, München 1991
McDowell, C.: Schuhe. Schönheit – Mode – Phantasie, München 1989
Fehér, Gy., Szunyoghy, A.: Zeichenschule, Köln 1996
Flórán, M.: Tanners. The Tannery from Baja in the Hungarian Open Air Museum, Szentendre 1992
Friedrich, R.: Leder. Gestalten und Verarbeiten, München 1988
Giglinger, K.: Schuh und Leder, Wien 1990
Gillespie, C.C.: Diderot Pictorial Encyclopedia of Trades and Industry. Manufacturing and Technical Arts in Plates, New York 1993
Geisler, R.: Wie erkenne ich an Leder das Gute und das Mindergute?, Kassel 1949
Göpfrich.: Römische Lederfunde aus Mainz, Offenbach 1986
Hálová-Jahodová, C.: Vergessene Handwerkskunst, Prag 1995
Haufe, G.: Das Zeichnen und Modellieren des Maßschumachers, Leipzig 1954
Honnef, K., Schlüter, B., Küchels, B. (Hg.): Die verlassenen Schuhe, Bonn 1994
Lubig, E. u.a. (Hg.): Lexikon der Schuhtechnik, Leipzig 1983
L.V.M.H. (Hg.): Berlutti. History of a Family of Artists, Paris 1997
Meier, E.: Von Schuhen – Eine Fibel, München 1994
The Museum of Leathercraft (Hg.): A Picture Book of Leather, London 1959
O'Keeffe, L.: Schuhe, Köln 1997
Probert, C.: Shoes in Vogue since 1910, London 1981
The Swenters Shoe Art: Shoes or no Shoes, Antwerpen 1997
Vorwold, W., Dittmar, K.: Fachkunde für Schuhmacher, Wiesbaden 1952
Weber, P.: Der Schuhmacher. Ein Beruf im Wandel der Zeit, Stuttgart 1988
Weber, P.: Schuhe. Drei Jahrtausende in Bildern, Stuttgart 1986

Werkstattkataloge und Zeitschriften

Allen Edmonds' Werkstattkatalog, Frühjahrskollektion 1997
Cheaney's Werkstattkatalog, 1997
Edition Schuhe, Düsseldorf (halbjährlich seit 1996)
Edition Schuhe: Rahmengenähte Herrenschuhe, Düsseldorf 1997
John Spencer's Werkstattkatalog, 1997
John Lobb's Werkstattkatalog, 1998
Ludwig Reiter's Werkstattkatalog, 1996
Dunkelmann und Son's Werkstattkatalog, 1998
Grenson Shoes' Werkstattkatalog, 1997
Church's Werkstattkatalog, 1997
Himer & Himer Werkstattkatalog, 1998
Maßschuhe Krisam und Wittling Werkstattkatalog, 1998
Joh. Rendenbach's Werkstattkatalog, 1998
STEP. Schuhe, Leder, Accessoires, Düsseldorf Nov./Dez. 1996
Tanneries du Puy Werkstattkatalog, 1998
Vogel's Werkstattkatalog, 1998

Danksagung

Für geduldige Auskunft, fachmännischen Rat, erhellende Gespräche und vielfältige Unterstützung danken die Autoren

In der Werkstatt von László Vass, Budapest:
Ottó Lang (Designer); György Szkala, Györgyné Szkala (Zuschneider); Józsefné Süle (Stepperei, Meister), Bertalanné Szabó, Istvánné Simon, Dóra Gaál (Stepperei); Ferenc Varga (Meister); László Kovács, Károly Kardos, Dénes Biró, Sándor Kocsis, Albert Szabó, Árpád Ungvári, Ferenc Juhász, Dénes Mihály, Bálint Dobai, Dénes Boga, Csaba Nemes, János Soltész, József Zatyi (Schuhmacher); Attiláné Turcsányi, Enikı Cserhalmi, Andrea Élias (Ausputzer); Róbert Magyar, György Haris (Model).

Weiterhin bedanken sich Autoren und Verlag bei folgenden Firmen und Institutionen für die freundliche Unterstützung

Firma Joh. Rendenbach (Altgerber Verband e.V., Trier); János Csillag (Pécsi Börgyár Rt., Pécs); István Gál (Finombörgyártó Rt., Budapest); Kálmán Berta und Kálmán Berta junior (Leistenbauer, Pápa); Ledermuseum Offenbach; Firma Fritz Minke (Großhandel für Leder und Orthopädie, Duisburg); Silke Dworak-Schneider und Manfred Schneider (Orthopädieschuhmachermeister, Kiel); Helfried Trost (Schuhmacher und Orthopädieschuhmachermeister, Offenbach); Zoltán Nagy (Schuhmuseum, Körmend); Lajos Bálint (Werkstatt, Wien); Axel Himer (Werkstatt, Baden-Baden); Jack Lynch (Werkstatt E. Vogel, New York); John Hunter Lobb (Werkstatt, London); Paul Moorefield (Werkstatt Moore, New York); Benjamin Klemann (Werkstatt, Basthorst).

Darüber hinaus dankt der Fotograf
Umberto Angeloni, Brioni, SpA; Oliver Bialowons; Edward's, Köln; Albert Kreca; Firma Macho, Wien; Peter von Quadt;
sowie für fotografische Mitarbeit und Assistenz:
Imke Jungjohann; Zoltán Miklóska; Holger Rogge; Peter Somalvi (Fotoassistenten Köln und Budapest); Ruprecht Stempell (Fotostudio, Köln).

Für vielseitige Unterstützung dankt der Verlag außerdem
Sybille Carmanns (Textkorrekturen); Sonja Nieß, Tom Oellerich (Satz); Thomas Ristow (Korrektorat); Bernhard Roetzel (Consulting); Kirsten Skacel (Korrektorat und Index).

Register

A
Abnahme-Methode 46
Abnehmer 168
Absatz 124, 162ff.
Absatz, abgeschrägter 163
Absatz, trapezförmiger 163
Absatzaufbau 165, 166
Absatzbreite 17
Absatzflecken 126, 164, 165
Absatzhöhe 163, 164
Absatzmantel 166
Absatzrahmen 164
Absatzreparatur 192, 193
Absätze, asymmetrische 163
Absätze, symmetrische 163
Abwelken 95
Accessoires
zu Schuhoberteilen 103
Ahle, kurze 145
Alaungerben 89
Albert, Prinz 73
Alfons XIII. 203
Altgerber-Verband 131, 132
Altmacher 120, 121
Amboß 178
Anatomie 18
Anka, Paul 203
Apelles 33
Armstrong, Louis 84
Arterienverengung 13
Äschern 90
Astaire, Fred 51, 60, 84
Aufbau des Schuhs 124ff., 135
Aufbau, anatomischer 18
Aufsatz-Methode 46
Auftragebürsten 184
Ausleisten 172
Ausputz 168, 179
Ausputzer 178
Ausputzwachs 169
Ausrecken 140
Ausschärfen 104
Ausstanzen 115
Auszacken 104, 105
Auszackmaschine 105

B
Bálint, Lajos 70, 201
Ballen, innerer und äußerer 14
Ballen, verhornte 12
Ballenweite 27, 28
Balmoral Boot 73
Bandschnürsenkel 181
Barfußgehen 24
Bauchleder 133
Bauernschuhe 121
Beinriemen 135, 172
Beize 169
Beizen 93
Bekleidungsprivileg 54
Berechnungsformeln 28
Berluti 202
Berluti, Alessandro 202
Berluti, Olga 202
Berluti, Talbinio 202
Berluti, Torello 202
Berta, Kálmán 40
Bertl 73
Besohlen 150
Bewegung 24
Bindegewebe 89
Blanchard, Thomas 43
Blier, Bernard 202
Blockholz 38
Blöße 90
Blücher 57, 62
Blücher, Gebhard Leberecht von 62
Boots 72f.
Box, Joseph 98
Boxcalfleder 81, 94, 96, 98
Brandsohle 96, 124, 126, 135
Brandsohlenhobel 136
Breitenmaße 12
Brogueing 58, 106
Bronzezeit 112
Brummel, George Bryan 57
Brunner, Yul 202
Buche 36
Bügeln 179
Bundschuhe 54

C
Camps, John 121
Capone, Al 84
Carnegie, Andrew 51, 196
Caruso, Enrico 51, 196
Cäsar, Julius 54
Chaliapin, Feodor 51, 196
Chevalier, Maurice 203
Chromsalz-Gerbung 93
Córdoba 100
Cordovan 100
Crispinianus 119
Crispinus 119
Croupon 133
Crouponieren 133
Curtis, Tony 203

D
Dämpfen 39
Deckbrandsohle 126, 174
Della Valle, Diego 68
Delon, Alain 203
Derby 49, 57, 58, 59, 62ff., 114
Designer 74
Diokletian 119
Distel, Sascha 202
Doppelsteppstich 112
Douglas, Michael 69

E
Edward II. 26
Edward IV. 56
Edward VII: 196
Eicheln 131
Eichenrinde 131
Eidechsenleder 88, 101
Einfärben 168
Einlagen, gewölbehebende 16, 174
Einsalzen 89
Einspannstutzen 45
Einstechdamm 136, 143, 146
Einweichen 130
Elefantenleder 88
Elisabeth II. 196
Entfleischen 90
Enthaaren 89, 90

F
Fabrikherstellung 122
Faden 144
Fadenstärken 113
Falzzange 140
Färben 95
Farbgebung 78
Farbharmonie 78
Farbkombination 80
Farbkontrast 84
Farbton 168
Farbtrends 78
Fasern 144
Fehlformen 12, 25
Feinkopieren 44
Ferse 13
Fersenansicht 17
Fersenbreite 14
Fersenteil 14
Fersenumfang 27
Fersenweite 28
Feuchtigkeitsgehalt 39
Fischhaut 88
Fixpunkte, anatomische 18
Fleischeisen 90
Fleischspalt 93
Flickschuster 121
Foster and Son 198
Franz Josef I. von Österreich 35
Fraumetta Catharina,
Schiffswrack 88
Full-Brogue 59, 66, 106, 168
Full-Brogue Derby 77, 81, 82
Full-Brogue Monk 77
Full-Brogue Oxford 77, 81, 88
Full-Brogue Slipper 77
Funktionsstörungen 25
Fuß, kritische Punkte 17
Fußabdruck 29
Fußdokumente 29
Fußform 13
Fußgewölbe 16, 21, 24, 174
Fußhaltung 24
Fußknochen 19
Fußmeßgerät 15
Fußmuskulatur 20, 21
Fußproportionen 25
Fußrücken 13, 25
Fußrückenweite 28
Fußsohlen 18
Fußsohlenabdruck 14
Fußsohlenhaut 21
Fußspitze 14
Fußumrißzeichnung 14
Fußwölbung 12, 24
Fußwurzelknochen 19

Futter 103, 126
Futterleder 93, 103
Füttern 114
Futtersohlen 42

G

Gänsebeinleder 88
Gatto 203
Gatto, Angelo 203
Gatto, Vincenzo 203
Gehen 22, 23
Gehfläche 18
Gehgewohnheiten 13
Gehphasen 22
Gehweise 13
Gelenke 18, 150
Gelenkfeder 124, 126, 150, 159
Generalüberholung 193
Gerbbrühe 93
Gerben 89
Gerbfässer 130
Gerbstoffe 130, 131
Gerbung 93
Gerbung, mineralische 89
Gesellenstück 120
Gewerbefreiheit 122
Gewerbeordnung 122
Gewölbebogen 24
Gewölbekonstruktion 24
Gilde 118
Glanz 179
Glanzbürste 184
Glasstück 135, 152, 164, 168
Glätten 95
Glättwerkzeug 178
Golfschuh 82
Goodyear-Maschine 122
Grobkopieren 44
Größe, amerikanische (USA) 27
Größe, englische 26
Größe, französische 26
Größe, metrische 27
Großzehenknochen 19
Großzehenspitze 19
Grubengerbung (Lohgerbung) 130
Grundschablone 76
Grundtypen 58
Gummiabsatzflecke 126, 167
Gummiauflage 165

H

Hainbuche 36, 37
Halbschuh 57
Halbsohle 193
Halbstiefel 57
Half-Brogue 59, 106
Halsleder 133
Hammerzehen 12, 25
Handelsfreiheit 122
Hanffaden 144
Harai, Julius 198
Hautverhärtungen 25
Herrenschuhmode 56
Himer & Himer 199
Himer, Axel 199
Hinterkappe 36, 114, 126, 138
Hippe 42
Hirschleder 88
Höhenmaße 12
Hohlfuß 25
Hohlraum 150, 159
Holzblock 38
Holzmaterial 36
Holzschuhe 54
Holzstifte 124, 148, 164, 172
Homo erectus 18
Hornschuh 56
Howe, Elias 112, 122
Hühneraugen 12, 25

I

Indigopapier 14
Industrialisierung 34, 122
Innenfutter 174

J

Jakob V. 121
Jazzstil 84
Joss, Schuster 40

K

Kalbsleder 88, 103
Kalk, gebrannter 89
Kalklösung 90, 93
Kalman, Marton 40
Känguruhleder 88
Karl der Große 54, 118
Kautschuk 111
Keder 124, 126, 148, 164
Keil 45
Kelly, Gene 84
Kernholz 38
Kernleder 133
Kirsche 176
Kleister 137, 139, 159
Klemann, Benjamin 88, 198
Klopfen des Schuhs 141
Knapp, Friedrich L. 93
Knickplattfuß 25
Knöchel 13
Knöchelumfang 26
Knöchelweite 28
Knochen 18
Knochenmesser 18, 145
Kollagen 131
Kopiermaschinen 43
Korkausballung 124, 127, 150, 159
Korkeinlage 190
Körperbewegungen 21
Körpergewicht 13
Körperhaltung 21
Körperlast 18
Kostolányi, André 63
Krokodilleder 88, 101
Kuhleder 88
Kuhmaulschuh 34, 56
Kunststoff 21

L

Landschuster 120
Längenmaße 12
Lauder, Leonard 205
Laufabsatz 127
Laufabsatzfleck 165
Laufen 23
Laufsohle 124, 127, 148, 152
Laufsohlennaht 152, 160
Leder 88f.
Leder, atmungsaktives 21
Leder, geflochtenes 70, 71
Leder, genarbtes 65
Leder, lohgegerbtes 132
Lederauflage 159
Lederhaut 89, 90
Lederkombination 80
Lederoberfläche 80
Ledersorten, exotische 101
Ledertroddeln 69
Lederunterlage 111
Lehrzeit 120
Leinen 111
Leinenfaden 144
Leinenstreifen 102
Leisten 12, 29, 32ff., 135, 141, 176
Leisten, geteilte 33, 34
Leistenanfertigung 32
Leistenbau 34, 176
Leistenbauer 32, 42
Leistenformen 33
Leistenschablone 43
Leistentyp Budapest 32
Lindbergh, Charles 204
Linde 176
Linienspiel 108
Loafer 68
Lobb, John 51, 66, 81, 167, 196f.
Lochmuster (Brogueings) 58, 59, 103, 106
Lochmusterreihe 106
Lochverzierung 108
Locke, John 34
Lohgerbung 89, 93
Ludwig I. 54
Ludwig XIV. 162
Ludwig XV. 56
Luftdurchlässigkeit 71

M
Mangrove 131
Marconi, Guglielmi 196
Marey 23
Markenzeichen 179
Markieren der Stiche 153
Maßblatt 17, 29, 46, 174
Massenschuhproduktion 26, 34
Maßkartei 29
Maßleisten 17, 29, 46ff.
Maßleisten, korrigierte 47
Maßnehmen 12ff., 18
Materna, Georg 201
Maximianus Herkulius 119
McAfee, Alan 6
McCormack, John 196
Meissonier 23
Meisterstück 121
Messer 134
Meßergebnisse 14
Meßgeräte 14
Metallnägel 135, 140
Mimose 131
Mittelfußknochen 19
Modellentwurf 74
Modellschablonen 77
Modellzeichnung 74
Mokassin 68
Monk 66f.
Moore, Elisabeth 205
Moore, Oliver 205
Muskeln 18
Muskeln, kleine, der Fußsohlen 21
Muybridge, Eadweard 23
Myrtenblätter 131

N
Nachgerben 95
Nähmaschine 112, 122
Naht 145
Nahtreihe 146
Nähzwirn 112
Napoleon I. 54, 62
Narbenbild 90
Narbenschicht 90
Narbenspalt 93
Nero 54
Nervenfasern 21
Netzschicht 90
New and Lingwood 198
Newman, Paul 204
Norweger 65
Numa Pompilius 118

O
Oberfaden 112
Oberhaut 89
Oberleder 93, 103, 127
Oberteil 76
Ochsenleder 88
Oppenheimer, Bernard 51, 196
Oxford 58, 59, 60ff., 114
Oxford Boot 73
Oxford-Modell 49

P
Papillarschicht 90
Pariser Stich 26
Paspelierung 104
Peachey, John 121
Pech 144
Pechdraht 144
Pechrolle 144
Penny Loafer 69
Perforieren 106
Pestalozzi, Johann Heinrich 34
Pferdeleder 88, 100
Pflege 184ff.
Philipp IV., der Schöne 56
Pirmasens 40
Plain Derby 77
Plain Monk 66
Plain Monk 77
Plain Oxford 77
Plain Slipper 77
Platon 33
Plattfuß 13, 25
Plinius d. Ä. 33
Polieren 179
Poulaine 56
Probeschuh 12, 49
Pulitzer, Joseph 51, 196
Putenleder 88

R
Raft, George 205
Rahmen 96, 124, 127,143, 157
Rahmengenäht 128, 143ff.
Rahmennähahle 145
Rahmennähnadel 145
Rahmennaht 158, 160
Raspel 103
Raspel, runde 173
Rauchgerbung 89
Rauhleder 98
Rechmire 118
Reinigen 184
Reinigungsmittel 184
Reiterzehen 25
Rentierleder 88
Reparaturservice 191
Retikularschicht 90
Rindboxleder 90, 94, 99, 133
Rindleder 88, 130, 133
Riß 143, 152, 160
Rißlippe 152, 155, 160
Rißzeichnung 29
Rohhäute 89
Rohleisten 17, 43
Roosevelt, Theodore 205
Rotbuche 36
Rothschild, James de 202
Rousseau, Jean Jacques 34
Rundschnüre 181

S
Sachs, Hans 121
Sämischgerbung 89
Sandalen 54, 71, 114
Schablonen 96
Schaft 87ff.
Schaftnähmaschine 122
Schaftstepperei 104
Schaftteil 77
Scharnierspanner 188
Scheer (Wien) 35
Schmutzbürste 184
Schnabelschuh 34, 56
Schnalle 66
Schnallenschuh 58
Schnitteisen 169
Schnürlöcher 111, 115
Schnürschuh 58
Schnürsenkel 181
Schrapper 152
Schraubspanner 190
Schuh, Aufbau des 103, 124
Schuhcreme 184
Schuhhandel 122
Schuhkollektion 65
Schuhlöffel 189
Schuhmacher 118
Schuhmacherwerkstatt 118
Schuhmacherzünfte 120
Schuhmode 54
Schuhmodelle 32, 54, 58ff.
Schuhoberteile, Accessoires 103
Schuhpflegeset 184
Schuhputzer 186
Schuhreparatur 191ff.
Schuhspanner 176, 188
Schuhspanner, dreiteiliger 188
Schuhspanner, gefederter 188
Schuhspanner, regulierbarer 188
Schuhspannerfertigung 176
Schuhtyp 17
Schusterfibel 18
Schusterhammer 141
Schustermaßband 14, 15
Schwarzerle 176
Schweißdrüsen 21
Scotchgrain 98
Sehnen 18
Seidenfaden 113
Seitenansicht 17
Seitenriß 17
Semi-Brogue 59, 106, 168
Semi-Brogue Derby 77
Semi-Brogue Loafer 77
Semi-Brogue Monk 77
Semi-Brogue Oxford 77

Shaw, George Bernard 196
Shoe Shine Service 186
Sica, Vittorio de 203
Size 26
Slipper 58, 68f.
Sohle 96
Sohle, doppelte 150
Sohle, einfache 150
Sohlendurchnähmaschine McKay 122
Sohlenleder 93, 130, 132
Sohlenrand 168
Sohlenreparatur 192, 193
Sohlenspitze 192
Sommermodelle 70f.
Sommerschuhe 114, 168
Spange 71
Spann 25
Spann, Umfang 27
Sparkes Hall, J. 73
Spectator 84, 85
Spikes 82
Spitzschuh 56
Stahlplättchen 167
Steppen 112
Steppmaschine 104
Steppnaht 112
Stich, französischer 26
Stichabfolge 160
Stichanzahl 15
Stiche, Markieren der 153
Stichgröße 113
Stichlänge 146, 158
Stichmaß 26
Stichpresse 153, 155
Stichreihe 160
Stichzahlbezeichnung, französische 15
Stiefeletten 72
Stielspanner 188
Stierleder 88
Straußenleder 88
Strawinsky, Igor 70
Streckgerät 190
Symposion 33
System, metrisches 15
Szkala, György 96

T

Taine, Hippolyte 57
Textilband 111
Trippe 56
Trittspurgerät 14,16
Trockenkammer 39
Trocknen 39,95
Typ, Budapester 49, 65
Typ, Deutscher 48
Typ, Englischer 49
Typ, Italienischer 48
Typ, Österreichischer 49
Typ, Wiener 48

U

Überprüfen des Leistens 50
Überstemme 114, 127, 139
Umfangmaße 12, 28
Umfangmessung 27
Umwölben 104
Unterfaden 112
Unterhautgewebe 89
Unterlage 103
Unterleder 132, 134

V

Vass, László 122, 123, 179, 200, 96, 123
Verdichten 132, 141, 155
Verjüngen 104
Verpacken 181
Verstärkung 103, 111, 137
Verzierung 103, 108, 170
Victoria 73
Vogel, Dean 204
Vogel, E. 204
Vorderkappe 36, 59, 108, 114, 127, 137
Vorziehen 140

W

Wanderschaft 120
Wanderschuster 121
Weichen 90
Weißbuche 37
Weißgerbung 89, 93
Weiten 190
Weitennumerierung 28
Weitennummer 28
Wellington-Stiefel 57
Wetzstein 134
William, Prinz von England 167

Z

Zak (Wien) 72
Zeder 176
Zehengelenkknochen 14
Zerkleinern 38
Zickzackmuster 170
Ziegenleder 88
Zierrädchen 170
Zuckerkrankheit 13
Zunftordnung 120
Zunge 103
Zuschneiden 96, 134
Zwicken 124, 140
Zwiegenäht 129, 157ff.
Zwischensohle 124, 159
Zwischensohlennaht 160

Bildnachweise

Die überwiegende Zahl der Abbildungen, die hier nicht im einzelnen aufgelistet werden, sind Neuaufnahmen des Kölner Fotografen Georg Valerius. Herausgeber und Verlag haben sich bis Produktionsschluß intensiv bemüht, alle weiteren Inhaber von Abbildungsrechten ausfindig zu machen. Personen und Institutionen, die möglicherweise nicht erreicht wurden und Rechte an verwendeten Abbildungen beanspruchen, werden gebeten, sich nachträglich mit dem Verlag in Verbindung zu setzen:
(o=oben, u=unten, l=links, r=rechts, M=Mitte)

© Archiv für Kunst und Geschichte, Berlin: 13 u.; 33 o.; 120; 121 o.;
© Archiv für Kunst und Geschichte, Berlin / Cameraphoto Epoche: 70 u.;
© Bally Schuhmuseum, Schönenwerd: 35 r.o.; 54 r.u.; 121 u.; 122; 162 M.;
© Bayerisches Nationalmuseum, München; 54 l.u.; 56 r.; 57o.;
© Deutsches Archäologisches Institut, Rom: 33;
© Deutsches Ledermuseum, Offenbach am Main: 90;
© Giles, Sarah: Fred Astaire – His friends talk. Doubleday, New York, 1988: 60;
© Helga Lade Fotoagentur, Frankfurt am Main,: 24; 133 (Foto: Kirchner);
© Otto F. Hess, New York: 85;
© Himer & Himer, Baden-Baden: 99;
© Clem Johnson, Dominica: 68/69 (Hintergrund); 71 (Hintergrund);
© Bernd Obermann, New York: 186;
© György Olajos, Budapest (Grafiken): 16; 24; 34 o.; 38; 54 o.; 58; 59 u.; 77; 99 (klein); 125; 128 u.; 129 u.; 133 o.; 143 l.; 145 o.l.; 158 u.l.;
© Photobusiness – Artothek, Peissenberg: 57r.u.; 162 o.;
© Pirmasenser Museum und Archiv, Pirmasens: 40;
© The Royal Photographic Society Collection, Bath: 22/23;
© Schweizerisches Landesmuseum, Fotothek, Zürich: 119 (Neg. Nr. CO-5903);
© Sipa Press, Paris: 4 (Fotos, von links oben nach rechts unten: Ruymen, Glories, Gaia Press, Amanta, Amanta, Paparo, Lazic, Barth, Xavier)
© SLUB, Dresden / Dezernat Deutsche Fotothek: Vorsatz; 55 o.; 55 u. (Foto: Loos);
© Staatliche Graphische Sammlung, München: 56 l.;
© András Szunyoghy, Budapest (Zeichnungen): 19; 20; 21;
© Tod's, Mailand: 69 o.;
© Georg Valerius, Museum der Marc Schuhfabrik, Körmend, Ungarn: 118; 123 l.;
© Russel West/ Photographers International, Guildford: 167 l.;
© László Vass, Budapest: 29 u.l.;
© Würtembergisches Landesmuseum, Stuttgart: 34 u.; 45 u.

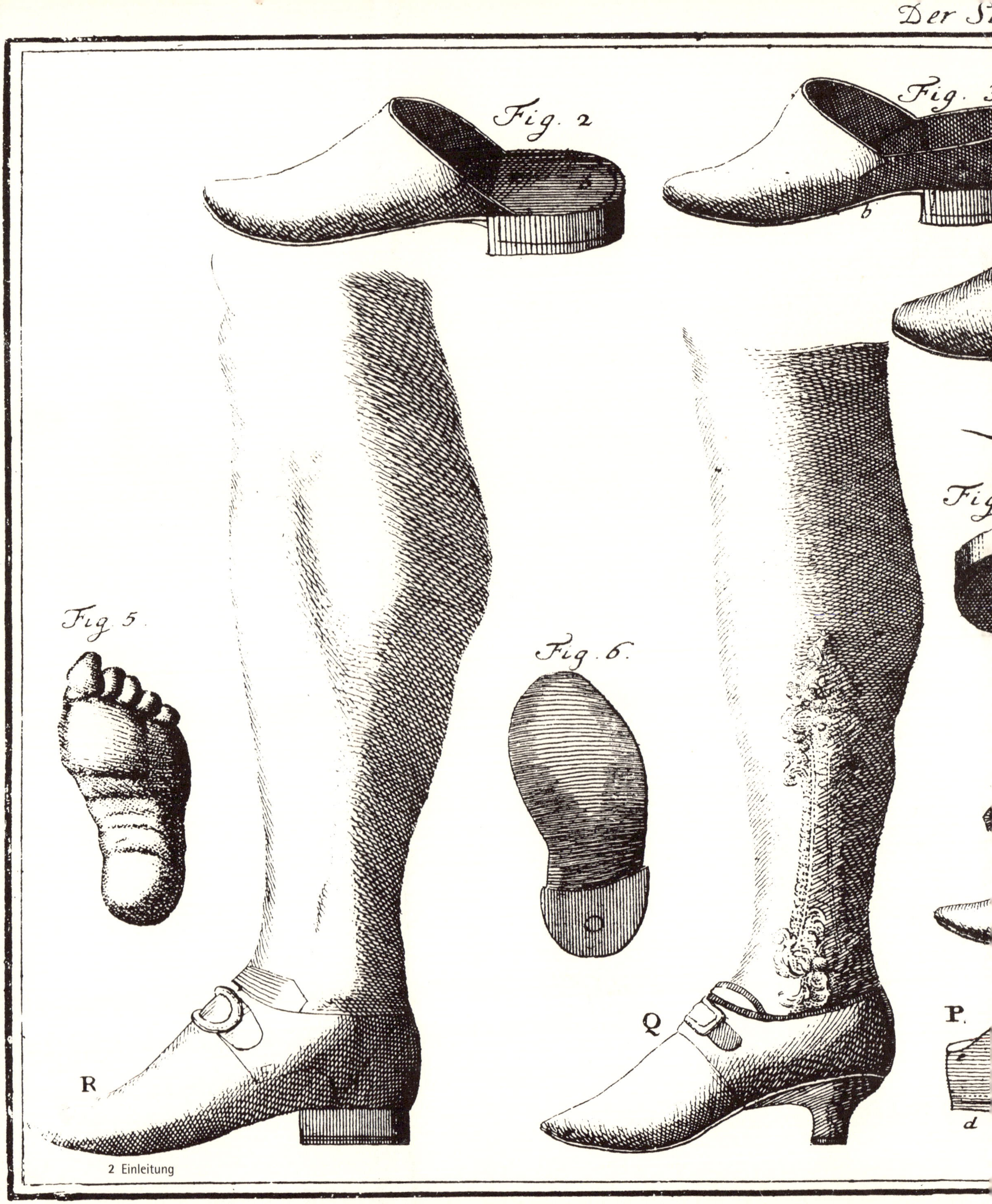
Der S
Fig. 2
Fig. 3
b
Fig. 5
Fig. 6.
Fig
Q
P.
R
d